"十二五"普通高等教育本科国家级规划教材

全国高等学校药学类规划教材

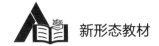
新形态教材

药 剂 学

（第 3 版）

Yaojixue

U0391217

主　　编　何　勤　张志荣

副主编　王建新　孙　逊

编　　者 （按姓氏拼音排序）

蔡　铮（南方医科大学）　　　　　龚　涛（四川大学）

何　勤（四川大学）　　　　　　　何黎黎（西南民族大学）

何芋岐（遵义医科大学）　　　　　胡海燕（中山大学）

黄　园（四川大学）　　　　　　　李　翀（西南大学）

斯陆勤（华中科技大学）　　　　　孙　逊（四川大学）

王坚成（北京大学）　　　　　　　王建新（复旦大学）

姚　静（中国药科大学）　　　　　尹宗宁（四川大学）

张　娜（山东大学）　　　　　　　张景勍（重庆医科大学）

张志平（华中科技大学）　　　　　张志荣（四川大学）

编写秘书　林　箐　李　曼

高等教育出版社·北京

内容简介

　　药剂学是药学类专业的必修专业课。

　　本教材在第2版的基础上修订而成，依据生理解剖知识基础，采用临床给药途径与药物剂型相结合的原则划分篇章。全书共15章，分为绪论、液体制剂概论、液体制剂、无菌制剂、固体制剂概论、固体制剂、半固体制剂、雾化剂型、缓控释制剂、经皮给药制剂、靶向制剂、生物技术药物制剂、中药制剂、药物剂型和制剂的设计、药品包装。在内容安排上，贯彻理论联系实际的原则，既有原理的阐述又有实例，以阐明剂型和制剂处方设计与组成、制备工艺、质量控制的基本理论、基本知识和基本技术为重点，同时介绍有关的新进展，对必要的设备以介绍工作原理为主。在内容的阐述上，重视教材的思想性、科学性、先进性、创新性、启发性。

　　本教材适合药学类专业本科教学使用，也可作为从事医药相关工作人员的参考用书。

图书在版编目（CIP）数据

　　药剂学／何勤，张志荣主编．--3版．-- 北京：高等教育出版社，2021.4（2022.12 重印）
　　ISBN 978-7-04-055747-3

　　Ⅰ．①药… Ⅱ．①何… ②张… Ⅲ．①药剂学 - 高等学校 - 教材 Ⅳ．① R94

　　中国版本图书馆 CIP 数据核字（2021）第 036454 号

策划编辑　杨　兵　董　梁　　责任编辑　董　梁　　封面设计　于文燕　　责任印制　田　甜

出版发行	高等教育出版社	网　　址	http://www.hep.edu.cn	
社　　址	北京市西城区德外大街4号		http://www.hep.com.cn	
邮政编码	100120	网上订购	http://www.hepmall.com.cn	
印　　刷	北京市科星印刷有限责任公司		http://www.hepmall.com	
开　　本	787mm×1092mm　1/16		http://www.hepmall.cn	
印　　张	29.75	版　　次	2007 年 12 月第 1 版	
字　　数	750千字		2021 年 4 月第 3 版	
购书热线	010-58581118	印　　次	2022 年 12 月第 3 次印刷	
咨询电话	400-810-0598	定　　价	62.00元	

数字课程（基础版）

药剂学
（第3版）

主编 何 勤 张志荣

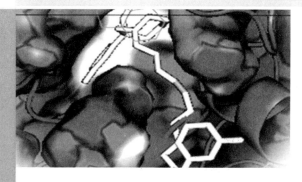

药剂学（第3版）

药剂学（第3版）数字课程与纸质教材一体化设计，紧密配合。数字课程涵盖了教学 PPT、章小结、推荐阅读、自测题等资源。充分运用多种形式媒体资源，极大地丰富了知识的呈现形式，拓展了教材内容。在提升课程教学效果同时，为学生学习提供思维与探索的空间。

| 用户名： | 密码： | 验证码： | 5360 | 忘记密码？ | 登录 | 注册 |

http://abook.hep.com.cn/55747

扫描二维码，下载 Abook 应用

药剂学(第3版)数字课程编委会

前　言

药剂学是药学类专业的必修课,也是药学专业学生由学校学习走向药物制剂研究、开发、生产和使用岗位的桥梁课程。随着药品研发、生产不断取得新的进步,药事管理法规不断完善,《药剂学》的修订再版迫在眉睫。《药剂学》第 3 版是在第 1 版(普通高等教育"十一五"国家级规划教材)、第 2 版("十二五"普通高等教育本科国家级规划教材)基础上修订完成的。

本版教材继承了前两版教材条理清晰、简明实用等优点,采用临床给药途径与药物剂型相结合的方法,按从简单到复杂,从传统到现代的顺序,依次介绍液体制剂模块、固体制剂模块、半固体制剂模块、气体制剂模块、缓控释制剂模块、靶向制剂模块、生物技术药物制剂模块、中药与天然药物制剂模块。在学习传统和现代药物制剂之后,介绍了药物剂型与制剂的设计内容,使学生建立对药物剂型设计的总体思路。本版教材对教材的内容和结构进行了多方位的调整和修订,其特点主要体现在以下几个方面:

1. 配有数字课程:数字资源以知识点为基础,与纸质内容紧密结合,充分体现了药剂学学科的特点。数字资源内容丰富,形式多样,包含研究进展、人文视角、推荐阅读、教学 PPT 和自测题等,有助于学生自主学习和拓展相关知识。

2. 及时反映学科新进展:增加了新内容,如生物大分子药物是全球 21 世纪药物研发最具前景的领域之一,本版教材按生物大分子药物的主要类型蛋白多肽类药物制剂、核酸类药物制剂、疫苗制剂等进行介绍;药物剂型和制剂的设计增加了仿制药的内容;将药品包装单独设为一章。

3. 推陈出新:对无菌制剂、缓控释制剂、经皮给药制剂、靶向制剂、中药制剂等章节进行了更新。

4. 与时俱进:结合《中国药典》2020 年版,对内容进行核准和审定。

本版教材是全体编委会教学实践经验的结晶,本教材得到了同行专家的指导和帮助,得到了第 1 版、第 2 版编委们的支持和帮助,本版教材编写秘书由林箐、李曼担任,他们在稿件收集整理中做了大量工作,我们在此一并表示衷心感谢!

尽管全体编写人员竭尽全力,但书中难免存在疏漏和不足,敬请广大师生和读者提出宝贵意见和建议,以便再版时修订和完善。

何勤　张志荣
2020 年 12 月

目 录

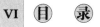

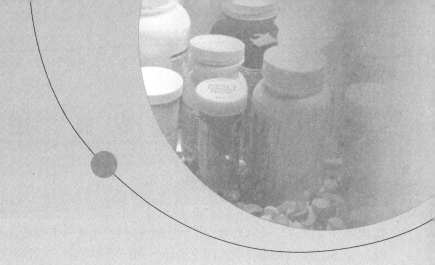

第一章

绪 论

第一节 概 述

一、药物与药剂学的概念

药物(drug)是可以用于诊断、防治人类和动物疾病,以及对机体生理功能有影响的物质。药物可分为中药与天然药物、化学药物(包括抗生素)、生物技术药物三大类。**中药**(traditional Chinese medicine)是指在中医理论指导下,用于预防、治疗、诊断疾病并具有康复与保健作用的物质,主要包括植物药、动物药、矿物药。**生物技术药物**(biotechnological drug)系指通过生物技术获得的药物,主要包括重组激素类药物、重组细胞因子药物、基因工程疫苗、重组溶栓药物、治疗基因和治疗性抗体等。

任何一种药物,在供临床应用前,都须制成适合于治疗或预防应用的、与一定给药途径相适应的给药形式,这种给药形式称为**药物剂型**(pharmaceutical dosage form,简称**剂型**)。例如片剂、注射剂、胶囊剂、软膏剂、栓剂、气雾剂等剂型,剂型是制剂的基本形式。中药剂型也往往包括传统中药剂型,如丸、散、膏、丹等。**药物制剂**(pharmaceutical preparation,简称**制剂**)是指某个药物按某一种剂型要求,根据药典或国家标准制成的供临床应用的药品。制剂是剂型中的品种,包括中药制剂、化学合成药制剂、生物技术药物制剂、放射性药物制剂和诊断用药制剂等,例如,罗红霉素片、注射用抑肽酶、细胞色素 C 注射液、头孢克洛胶囊、醋酸氟轻松软膏、甲硝唑栓、盐酸异丙肾上腺素气雾剂等。

药剂学(pharmaceutics)是研究药物传递系统(drug delivery system,DDS)、剂型和制剂的设计理论、制备方法、生产技术和质量控制等的一门学科。研究药物制剂生产工艺、理论的学科称为**制剂学**(pharmaceutical product formulation)。研究药物的配制技术和理论的学科称为**调剂学**(dispensing pharmaceutics)。制剂学和调剂学都属于药剂学的范畴。目前,由于医药工业的发展和药品管理的规范化,制剂生产已经成为主导,因此,药剂学与药物制剂学的含义基本一致。

二、药剂学的任务和主要研究内容

(一)药剂学的任务

1. 实现药物的给药形式 药剂学的基本任务是将原料药制成用于治疗、诊断、预防疾病所需药物剂型和制剂。制成的剂型和制剂应符合安全有效、质量可控、方便使用的原则。由于疾病有急有缓,病情各异,所以对剂型的要求亦有不同。由于药物性质不同,也可能要求制成不同的剂型。为了生产、携带、运输、贮存和使用等的方便,往往也需要将药物制成不同的剂型。用药对象和用药目的不同要求剂型也不同。因此,在设计药物剂型和制剂时,除了要满足医疗需要外,还必须从药物剂型的特点出发,综合药物的性质,制剂的稳定性、安全性、有效性和质量控制及生产、携带、运输、贮存和使用等全面考虑。

2. 提高活性化合物成药性与改善药物功效 随着生命科学,特别是分子生物学、分子病理学、分子药理学、信息科学的兴起和发展,药物分子与辅料、药物制剂与机体、药用辅料与机体相互作用的研究逐步受到了药剂学研究的重视,从而兴起了分子药剂学,使构建能够改善活性化合物性质、提高其成药性、改善药物功效、实现减毒增效的药物传递系统,不但有了可能,而且也变得更加迫切。因此,提高活性化合物成药性、改善药物功效也成了药剂学的重要任务。这一重要任务的实现,不但能使药剂学工作者更加关注给药形式与机体的适应性,构建更精密的新剂型、新制剂,而且对于新药的创制提供了一条崭新的途径。

（二）药剂学的主要研究内容

基于以上任务,药剂学的主要研究内容应包括以下六个方面。

1. 新型药物传递系统的设计 具有生理活性的化合物不等于新药,世界上大量有生理活性的化合物没有开发成新药。如番荔枝(Annona squamosa L)中含有的乙酰精宁类化合物(acetogenin)抗肿瘤活性比阿霉素高 10 000 倍以上,但由于其毒性很大,至今未进入临床试验。石蒜碱(lycorine)抗病毒、抗疟疾和抗炎活性都很高,但由于其脂溶性差,生物利用度很低而未成药。穿心莲内酯(andrographolide)是穿心莲的有效成分,其抗炎抗菌活性高,但难溶于水,制备注射剂困难,口服生物利用度很低。桑色素(morin)既具有排尿酸作用,又具有抑制黄嘌呤氧化酶作用,具有开发为口服抗痛风药物的巨大潜力,但由于口服生物利用度极低而未开发成功。影响活性化合物研发成为创新药的关键是化合物的成药性。活性化合物的成药性取决于其本身的理化性质(如溶解性、晶型、油水分配系数、解离性和化学稳定性等)、生化性质(如穿透生物膜性质、与蛋白质的结合能力和代谢转化规律等)、体内代谢动力学性质(如吸收、分布、代谢和排泄等)和毒性等。提升活性化合物的成药性的关键是改善其性质。

不少临床上使用的药物也存在半衰期短、稳定性差、系统前代谢、毒副作用大、容易产生耐药性等问题,这些问题也是来源于药物分子本身性质的缺陷。解决这些问题的关键是改善药物分子的性质。

近几十年发展起来的药物传递系统如微囊、微球、脂质体、纳米粒、纳米乳、胶束、囊泡等就是改善药物分子或改善活性化合物性质的有效载体。因此,设计构建新型药物传递系统是创新药物和改良型新药研发的重要途径。

2. 研发新剂型和新制剂 随着科学技术的发展和人们生活水平的提高,原有剂型和制剂已不能满足人们的需求。普通的片剂、注射剂、丸剂和溶液剂等,已很难满足高效、长效、低毒、缓释、控释、定位和靶向释放等要求,因此积极开发新剂型是当前药剂学的一个重要任务。国外药剂学的研究重点,已从 20 世纪 60 年代偏重制剂工艺及表观质量转向剂型因素与体内关系的研究。20 世纪 80 年代末,为了适应医疗要求,开始转向缓释、控释和靶向制剂的研发。这些剂型可以提高药物的有效性,减低或基本消除血药浓度的峰谷现象,适当延长药物在体内的作用时间,增加药物作用的持久性和对靶向部位的选择性,以提高药物的疗效、降低毒副作用。目前,我国药剂学的研究水平与发达国家相比还有差距,新剂型种类和新制剂品种较少,能出口的制剂品种更少,因此,积极开发新剂型和新制剂在药剂学研究中具有十分重要的意义。

3. 开发药用新辅料 药物制剂中除主药外,还有各种辅料;剂型不同所需辅料也不相同,如片剂所用辅料与软膏剂、栓剂等就大不相同。药物剂型的创新和改进、产品质量的提高、制剂新技术的应用等,都依赖于优良的药用辅料。可以说,没有优质的辅料就无法实现药剂学发展的艰巨任务。

我国药物制剂较落后,在很大程度上是由于药用辅料的落后。尽管目前药用辅料的种类增加不少,《中华人民共和国药典》(后简称《中国药典》)2020 年版收载的辅料已达 335 种,但仍然满足不了制剂工业发展中新剂型、新制剂对新辅料的需要。如药物微囊化常用的聚乳酸类辅料,国外早已用于上市的微球产品,而我国近年才有可供药用的产品。

目前,我国正在积极进行药用新辅料的研发,新开发的片剂新辅料如可压性淀粉,就具有可压性好、增加药物稳定性等优点。将来,还应该积极进行药用新辅料,特别是具有改善药物理化性质或体内代谢性质等的功能性药用辅料的研究与开发。

4. 研究药剂学的基本理论与现代生产技术 药剂学基本理论与现代生产技术的研究对开发创新剂型和制剂、提高药物制剂的质量具有重要意义。例如研究药物体内传递规律和代谢理论,设计新型药物传递系统和新剂型;研究药物释放动力学理论,设计药物制剂处方;研究现代生物技术药物特性,设计高效药物传递系统;研究药物增溶与助溶理论,设计制剂处方工艺;研究药物微粉化、微囊化、固体分散技术,促进和控制药物的溶解、释放和吸收;研发片剂成型理论及全粉直接压片技术,生产新型片剂;研究流变学的基本理论,对混悬液、乳状液和软膏剂等剂型进行更合理的质量控制;利用生物药剂学的有关知识,为正确评价制剂质量和合理制药、用药提供依据,等等。可见,药剂学基本理论的研究,对完善和丰富剂型设计的原理,改进制剂的生产技术,开发新剂型、新制剂和新型药物传递系统及提高产品质量都有重要的指导意义。

5. 整理与开发中药现代制剂 中药有几千年使用历史,是我国的伟大文化宝库之一。但是,中药的应用主要是遵循过去的经验积累,所以,传统中药在制剂生产、使用等方面还存在不少有待科学化和合理化的内容。近几十年来,在中医中药基础理论指导下,运用现代科学技术,除继承、整理、发展和提高中药传统剂型丸、散、膏、丹、胶、露、酒等外,现已开发了20多种中药新剂型,提高了中药的疗效,扩大了临床应用范围。但进一步丰富和发展中药新剂型和新品种,仍是今后药剂学的一项重要任务。中药制剂的现代化研究的核心问题应该是提高制剂中有效成分、有效成分群,或有效部位的含量,只有使非有效组分含量减小了,中药制剂才有可能开发成现代剂型。

6. 研发新型制药机械和设备 制药机械和设备是制剂生产的重要工具。研制适合新剂型和新制剂的新型制药机械和设备,对发展新剂型、新制剂和提高制剂的质量,对缩小我国制剂质量同发达国家的差距、使更多制剂产品进入国际市场,都具有十分重要的意义。目前,制剂技术的发展方向是智能化和密闭式生产,而设备则向一机多用、多机联动和高度自动控制方向发展。

三、药剂学分支学科

随着药剂学和相关学科的不断发展,逐渐形成了几门药剂学的分支学科,现简介如下。

工业药剂学(industrial pharmaceutics)是研究制剂工业化生产的基本理论、工艺技术、生产设备和质量管理的一门分支学科。它吸收和融合了材料科学、机械科学、粉体工程学、化学工程学等学科的理论和实践,为新剂型、新制剂提供新工艺、新方法、新的机械与设备,并使之适合工业化生产。

物理药剂学(physical pharmaceutics)是应用物理化学的基本原理和手段,吸收流体力学、化学动力学、胶体化学等的理论和方法,研究新剂型、新制剂在制造和贮存过程中的现象及内在规律的一门分支学科。它是指导新剂型、新制剂的设计和开发的重要理论基础。

药用高分子材料学(polymer science in pharmaceutics)是研究各种药用高分子材料的制备、结构和性能及其在药物制剂中的应用的一门分支学科。它应用高分子物理、高分子化学和聚合物工艺学的有关内容,为新剂型设计和新剂型处方提供新型高分子材料和新方法。它对新型药物传递系统、新剂型、新制剂的研发和提高制剂质量起着重要的支撑和推动作用。

生物药剂学（biopharmaceutics）研究药物及其剂型在体内的吸收、分布、代谢与排泄（即ADME）过程，阐明药物的剂型因素、用药对象的生物因素与药效之间的关系。因此，该学科是联系药剂学、药理学、药效学和生理学等学科的一门交叉学科。对药物新剂型、新制剂的设计和用药安全性与有效性具有指导意义。

药物代谢动力学（pharmacokinetics）可简称为药动学，是研究药物及其代谢物在人体或动物体内的吸收、分布、生物转化及排泄的过程，尤其是血药浓度随时间变化规律的学科，并提出用于解释这一过程的数学模型，为指导合理安全用药、剂型和剂量设计等提供量化指标。药动学与生物药剂学相似，其研究内容已越过剂型和制剂本身的研究范畴，而与数学、药理学、药效学和临床治疗学等具有密切的关系。

此外，临床药学（clinical pharmacy）是一门与临床治疗学紧密联系的新学科，其内容主要阐述药物在疾病治疗中的作用、相互作用及指导合理用药。临床用药时涉及药物剂型与制剂，与药剂学有一定的联系但比较间接，而与病理、药理和药效关系更密切，故通常不称其为药剂学的分支学科。

四、药剂学在药学中的地位与作用

药剂学是药学专业的核心课程之一，在药物的研发、生产、使用各个环节都具有举足轻重的地位。

（一）药剂学是新药研发中不可缺少的学科

任何一个药物要应用于人体，都必须制备成适合给药途径的剂型和制剂，即使是在新药研发中的动物实验也是如此，否则研发过程将会走弯路。

药物和活性化合物（天然来源、合成或用生物技术制备）常常具有不同的理化性质，其理化性质决定了其在生物体内的生理活性和吸收、分布、代谢、排泄规律。很多药物和活性化合物用于生物体内时，常在吸收、分布、代谢、排泄方面存在缺陷。这些缺陷常可通过设计药物传递系统和剂型进行改善。对于活性化合物通过设计药物传递系统可以提升其成药性，对于有缺陷的药物通过设计药物传递系统可以得到更好的药物。

（二）新剂型和新制剂是新药的重要来源

按照现行的新药分类法，新剂型和创新制剂归为二类新药即改良型新药范畴。所以，研创新剂型和新制剂也是研创新药。

发现一种新的化学实体新药，对于某种疾病的防治能起到重要作用，而发明一种新剂型或创新制剂，常常可以解决一类或多类药物的给药问题，因此，研创新剂型、新制剂对于疾病的防治意义重大。由于剂型必须适应给药途径，而人体的给药途径非常有限，因此，创新剂型的难度非常大。相对而言，创新制剂是针对具体药物品种研发新制剂，其难度则小一些。

（三）药物制剂是药品生产的重要环节

药品的生产包括合成（化学合成药物）、提取分离纯化（天然来源药物或生物技术药物）、制剂、质检、包装等环节。一切药物都需要制成适当的制剂，因此，药物制剂过程是药品生产不可缺少的重要环节。

药物制剂的质量取决于原辅料、工艺和设备。因此，把好原辅料质量关、研发优良的制剂工艺和设备是十分重要的。

第二节　药物剂型与制剂

一、药物剂型的分类

随着药学科学的发展,药物剂型种类也逐渐增多,为了便于研究、学习和应用,可将剂型按以下几种方法分类:

(一) 按形态分类

按剂型的物理外观形态,可分为:

1. 液体剂型　药物制剂以液态形式存在,如洗剂、滴剂、溶液剂、注射剂等。
2. 固体剂型　药物制剂以固态形式存在,如散剂、丸剂、片剂、胶囊剂等。
3. 半固体剂型　药物制剂以半固态形式存在,如软膏剂、糊剂、凝胶剂等。
4. 气体剂型　药物制剂以气态形式存在,如气体吸入剂。

剂型的形态相同时,制备特点比较类似。例如,液体制剂制备时多需溶解,固体制剂多需粉碎、混合、成型,半固体制剂大多需熔化和研匀。不同形态的制剂对机体起效的速度和作用时间往往不同,一般以液体制剂较快,固体制剂则较慢。

这种分类法比较简单,对制备、贮藏、运输有一定指导意义,但没有考虑制剂的内在特性和给药途径。

(二) 按分散系统分类

一种或几种物质(分散相)分散于另一种物质(分散介质)之中形成的系统称为分散系统。为了便于应用物理化学原理说明各种类型制剂的特点,可将剂型看作分散系统,按剂型内在的分散特性分类如下:

1. 溶液型　溶液型剂型是指药物以分子或离子状态(直径小于 1 nm)分散在分散介质中形成均匀分散系统的液体制剂。如溶液型注射剂、糖浆剂、溶液剂、甘油剂、溶液型滴剂等。

2. 胶体溶液型　胶体溶液型剂型是指固体药物或高分子化合物分散在液体分散介质中所形成不均匀(溶胶)或均匀的(高分子溶液)分散系统的液体制剂,分散相直径在 1～100 nm,如溶胶剂、胶浆剂、涂膜剂等。

3. 乳状液型　乳状液型剂型是指液体药物分散在液体分散介质中形成不均匀分散系统的液体制剂,分散相直径通常在 0.1～50 μm,如口服乳剂、静脉乳剂等。

4. 混悬液型　混悬液型剂型是指固体药物分散在液体分散介质中形成不均匀分散系统的液体制剂,分散相直径通常在 0.1～50 μm,如混悬剂、洗剂、混悬注射剂、混悬软膏剂、混悬滴剂等。

5. 气体型　气体型剂型是指液体或固体药物分散在气体分散介质中形成不均匀分散系统的制剂,如气雾剂、喷雾剂等。

6. 固体型　固体型剂型是指药物与辅料制成的呈固态的制剂,如片剂、散剂、丸剂等。

7. 微粒型　微粒型剂型是指药物与辅料经采用一定的方法处理后,形成的微米级或纳米级微粒剂型。如微囊、微球、脂质体、纳米囊、纳米球、纳米脂质体等。微粒常常只是制剂中间体,多数情况下还需将其制备成一定剂型,如胶囊剂、冻干制剂、片剂,等等。

这种分类法基本上可以反映出制剂的均匀性、稳定性,以及制法的要求,但不能反映给药途径对剂型的要求,还会出现一种剂型由于辅料与制法的不同而必须分到几个分散系统的分类中去的情况,如注射剂中有溶液型、混悬型、乳状液型及粉针剂型等。

(三) 按给药途径分类

至今,已开发出的人体给药途径共有 10 多个,如经口腔、消化道、呼吸道、血管、组织、皮下、肌肉、其他腔道等,可将用于同一给药途径的剂型归为一类。按照这一分类方法,药物剂型可以分为:

1. 胃肠道给药剂型　此类剂型的制剂多系口服给药,在胃肠道吸收发挥疗效,如溶液剂、糖浆剂、乳剂、混悬剂、散剂、片剂、丸剂、胶囊剂等。口服给药方法最简单。易受胃酸破坏的药物(如红霉素)可经肠溶包衣后口服。某些药物直肠给药较口服吸收好,且剂量小、少受或不受肝代谢的破坏,可以制成直肠给药剂型,如直肠给药的灌肠剂、栓剂、直肠用胶囊栓等。

2. 注射给药剂型　此类剂型一般较胃肠道给药起效快,生物利用度高,如静脉注射剂、肌内注射剂、皮下注射剂、皮内注射剂及穴位注射剂等。

3. 呼吸道给药剂型　呼吸道包括鼻、咽、喉、气管、支气管等。这一给药途径可以起局部治疗作用,也可以起全身治疗作用。这一途径给药一般要求将药物制成气态或雾状,如吸入剂、喷雾剂、吸入气雾剂、吸入粉雾剂等。

4. 皮肤给药剂型　这一给药途径给药方便,这一给药途径可以起局部治疗作用,也可以起全身治疗作用,如外用溶液剂、洗剂、搽剂、软膏剂、糊剂、贴剂等。

5. 黏膜给药剂型　黏膜给药较胃肠道给药吸收快,如滴眼剂、滴鼻剂、含漱剂、舌下片剂、栓剂、膜剂、贴剂等。

这种分类法与临床使用关系比较密切,并能反映给药途径对于剂型制备的特殊要求,缺点是一种制剂由于给药途径的不同,可能会归入多个给药途径,如氯化钠溶液,可以在注射剂、滴眼剂、含漱剂、灌肠剂等许多剂型中出现,贴剂可以有口腔用贴剂、皮肤用贴剂等。

上述分类方法各有优缺点。本教材根据医疗、生产、科研和教学等长期沿用的习惯,在总结各种分类方法的特点后,以临床给药途径与剂型形态相结合的原则分类,它既与临床用药密切配合,又体现出剂型特点,是一种综合分类法。

二、药物剂型和制剂的命名

(一) 剂型的命名

剂型可根据以下几种不同的情况命名:

1. 以形状命名　如片剂、胶囊剂、丸剂、颗粒剂、散剂(粉剂)、软膏剂、硬膏剂、栓剂、喷雾剂、气雾剂、粉雾剂、乳剂、混悬剂、溶液剂、微囊、微球、纳米囊、纳米球、脂质体等。

2. 以临床给药途径命名　如输液剂、注射剂、植入剂、滴眼剂、滴鼻剂、滴耳剂、漱口剂、口含剂、贴剂、滴剂、洗剂、搽剂、灌肠剂等。

3. 以形状与临床给药途径结合命名　如注射用粉末、眼用软膏剂、鼻用栓、阴道用胶囊栓、注射用脂质体、眼用脂质体、注射用微球、注射用纳米囊、混悬型滴剂、混悬型滴眼剂、乳剂型洗剂等。

4. 以形状与特有功能结合命名　如缓释胶囊、控释片、渗透泵片、分散片、泡腾颗粒、结肠定位胶囊等。

（二）制剂的命名

制剂的命名就是药品的命名，药品命名应科学、明确、简短。药品命名应根据国家药典要求的命名原则进行命名，总结起来有以下几种不同情况命名：

1. **常规命名**　原料药名称列前，剂型名称列后，如吲哚美辛胶囊(indometacin capsule)、丙酸睾酮注射液(testosterone propionate injection)、红霉素肠溶胶囊(erythromycin enteric capsule)、沙丁胺醇气雾剂(salbutamol aerosol)、硝苯地平渗透泵片(nifedipine osmotic pump tablet)等。

2. **以用途或特点命名**　制剂名称中说明用途或特点的形容词宜列于药名之前，如吸收性明胶海绵(absorbable gelatin sponge)、重组人胰岛素注射液(recombinant human insulin injection)、吸附破伤风疫苗(adsorbed tetanus vaccine)、浓氯化钠注射液(concentrated sodium chloride injection)、注射用放线菌素 D(dactinomycin for injection)等。

3. **单方制剂命名**　单方制剂的命名原则与常规命名或以用途或特点命名一致。如布美他尼片(bumetanide tablet)、罗红霉素颗粒(roxithromycin granules)、茶碱缓释片(theophylline sustained-release tablet)、利巴韦林滴眼液(ribavirin eye drop)、奥美拉唑肠溶胶囊(omeprazole enteric capsule)、注射用硫酸阿米卡星(amikacin sulfate for injection)等。

4. **复方制剂命名**　复方制剂根据处方组成的不同情况可以采用以下方法命名。

(1) 两个组分的原料药　原则上将两个药品名称并列。如葡萄糖氯化钠注射液(glucose and sodium chloride injection)、头孢他啶舒巴坦钠注射液(ceftazidime and sulbactam sodium injection)、对乙酰氨基酚可待因片(paracetamol and codeine tablet)；若两个组分的词干相同，如卡托普利和依那普利的片剂可称为卡托依那双普利片(captopril and enalapril tablet)等。

(2) 三个组分的原料药　如使用词干构成的通用名称太长，原则上将每个组分选取一个或两个字构成通用名称(不可使用词干)。如阿司匹林、咖啡因、对乙酰氨基酚的散剂，可称阿咖酚散(aspirin,caffeine and paracetamol powder)；若组分相同而处方量不同，使用罗马数字Ⅰ、Ⅱ、Ⅲ等加以区别。

(3) 四个组分原料药　原则上每个组分选取一个字构成通用名称(不使用词干)。如对乙酰氨基酚、非那西丁、咖啡因、氯苯那敏的颗粒剂，可称氨非咖敏颗粒(paracetamol,phenacetin, caffeineand chlorphenamine granules)。

(4) 多于四个组分的　可加复方二字，由两到三个组分分别选取 1~2 个字构成通用名称。如含有丙谷胺、甘草、白芍、冰片四个组分以上(甘草等中药视为多组分)的咀嚼片，可称复方丙谷胺咀嚼片(compound proglumide chewable tablet)。

5. **光学异构体的命名**　左旋或右旋以左或右冠于通用名称前，英文冠以 *levo-* 或 *dex-*；对于特指的消旋体的命名，以消旋冠于通用名前，英文冠以 *race-*；对于几何异构体的命名，顺式或反式以顺或反冠于通用名前，英文冠以 *cis-* 或 *trans-*。

三、药物剂型与药物疗效的关系

药物剂型是根据医疗上的需要设计的。如急症患者，为使药物迅速发挥疗效，宜采用汤剂、注射剂、栓剂、气雾剂与舌下片等；对于药物作用需要持久的患者则可用混悬剂、丸剂、缓释片或控释制剂等；对于药理作用强烈的药物、毒副作用大的药物，则制成能靶向传递到病变部位的剂型或药物传递系统是最理想的。

药物和剂型之间存在着辩证关系，虽然药物分子对疗效起主要作用，但在一定条件下，剂型对药物疗效的发挥也起着重要的、甚至是支配的作用。

药物剂型可以影响药物在体内药理作用的强弱、作用快慢和作用时间。例如，抗心绞痛药物硝酸甘油的各种剂型具有不同的作用强度和持续时间，以适应不同的治疗或预防要求（表1-1）。

表1-1 硝酸甘油的不同剂型的作用

剂型	常用剂量 /mg	作用开始时间 /min	作用高峰时间 /min	持续时间
舌下片剂	0.3 ~ 0.8	2 ~ 5	4 ~ 8	10 ~ 30 min
口颊片剂	1 ~ 3	2 ~ 5	4 ~ 10	30 ~ 300 min
口服片剂	6.5 ~ 19.5	20 ~ 45	45 ~ 120	2 ~ 6 h
软膏剂	10 ~ 20	15 ~ 60	30 ~ 120	3 ~ 8 h
透皮贴剂	5 ~ 10	30 ~ 60	60 ~ 180	24 h

有的药物制成不同的剂型，可呈现不同的治疗作用。如硫酸镁制成溶液剂口服有致泻作用；如将它制成静脉注射液，则为抗惊厥药。将胰酶制成肠溶胶囊或肠溶片剂口服，其在肠内发挥消化淀粉、蛋白质和脂肪的效用；如果将胰酶的精制品制成"注射用胰酶蛋白"，临床上则用于治疗胸腔疾患，如脓胸、肺脓肿、肺结核、支气管扩张及血栓静脉炎等，有报道其还可用于治疗毒蛇咬伤。

有些药物的理化性质可能影响其疗效的发挥，可以通过制成适宜的剂型来加以改善。例如，对刺激性药物，制成缓释片，使其在体内缓慢释放药物，既可延长药物作用时间，也能防止过强的刺激；胰酶、红霉素等在胃酸中易失效，因此不能采用普通口服剂型，可制成肠溶胶囊或肠溶片服用，使其在肠内发挥药效；螺内酯经微粉化后，其片剂的剂量仅需未微粉化片剂的1/5；灰黄霉素在水中溶解度较低，如将其高度分散在水溶性基质聚乙二醇6 000中制成丸剂，口服后的血药浓度比微粉化片剂高出一倍以上，提高了生物利用度，且副作用更小。又如，环孢素是广泛用于抗器官移植排斥反应的免疫抑制剂，近年制成微乳浓液软胶囊，比其乳剂软胶囊生物利用度提高一倍，平均剂量减少16%，排斥反应由54%下降到40%。某些药物制成液体剂型不稳定，可以制成固体剂型，如片剂、散剂、注射用药（俗称粉针剂）等；一些有机药物可因颗粒大小或晶型不同而呈现不同的作用和疗效，必须在其制剂中保持其有效的晶型，才能发挥预期的药效。

药物剂型可以决定制剂的外观和物态，从而影响药物制剂的顺应性、生产成本、可携带性、运输和贮存等。例如，可以根据用途和使用条件将中药浸出物制成药酒、片剂、注射剂等剂型。又如常将儿童用药制成色、香、味俱佳的制剂或栓剂等，或将难于吞服的片剂制成速溶片等剂型，以提高儿童或老年人服用的顺应性。

总之，药物分子虽然具有固有的药理作用，但只能借助制剂才能发挥疗效。

四、药物剂型和制剂的发展

药剂学的主要研究对象是药物的剂型和制剂，所以，药物剂型与制剂的发展和进步代表着药剂学的发展和进步。药物制剂的安全性、有效性、合理性、精密性等，也反映了医药的水平。要提高药物的疗效、降低其毒副作用和减少药源性疾病，这就对药物制剂提出了更高的要求。随着科学技术的飞速发展，各学科之间相互渗透、互相促进，新辅料、新材料、新设备、新工艺的不断涌现和药物传递系统的应用,大大促进了药物新剂型、新制剂和新技术的发展。20世纪90年代以来,药物新剂型与新制剂的研究已进入了一个新阶段。可以认为,药物传递系统在临床的应用已经开始。

药物剂型的发展经历了四个时代。第一代药物剂型是简单加工供口服与外用的汤剂、酒剂、灸剂、条剂、膏剂、丹剂、丸剂、散剂等。随着临床用药的需要、给药途径的扩大和工业化与自动化,产生了片剂、注射剂、胶囊剂、气雾剂等第二代药物剂型。第三代药物剂型可以在较长时间内维持体内药物的有效浓度,它们不需要频繁给药,称为缓释、控释给药系统,包括在胃内黏附或漂浮或肠道释药的迟释制剂,能与生理节律同步的脉冲式释药制剂,以及根据所接受的反馈信息自动调节药物释放量的自调式给药,即在发病高峰时期在体内自动释药的药物传递系统。第四代药物剂型是可以使药物相对浓集于靶器官、靶组织、靶细胞,从而提高疗效并降低全身毒副作用的靶向药物传递系统。

进入21世纪以来,药剂学的发展主要表现在药物普通剂型及制剂的优质化和药物传递系统的应用。目前临床用药中,片剂、注射剂、胶囊剂、软膏剂等第二代药物剂型仍占主导地位,在将来很长时期,这些剂型仍将发挥极其重要的作用,即使是第三代的缓释、控释给药系统和第四代的靶向给药系统,最终多数仍然需要制备成这些剂型才能用于临床。

从片剂的发展而论,不仅在片形、色泽、大小等外观指标上更趋于完美,如薄膜衣片、多层片、肠溶片、分散片、咀嚼片、速溶片、微型片、泡腾片以及异形片等大大提高了患者的顺应性,而且在内在质量上,如溶出度、含量均匀度和生物利用度也有了明确的标准并不断提高,它们既包含了新颖的设计和方法(如药物晶型及粒子特性的控制、固态分散技术、包合物技术的应用),又包含了各种新型压片机、高效包衣机和大量新辅料的应用。

胶囊剂的发展也十分显著。空心胶囊、肠溶空心胶囊(包括结肠用肠溶空心胶囊)的质量有了很大提高;对胶囊剂内容物种类(小丸、小粒、小片以及它们的包衣产品等)、内容物流动性和均匀性的设计趋于规范化;肠溶胶囊、直肠用胶囊栓、阴道用胶囊栓等品种也有了增加。

注射剂的发展中,增溶技术及非均相系统稳定性理论的应用,使注射剂的处方设计更趋合理。例如,难溶于水的蒿甲醚过去只能制成油注射液,现经环糊精包合后即可制成注射用蒿甲醚,克服了油为溶剂的缺点。又如,紫杉醇注射液,由于紫杉醇不溶于水,处方中加入聚氧乙烯蓖麻油虽可助溶作用,但它可促进组胺释放而引起严重过敏反应,因此国内外有人制成注射用紫杉醇脂质体或白蛋白纳米粒,以降低过敏反应,从而大大提高患者的顺应性。层流空气洁净技术的应用和灭菌参数的控制,曲颈安瓿、无毒聚氯乙烯输液袋、全自动洗瓶灭菌机、自动光电安瓿检查机和微粒分析仪等的应用,不仅提高了注射剂产品的安全性与有效性,而且大大提高了生产效率,降低了成本。

第三节 药用辅料在药物制剂中的应用

药物被加工成各类制剂时,一般都要加入一些无药理作用的辅助物质,这些辅助物质被称为药用辅料(pharmaceutic adjuvant)。药用辅料是很多物质的总称,包括范围很广,品种繁多。根据剂型、医疗要求、作用的不同,辅料一般分为赋形剂(excipient)与附加剂(supplemental agent)两大类。赋形剂主要作为药物载体,赋予各种制剂以一定的形态与结构;附加剂主要用以保持药物与剂型的质量稳定。

一、药用辅料的作用

辅料是构成药物制剂的必要辅助成分,对制剂的生产、临床应用和药品疗效有重要作用,与制剂的成型和稳定、成品的质量指标和药动学特性都有密切关系。一般认为,药物制剂疗效的高低、作用时间的长短及其安全性是由主药的化学结构和含量所决定的,凡是有相同主药含量并符合药典质量标准规定的制剂就有相同的疗效。因此,人们对辅料的选择,只注重于价格低廉及对制剂外观的影响,而往往忽略辅料可能改变制剂的生物有效性和安全性。一般来讲,辅料本身应该是惰性的、不影响药物发挥应有疗效的、不干扰主药检验的一类物质。但是,许多研究证实,要得到完全符合上述三点要求的理想辅料是很难的,甚至是不可能的。实际上,辅料也是影响药物吸收程度和吸收速率的因素之一。

(一)药用辅料对药物性质的影响

辅料可能改变药物的吸湿性、分散性、溶解性等物理性状,影响药物的扩散速率,加快或延缓药物的吸收。如将药物溶解于植物油,给药后,药物须先从油相向水相分配,然后被机体吸收,故亲油性大的药物,常常由于向水相分配困难而延迟吸收。软膏的基质能以两种方式改变药物的透皮吸收,既可由于角质层特性的可逆性生理变化(水合作用)而引起药物释放的变化;也可由于角质层/基质分配系数的改变而引起药物释放的变化。栓剂中加入一定量的表面活性剂,可以促进药物的吸收,但如果加入过量,由于形成了胶团,反而阻止或减少药物的吸收。因此,药用辅料的种类和用量筛选过程是药物制剂处方研究的重要内容。

(二)药用辅料与药物的相互作用

药物与辅料之间可能产生理化的相互作用,如吸附、络合、复合等,改变药物在生物组织中的溶解性、扩散速率、吸收速率和血药浓度,从而影响药物的生物利用度。

1. 吸附作用　片剂用的填充剂,主要起分散作用,增加药物的溶解速率和吸收速率;但有时也会产生吸附作用,阻滞药物释放、溶解。某些辅料,特别是不溶性吸附剂和药物之间的吸附可能改变主药的释放性质,如三硅酸镁和碳酸镁能吸附抗胆碱类药物如阿托品、溴苯辛和普鲁苯辛等,使它们很难从吸附剂释放出来,因此会降低疗效。

2. 络合作用　某些辅料可与药物形成络合物。药物络合后,其理化性质如溶解性、油/水分配系数、分子大小和扩散速率等,可能发生较大的改变。一般情况下,络合物的生物利用度与原单体药物并无差别,只是游离出药物的时间缓慢,从而产生延效的作用。因而可以利用络合物的性质来实现药物制剂的某种目的,如增加药物的溶解度或延缓药物释放。采用高分子物质与药物形成络合物,可以控制药物释放和吸收,达到延效的目的。如聚乙二醇、聚丙烯二醇都能与酚类衍生物、苯甲醇衍生物生成络合物,并且能溶于水。但是,如果络合物影响到预期疗效的发挥,这就成为一种配伍禁忌。如四环素用磷酸氢钙作辅料时,由于钙离子和四环素形成难溶解的钙-四环素络合物而难被消化道吸收,导致四环素血药浓度不足而降低或失去疗效。

3. 复合物　某些辅料可与药物形成分子间复合物,一般情况下,这些复合物与原形药物相比,很少影响生物利用度。但因物理化学性质如溶解度、分子半径、扩散速率、油/水分配系数等的改变也将影响吸收的快慢。如巴比妥与聚乙二醇4 000以1∶2.4摩尔比形成的分子间复合物,难溶于水,故以聚乙二醇4 000作黏合剂的苯巴比妥片,其溶解释放速率显著降低。另外有些辅料与药物形成的复合物,虽不影响吸收,但有其他方面的作用,如聚乙烯吡咯烷酮能抑制间苯二酚抑菌活性。

二、药用辅料研究的进展

由于辅料可影响药物在体内的起效快慢、作用强度和持续时间,因此在剂型设计、拟定处方选用辅料时,不仅要考虑辅料对工艺条件和制剂体外质量的影响,更重要的是要研究辅料的性能对制剂中药物的体内释放、吸收、转运、分布的影响。

为适应临床的需要,制剂生产随着剂型、辅料与工艺的发展而发展。利用剂型与辅料控制给药合理化、精密化,以达到制剂中药物按预定程序在体内以适当的速率和时间持续释放,选择性地转运到达靶部位,保持所需治疗浓度,获得预期疗效,是近年来集中研究的课题,由此出现了各种新的药物传递系统。新型天然和合成高分子聚合物辅料的不断涌现和广泛应用为这些药物传递系统和剂型的改进与创新、产品质量的提高、品种更新换代提供了基础。目前国内外制剂生产已在应用和正在研究试用的新型辅料有天然大分子物质、纤维素衍生物、淀粉衍生物、合成或半合成油脂、磷脂、合成表面活性剂、乙烯聚合物、丙烯酸聚合物及可生物降解的其他聚合物等,品种繁多,各具特性,对设计研发各种药物传递系统和剂型起着关键性的作用。因此,辅料的研究与应用已成为现代制剂研究、设计和生产中的重要环节。

近年来,为了改变国内药用辅料品种少、性质不稳定(如羧甲基纤维素等高分子药用辅料)的现状和适应研发新型药物传递系统的需要,中华人民共和国科学技术部、国家药典委员会和部分制药企业加大了对药用辅料的研发投入,特别是在药用辅料品种的收集整理、质量标准的制订、特殊检测方法的研究、设备及实验平台的建设、功能性药用辅料的创新方面,投入了较大人力物力,取得了长足的进步,《中国药典》收载的药用辅料品种从 2015 年版的 270 个增加到 2020 年版的 335 个;聚乳酸 – 羟基乙酸共聚物[poly(lactic-co-glycolic acid),PLGA]等功能性药用辅料品种也开始批准用于新型药物传递系统的生产。

第四节 药物传递系统

药物传递系统又称递药系统或给药系统,是新世纪的研究热点,是现代科学技术进步的成果在医药学上的反映。无论是口服缓释和控释给药系统,还是注射或植入给药系统、经皮给药系统和靶向给药系统等都有其丰富的科学理论和新技术。在近二十年间这些给药系统在理论研究、剂型设计及制备方法等多方面都得到迅速发展,品种不断增加,在临床治疗中正在发挥日益重要的作用。

一、缓释和控释给药系统

缓释和控释给药系统(sustained-release and controlled-release drug delivery system)是发展最快的新型给药系统,亦称缓释、控释制剂,一般采用片剂和胶囊剂口服或口腔给药,包括在胃内黏附、漂浮,或肠道释药的迟释制剂。这类给药系除了对药物的释放速率进行有效控制外,也出现了控制释药部位和控制释药时间的缓释、控释系统,例如脉冲给药系统等。在这些给药系统中,包含了多种物理化学原理、新技术、新材料和新设备的应用,如水凝胶骨架片、水不溶性膜控包衣片;包衣小粒、包衣小丸,以及包衣小粒胶囊和包衣小丸胶囊;利用渗透压原理及激光技术的渗透泵片或胶囊;利用离子交换原理制备的液体控释制剂,以及利用高分子黏附特性的胃滞留片、黏附微球胶囊及口腔粘贴片等。这类给药系统也用于其他途径的给药,如长达 1 年或 3 年的体内植入系统,眼内或鼻腔用药的控释膜片或微囊、微球等。

近几年,缓释和控释给药系统的主要进展表现在:首先,突破了过去缓释和控释给药系统对候选药物的一些限制,其中包括抗生素如头孢氨苄、庆大霉素等,一些半衰期很长的药物如非洛地平($t_{1/2}$=23 h)和卡马西平($t_{1/2}$=36 h)等,以及一些肝门静脉系统首过效应很强的药物如普萘洛尔、维拉帕米等。其次,复方缓释及控释给药系统也有增加的趋势,如苯丙醇胺与氯苯那敏、非洛地平、美托洛尔、茶碱与右美沙芬等。第三,发展了每昼夜只需给药 1 次的缓释、控释制剂,这类缓释及控释制剂上市品种有硝苯地平、双氯芬酸、单硝酸异山梨酯、茶碱等。

所有这些发展表明,对口服缓释和控释制剂设计的原则已经发生了重要的观念性改变。而且,其上市品种已经通过了日趋严格的质量控制,包括释放度、生物利用度、稳态血药浓度波动性的检验等。例如,双氯芬酸钠小肠迟释微囊、醋酸那法瑞林或醋酸亮丙瑞林的缓释微球植入剂等均已上市,可见微囊、微球在固体制剂中用于缓释、控释,提高稳定性和生物利用度等方面将具有更广泛的应用。又如已经上市的第二代造影剂注射用六氟化硫微囊泡冻干粉,于临用时加 5 mL 灭菌注射用水振摇,即得含六氟化硫微囊泡的乳状混悬液。由于其中六氟化硫是气体,PEG4000 作为脂质的支架剂,从而促使微囊泡形成冻干粉,加水后二硬脂酰磷脂酰胆碱在微小囊泡间形成单分子膜(亲水基团插入水中,而亲油基团插入气相)使微囊泡稳定,在血流中持续时间长达 12 min 以上,使造影的多普勒信号大大增强。近年来,基因治疗中将基因作为“药物”制成纳米粒、脂质体或微囊、微球,可于体内控制释放基因。作为基因载体的一种复制缺陷型重组腺病毒,它转染率高,又可以不扰乱机体原基因组序列,故安全性高,但表达时间短,制成微囊、微球的缓释系统,可以提高基因治疗单次给药的疗效。

二、黏膜给药系统

黏膜给药系统(mucosal drug delivery system)也称黏膜用制剂,是通过口腔、结肠、直肠、鼻腔、眼部、肺部等黏膜给药的新型给药系统,它们几乎都是当前研究的热点。目前上市的黏膜给药产品不多,有鼻腔用的缩宫素、反义核苷酸、那瑞林、胰岛素粉末吸入给药系统等。

随着近代生物技术的迅速发展,研究开发的多肽、蛋白质及核酸类药物越来越多,由于其药理活性高和毒副作用小,在疾病治疗中显示出愈来愈大的重要性。但是,由于它们在胃肠道中易受酸和酶的破坏,对黏膜的透过性也低,使其口服的生物利用度极低(往往不到1%),目前在临床上仅限于注射给药,使其应用受到极大限制。当前,这类药物的黏膜给药研究非常活跃。

三、经皮给药系统

经皮给药系统(transdermal drug delivery system)亦称透皮制剂,是通过皮肤敷贴给药,使药物透过皮肤吸收发挥全身治疗作用的缓释或控释给药系统。经皮给药系统是不同于外用皮肤制剂的特殊给药系统,虽然它们的共同特点是必须透过皮肤角质层的屏障,但外用皮肤制剂的作用主要限于局部,而经皮给药制剂则更主要起全身作用。所以经皮给药系统在剂型和制剂的设计上不仅与口服途径给药有显著差别,也不同于外用皮肤制剂。目前已经有硝酸甘油、东莨菪碱、可乐定、芬太尼等多种药物的不同规格和不同控释材料或技术的品种上市,控释时间从每天给药一次到每 7 天给药一次,其中以膜控释技术和黏胶骨架控释技术为主。

控释材料和粘贴材料的研究和发现,生产涂布和复合设备的革新等,将进一步促进经皮给药系统的发展。其他有效方法如离子导入技术、电致孔技术、超声波、微针及激光技术、脂质体的应用,也都可能促进经皮给药系统的发展。为了克服皮肤角质层的屏障作用,新促透剂的开发也是发展经皮给药的重点。

四、靶向给药系统

靶向给药系统(targeting drug delivery system)亦称靶向制剂,一般是指经由血管注射给药,用微粒或其他载体将药物有目的地传输至某特定器官、组织或细胞的给药系统。常用的载体有脂质体、纳米粒(纳米球、纳米乳、纳米囊)和微球(微囊)等。

脂质体和纳米粒是最常用的靶向给药系统载体。近年来,为了提高脂质体的靶向性,除了热敏脂质体、pH 敏感脂质体、免疫脂质体以及采用抗体或人工合成半乳糖配基或乳糖配基等对脂质体进行修饰外,近年来还研究了长循环脂质体(隐形脂质体,stealth liposome),这种脂质体粒径大小只有几纳米、几十纳米,并采用亲水性材料对脂质体表面修饰,大大延长了脂质体存在于血液循环的时间,可减少网状内皮系统的吞噬(浓集于肝),有利于脂质体在肝以外的靶向作用。

微球(微囊)也是靶向给药系统中常用的载体,将抗癌药物包封入微球,经血管注入栓塞于动脉末梢,对某些中晚期癌症的治疗具有一定临床意义。磁性微囊、磁性微球的实验研究和临床研究也不少。

发展中的淋巴靶向给药系统有微乳、亚微乳、乳剂等胃肠道给药系统,它们有良好的发展前景,它们在肠道内形成乳糜微粒直接进入淋巴系统,不仅可以防止恶性肿瘤的淋巴转移,而且可避免药物在肝的首过效应。如胰腺癌患者口服氟尿嘧啶乳后,胰周淋巴结药物浓度显著高于对照组,用以防治胰腺癌的淋巴转移,弥补手术与放疗的不足。该剂型是适合于大规模生产的靶向给药系统之一。

五、生物技术药物给药系统

传统的制药工业由于基因工程、细胞工程、酶工程等现代生物技术的渗入,使医药产品的发展进入了一个新时期。生物技术药物是利用微生物、动植物细胞,通过基因杂交技术、重组 DNA 技术、细胞融合技术、发酵技术或酶工程技术等获得的药物。

自 20 世纪 80 年代初第一个基因工程产品——人胰岛素上市以来,国内外上市的基因重组药品已有数十种。《中国药典》也收载了重组人胰岛素注射液、精蛋白重组人胰岛素注射液、重组人生长激素、重组乙型肝炎疫苗、冻干重组人干扰素 α-2a 等品种。利用基因工程受体实验代替传统动物实验的新药筛选方法,将促进更多的生物技术药物出现。

目前,生物技术药物多属肽类与蛋白质类药物,随着生物技术药物的发展,肽类与蛋白质类药物的研究与开发已成为医药工业中一个更重要的领域。但这些药物的性质很不稳定,在体内极易代谢,如何制成稳定、有效的制剂,是当前药剂学研究的热点。如治疗高血压的有效药物降钙素基因相关肽,虽然早已开发,但由于很不稳定,难以制成临床用产品。另一方面,这类药物对酶敏感、易在消化道内被破坏、又不易穿透胃肠黏膜,通常只能注射给药。因此,运用制剂手段将其制成口服或其他途径给药,也是当前研究的重要方向。如研究了以生物相容性的高熔点脂质为骨架材料制备的固体脂质纳米粒(solid lipid nanoparticle,SLN),其特点是既具有聚合物纳米粒的稳定性高、药物泄漏低、可缓释的特点,又具有脂质体和乳剂毒性低、便于大生产的优点,是当前极有前途的新型给药系统的载体。这类研究的一个特点是,不仅要考虑载体中药物的含量,而且要保证药物的生物活性,所以,工艺条件应当温和。

六、中药新型给药系统

中药是我国宝贵的文化遗产,也是世界医药宝库的重要组成部分。随着21世纪全球进入老龄化社会,疾病谱和医疗模式均发生了重要变化。加上一些化学药的毒副作用及中药天然药物在全世界开展后取得的明显成效,作用缓和、具有多样适应性的中药制剂,将是对慢性病特别是多脏器疾病的理想的防治药品。

传统的中药制剂急需与现代化的科学技术相结合,大力发展中药的新型给药系统。日本开发的210个汉方制剂,其处方主要来自我国古代的《伤寒论》和《金匮要略》,药材75%由我国提供,但日本汉方制剂在国际市场上的占有率达80%。我国拥有5 000多种中药制剂,但能进入国际市场的极少。要开发中药制剂进入国际市场,必须从观念上和技术上进行改革。首先,要认清中药只有用现代科学方法研究才能发扬光大,才能为世界人民作出更大的贡献。其次,中药的功效必须采用科学观察的方法(如双盲、对照、多点观察等)来评价。第三,对中药的适应证、主治、用途等,要提供国际规范化的实验数据和研究资料,使国际社会确信其是安全、有效、可控、稳定的。第四,中药制剂用的药材质量要规范化和标准化,制剂生产过程应达到GMP要求。最后,中药制剂要进行商品生产必须强调共性。中医辨证论治的原则强调因人、因时、因地制宜的个性,当然是一种理想的治疗方法,但是,作为商品生产,只可能更多地强调共性,才可能占领广大市场。从中医的发展来看,早期张仲景时代的中药经典方,主药突出,方味简单,带有较大的普遍适用性,但发展到后期,尤其是进入宫廷供少数皇宫贵族使用后,用药求多,方味求全,失去了普遍性,难于推广。我们要开发中药新剂型、新制剂进入国际市场,不能不重视其普遍适用性的一面。

可以预料,今后的新药研究开发,除了研究开发更多的合成药物、基因工程药物如治疗基因、肽类、蛋白质类和天然产物药物外,药物新剂型的研究开发也将成为新药研究开发的重要方面。随着医药科技的发展,药物缓释和控释给药系统将逐步代替普通剂型,靶向给药系统、脉冲式给药系统、自调式给药系统也将逐步增多。但由于疾病的复杂性及药物性质的多样性,适合于某种疾病和某种药物的给药系统不一定适合于另一种疾病和药物,因此必须发展多种多样的给药系统以适应不同的需要。如治疗心血管疾病的药物最好制成缓释、控释给药系统,抗癌药宜于制成靶向给药系统,胰岛素更宜于制成自调式或脉冲式给药系统等。虽然,在相当长的时期内,第二代药物剂型仍将是人们使用的主要剂型,但是第二代药物剂型会不断与第三、第四代等新剂型、新技术相结合,形成具有新内涵的给药系统。

第五节 药剂学的沿革和发展

一、药剂学的起源

我国是有五千年历史的文明古国,我国的药剂学是祖国医药宝库的重要组成部分,总结和了解药剂学的形成和发展过程,对于学习、继承和弘扬祖国医药学,促进药剂学的发展,均具有重要的意义。

古代药剂学是在劳动人民与疾病作斗争的长期实践中逐渐形成的。我国很早就有"神农尝百草始有医药"的记述。

古人对药材的最初使用方法大多是将新鲜的动植物捣碎贴敷患处或吞服。之后,为了更好地发挥药效和便于服用,逐渐出现了对药材进行提取并制成一定剂型的加工过程。随着生产力的发展和长期的医疗实践,药物制剂的制备技术也不断改进,剂型的种类也逐渐增多。

汤剂是我国应用最早的中药剂型,商代已在使用。商周时期医书《五十二病方》《甲乙经》《山海经》已记载将药材加工制成汤剂、酒剂、洗浴剂、饼剂、曲剂、丸剂、膏剂等剂型使用。东汉张仲景的《伤寒论》和《金匮要略》著作中收载有栓剂、糖浆剂、洗剂等十余种剂型。两晋、南北朝时期,史籍记载的药学专著已达110种,这时中药学逐渐形成独立的学科。晋代葛洪、唐代孙思邈对中药的理论、加工、剂型、标准等都有专门论述。唐《新修本草》是我国第一部、也是世界最早的国家药典。明代李时珍(1518—1593)编著的《本草纲目》总结了16世纪以前我国劳动人民医药实践的经验,收载药物1 892种,剂型61种,附方11 098则,现已被译成多国文字在全世界发行,对世界药学的发展具有重大贡献。

与中国古代药剂学进程相呼应的欧洲古代药剂学在此时也得到迅速发展。希腊人希波克拉底(Hippocrates,公元前460—前370)创立了医药学;希腊医药学家盖伦(Galenus,129—199)奠定了欧洲医药学基础,由他制备的各种植物药浸出制剂,称为盖伦制剂(Galenicals)。

18世纪的工业革命给世界带来翻天覆地的变化,生产力的极大发展,推动了科学技术的飞速发展。在工业革命的浪潮中,药剂学终于走出了医生的小诊所和个体生产者的小作坊,进入机械化生产的大工厂。片剂、注射剂、胶囊剂、橡胶硬膏剂等近代剂型的相继出现,标志着药剂学发展到一个新阶段。物理学、化学、生物学等自然科学的巨大进步又为药剂学这一门学科的出现建立了理论基础。1847年德国药师莫尔(Mohr)总结了以往和当时的药剂学研究和实践成果,出版了第一本药剂学教科书《药剂工艺学》。可以认为,至此,药剂学已成为一门独立的学科。

二、药剂学的发展

自1847年药剂学成为一门独立的学科以后,随着科学技术的发展,药剂学经历了几个发展阶段。

20世纪50—60年代,由于物理和化学学科的发展,出现了不少化学分析、仪器分析新方法新技术,这些技术如光谱技术、色谱技术应用于药物制剂的物理和化学性质评价,使绝大多数药物制剂建立起了含量测定、鉴定方法和标准,大大提升了药物制剂质量。同时,不少物理学和化学的理论应用于药物制剂的设计、生产和质量评价,如乳化原理应用于乳剂的设计,化学动力学原理用于药物制剂有效期的预测,应力理论应用于片剂的压制成型等。因而,这一时期被称为物理药剂学时期。

20世纪60—70年代,由于药物代谢动力学理论的建立,体内药物检测方法的普及和灵敏度的提高,提出了生物利用度的概念,人们开始用动物和人体内血药浓度的高低,药物在动物和人体内的吸收、分布、代谢、排泄规律来评价药物制剂的质量。因而,这一时期被称为生物药剂学时期。

　　20 世纪 80—90 年代,由于药物研发与临床的紧密结合,建立了药物临床评价体系,人们开始用药物制剂的临床疗效、毒副反应来评价药物制剂质量。因而,这一时期被称为临床药剂学时代。

　　20 世纪 90 年代至 21 世纪,由于生命科学、现代医学、信息科学、材料科学的飞速发展,不少新理论、新技术应用于药剂学中,人们开始根据人体的生理和病理特征设计药物制剂,研究发展了许多能缓慢、控制释放药物,或定时、定量、定位释放药物的给药系统,这些给药系统可以提高药物疗效,降低药物毒副作用,深受医疗工作者和患者的喜爱。因而,这一时期被称为药物递释系统时代。

　　进入 21 世纪以来,由于分子生物学、分子病理学的发展,研究药物分子与药用辅料分子之间、药物制剂与人体细胞和分子之间、药用辅料与人体分子之间的相互作用,成为了药剂学家的重要兴趣,因而产生了分子药剂学。

　　21 世纪是药物传递系统和分子药剂学快速发展的新时代。

第六节　药物制剂的质量控制 ℮

(四川大学　张志荣)

思考题

1. 简述药剂学的概念。
2. 简述药剂学的基本任务和主要研究内容。
3. 简述药剂学在药学科学中的地位与作用。
4. 药物剂型有哪些分类的方法?
5. 简要说明药物剂型和疗效之间的关系。
6. 简述药用辅料在药物制剂中的作用。
7. 简述药典的性质与作用。
8. 简述 GMP 和 GLP 的概念和作用。
9. 药剂学的发展可分为哪几个阶段?
10. 药物剂型与制剂的发展可以分为哪几代?
11. 试述处方药与非处方药在使用上的主要区别。

数字课程学习……

▦ 章小结　　⤓ 教学 PPT　　◆ 推荐阅读　　☑ 自测题

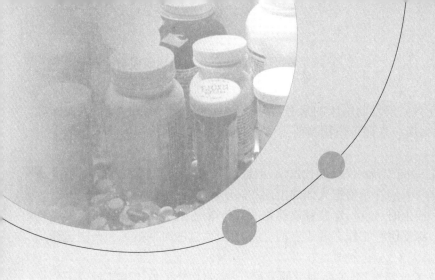

第二章

液体制剂概论

第一节 概 述

一、液体制剂的含义

液体制剂（liquid preparation）主要是指药物分散在适宜的分散介质中制成的可供内服或外用的液体形态的制剂，是最常用的剂型之一。

液体制剂的分散相，可以是固体、液体或气体药物，在一定条件下分别以颗粒、液滴、胶粒、分子、离子或其混合形式存在于分散介质中。药物在这样的分散系统中，分散介质的种类、性质和药物分散粒子的大小对药物的作用、疗效和毒性等有很大影响。分散介质如水、乙醇、脂肪油或甘油等，由于其本身具有不同的理化性质和药理作用，对药物的溶解性能也不相同，所以必然在不同程度上影响药物的作用、疗效和毒性。此外，往往在一些液体制剂中加入不同的附加剂以增加药物的分散度或溶解度，或增加制品的稳定性和改进其不良气味。

二、液体制剂的分类

（一）按分散体系分类

1. 均相液体制剂（homogeneous liquid preparation） 药物以分子、离子形式均匀分散的澄清溶液，是热力学稳定体系，可分为低分子溶液剂和高分子溶液剂。

（1）低分子溶液剂 由低分子药物分散在分散介质中形成的液体制剂，也称溶液剂。

（2）高分子溶液剂 由高分子药物分散在分散介质中形成的液体制剂。在水中溶解时，由于分子较大（＜100 nm），也称为亲水胶体溶液。

2. 非均相液体制剂（non-homogeneous liquid preparation） 药物以微粒或液滴状态分散在分散介质中形成的液体制剂，系多相分散体系和热力学不稳定体系，包括以下几种：

（1）溶胶剂 不溶性药物以纳米粒（＜100 nm）分散的液体制剂，又称疏水胶体溶液。

（2）乳剂 由不溶性液体药物以乳滴状态分散在分散介质中形成的不均匀液体分散体系。

（3）混悬剂 由不溶性固体药物以微粒状态分散在分散介质中形成的不均匀液体分散体系。

按分散体系分类，分散微粒大小决定了分散体系特征（表2-1）。

表2-1 分散体系的分类

类型	分散微粒大小	特征	举例
低分子溶液剂	＜1 nm	均相澄明溶液，热力学稳定体系	氯化钠溶液、葡萄糖溶液
高分子溶液剂	1～100 nm	均相溶液，热力学稳定体系	明胶溶液、胃酶合剂
溶胶剂	1～100 nm	非均相，热力学不稳定体系，动力学稳定体系	氯化银溶胶、氢氧化铁溶胶
乳剂	＞100 nm	非均相，热力学不稳定体系，动力学不稳定体系	鱼肝油乳、静脉脂肪乳
混悬剂	＞500 nm	非均相，热力学不稳定体系，动力学不稳定体系	棕榈氯霉素混悬液、磺胺嘧啶混悬液

（二）按给药途径分类

1. **内服液体制剂**（oral liquid preparation）　如溶液剂（solution）、合剂（mixture）、芳香水剂（aromatic water）、糖浆剂（syrup）等。

2. **外用液体制剂**（external preparation）　外用制剂可以分为：

（1）皮肤用液体制剂　如洗剂（lotion）、搽剂（liniment）等。

（2）五官科用液体制剂　如洗耳剂（ear lotion）、滴鼻剂（nasal drop）、含漱剂（gargarism）等。

（3）直肠、阴道、尿道用液体制剂　如灌肠剂（enema）。

三、液体制剂的特点与质量要求

（一）液体制剂的特点

1. **液体制剂的优点**　①易于分取剂量，服用方便，尤其适用于老年患者和婴幼儿患者；②药物的分散度较大，吸收快，较迅速地发挥药效；③可减少药物的刺激性，有些药物如阿司匹林以固体形式服用后由于局部浓度过高对胃黏膜产生刺激和损伤，制成液体制剂易调整浓度，服用后也易被胃液稀释，减少局部刺激性；④给药途径多，可内服发挥全身疗效，也可外用于皮肤、黏膜和腔道，发挥局部疗效。

2. **液体制剂的缺点**　①药物分散度大，易引起药物的化学降解；②非均相液体制剂中药物的分散度大，表面自由能高，在放置过程中易产生相分离的问题，易产生物理稳定性的问题；③液体制剂大多以水为分散介质，为微生物的生长提供了合适的环境，因此需加入抑菌剂；④液体制剂体积较大，携带、储运不便；⑤相比于固体制剂，具有不适味道的药物在溶液中的适口性更差。

（二）液体制剂的质量要求

均相液体制剂应澄清，非均相液体制剂的药物粒子应分散均匀；分散介质最好用水，其次是乙醇、甘油和植物油等；口服的液体制剂外观良好，口感适宜；外用的液体制剂应无刺激性；液体制剂应具有一定的抑菌能力，保存和使用过程不应发生霉变；包装容器适宜，便于患者携带和服用。

第二节　流变学简介 *e*

第三节　表面活性剂

一、概述

（一）表面现象

物体的一相与另一相的分界面称为界面（interface），而体系内部称为体相或本体（bulk phase）。一般把固体、液体与气体的界面称为表面，在界面或表面上所发生的一切物理化学现象统称为表面现象（surface phenomena）。任何界面上都有表面张力，表面张力和表面现象普遍存在于药物制剂的生产和应用中，与药剂的制备、稳定性、贮存和应用等有着密切关系。

(二) 表面张力与表面活性剂

恒温恒压下,液体内部分子受到的作用力是均衡的,四周分子对它的作用力相等,彼此相互抵消,而表面分子受到的作用力是不均衡的,处在液相和气相接触的表面分子受到的气相分子的作用力明显小于内部液相分子对它的作用力,使液相表面分子受到朝向体相的净拉力,即表面张力(surface tension),致使液相表面分子有被拉入液体内部缩小的趋势,因此,表面张力是指平行作用于液体表面单位长度上使表面缩小的力,国际单位为 $N \cdot m^{-1}$,常用单位为 $mN \cdot m^{-1}$。液体表面分子在表面张力的作用下液面发生收缩,比表面积增加,增加的能量称为表面自由能(surface free energy),单位表面所增加的能量称为比表面自由能(specific surface free energy)。表面张力和比表面自由能在数值上相等并且具有相同的度量单位,但意义并不完全一样。

任何纯液体在一定条件都具有表面张力,如 20℃时,水的表面张力为 72.75 $mN \cdot m^{-1}$,乙醇的表面张力为 22.27 $mN \cdot m^{-1}$。

溶液的表面张力与溶液中溶质的种类和浓度有关。例如,当向水中加入糖类时,由于糖类在表面的浓度低于溶液内部的浓度,其表面张力随浓度的增大而增大,这类物质一般称为表面非活性物质。当向水中加入醇、醛、酸等有机化合物时,由于这些化合物在表面的浓度高于其在溶液内部的浓度,故表面张力随着浓度的增大而降低,这类物质一般称为表面活性物质。另外,有些物质,如肥皂等的水溶液,不仅表面浓度大于内部,且在表面能定向排列,其表面张力随溶质浓度的增加而急剧地下降,这类在水中仅加入少量即能使液体表面张力急速下降的物质称为表面活性剂(surfactant),如肥皂、洗涤剂、十二烷基硫酸钠、聚山梨酯类等。

(三) 表面活性剂的结构特点

表面活性剂的表面活性特性,是由其分子的结构特点决定的。其结构中含有极性的亲水基团和非极性的亲油基团。表面活性剂的这种结构特点使它溶于水后亲水基受到水分子的吸引,而亲油基受到水分子的排斥。为了克服这种不稳定状态,就只有占据溶液的表面,将亲油基伸向气相、亲水基伸入水中。肥皂的亲水基来自亲水基团羧酸钠(—COONa),如图 2-1 所示;洗衣粉(烷基苯磺酸钠)的亲水基是磺酸钠(—SO₃Na)。

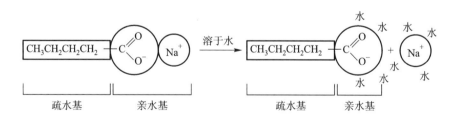

图 2-1 肥皂的疏水基和亲水基示意图

双子表面活性剂(gemini surfactant)是一类具有特殊分子结构的表面活性剂,其分子是由联结基团(spacer)通过化学键连接两个表面活性剂单体的头部基团构成的。因为其结构的特殊性,使其具有特殊的微观结构形态和特殊的用途,如可用于进行特殊化学分离等;对头部基团上连接两个不同表面活性剂单体的双子表面活性剂,最近研究表明它兼有两种表面活性剂的性质,其结构见示意图 2-2。

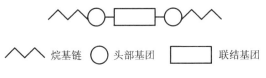

图 2-2　双子表面活性剂的结构示意图

二、表面活性剂的分类

表面活性剂的分类方法有多种:根据来源可分为天然、合成两大类;根据溶解性可分为水溶性表面活性剂和油溶性表面活性剂;根据分子组成特点和极性基团的解离性质,分为离子型表面活性剂与非离子型表面活性剂。本章主要采用根据表面活性剂的组成特点和极性基团的解离性质的混合分类法。

(一)离子型表面活性剂

根据极性基团解离后性质不同,离子型表面活性剂可分为:阴离子型表面活性剂、阳离子型表面活性剂和两性离子型表面活性剂等。

1. 阴离子型表面活性剂(anionic surfactant)　起表面活性作用的是其阴离子部分,带有负电荷,如肥皂类、长链烃基的硫酸化物及磺酸化物等。该类表面活性剂常用作去污剂,由于毒性较大,在药物制剂中的应用较少,一般只用于外用制剂。

(1) 高级脂肪酸盐系　肥皂类(soap),通式为 $(RCOO^-)_nM^{n+}$。根据 M 的不同,主要包括三类:

1) 碱金属皂(一价皂)　为可溶性皂,是脂肪酸的碱金属盐类,一般为钠盐或钾盐,其中最重要的脂肪酸是 $C_{12} \sim C_{18}$ 的饱和或不饱和脂肪酸。常用的有月桂酸(C_{12})、棕榈酸(C_{16})、硬脂酸(C_{18})和油酸(C_{18} 不饱和酸)等。常用的钾肥皂就是硬脂酸钾。这类表面活性剂使用时容易被酸、碱土金属离子 Ca^{2+}、Mg^{2+} 等或其他电解质破坏,并有一定刺激性,一般只用于外用制剂。

2) 碱土金属皂　为不溶性皂,是脂肪酸的二价或三价金属皂,其中以 Ca^{2+} 皂为主,还有 Mg^{2+}、Zn^{2+}、Al^{3+} 皂等。脂肪酸是 $C_{12} \sim C_{18}$ 的饱和或不饱和脂肪酸。脂肪酸的 Ca^{2+} 皂常作为油包水型乳化剂应用。一般只用于外用制剂。

3) 有机胺皂　是脂肪酸和有机胺类反应生成的皂类。常用的脂肪酸是 $C_{12} \sim C_{18}$ 的饱和或不饱和脂肪酸,有机胺主要是三乙醇胺等有机胺。硬脂酸三乙醇胺即是这类常用的有机胺皂,广泛用作 O/W 型乳膏剂的乳化剂。

(2) 硫酸化物(sulfate)　主要是硫酸化脂肪油和高级脂肪醇硫酸酯类,通式为 $R \cdot O \cdot SO_3^- \cdot M^+$,其中高级脂肪醇烃链 R 为 $C_{12} \sim C_{18}$。硫酸化油的代表是硫酸化蓖麻油,通称为土耳其红油,为黄色或橘黄色黏稠液,有微臭,可与水混合,为无刺激性的去污剂和润湿剂。可代替肥皂洗涤皮肤,也可使挥发油或水不溶性的杀菌剂混溶于水中。高级脂肪醇硫酸物类表面活性剂中,常用的有月桂硫酸钠、鲸蜡醇(十六醇)硫酸钠、硬脂醇(十八醇)硫酸钠等。它们的乳化性能很强,比肥皂类稳定,受酸和钙的影响较小,但能与一些大分子阳离子药物发生作用而产生沉淀。在低浓度时对黏膜也有一定刺激性,所以应用受到一定限制,主要用作外用软膏的乳化剂。

(3) 磺酸化物(sulfonate)　主要是脂肪酸或脂肪醇经磺酸化后用碱中和所得的化合物,其通式为 $R \cdot SO_3^- \cdot M^{3+}$。脂肪酸磺酸化物如二辛基琥珀酸磺酸钠(aerosol-OT)、二己基琥珀酸磺酸钠(aerosol-MA),烷基芳基磺酸化物如十二烷基苯磺酸钠等,均为目前广泛应用的表面活性剂。磺酸化物类表面活性剂有很好的保护胶体的性能,黏度低,起泡性、去污力、油脂分散性都很强,是优良的洗涤剂。

2. 阳离子型表面活性剂(cationic surfactant) 起表面活性作用的是阳离子部分,带正电荷,因此,也称为阳性皂。其分子结构的主要部分是一个五价氮原子,因此称为季铵化物,其通式为 $(R_1R_2N^+R_3R_4)X^-$。

阳离子型表面活性剂的特点是水溶性好,在酸性与碱性溶液中均较稳定,但因毒性较大,一般不单独作药剂辅料,主要外用消毒、杀菌。阳离子型表面活性剂不能与大分子的阴离子药物配伍使用,因可与之结合而失去活性,甚至产生沉淀。

常用的品种有苯扎氯铵(洁尔灭)和苯扎溴铵(新洁尔灭),度米芬(消毒宁)及消毒净等,主要用于皮肤、黏膜、手术器械的消毒等。

3. 两性离子型表面活性剂(zwitterionic surfactant) 是指分子中同时具有正、负电荷基团的表面活性剂,随着介质 pH 的不同,可变为阳离子型或阴离子型表面活性剂。两性离子型表面活性剂既有天然的,也有人工合成的。

(1) 磷脂类 卵磷脂是天然的两性离子型表面活性剂,精制的卵磷脂主要成分是磷脂酰胆碱,是由磷酸酯盐型的阴离子部分和季铵盐型的阳离子部分所组成,其结构式如下:

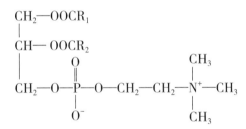

磷酸酯盐型阴离子部分　季铵盐型阳离子部分

由于卵磷脂有两个疏水基团 R_1 和 R_2,故不溶于水,但对油脂的乳化能力较强,形成的乳剂能经受热压灭菌而不被破坏。对生物体的毒性很低,安全性好,是一种常用的静脉注射用乳化剂。

(2) 氨基酸型和甜菜碱型 人工合成的两性离子型表面活性剂,阳离子部分是铵盐或季铵盐,阴离子部分主要是羧酸盐、硫酸酯、磺酸盐和磷酸酯等。在羧酸盐中,阳离子部分由铵盐构成者即为氨基酸型 $(R^+NH_2CH_2CH_2COO^-)$,由季铵盐构成者即为甜菜碱型 $[R^+N(CH_3)_2CH_2COO^-]$。氨基酸型在等电点时亲水性减弱,并可能产生沉淀,而甜菜碱型不论在酸性、中性及碱性溶液中均易溶解,在等电点时也无沉淀,适用于任何 pH。

(二)非离子型表面活性剂

非离子型表面活性剂(nonionic surfactant)在水溶液中不解离,其分子中的亲水基团一般是甘油、聚乙二醇和山梨醇等多元醇;亲油基团是长链脂肪酸或长链脂肪醇及烷基或芳基,它们以酯键或醚键与亲水基团结合。非离子型表面活性剂毒性低,溶血作用较小,化学性质稳定,不易受电解质和溶液 pH 的影响,能与大多数药物配伍,除可用于外用和口服制剂外,少数可用于注射给药。非离子型表面活性剂主要有以下几类:

1. 聚乙二醇型 是以环氧乙烷(EO)与疏水基原料进行加成的产物,也称聚氧乙烯型,根据疏水基不同,可划分为:

(1) 聚氧乙烯脂肪醇醚类(polyoxyethylene fatty alcohol ether derivative)　系由聚乙二醇与脂肪醇缩合而成的醚类产品,通式为 $RO(CH_2OCH_2)_nH$,其中 n 是聚合度,商品名为苄泽(Brij)。本品也因聚氧乙烯基聚合度 n 和脂肪醇的种类不同而品种不同,如苄泽 -30 和苄泽 -35 即为不同相对分子质量的聚乙二醇与月桂酸缩合而成的产品。n 为 10～20 时作油 / 水(O/W)型乳化剂用。此类表面活性剂还有西土马哥(Cetomacrogol)、平平加 O(Peregal O)、平平加 A、埃莫尔弗 O(Emulphor O)和乳百灵 A 等。该类表面活性剂的主要用途是增溶剂和 O/W 型乳化剂。

(2) 聚氧乙烯脂肪酸酯类(polyoxyethylene fatty acid ester derivative)　系由聚乙二醇与长链脂肪酸缩合而成的酯类产品,通式为 $R\cdot COO\cdot CH_2(CH_2OCH_2)_nCH_2\cdot OH$,此类表面活性剂都是水溶性的,有较强的乳化能力,主要用作增溶剂和 O/W 型乳化剂。主要包括卖泽(Myrij)类、聚乙二醇 -15- 羟基硬脂酸酯、聚乙二醇 -15- 羟基硬脂酸酯(Soluol HS15)和聚乙二醇 1 000 维生素 E 琥珀酸酯等。如 Solutol HS15 是一种聚乙二醇十二羟基硬脂酸酯,12- 羟基少部分被聚乙二醇醚化,HLB 值在 14～16,可用于疏水性药物的增溶,可使维生素 K_1 注射液的含量达到 5% 以上。

(3) 聚氧乙烯 - 聚氧丙烯聚合物(polyoxyethylene-polyoxypropylene derivative)　系由聚氧乙烯和聚氧丙烯聚合而成。此类表面活性剂又称泊洛沙姆(Poloxamer),商品名为普朗尼克(Pluronic)。聚氧乙烯是亲水性的,而聚氧丙烯则随相对分子质量的增大逐渐变得亲油,构成亲油基团,通式为 $HO(C_2H_4O)_a\cdot(C_3H_6O)_b(C_2H_4O)_cH$,式中 a、b、c 表示各自的聚合度。本类表面活性剂随相对分子质量的增大,可由液体逐渐变成固体,Pluronic F-68(Poloxamer 188)是其中相对分子质量较大的一种(约为 7 500),为片状固体。其他低相对分子质量的为淡黄色液体。

本类表面活性剂的特点是对皮肤无刺激性和过敏性,对黏膜的刺激性小,毒性也比其他非离子型表面活性剂小,可用作静脉注射用的乳化剂。

2. 多元醇型

(1) 脂肪酸山梨坦　即失水山梨醇脂肪酸酯类(sorbitan fatty acid ester derivative),系由山梨醇与各种不同的脂肪酸所组成的酯类化合物,商品名称为司盘(Span)。由于失水山梨醇实际上是一次脱水物和两次脱水物的混合物,所以生成的酯也是一种混合物,其通式为:

式中,山梨醇为六元醇因脱水而环合,RCOO—为脂肪酸根。本类表面活性剂因结合的脂肪酸种类和数量的不同而有不同的产品,并附以各种号数以示区别,如司盘 20(脂肪酸山梨坦 20)是失水山梨醇单月桂酸酯,司盘 40(脂肪酸山梨坦 40)是失水山梨醇单棕榈酸酯,司盘 60(脂肪酸山梨坦 60)是失水山梨醇单硬脂酸酯,司盘 80(脂肪酸山梨坦 80)是失水山梨醇单油酸酯,司盘 85(脂肪酸山梨坦 85)是失水山梨醇三油酸酯。

本类表面活性剂由于其亲油性较强,为水 / 油(W/O)型乳剂的辅助乳化剂,多用于搽剂(liniment)和软膏剂(ointment)中,也可作为注射(非静脉注射)用乳剂的辅助乳化剂。

(2) 聚山梨酯　即聚氧乙烯脱水山梨醇脂肪酸(polyoxyethylene sorbitol fatty acid ester derivative)是由脱水山梨醇脂肪酸酯与环氧乙烷反应生成的亲水性化合物,是一种复杂的混合物。氧乙烯链节数约为 20,可加成在山梨醇的多个羟基上。商品名称为吐温(Tweens),《美国药典》名为

polysorbate。与司盘的命名相对应,根据脂肪酸的不同,有吐温 20(聚山梨酯 20)是聚氧乙烯脱水山梨醇单月桂酸酯,吐温 40(聚山梨酯 40)是聚氧乙烯脱水山梨醇单棕榈酸酯,吐温 60(聚山梨酯 60)是聚氧乙烯脱水山梨醇单硬脂酸酯,吐温 80(聚山梨酯 80)是聚氧乙烯脱水山梨醇单油酸酯,吐温 85(聚山梨酯 85)是聚氧乙烯脱水山梨醇三油酸酯等多种型号,其结构如下:

$$H(C_2H_4O)_oO \quad O(C_2H_4O)_nH \quad CH_2OOCR \quad O(C_2H_4O)_nH$$

式中, — $(C_2H_4O)_n$ 为聚氧乙烯基,n 为聚氧乙烯基聚合度。本类表面活性剂分子中由于增加了亲水性的聚氧乙烯基,为亲水性表面活性剂,常用作增溶剂和 O/W 型乳化剂等。

三、表面活性剂的基本性质

(一)物理化学性质

1. 胶束形成和临界胶束浓度 表面活性剂溶于水,当其浓度较低时呈单分子分散或被吸附在溶液的表面从而降低表面张力。当表面活性剂的浓度增加至溶液表面已经饱和而不能再吸附时,表面活性剂的分子即开始转入溶液的内部。由于表面活性剂分子的疏水部分与水的亲和力较小,而疏水部分之间的吸引力较大,当达到一定浓度时.许多表面活性剂分子(一般 50～150 个)的疏水部分便相互吸引,缔合在一起,形成了缔合胶体,这种缔合胶体称为胶团或胶束(micelle)。胶团有各种形状,如球形胶束、层状胶束、棒状胶束,如图 2-3 所示。

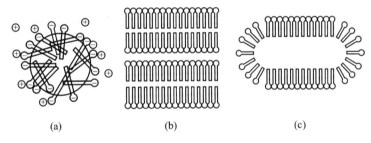

图 2-3 代表性胶束示意图
(a)球形胶束 (b) 层状胶束 (c)棒状胶束

在不同条件下,表面活性剂分子可能形成不同形状的胶团,如在低浓度肥皂溶液中形成球状,高浓度时形成层状。开始形成胶团时表面活性剂的浓度,称为临界胶团浓度(critical micelle concentration,CMC)。每种表面活性剂的临界胶团质量浓度是一定的,这与表面活性剂的结构与组成有关,一般为 0.02%～0.5%(g/mL)。胶团比分子大很多,其范围与胶体分散体系相当,所以形成胶团的溶液也称为胶团胶体或缔合胶体。胶团胶体属热力学稳定体系,是较稳定的溶液,溶液基本澄明,有时带有乳光。

含有表面活性剂的溶液,在达到 CMC 以后,溶液的物理化学性质发生突变,如图 2-4 所示。如表面张力降低、增溶作用增强、起泡性能及去污能力增大、出现丁铎尔效应、渗透压和黏度增大等。产生这些变化的原因是因为浓度在 CMC 以下时,表面活性剂基本上是以单个分子或离子形式存在,当浓度达到或超过 CMC 时,单个表面活性剂的分子或离子的浓度基本上不再增加,而是增加了胶团的浓度,致使溶液的性质从近似真溶液状态转变成类似胶体溶液。

2. 亲水亲油平衡值 表面活性剂分子是由亲水基团和亲油基团所组成,所以它们能在油 - 水界面上进行定向排列。如果表面活性剂分子亲水性过强,在油 - 水混合液中就会停留在水相中,很少存在于界面上,因而不能降低界面张力。同样地,如果分子过于亲油,就会完全溶解在油相中而很少存在于界面上,也不能降低界面张力。因此,对选择表面活性剂,表面活性剂分子的亲水基团和亲油基团的适当平衡是十分重要的。表面活性剂亲水亲油性的强弱是以亲水亲油平衡值(hydrophile-lipophile balance value,HLB 值)来表示。表面活性剂的 HLB 值越高,其亲水性越强。HLB 值越低,其亲油性越强。例如,司盘类的亲油性强,具有较低的 HLB 值(1.8~8.6),而吐温类的亲水性强,则具有较高的 HLB 值(9.6~16.7)。图 2-5 所示是表面活性剂某一用途最适合的 HLB 值范围,应当注意,这些适用范围也不是绝对的。

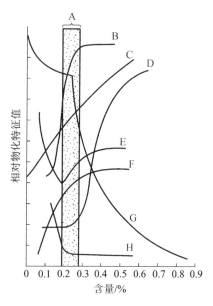

图 2-4 溶液的理化性质与表面活性剂的关系
A. 临界胶团浓度 B. 去污力 C. 密度 D. 导电性 E. 表面张力 F. 渗透压 G. 电导 H. 界面张力

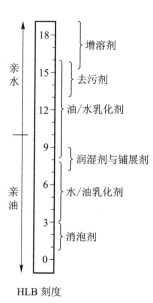

图 2-5 表面活性剂起作用的 HLB 值适用范围

HLB 值是由 Griffin 于 1949 年提出的,通过大量实验,他把完全没有亲水基的石蜡的 HLB 值假定为 0,而把亲水性很强的聚乙二醇的 HLB 值定为 20,所以非离子型表面活性剂的 HLB 值位介于 0~20 之间。但随着新型表面活性剂的不断出现,已有亲水性更强的品种应用于实践,如月桂醇硫酸钠 HLB 值为 40。表面活性剂的 HLB 值是通过实验求得的,对非离子型表面活性剂的 HLB 值,可通过一些经验公式求出。例如:

$$HLB = 7 + 11.7 \lg \frac{M_W}{M_O} \tag{2-1}$$

式中,M_W 和 M_O 分别为亲水基团和亲油基团的相对分子质量。每种表面活性剂都有一定的 HLB 值。一些表面活性剂的 HLB 值见表 2-2。

表 2-2　常用表面活性剂的 HLB 值

表面活性剂品名	HLB 值	表面活性剂品名	HLB 值
司盘 85	1.8	西黄芪胶	13.0
司盘 65	2.1	吐温 21	13.3
单硬脂酸甘油酯	3.8	吐温 60	14.9
司盘 80	4.3	吐温 80	15.0
司盘 60	4.7	卖泽 49	15.0
司盘 40	6.7	乳化剂 OP	15.0
阿拉伯胶	8.0	吐温 40	15.6
司盘 20	8.6	平平加 O-20	16.0
苄泽 30	9.5	普朗尼克 F-68	16.0
吐温 61	9.6	卖泽 51	16.0
明胶	9.8	西土马哥	16.4
吐温 81	10.0	吐温 20	16.7
吐温 65	10.5	苄泽 35	16.9
吐温 85	11.0	卖泽 52	16.9
卖泽 45	11.1	油酸钠	18.0
油酸三乙醇胺	12.0	油酸钾	20.0
乳百灵 A	13.0	月桂硫酸钠	40.0

在实际工作中,通常需要将两种或两种以上表面活性剂合并应用,混合后的 HLB 值一般可由下式计算:

$$\mathrm{HLB_{ab}} = \frac{\mathrm{HLB_a} \times W_a + \mathrm{HLB_b} \times W_b}{W_a + W_b} \tag{2-2}$$

式中,$\mathrm{HLB_a}$ 与 $\mathrm{HLB_b}$ 分别代表 a、b 两种表面活性剂的 HLB 值,$\mathrm{HLB_{ab}}$ 为混合表面活性剂的 HLB 值;W_a、W_b 分别为 a、b 表面活性剂的量(如质量、比例量等)。

例 1　将司盘 80(HLB=4.3)与吐温 80(HLB=15.0)等量混合,问混合物的 HLB 值是多少?

解:
$$\mathrm{HLB_{ab}} = \frac{\mathrm{HLB_a} \times W_a + \mathrm{HLB_b} \times W_b}{W_a + W_b} = \frac{4.3 \times 1 + 15.0 \times 1}{1+1} = 9.65$$

例 2　用 45% 某种新表面活性剂和 55% 吐温 60(HLB=4.9)组成混合乳化剂后,对硅油可取得最佳乳化效果,已知硅油乳化所需 HLB 值 = 10.5,求新表面活性剂的 HLB 值是多少?

解:
$$10.5 = \frac{\mathrm{HLB_a} \times 0.45 + 14.9 \times 0.55}{0.45 + 0.55}$$

3. 克拉夫特点与昙点

（1）克拉夫特点 图2-6为十二烷基硫酸钠在水中的溶解度随温度而变化的曲线，由图可知，对于离子型表面活性剂，其溶解度随着温度的升高而增大，当温度升高到某温度点后溶解度迅速增大，此温度点称为克拉夫特点（Krafft point）。克拉夫特点相对应的溶解度即为表面活性剂的临界胶团浓度。一般来说，克拉夫特点可以看做是离子型表面活性剂的特征值，常被认为是离子型表面活性剂使用温度的下限。另外，温度升高时，由于分子热运动加剧，不利于形成胶团，因此离子型表面活性剂的 CMC 值随温度升高而有所增大。

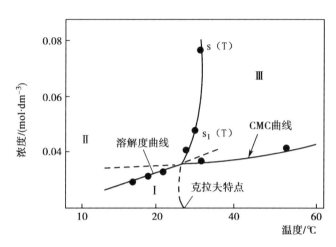

图2-6 十二烷基硫酸钠的溶解度曲线

（2）昙点 表面活性剂的溶解度通常随温度的升高而增大，但某些聚氧乙烯型非离子型表面活性剂的溶解度，开始时随温度的升高而增大，但到达某一温度后，其溶解度急剧下降，使溶液变混浊，甚至产生分层，这种现象称为"起昙"，又称"起浊"（clouding formation）。出现起昙的温度称为昙点（cloud point）。产生这一现象的原因是：聚氧乙烯型非离子型表面活性剂溶液受热时，聚氧乙烯链与水之间的氢键断裂，聚氧乙烯链发生强烈脱水和收缩，使增溶空间减小，增溶能力下降，因而产生混浊、分层或沉淀现象。"起昙"是一种可逆现象，当温度降到浊点以下时，氢键又重新生成，溶液变澄清。

表面活性剂不同，其昙点也不同，聚氧乙烯链聚合度低的表面活性剂，与水亲和力小，其昙点较低，反之昙点则高。

某些表面活性剂的溶液具有双重昙点，这是因为该表面活性剂不纯，含有低聚合物所致。有的含聚氧乙烯基的表面活性剂，如聚氧乙烯聚氧丙烯的共聚物 Pluronic F-68 因极易溶于水，与水形成的氢键很牢，甚至到沸点也不产生浑浊，所以没有起昙现象。

含有能起昙的表面活性剂（增溶剂或乳化剂等）的制剂，在温度达到昙点时，由于表面活性剂的析出，使增溶和乳化作用降低，致使被增溶的物质析出或乳剂破坏，这种现象有些在降低温度后可能恢复原状，但有些则难以恢复。例如乳剂，由于温度升高，所用表面活性剂析出而使乳剂破坏后，由于油滴增大，即使温度下降油滴也不能自动地恢复到原来的大小，因此，如何对含这类表面活性剂的制剂加热灭菌便成为其物理稳定性的重要问题之一。

4. 表面活性剂的配伍 一般而言，当阳离子型表面活性剂与阴离子型表面活性剂配伍时，往往由于强电性作用易于形成不溶性物质，混合体系的水溶液因此不太稳定。一旦浓度超过 CMC 以后溶液就容易发生分层析出或凝聚等现象，甚至出现沉淀，使表面活性剂失去表面活性，如溴化十六烷基三甲基铵和十二烷基硫酸钠混合使用会生成沉淀物。然而，有研究发现，在一定条件下，阴-阳离子型表面活性剂复配体系具有很高的表面活性，显示出极大的增效作用，这样的复配体系已成功地用于实际。通过采用阴-阳离子型表面活性剂的非等摩尔比复配、在离子型表面活性剂中引入聚氧乙烯链及加入非离子型或两性离子型表面活性剂进行调节等手段可以提高阳离子型表面活性剂与阴离子型表面活性剂的配伍性,优化配方性能。

阴离子型表面活性剂与许多带正电荷的药物如生物碱、局部麻醉剂、许多拟交感神经药等发生反应,而使生理活性或生物利用度降低。阳离子型表面活性剂与带负电荷的水溶性聚合物能形成复凝聚物,如含羧酸的阿拉伯胶、果胶酸、海藻酸、羧甲基纤维素钠等与阳离子型表面活性剂结合后因亲水性降低,形成复凝聚物而沉淀,这一性质可以用于微囊的制备。

(二)生物学性质

1. 表面活性剂对药物吸收的影响　表面活性剂是增进药物的吸收,还是降低药物的吸收,取决于多种因素的影响。如药物在胶团中的扩散、对生物膜的通透性、对胃排空速率的影响等,很难作出预测,因此在选用表面活性剂时,需要通过实验来验证。例如,吐温80在低浓度(0.01%)时,其分子直接吸附在金鱼口、鱼鳃等部位的细胞膜上,可增加膜的通透性,从而增加可可巴比妥的吸收。

然而,表面活性剂在某些情况下会降低药物的生理活性,如水杨酸及含酚羟基的消毒抑菌剂等,加入表面活性剂(特别是含聚氧乙烯基的表面活性剂)后,由于药物被增溶在胶团内部,不仅降低了活性,而且还由于聚氧乙烯基和酚羟基之间形成氢键而影响药物的释放,因而降低了药效。

2. 表面活性剂与蛋白质的相互作用　离子型表面活性剂与蛋白质之间能发生反应。蛋白质在酸性或碱性介质中,可发生解离而分别带有正电荷或负电荷,从而与离子型表面活性剂发生反应;其次,表面活性剂能破坏蛋白质中的次级键,如盐键、氢键和疏水键,使蛋白质发生变性而失去活性。

3. 表面活性剂的毒性　一般而言,阳离子型表面活性剂的毒性最大,其次是阴离子型表面活性剂,非离子型表面活性剂毒性最小。两性离子型表面活性剂的毒性小于阳离子型表面活性剂。

表面活性剂静脉注射给药比口服给药有更大的毒性。另外,阳离子和阴离子型表面活性剂还有较强的溶血作用。吐温类的溶血作用通常比其他含聚氧乙烯基的表面活性剂小。

4. 表面活性剂的刺激性　虽然各种表面活性剂都可以用于外用制剂,但长期应用或高浓度使用可能引起皮肤或黏膜的损伤。外用时,对表面活性剂毒性方面的要求可以降低些,但就其对皮肤和黏膜的刺激性而言,仍以非离子型表面活性剂最小。非离子型表面活性剂的刺激性因品种不同而异,但也与浓度和聚氧乙烯基的聚合度有关。在同类产品中,一般浓度越大刺激作用越强,聚氧乙烯聚合度增大,亲水性增强,刺激性降低。例如季铵盐类化合物高于1%即可对皮肤产生损害,十二烷基硫酸钠产生损害的浓度在20%以上,吐温类对皮肤和黏膜的刺激性较低。

四、表面活性剂的应用

表面活性剂在药剂中有着广泛的应用,常用于难溶性药物的增溶、油的乳化、混悬液的润湿和助悬等,可以增加药物的稳定性、促进药物的吸收。除阳离子型表面活性剂直接用作杀菌、消毒和抑菌剂外,其他表面活性剂在制剂中还被广泛用作增溶剂、乳化剂、助悬剂、分散剂、稳定剂、吸收促进剂以及用于改善药物的制备工艺等。

（一）增溶剂

表面活性剂增大难溶性药物在水中的溶解度并形成澄清溶液的过程称为增溶（solubilization），用于增溶的表面活性剂称为增溶剂（solubilizer），被增溶的物质称为增溶质（solubilizate）。如甲酚在水中的溶解度仅2%左右，但在肥皂溶液中，却能增大50%，即"甲酚皂溶液"，其中肥皂即是增溶剂。

1. 增溶原理　表面活性剂之所以能增大难溶性药物在水中的溶解度，一般认为是由于表面活性剂在水中形成胶团（胶束）的结果。

胶团是由表面活性剂的亲油基团向内，而亲水基团则向外而成的球状体（图2-7）。整个胶团内部是非极性的，外部为极性的。由于胶团是微小的胶体粒子，其分散体系属于胶体溶液，肉眼观察为澄明溶液，难溶性药物被胶团包封或吸附后而使溶解量增大。根据被增溶药物性质不同，增溶形式主要有以下几种：

（1）非极性药物的增溶　如苯、甲苯等非极性分子，由于其亲油性强，与增溶剂的亲油基团有较强的亲和力，在增溶时，药物分子钻到胶团内部非极性中心区，使药物被包围在疏水基内部而被增溶。

（2）极性药物的增溶　如对羟基苯甲酸等极性占优势的分子能与增溶剂的亲水基团结合，被完全吸附在胶团表面的亲水基之间而被增溶。

（3）半极性药物的增溶　具有极性又具有非极性部分的药物，如水杨酸、甲酚、脂肪酸等增溶时，其分子中非极性部分（如苯环）插入胶团的非极性区，中性部分（如酚羟基、羟基）则伸入到表面活性剂的亲水基之间而被增溶。

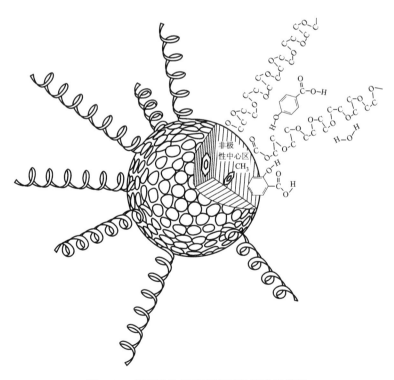

图2-7　表面活性剂球形胶团及其增溶模型

2. 影响增溶作用的因素 难溶性药物的增溶量在一定增溶剂及温度下,是有一定限度的。当表面活性剂用量固定和增溶达平衡时,被增溶药物的饱和浓度称为最大增溶浓度。若继续加入药物,增溶体系将向热力学不稳定体系转变,从而变为混浊溶液。影响增溶量的因素主要有:

(1) 增溶剂的结构因素 对于同系的表面活性剂,由于碳链的长度和碳链支链结构的差异都可能影响增溶效果。在同系的表面活性剂中,碳链越长,则 CMC 越小,其增溶量越大。由于支链的空间位阻较大,妨碍表面活性剂的缔合,在同系表面活性剂中,含有相同碳原子个数的表面活性剂,有支链者的 CMC 高于直链的表面活性剂,而且,表面活性剂的亲水基越接近碳链中间位置,则 CMC 越大。

(2) 增溶剂 HLB 值 增溶剂 HLB 值与增溶效果的关系没有统一的规律,对极性或半极性药物来说,非离子型表面活性剂的 HLB 值越大,其增溶效果也越好,但对极性低的药物其结果恰好相反。

(3) 被增溶药物的性质 由于表面活性剂所形成胶团的体积大体是一定的,因此,药物的相对分子质量越大,其摩尔体积也越大,在增溶剂浓度一定时,能溶解的药物量必然越少。对于同系药物则相对分子质量越大,增溶量通常越小。药物的同分异构体对增溶也有一定影响,如吐温20 和吐温40 能使对羟基及间羟基苯甲酸增溶,却不能使邻羟基苯甲酸增溶。

(4) 加入顺序 一般应先将增溶剂与难溶性药物混合,最好使之完全溶解,然后再加水稀释,则能很好溶解,否则增溶效果不好。

(5) 增溶剂的用量 温度一定时向药物中加入足够量的增溶剂,可制得澄清溶液。但若配比不当,则不能得到澄清溶液或在稀释时由澄清变得混浊。增溶剂的用量一般是通过实验来确定的。

(二) 乳化剂

表面活性剂能使乳浊液易于形成并使之稳定,故可作为乳化剂(emulsifier)应用。这是由于表面活性剂分子在油、水混合液的界面上发生定向排列,使油、水界面张力降低,并在分散相液滴的周围形成一层保护膜,防止分散相液滴相互碰撞而聚结合并。

表面活性剂的 HLB 值可决定乳剂的类型。通常 HLB 值在 3~8 的表面活性剂可作为 W/O 型乳化剂,HLB 值在 8~16 的可作为 O/W 型乳化剂。

药用乳化剂以往多用阿拉伯胶、西黄蓍胶、琼脂、软肥皂等。随着合成表面活性剂的发展,除阴离子型表面活性剂用作外用乳剂的乳化剂外,非离子型表面活性剂也已广泛应用,不仅用于外用乳剂、口服制剂,其中有些(如普朗尼克)还用作静脉注射乳剂的乳化剂。

(三) 润湿剂

液体在固体表面上的黏附现象称为润湿(wetting)。表面活性剂可降低疏水性固体和润湿液体之间的界面张力,使液体能黏附在固体表面上,改善其润湿作用。实际上这是利用表面活性剂的分子在固–液界面上的定向吸附,排除了固体表面上吸附的空气,降低了润湿液体与固体表面的接触角,使固体被湿润。具有润湿作用的表面活性剂称为润湿剂(wetting agent)。

作为润湿剂的表面活性剂,其 HLB 值一般在 7~9,并应有适宜的溶解度方可起润湿作用。直链脂肪族表面活性剂以碳原子数在 8~12 为宜,其分子结构特征应具有支链,且亲水基团在分子的中部者最佳。一般有支链者降低界面张力作用大。

软膏基质中加入少量表面活性剂,能使药物与皮肤的接触更加紧密,增加基质的吸水性,并可乳化皮肤的分泌物,增加药物的分散性,有利于药物的释放和穿透,同时还可增加基质的可洗脱性。

(四) 起泡剂与消泡剂

泡沫属于气体分散在液体中的分散系统。气体被一层很薄的液膜包围就形成了所谓的"泡"。泡沫形成时,气 – 液界面的面积快速增加,界面吸附表面活性剂并形成吸附膜能实现泡沫的稳定存在,这就是表面活性剂的起泡或稳泡作用,能产生泡沫与稳定泡沫存在的表面活性剂称为起泡剂(foaming agent)和稳泡剂。

一些含有表面活性物质的溶液(如皂苷、蛋白质、树胶及其他高分子物质等)在剧烈搅拌或蒸发浓缩时,可产生稳定的泡沫,致使操作困难。可加入少量的戊醇、辛醇、醚类、硅酮、豆油或其他 HLB 值在 1 ~ 3 的表面活性剂。与泡沫液层的起泡剂争夺液膜表面,而且可吸附于泡沫表面上代替原来的起泡剂,但由于其本身碳链短(一般 5 ~ 6 个碳原子)不能形成坚固的液膜,致使泡沫破坏。这种用来消除泡沫的物质,通常称为"消泡剂"或"防泡剂"(antifoaming agent)。

(五) 去污剂

用于去污的表面活性剂,称为去污剂或洗涤剂(detergent)。去污作用是一个复杂的过程,它包括上述表面活性剂的许多特有作用,去污是润湿、渗透、分散、乳化、发泡或增溶等综合作用的结果。常用的去污剂有钠皂、钾皂、十二烷基硫酸钠或其他烷基磺酸钠等。去污剂的 HLB 值一般为 13 ~ 16。从去污的能力看以非离子型去污剂最强,其次是阴离子型去污剂。

(六) 消毒剂和杀菌剂

大多数阳离子型表面活性剂和两性离子型表面活性剂都可用作消毒剂(disinfectant),少数阴离子型表面活性剂也有类似作用。表面活性剂的消毒或杀菌作用可归结于它们与细菌生物膜蛋白质的相互作用使之变性或破坏。消毒剂在水中都有比较大的溶解度。苯扎溴铵为常用广谱杀菌剂,用于皮肤消毒、局部湿敷和器械消毒。

第四节　液体制剂的溶剂与附加剂

一、常用溶剂

液体制剂的溶剂对药物的分散度和液体制剂的稳定性及所产生的疗效起着很重要的作用。优良的口服液体制剂的分散介质应适宜于口服,对胃肠无刺激性,毒性小,无不适臭味,化学性质稳定,对药物具有良好的溶解性和分散性,不干扰主药的作用和含量测定,成本低,有一定防腐能力。在实际应用中同时具备以上条件的溶剂很少,一般应根据药物的理化性质和临床需要,选择最佳的溶剂或混合溶剂,需要时,再加入各种附加剂,以满足医疗要求。

药物的溶解度和溶剂的极性关系密切。表示溶剂分子极性大小的指标之一是介电常数,介电常数大的表示分子的极性大。根据介电常数大小,可将溶剂分为极性溶剂、半极性溶剂和非极性溶剂。

(一) 极性溶剂

1. 水(water)　为最常用溶剂,本身无药理作用,能与乙醇、甘油、丙二醇等溶剂任意比例混溶。能溶解大多数无机盐和许多有机药物,并能溶解植物药材中的生物碱盐、糖类、苷类、鞣质、蛋白质等有机物质,来源广泛,成本低。但水能使一些不稳定的药物发生水解或变色,也易长霉,故水性制剂不宜长期贮存。配制水性液体制剂应使用新鲜纯化水。

2. 甘油(glycerol)　为无色、澄明的黏稠液体,有甜味,毒性小,能与水、乙醇、丙二醇等任意比例混溶。用于口服液体制剂时,含甘油 12% 以上有甜味且能防止鞣质析出。浓度为 30% 以上的甘油有防腐作用,可供内服或外用,其中外用较多,常用作保湿剂和抑菌剂。

3. 二甲基亚砜(dimethylsulfoxide,DMSO)　为无色澄明液体,具大蒜臭味,有较强的吸湿性,能与水、乙醇等以任意比例混合。本品溶解范围广,有万能溶剂之称。

(二)半极性溶剂

1. 乙醇(ethanol)　有一定的生理活性,有易挥发、易燃烧等缺点。没有特殊说明时,乙醇指 95%(V/V)乙醇,可与水、甘油等任意混溶,能溶解大部分有机药物和药材中的有效成分,如生物碱及其盐类、挥发油、树脂、鞣质、有机酸和色素等。含量为 20% 以上的乙醇即有防腐作用,含量为 40% 以上的乙醇则能延缓某些药物(如巴比妥钠等)的水解。

2. 丙二醇(propylene glycol)　无色澄清的黏稠液体,性质与甘油相近,但黏度较小,可作为内服及肌内注射液的溶剂。丙二醇毒性小、无刺激性,能延缓许多药物的水解,增加稳定性。可与水、乙醇、氯仿等任意混溶,可溶于乙醚或某些挥发油中,但不能与脂肪油混溶。

3. 聚乙二醇(polyethylene glycol,PEG)　相对分子质量在 1 000 以下者为液体,常用聚乙二醇的相对分子质量为 300 ~ 600,为无色或几乎无色的黏稠液体,理化性质稳定,能与水、乙醇、丙二醇、甘油等混溶。聚乙二醇 – 水的混合溶液能溶解许多水溶性无机盐和水不溶性的有机药物。本品对易水解药物有一定的稳定作用,在洗剂中能增加皮肤的柔韧性,具有一定的保湿作用。

(三)非极性溶剂

1. 脂肪油(fatty oil)　多指植物油,如麻油、大豆油、花生油等。本品能与非极性溶剂混合,而且能溶解油溶性药物,如激素、挥发油、游离生物碱和许多芳香族药物。脂肪油容易酸败,易受碱性药物的影响而发生皂化反应。脂肪油多为外用制剂的溶剂,如洗剂、搽剂、滴鼻剂等。

2. 液体石蜡(liquid paraffin)　是从石油产品中分离得到的液态烃的混合物。液体石蜡为无色澄清油状液体,无味无臭,化学性质稳定,但接触空气能被氧化。本品能与氯仿或乙醚任意混溶,而且能溶解生物碱、挥发油和一些非极性药物等。本品在肠道中不分解也不吸收,能使粪便软化,有润肠通便作用,可作口服制剂和搽剂的溶剂。

3. 乙酸乙酯(ethyl acetate)　无色油状液体,微臭。相对密度(20℃)为 0.897 ~ 0.906。本品有挥发性和可燃性,在空气中易氧化;能溶解挥发油、甾体药物及其他油溶性药物;常作搽剂的溶剂。

二、液体制剂常用附加剂

液体制剂选用附加剂的原则为:在有效浓度时对机体无毒,与主药无配伍禁忌,不影响主药疗效,对产品含量测定不产生干扰等。

(一)增溶剂

增溶是某些难溶药物在表面活性剂的作用下,在溶剂中增加溶解度并形成溶液的过程。对于以水为溶剂的药物,增溶剂的最适 HLB 值为 15 ~ 18。1 g 增溶剂能增溶药物的质量(g)称为增溶量。常用的增溶剂为聚山梨酯类和聚氧乙烯脂肪酸酯类等。

(二) 助溶剂

助溶剂(hydrotropy agent)系指难溶性物质与加入的第三种物质在溶剂中形成可溶性分子间的络合物、复盐或缔合物等,以增加药物在溶剂(主要是水)中的溶解度,这第三种物质称为助溶剂。助溶剂多为低分子化合物,如碘在水中溶解度为1:2 950,如加适量的碘化钾,可明显增加碘在水中的溶解度,能配成含碘5%的水溶液;这里的碘化钾为助溶剂,增加碘溶解度的机制是碘化钾(KI)与碘(I_2)形成分子间的络合物(KI_3)。

(三) 潜溶剂

潜溶剂(cosolvent)系指能提高难溶性药物溶解度的混合溶剂。为了提高药物的溶解度,常使用两种或多种混合溶剂,在混合溶剂中各溶剂达到某一比例时,药物的溶解度出现极大值,这种现象称潜溶(cosolvency)。能与水形成潜溶剂的有乙醇、丙二醇、甘油、聚乙二醇等。例如,甲硝唑在水中的溶解度为10%(m/V),如果使用水 - 乙醇混合溶剂,则溶解度提高5倍。

潜溶剂能提高药物溶解度的原因,一般认为是两种溶剂间发生氢键缔合或潜溶剂改变了原来溶剂的介电常数。

(四) 抑菌剂

抑菌剂(bacteriostatic agent)系指抑制微生物产生的化学物质,有时也称防腐剂。

1. 抑菌的重要性 液体制剂特别是以水为溶剂的液体制剂,易被微生物污染而发霉变质,尤其是含有糖类、蛋白质等营养物质的液体制剂,更容易引起微生物的滋长和繁殖。抗菌药的液体制剂也能生长微生物,因为抗菌药物都有一定的抗菌谱。污染微生物的液体制剂会引起理化性质的变化,严重影响制剂质量,有时会产生细菌毒素有害于人体,尤其是多剂量包装的制剂。

《中国药典》2020年版第四部通则1107中规定了非无菌化学药品制剂、生物制品制剂和不含药材原粉的中药制剂的微生物限度标准要求,见表2-3。

表 2-3 《中国药典》2020 年版关于各类非无菌药物制剂的微生物限度标准 *

给药途径	需氧菌总数	霉菌和酵母菌总数	控制菌
口服给药制剂 固体制剂 液体及半固体制剂	$\leq 10^3$ $\leq 10^2$	$\leq 10^2$ ≤ 10	不得检出大肠埃希菌(1 g 或 1 mL);含脏器提取物的制剂还不得检出沙门菌(10 g 或 10 mL)
口腔黏膜给药制剂 齿龈给药制剂 鼻用制剂	$\leq 10^2$	≤ 10	不得检出大肠埃希菌、金黄色葡萄球菌、铜绿假单胞菌(1 g、1 mL 或 10 cm²)
耳用制剂 皮肤给药制剂	$\leq 10^2$	≤ 10	不得检出金黄色葡萄球菌、铜绿假单胞菌(1 g、1 mL 或 10 cm²)
呼吸道吸入给药制剂	$\leq 10^2$	≤ 10	不得检出大肠埃希菌、金黄色葡萄球菌、铜绿假单胞菌、耐胆盐革兰氏阴性菌(1 g 或 1 mL)
阴道、尿道给药制剂	$\leq 10^2$	≤ 10	不得检出金黄色葡萄球菌、铜绿假单胞菌、白念珠菌(1 g、1 mL 或 10 cm²);中药制剂还不得检出梭菌(1 g、1 mL 或 10 cm²)

给药途径	需氧菌总数	霉菌和酵母菌总数	控制菌
直肠给药制剂			
固体制剂	$\leqslant 10^3$	$\leqslant 10^2$	不得检出金黄色葡萄球菌、铜绿假单胞菌(1 g
液体及半固体制剂	$\leqslant 10^2$	$\leqslant 10^2$	或 1 mL)
其他局部给药制剂	$\leqslant 10^2$	$\leqslant 10^2$	不得检出金黄色葡萄球菌、铜绿假单胞菌(1 g、1 mL 或 10 cm^2)

注:* 单位为 1 g 或 1 mL 的含菌数(CFU),膜剂为 10 cm^2 的含菌数;用于手术、烧伤及严重创伤的局部给药制剂应符合无菌;化学药品制剂和生物制品制剂若含有未经提取的动植物来源的成分及矿物质,还不得检出沙门菌(10 g 或 10 mL)。

2. 常用抑菌剂　抑菌剂可分为以下四类:酸碱及其盐类,如苯酚、山梨酸及其盐等;中性化合物类,如三氯叔丁醇、聚维酮碘等;汞化合物类,如硫柳汞、硝酸苯汞等;季铵化合物类,如苯扎氯铵、苯扎溴铵等。常用的抑菌剂有以下几种:

(1) 羟苯酯类　对羟基苯甲酸甲酯、乙酯、丙酯、丁酯,商品名为尼泊金。这类的抑菌作用随烷基碳数增加而增加,但溶解度则减小,丁酯抗菌力最强,溶解度却最小,本类抑菌剂混合使用有协同作用。通常是乙酯和丙酯(1∶1)或乙酯和丁酯(4∶1)合用,含量均为 0.01%~0.25%,这是一类很有效的抑菌剂,化学性质稳定。在酸性、中性溶液中均有效,在酸性溶液中作用较强,对大肠埃希菌作用较强,但在弱碱性溶液中较弱,这是酚羟基解离所致。聚山梨酯类和聚乙二醇等与本类抑菌剂能产生络合作用,虽然能增加在水中的溶解度,但其抑菌能力较低,原因是只有游离的对羟基苯甲酸酯类才有抑菌作用,所以应避免合用。本类抑菌剂与铁能变色,与弱碱或强酸易水解,塑料能吸附本品。

(2) 苯甲酸及其盐　苯甲酸在乙醇、氯仿或乙醚中易溶,在沸水中溶解,在水中微溶。一般使用含量为 0.03%~0.1%。苯甲酸未解离的分子抑菌作用强,所以在酸性溶液中抑菌效果较好,最适 pH 是 4,溶液 pH 增高时解离度增大,抑菌效果降低。苯甲酸防霉作用较对羟基苯甲酸酯类为弱,而防发酵能力较对羟基苯甲酸酯类强。苯甲酸 0.25% 和羟苯甲酯 0.05%~0.1% 联合应用对防霉和发酵最为理想,特别适用于中药液体制剂。苯甲酸钠在酸性溶液中的抑菌作用与苯甲酸相当。

(3) 山梨酸及其盐　山梨酸是白色至微黄白色结晶性粉末,在乙醇中易溶,在乙醚中溶解,在水中极微溶解。对细菌最低抑菌浓度为 0.02%~0.04%(pH < 6.0),对酵母、真菌最低抑菌浓度为 0.8%~1.2%。本品起抑菌作用的是未解离的分子,在 pH=4 的水溶液中效果较好。山梨酸与其他抗菌剂联合使用产生协同作用。山梨酸钾作用与山梨酸相同,水中溶解度更大。需要在酸性溶液中使用。

(4) 苯扎溴铵　阳离子型表面活性剂。淡黄色黏稠液体,低温时形成蜡状固体,极易潮解,有特臭、味极苦,无刺激性,易溶于水和乙醇,微溶于丙酮,在乙醚中不溶。本品在酸性和碱性溶液中稳定,耐热压。作抑菌剂使用的含量为 0.02%~0.2%,多外用。同类的还有苯扎氯铵等。

(5) 醋酸氯己定　又称醋酸洗必泰,微溶于水,溶于乙醇、甘油、丙二醇等溶剂中,为广谱杀菌剂,含量为 0.02%~0.05%,多外用。

(6) 其他抑菌剂　邻苯基苯酚微溶于水,使用含量为 0.005%~0.2%,多外用。一些挥发油也有抑菌作用,如薄荷油(mint oil)抑菌浓度为 0.05%。

抑菌剂不能作为非无菌制剂降低微生物污染的唯一途径,也不能作为控制多剂量包装制剂灭菌前的生物负载的手段。所有抑菌剂都有一定的毒性,为保证用药安全,制剂中抑菌剂的有效浓度应低于对人体有害的浓度。

(五) 抗氧剂

抗氧剂氧化变质是药物不稳定的主要表现之一。合理选择抗氧剂(antioxidant)能有效地防止或延缓药物的氧化变质。抗氧剂可分为水溶性和油溶性两种。

(1) 水溶性抗氧剂　主要用于水溶性药物的抗氧化。常用的抗氧剂有维生素 C(vitamin C)、亚硫酸钠(sodium sulfite)、亚硫酸氢钠(sodium bisulfite)、焦亚硫酸钠(sodium metabisulfite)、硫代硫酸钠(sodium thiosulfate)等。

(2) 油溶性抗氧剂　主要用于油溶性药物的抗氧化。常用的抗氧剂有维生素 E(vitamin E)、叔丁基对羟基茴香醚(butylated hydroxyanisole,BHA)、2,6- 二叔丁基羟基甲苯(butylated hydroxytoluene,BHT)等。

(六) 矫味剂

1. 甜味剂　包括天然的和合成的两大类。天然的甜味剂和单糖浆应用最广泛,具有芳香味的果汁糖浆,如橙皮糖浆及桂皮糖浆等不但能矫味,也能矫臭。甘油、山梨醇、甘露醇等也可作甜味剂。天然甜味剂甜菊苷,为微黄白色粉末,无臭,有清凉甜味,甜度比蔗糖大约 300 倍,在水中溶解度(25℃)为 1:10,pH 4~10 时加热也不被水解,常用量为 0.025%~0.05%。本品甜味持久且不被吸收,但甜中带苦,故常与蔗糖或糖精钠合用。合成的甜味剂有糖精钠,甜度为蔗糖的200~700 倍,易溶于水,但水溶液不稳定,长期放置甜度降低;常用量为 0.03%;常与单糖浆、蔗糖和甜菊苷合用,常作苦味的矫味剂。阿司帕坦,也称蛋白糖,为二肽类甜味剂,又称天冬甜精,甜度比蔗糖高 150~200 倍,不致龋齿,可以有效地降低热量,适用于糖尿病、肥胖症患者。

2. 芳香剂　在制剂中有时需要添加少量香料和香精以改善制剂的气味和香味,这些香料和香精称为芳香剂。香料分天然香料和人造香料两大类。天然香料有植物中提取的芳香性挥发油,如柠檬、薄荷挥发油等,以及它们的制剂,如薄荷水、桂皮水等。人造香料也称调和香料,如苹果香精、香蕉香精等。

3. 胶浆剂　具有黏稠缓和的性质,可以干扰味蕾的味觉而能矫味,如阿拉伯胶、羧甲基纤维素钠、琼脂、明胶、甲基纤维素等的胶浆。如在胶浆剂中加入适量糖精钠或甜菊苷等甜味剂,则增加其矫味作用。

4. 泡腾剂　将有机酸和碳酸氢钠混合后,遇水产生大量二氧化碳,二氧化碳能麻痹味蕾起矫味作用,对盐类的苦味、涩味、咸味有所改善。

(七) 着色剂

有些药物制剂本身无色,但为了达到心理治疗上的需要或某些目的需要加入到制剂中进行调色的物质称着色剂(colorant)。着色剂能改善制剂的外观颜色,可用来识别制剂的品种,区分应用方法和减少患者对服药的厌恶感。尤其是选用的颜色与矫味剂能够配合协调,更易为患者所接收。

1. 天然色素　常用的有植物性和矿物性色素,可作食品和内服制剂的着色剂。植物性色素:红色的有苏木素、甜菜红、胭脂红等;黄色的有姜黄素、胡萝卜素等;蓝色的有松叶兰、乌饭树叶等;绿色的有叶绿酸铜钠盐;棕色的有焦糖等。矿物性色素有氧化铁(棕红素)。

2. 合成色素 人工合成色素的特点是色泽鲜艳,价格低廉,大多数毒性比较大,用量不宜过多。我国标准的合成色素有苋菜红、柠檬黄、胭脂红、靛蓝等,通常配成1%贮备液使用,具体用量和使用范围参考《食品添加剂使用卫生标准》(GB 2760-2014)及每年增补标准中的着色剂项下的有关内容。

(八) 其他附加剂

在液体制剂中为了增加稳定性或减小刺激性等目的,有时还需要加入pH调节剂、助悬剂、乳化剂等。

(四川大学 何 勤)

思考题

1. 简述液体制剂的特点与质量要求。
2. 简述牛顿流体、塑性流体、假塑性流体、胀性流体的特点。
3. 简述药物制剂的流变性与制剂特性的关系。
4. 何谓触变性? 简述影响触变性的因素。
5. 简述表面活性剂的分类。
6. 什么是表面活性剂的临界胶团浓度? 如何测定?
7. 什么是亲水亲油平衡值? 简述其计算方法。
8. 什么是克拉夫特点与昙点?
9. 试述增溶的机制及影响增溶的因素。
10. 简述表面活性剂在药剂学上的主要应用。

数字课程学习……

▶ 章小结 ⬇ 教学PPT ◆ 推荐阅读 ✎ 自测题

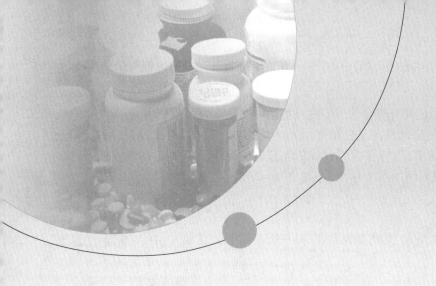

第三章

液 体 制 剂

液体制剂不仅品种繁多,临床应用广泛,而且还是其他剂型(如软胶囊、软膏剂、乳膏剂、栓剂、气雾剂等)的基础剂型或组成要素,因此液体制剂在药剂学中占有重要的地位。本章所介绍的液体制剂为口服和外用液体制剂,不包括注射液、眼用液体制剂等无菌液体制剂(参见第四章),但后者仍属于液体制剂范畴,本章介绍的基本原理、性质等也适用于此类液体制剂。

第一节 低分子溶液型液体制剂

低分子溶液型液体制剂,系指原料药物以分子或离子状态分散于溶剂中形成的均相液体制剂,其溶质一般为低相对分子质量的药物。常用的溶剂为水、乙醇、甘油和植物油等。属于低分子溶液型液体制剂的剂型有溶液剂、糖浆剂、芳香水剂、酊剂、醑剂、酏剂与甘油剂等。低分子溶液型液体制剂中药物分散度大,与机体的接触面大,吸收速率快,作用迅速。但同时,由于药物的分散度大,其化学活性也高,所以对于化学性质不稳定的药物不宜配成溶液型液体制剂长期贮存。

低分子溶液型液体制剂除含量应符合要求外,必须是澄清液体,不得有沉淀、混浊、异物等;应分散均匀,浓度准确;外观良好,口感适宜;生产和贮存期间不得有发霉、酸败、变色、异物、产生气体或其他变质现象。

一、溶液剂

溶液剂(solution)系指原料药物溶解于适宜溶剂中制成的澄清液体制剂。溶液剂的溶质一般为低相对分子质量的不挥发性化学药物,溶剂多为水,也可用乙醇或植物油作为溶剂。根据需要可加入助溶剂、抗氧剂、抑菌剂、矫味剂、着色剂等附加剂。

(一)溶液剂的制备

溶液剂的制备方法有三种:溶解法、稀释法和化学反应法。

1. 溶解法 溶液剂多采用溶解法制备。具体操作步骤:将称量好的原料药物及附加剂加入处方总量 1/2 ~ 3/4 的溶剂中,搅拌溶解,过滤并通过滤器加溶剂至全量,搅拌均匀。过滤定量后的药液应进行质量检查。制得的药液应及时分装,密封,贴标签并进行外包装。

例1 复方碘溶液

【处方】
碘	50 g
碘化钾	100 g
纯化水加至	1 000 mL

【制法】 取碘化钾,加纯化水 100 mL 溶解后,加入碘搅拌使溶解,再加纯化水至 1 000 mL,即得。

【用途】 本品可口服,用于缺碘所致的疾病如甲状腺肿等的辅助治疗。

【注解】 ①本品俗称卢戈液。碘极微溶于水(1 : 2 950),加碘化钾作助溶剂与碘形成 KI_3,能增加碘在水中的溶解度,并能使溶液稳定。②为使配制时药物溶解速率快,先将碘化钾加少量纯化水配制成浓溶液,然后加入碘溶解。

2. 稀释法 先将原料药物制成高浓度溶液或将易溶性原料药物制成贮备液,再用溶剂稀释至需要浓度即得。用稀释法制备溶液剂时应注意浓度换算,含挥发性原料药物的浓溶液在稀释过程中应注意避免挥发损失,以免影响浓度的准确性。

3. 化学反应法 较少用,如复方硼砂溶液的制备。

（二）溶液剂制备应注意的问题

有些药物虽易溶，但溶解缓慢，可将药物先行粉碎或加热促进溶解；不耐热的药物宜待溶液冷却后加入；溶解度小的药物应先将其溶解后再加入其他药物；难溶性药物可加入适宜的助溶剂或增溶剂使其溶解；易挥发性药物应在最后加入，以免制备过程中损失。

二、糖浆剂

糖浆剂（syrup）系指含有原料药物的浓蔗糖水溶液。纯蔗糖的近饱和水溶液称为单糖浆（simple syrup）或糖浆，蔗糖浓度为 85%（g/mL）或 64.7%（g/g）。蔗糖和芳香剂能掩盖药物的苦味及其他不适味道，易于服用，尤其受儿童欢迎。

糖浆剂中蔗糖浓度高时，渗透压大，微生物的生长繁殖受到抑制，本身有防腐作用，但低浓度糖浆剂易被真菌、酵母菌和其他微生物污染，使糖浆剂混浊或变质，应添加抑菌剂。蔗糖的选用应符合我国药典规定，不能用食用糖，因其含有蛋白质等杂质，易吸潮、长霉。

糖浆剂通常都是以蔗糖为原料制备，但在一些特殊情况下，如糖尿病等需控制糖类摄取的疾病，蔗糖可以用其他物质代替，如甲基纤维素（methyl cellulose，MC）和羟乙基纤维素（hydroxyethyl cellulose，HEC）。这两种纤维素在体内不水解也不被吸收，因此不会有糖类被人体摄取；同时其水溶液的黏度与蔗糖糖浆接近，通过加入一些人工甜味剂可以获得与真正的糖浆非常近似的口感，能让糖尿病患者服用。

糖浆剂的质量要求：含蔗糖量应不低于 45%（g/mL）；糖浆剂应澄清，在贮存期不得有发霉、酸败、产生气体或其他变质现象，允许含少量摇之易散的沉淀；必要时可添加适量的乙醇、甘油或其他多元醇作稳定剂；如需加入抑菌剂，山梨酸和苯甲酸的用量不得过 0.3%（其钾盐、钠盐的用量分别按酸计）；羟苯酯类的用量不得过 0.05%；如需加入其他附加剂，其品种与用量应符合国家标准的有关规定，且不影响成品的稳定性，并应避免对检验产生干扰。

（一）糖浆剂的制备

1. 溶解法　蔗糖在水中溶解度随温度的升高而增加，因此常采用"热溶法"：将蔗糖溶于沸纯化水中，继续加热使其全溶，降温后在适当温度下加入原料药物，搅拌，再通过滤器加水至全量，分装，即得。热溶法蔗糖溶解速率快，趁热容易滤过，同时起到灭杀微生物的作用；蔗糖内的一些高分子杂质如蛋白质等，可因加热凝聚而滤除。但加热过久或超过 100℃时，转化糖的含量会增加，糖浆剂的颜色因此变深。热溶法适宜于对热稳定的药物糖浆和有色糖浆的制备。

"冷溶法"则是将蔗糖溶于冷纯化水或含原料药物水溶液中制备糖浆剂的方法。该法适用于对热不稳定或挥发性药物，制备的糖浆剂颜色较浅。但制备时间较长，在生产过程中容易被微生物污染。

2. 混合法　将含原料药物溶液与单糖浆均匀混合制备而成。本法的优点是方法简便、灵活，可小量配制也可大规模生产，但所制备的糖浆剂一般含糖量较低，应注意防腐。

（二）糖浆剂制备应注意的问题

1. 药物加入的方法　水溶性药物可先用少量水溶解后再与单糖浆混合；水溶性差的药物可酌加少量其他适宜的溶剂使药物溶解再与单糖浆混合；药物为可溶性液体或溶液时，可将其直接加入单糖浆中，必要时过滤；药物为含乙醇的液体制剂，与单糖浆混合时常发生混浊，可加入适量甘油助溶；药物为水浸出制剂时，因含多种杂质，需纯化后再加到单糖浆中。

2. 其他注意事项　应在避菌环境中制备,各种器具应进行洁净或灭菌处理,配制完后应及时灌装;应选择药用白砂糖;生产中宜用蒸汽夹层锅加热,温度和时间应严格控制。

例2　枸橼酸哌嗪糖浆

【处方】
枸橼酸哌嗪	160 g	蔗糖	650 g
羟苯乙酯	0.5 g	矫味剂	适量
蒸馏水加至	1 000 mL		

【制法】取蒸馏水 500 mL,煮沸,加入蔗糖与羟苯乙酯,搅拌溶解后,过滤,滤液中加入枸橼酸哌嗪,搅拌溶解,放冷,加矫味剂与适量蒸馏水至全量 1 000 mL,搅匀,即得。

【用途】驱肠虫药,用于蛔虫病、蛲虫病。

【注解】本品为澄清的带有芳香气味的糖浆状溶液。

三、芳香水剂

芳香水剂(aromatic water)系指芳香挥发性原料药物(多为挥发油)的饱和或近饱和水溶液。《中国药典》2020 年版中将含挥发性成分的饮片用水蒸气蒸馏法制成的芳香水剂称为露剂。

芳香水剂应澄清,具有与原药物相同的气味,不得有异臭、沉淀和杂质。芳香水剂浓度一般较低,可作为矫味剂、矫臭剂和分散溶媒使用。

芳香水剂的制法因原料药的不同可分为溶解法、稀释法和蒸馏法,前两法适用于以挥发油和化学药物作原料,后者适用于含挥发性成分的药材。

例3　金银花露

【处方】
| 金银花 | 100 g |
| 蔗糖 | 30 g |

【制法】取金银花,用水蒸气蒸馏,收集蒸馏液 1 600 mL,加入蔗糖,混匀,滤过,灌封,灭菌,即得。

【用途】清热解毒,用于暑热内犯肺胃所致的中暑、痱疹、疖肿,症见发热口渴、咽喉肿痛、痱疹鲜红、头部疖肿。

【注解】本品为无色至淡黄色的透明液体;气芳香,味微甜或甜。

四、酊剂、醑剂与酏剂

酊剂、醑剂与酏剂均是将原料药物溶于水和乙醇的混合溶剂制备而得的液体制剂,但溶解药物的性质与所用乙醇浓度有所不同(表 3-1)。

表 3-1　三种含醇液体制剂的比较

品种	溶质	乙醇含量 /%(V/V)	用途	其他
酊剂	多为药材浸出物	一般 > 30	内服或外用	久贮会发生沉淀,过滤调节至符合标准仍能使用
醑剂	挥发性药物	60 ~ 90	内服或外用	不宜长期贮存
酏剂	药性强烈或有不良味道	5 ~ 40	内服	含有芳香剂和甜味剂

(一) 酊剂

酊剂(tincture)系指将原料药物用规定浓度的乙醇提取或溶解而制成的澄清液体制剂,也可用流浸膏稀释制成,供口服或外用。

酊剂中的药物浓度除另有规定外,每100 mL相当于原饮片20 g。含有毒剧药品的中药酊剂,每100 mL应相当于原饮片10 g;其有效成分明确者,应根据其半成品的含量加以调整,使符合各酊剂项下的规定。酊剂应澄清,酊剂组分无显著变化的前提下,久置允许有少量摇之易散的沉淀。

1. 酊剂的制备方法

(1) 溶解法或稀释法　取原料药物的粉末或流浸膏,加规定浓度的乙醇适量,溶解或稀释,静置,必要时滤过,即得。

(2) 浸渍法　取适当粉碎的饮片,置有盖容器中,加入溶剂适量,密盖,搅拌或振摇,浸渍3~5日或规定的时间,倾取上清液,再加入溶剂适量,依法浸渍至有效成分充分浸出,合并浸出液,加溶剂至规定量后,静置,滤过,即得。

(3) 渗漉法　按照《中国药典》2020年版(四部)流浸膏剂项下的方法,用溶剂适量渗漉,至流出液达到规定量后,静置,滤过,即得。

2. 酊剂在制备与贮藏过程中的注意事项

(1) 不同浓度的乙醇对药材中各成分的溶解性不同,制备时应根据有效成分的溶解性选择适宜浓度的乙醇,以减少杂质含量,酊剂中乙醇的最低含量为30%(V/V)。

(2) 酊剂久贮会发生沉淀,可过滤除去,再测定乙醇含量、有效成分含量并调整至规定标准,仍可使用。

例4　颠茄酊

【处方】
颠茄草粗粉	1 000 g
85%乙醇	适量
纯化水	适量

【制法】　取颠茄草粗粉,用85%乙醇作溶剂,浸渍48 h后,以每分钟1~3 mL的速率缓缓渗漉,收集初滤液约3 000 mL,另器保存,继续渗漉,待生物碱完全漉出,续漉液作下次渗漉的溶剂用。将初漉液在60℃减压回收乙醇,放冷至室温,分离除叶绿素,滤过,滤液在60~70℃蒸至稠膏状,加10倍量的乙醇,搅拌均匀,静置,待沉淀完全,吸取上清液,在60℃减压回收乙醇后,浓缩至稠膏状。测定生物碱的含量后,加85%乙醇适量,并用水稀释,使含生物碱和乙醇量均符合规定,静置,澄清,滤过,即得。

【用途】　抗胆碱药,解除平滑肌痉挛,抑制腺体分泌。用于胃及十二指肠溃疡,胃肠道、肾、胆绞痛等。

(二) 醑剂

醑剂(spirit)系指挥发性原料药物的浓乙醇溶液,可供内服或外用。可制备芳香水剂的药物一般都能制成醑剂。醑剂中乙醇含量一般为60%~90%(V/V),挥发性药物浓度远高于芳香水剂,一般为5%~10%。

醑剂中的挥发性成分易挥发、氧化、酯化或聚合,甚至出现树脂状黏性沉淀。醑剂应贮存于密闭容器中,但不宜长期储存。醑剂可用溶解法制备,如薄荷醑;或采用蒸馏法制备,如芳香氨醑。

例5　复方薄荷脑醑

【处方】
薄荷脑	3 g	苯酚	5 g
乙醇	630 mL	纯化水加至	1 000 mL

【制法】 取薄荷脑、苯酚溶于乙醇中,然后缓缓加入水,边加边搅拌使成 1 000 mL,搅匀即得。

【用途】 主要用于小儿皮肤止痒。

(三) 酏剂

酏剂(elixir)系指将原料药物溶解于稀乙醇中制成澄清香甜的口服溶液剂。酏剂中含有芳香剂(香精、挥发油等)、甜味剂(单糖浆或甘油)和乙醇。酏剂中的乙醇含量以能使药物溶解即可,一般为 5% ~ 40% (V/V)。酏剂中含的药物一般具有强烈的药性和不良的味道。酏剂稳定,味道适口,本身具有一定防腐性,但成本较高,在国外使用较普遍。近年来国内也出现地高辛酏剂、苯巴比妥酏剂等。

例 6 苯巴比妥酏剂

【处方】
苯巴比妥	4 g	丙二醇	100 mL
乙醇	200 mL	山梨醇液	600 mL
甜橙油	0.25 mL	着色剂	适量
纯化水加至	1 000 mL		

【制法】 取苯巴比妥溶于乙醇与丙二醇的混合溶剂,加入甜橙油,然后缓缓加入山梨醇液,边加边搅拌,再加入着色剂,最后加水至 1 000 mL,搅匀即得。

【用途】 镇静;催眠,短期治疗失眠症;抗惊厥,治疗全身强直阵挛性癫痫发作和皮质局部抽搐。

【注解】 ①苯巴比妥微溶于水,溶于乙醇,因此先将药物溶解于乙醇中,再加入水以防止药物析出。②乙醇的浓度刚好能满足溶解苯巴比妥要求,还需要加入丙二醇进一步提高其溶解度,维持酏剂的稳定性。③山梨醇液是含 67% ~ 73% (g/mL)的山梨醇水溶液,山梨醇有清凉的甜味,其甜度为蔗糖的 50% ~ 70%,在体内不转化为葡萄糖,可作为糖浆的替代品使用。

五、甘油剂

甘油剂(glycerin)系指将原料药物溶于甘油中制成的外用溶液剂。甘油具有黏稠性、吸湿性,对皮肤、黏膜有滋润保护作用,能使药物滞留于患处而延长药物局部药效,缓和药物的刺激性。甘油剂常用于口腔、耳鼻喉科疾病的治疗。甘油的吸湿性较大,应密闭保存。

甘油剂的制备可用溶解法,如碘甘油;化学反应法,如硼酸甘油。

例 7 碘甘油

【处方】
碘	10 g	碘化钾	10 g
纯化水	10 mL	甘油加至	1 000 mL

【制法】 取碘化钾加水溶解后,加碘,搅拌使溶解,再加甘油至 1 000 mL,搅拌即得。

【用途】 消毒防腐,用于口腔黏膜感染、牙龈炎、牙周炎、冠周炎等的抗炎。

【注解】 ①甘油作为碘的溶剂可缓解碘对黏膜的刺激性,甘油易附着于皮肤或黏膜上,使药物滞留患处而起到延效作用。②本品配制时宜控制水量,也不宜用水稀释,以免增加刺激性。③碘在甘油中的溶解度约 1% (g/g),可加碘化钾助溶,并增加稳定性。

第二节 胶体溶液型液体制剂

胶体溶液是指一定大小的胶体颗粒或高分子化合物分散在溶媒中所形成的溶液。其分散相尺寸一般在 1~100 nm,分散介质大多为水,少数为非水溶媒。胶体溶液型液体制剂包括高分子溶液剂与溶胶剂,二者都属于胶体分散体系,但又有本质区别。高分子溶液剂中高分子化合物以单分子形式分散于溶媒中,构成单相均匀分散体系,为热力学稳定体系。溶胶剂中固体药物以多分子聚集体(胶体颗粒)分散于溶媒中,构成多相不均匀分散体系,为热力学不稳定体系。

一、高分子溶液剂

高分子溶液剂(polymer solution)系指高分子化合物溶解于溶剂中制成的均匀分散的液体制剂。高分子在药剂学中应用广泛,一些高分子本身就具有药理作用,如右旋糖酐可作为血浆代用品,肝素用于血栓栓塞、心肌梗死等疾病;高分子也可与药物形成高分子前药或高分子络合物药物,以使药物长效化、稳定化、减少药物的毒副作用,如聚乙烯吡咯烷酮-碘络合物,聚乙二醇化胰岛素等。高分子溶液以水为溶剂的,称为亲水性高分子溶液剂,又称亲水胶;以非水溶剂制备的高分子溶液剂,称为非水性高分子溶液剂。一般药剂学中亲水性高分子溶液剂应用较多。

(一) 高分子溶液的性质

1. 荷电性   水溶液中高分子化合物的某些基团因解离而带电荷,有的带正电荷,有的带负电荷。带正电荷的高分子有壳聚糖、聚赖氨酸、鱼精蛋白等,带负电荷的高分子有海藻酸钠、透明质酸、阿拉伯胶、黄原胶等。某些高分子化合物所带电荷受溶液 pH 的影响。蛋白质分子中同时含有羧基和氨基,当溶液的 pH 大于等电点时,蛋白质带负电荷,pH 小于等电点时,蛋白质带正电荷。在等电点时,整个高分子化合物不带电荷,这时高分子化合物的性质发生突变,如黏度、渗透压、溶解度、电导率等都变为最小值。高分子溶液的这种性质,在药剂学中有重要意义。

2. 稳定性   高分子在溶液中能保持均相稳定存在,主要是由高分子化合物的水化作用和荷电性两方面决定。亲水性高分子的大量亲水基团能与水分子形成牢固的水化膜,可阻止高分子之间的相互凝聚,这是高分子化合物稳定的主要原因。同时,带电荷的高分子由于静电排斥作用,相互间也不易聚集。

3. 聚结特性   高分子的水化膜和荷电发生变化时易出现聚结沉淀。①向溶液中加入大量电解质,由于电解质的强烈水化作用破坏了高分子的水化膜,使高分子凝结沉淀,这一过程称为盐析;②向溶液中加入脱水剂(如乙醇、丙酮等)也能破坏水化膜而发生聚结;③带相反电荷的两种高分子溶液混合时,由于相反电荷中和也产生聚结沉淀;④其他如 pH、絮凝剂、射线等影响使高分子凝结沉淀,称为絮凝现象。高分子溶液放置过程中也会自发地聚集而沉淀,称为陈化现象。

4. 渗透压   亲水性高分子溶液与溶胶不同,有较高的渗透压(osmotic pressure),渗透压的大小与高分子溶液的浓度有关,对稀溶液来说,可用下式表示:

$$\pi = \rho RT (1/M_r + B\rho) \tag{3-1}$$

式中,π 为渗透压(Pa);ρ 为高分子的质量浓度(g/L);R 为摩尔气体常数;T 为热力学温度;M_r 为相对分子质量;B 为特定常数,由溶质和溶剂相互作用的大小决定。由式(3-1)可见高分子溶液的渗透压与溶液质量浓度和温度成正相关。高分子溶液渗透压示意图见图 3-1。

5. 黏度与相对分子质量   高分子溶液是黏稠性流体,其黏度与相对分子质量之间的关系可用式(3-2)表示:

$$[\eta] = KM_r^{\alpha} \tag{3-2}$$

式中,$[\eta]$ 为高分子的特性黏度,M_r 为高分子的相对分子质量,K、α 为高分子化合物和溶剂之间

的特有常数。根据高分子溶液的黏度可间接
测定高分子化合物的相对分子质量。

6. 胶凝性　一些亲水性高分子溶液,如
明胶水溶液,在温热条件下为黏稠状流动液
体,当温度降低时则形成网状结构,分散介质
水被全部包含在网状结构中,形成不流动的半
固体状物,称为凝胶。形成凝胶的过程称为胶
凝。凝胶可分为脆性与弹性两种,前者失去网
状结构内部的水分后变脆,易研成粉末,如硅
胶;后者脱水后不变脆,体积缩小而变得有弹
性,如琼脂和明胶。

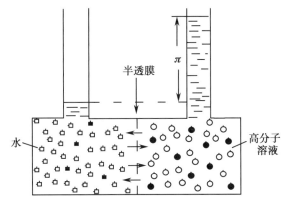

图 3-1　高分子溶液的渗透压

(二) 高分子溶液剂的制备

高分子的溶解是一个缓慢的过程,可分为两个阶段:一是溶胀,二是溶解。溶胀是指溶剂分
子扩散进入高分子内部,使其体积膨胀的现象。它是高分子化合物特有的现象,是由于溶剂分子
与高分子大小相差悬殊造成分子运动速率差异较大,溶剂小分子扩散速率较快,而高分子向溶剂
中扩散的速率很慢。因此,溶剂小分子先渗透进入高分子内部,撑开分子链,使其体积增大,形成
溶胀的状态。当高分子被溶胀后,有两种结果:一种是有限溶胀,另一种是无限溶胀至溶解。有
限溶胀是指高分子吸收溶剂到一定程度后,无论再放置多久,溶剂吸入量不再增加,体积也不再
变化,高分子只能停留在溶胀阶段而不能进一步成为溶液。高分子溶液剂属于无限溶胀,随着溶
剂分子的不断渗入,高分子体积不断膨胀变大,高分子空隙间充斥的溶剂分子降低了高分子分子
间的作用力(范德华力),使高分子从链段到整条大分子链得以运动,逐渐分散到溶剂中,最终溶
解成为热力学稳定的均匀体系(图 3-2)。无限溶胀常需要搅拌或加热等过程才能完成。

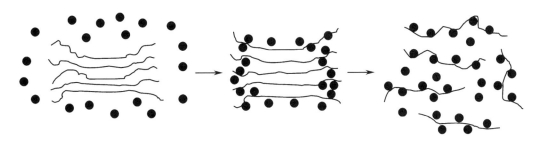

图 3-2　高分子溶胀与溶解过程

高分子溶解的快慢取决于高分子的性质以及工艺条件。一般来说,非晶态高分子比晶态高
分子易溶。这是因为非晶态高分子的分子呈无规则排列,堆砌较为松散,溶剂分子比较容易渗入
高分子内的空隙中,使之溶胀和溶解;而晶态高分子的分子排列规整,堆砌紧密,溶剂小分子较难
渗入内部,因此溶解困难。不同的高分子化合物形成高分子溶液所需的条件不同。如明胶、阿拉
伯胶、西黄蓍胶等需粉碎,于水中浸泡 3 ~ 4 h 有限溶胀后加热并搅拌使其溶解。淀粉遇水可立
即溶胀,但需加热至 60 ~ 70℃才溶解。胃蛋白酶溶胀和溶解速率都很快,将其撒于水面,自然溶
胀后再搅拌即形成溶液。若将其撒于水面立即搅拌则形成团块,水分子进入药物内部缓慢,给制

备造成困难。有些高分子的颗粒或粉末如将其直接置于良溶剂中,则易于聚结成团,与溶剂接触的团块表面的高分子先溶解,使表面黏度增加,不利于溶剂继续扩散进入颗粒内部。因此,在溶解之初,应采取适当方法先使颗粒高度分散,防止或减少高分子聚结成团,再加入良溶剂进行溶胀和溶解,这样可以加快制备高分子溶液的过程。例如,羧甲基纤维素钠在热水中易溶,配制时应先用冷水润湿、分散,然后加热使其溶解。而羟丙甲纤维素在冷水中比在热水中更易溶解,则应先用热水急速搅拌分散,然后再用冷水(5℃左右)使其溶胀、溶解。

高分子药物带有电荷,制备中应注意其他药物或附加剂的带电荷情况,以免体系中存在相反电荷而发生中和,使药物沉淀失效。

例 8 胃蛋白酶合剂

【处方】

胃蛋白酶	20 g	稀盐酸	20 mL
单糖浆	100 mL	橙皮酊	20 mL
5% 羟苯乙酯乙醇溶液	10 mL	纯化水加至	1 000 mL

【制法】 将单糖浆与稀盐酸加入约 800 mL 纯化水中,搅匀,再将蛋白酶撒于液面,使其自然膨胀、溶解。然后将橙皮酊缓缓加入水溶液中,另取适量水溶解羟苯乙酯乙醇溶液,将其缓缓加入上述溶液中,再加纯化水至全量,搅匀,即得。

【用途】 本品用于缺乏胃蛋白酶或消化功能降低引起的消化不良。

【注解】 ①胃蛋白酶相对分子质量约为 35 000,在 pH 1.5~2.5 时分解蛋白质的活力最强,而合剂中盐酸含量不得超过 0.5%,以免胃蛋白酶失活,故用稀盐酸调节 pH。②配制时应将胃蛋白酶粉撒于液面上,使其自然溶胀,不可猛烈振摇或搅拌,防止黏结成团。③一般不得过滤,因为胃蛋白酶在酸性溶液中带正电荷,而润湿的滤纸或棉花带负电荷,对酶有吸附作用。必要时可在滤纸润湿后加稀盐酸少量冲洗以中和电荷,消除吸附现象。④配制时应用冷水,且不得加热,以免胃蛋白酶失活,且贮存时应低于室温以保持活性。

二、溶胶剂

溶胶剂(sol)系指固体原料药物以多分子聚集体(胶体颗粒)分散在溶剂中形成的非均相液体制剂,又称疏水胶体溶液。溶胶剂中的分散相粒子在 1~100 nm,但其水化作用很弱,胶粒与溶剂之间存在相的界面,属于热力学不稳定体系。溶胶剂的胶体粒径小,分散度大,将药物分散成溶胶状态,药效会出现显著的变化。亲水性高分子溶液常用于增加溶胶剂的稳定性,如制备氧化银胶体时,加入血浆蛋白作为保护胶而制成稳定的蛋白银溶液,用作眼、鼻收敛杀菌药。目前溶胶剂在临床应用不多,但溶胶的性质对药剂学却非常重要。

(一)溶胶的结构与性质

1. 双电层结构与 ζ 电位 溶胶中的质点(胶核)由于本身某些基团的解离或吸附溶液中的离子而带电荷,带电荷的质点将溶液中一部分带相反电荷的离子(称为反离子)紧密地吸附在自身周围,称为吸附层(吸附层整体带电荷的正负仍与质点相同),胶核和吸附层形成胶粒;少部分反离子扩散到溶液中,离胶粒呈渐远渐稀的趋势,称为扩散层。吸附层和扩散层带有相反的电荷,称为双电层或扩散双电层(图 3–3)。双电层之间的电位差称为 ζ 电位(zeta potential)。ζ 电位的高低取决于反离子在吸附层和扩散层中分布量的多少,吸附层中反离子愈多则扩散层中反离子愈少,ζ 电位就愈低。

相反，ζ 电位愈高，表明进入吸附层的反离子愈少，而扩散层的反离子愈多。由于离子有较强的水化作用，胶粒周围会产生水化膜。电荷愈高，扩散层愈厚，水化膜也愈厚，胶粒的稳定性增加。同时，ζ 电位愈高，胶粒之间斥力愈大，可防止胶粒碰撞时发生聚结。

2. 光学性质　溶胶具有光学性质。当一束光线通过溶胶剂时，从侧面可以看到圆锥形光柱，称为丁铎尔效应。这是胶粒的粒度小于自然光波长而引起的光散射所致。溶胶剂的混浊程度用浊度表示，浊度愈大表明散射光愈强。当光束通过真溶液时，主要是透射光，散射光极弱；而混悬剂中粒子较大，仅产生反射光，均无丁铎尔效应。因此用丁铎尔效应可以鉴别溶胶、真溶液和混悬液。另外，不同的溶胶对特定波长光线的吸收，使溶胶产生一定的颜色，如氯化金溶胶呈深红色，碘化银溶胶呈黄色，蛋白银溶胶呈棕色。

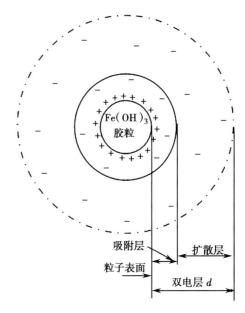

图 3-3　双电层示意图（氢氧化铁溶胶）

3. 电学性质　溶胶剂由于存在双电层结构而带电荷，在电场的作用下胶粒产生移动，在移动过程中产生电位差，这种现象称为界面动电现象。溶胶剂的电泳现象就是界面动电现象所引起的。

4. 动力学性质　溶胶剂中的胶粒在分散介质中呈不规则的运动状态，这种运动称为布朗运动。布朗运动是胶粒受溶剂小分子永不停止的撞击而产生的无规则运动，也是胶粒本身的热运动，胶粒愈小，运动速度愈大。这种运动阻止了胶粒由于重力作用而下沉的趋势，使溶胶能长时间稳定。由于溶胶的粒径小，分散度大，布朗运动强烈，能克服重力作用而不下沉，可认为溶胶是动力学稳定体系。

5. 稳定性　通常可用 ζ 电位作为估计溶胶稳定性的指标，当 ζ 电位的绝对值降低至 25 mV 以下时，溶胶聚结速率增大，变得不稳定。ζ 电位接近零时，溶胶极不稳定，最后产生沉淀。

电解质的加入对溶胶的 ζ 电位影响很大，因为可使较多反离子进入吸附层，使吸附层有较多的电荷被中和，ζ 电位降低，扩散层变薄，水化层也变薄，胶粒易聚集合并。另外，带相反电荷的溶胶混合有可能发生沉淀。

由于胶粒粒径小，界面能较大，促使胶粒间有聚集变大以降低界面能的趋势，当聚集胶粒的大小超出了胶体分散体系的范围时，布朗运动不足以克服重力作用，聚集的胶粒从溶剂中析出沉淀，这个现象称为聚沉。因而，溶胶剂属于热力学不稳定体系。

溶胶中加入一定量的亲水性高分子溶液，可使胶粒表面水化作用增强，显著提高了溶胶的稳定性，这时高分子溶液起保护作用，称为保护胶。例如，杀菌剂蛋白银就是蛋白质保护的银溶胶。如果加入的高分子溶液的量太少，不足以覆盖胶粒表面，则其分子链反而起到"桥连"作用，使胶粒聚结，降低了溶胶的稳定性，这种现象称为敏化作用。

（二）溶胶剂的制备
溶胶剂的制备有分散法和凝聚法两种。

1. 分散法

(1) 机械分散法　常用胶体磨进行制备。将药物、分散介质以及稳定剂加入胶体磨中,胶体磨的转速可达 10 000 r/min,经研磨后收集流出液即得。对于柔韧性较强的药物必须硬化后才能研磨,常用的硬化方法是冷冻。

(2) 胶溶法(解胶法)　此法不是使粗颗粒机械地分散成溶胶,而是使新生的粗分散粒子重新分散的方法。刚沉淀的新生粗粒子,经洗涤除去过多的电解质,也可再加少量的稳定剂,就可重新制成溶胶。加入稳定剂的种类要视胶核表面所能吸附的离子而定。例如,$Fe(OH)_3$ 新鲜沉淀加入稳定剂 $FeCl_3$,经搅拌可得 $Fe(OH)_3$ 溶胶。

(3) 超声分散法　此法是用超声波(20 kHz 以上)所产生的能量使粗分散粒子分散成溶胶。

2. 凝聚法　药物在真溶液中可因物理条件的改变或化学反应而生成沉淀。若条件控制适度,就可使生成的沉淀粒子大小恰好符合溶胶分散相质点的要求从而形成溶胶。

(1) 物理凝聚法　先将药物溶解成真溶液,再改变分散介质的性质使药物的溶解度骤然降低凝聚形成溶胶。

(2) 化学凝聚法　借助于氧化、还原、水解、复分解等化学反应制备溶胶。

例9 胶体金

【处方】　氯金酸($HAuCl_4$)　　　　　　　　　　　　100 mg
　　　　　枸橼酸钠($Na_3C_6H_5O_7 \cdot 2H_2O$)　　　　　　适量
　　　　　纯化水加至　　　　　　　　　　　　　　1 000 mL

【制法】　将氯金酸配制成 0.01% 水溶液,取 1 000 mL 加热至沸;搅动下准确加入一定量的 1% 枸橼酸钠水溶液;继续加热煮沸 15 min。此时可观察到淡黄色的氯金酸水溶液在枸橼酸钠加入后很快变灰色,续而转成黑色,随后逐渐稳定成红色,全过程需 2~3 min。冷却至室温后用纯化水定容至原体积。

【用途】　用于抗原或抗体的免疫标记。

【注解】　①枸橼酸钠同时起到还原剂和保护剂的作用,胶体金颗粒的大小与枸橼酸钠的用量有关,基本规律是枸橼酸钠用量越多,胶体金颗粒直径越小。②制备胶体金的玻璃容器必须是绝对清洁的,用前应先经酸洗并用蒸馏水冲净,最好是经硅化处理的。

第三节　混　悬　剂

一、概述

混悬剂(suspension)系指难溶性固体原料药物以微粒状态分散于分散介质中形成的非均相液体制剂。混悬剂中药物微粒的粒径一般在 0.5~10 μm,根据具体的治疗需求也有微粒小至 0.1 μm(纳米级)或大于 10 μm,甚至超过 50 μm。混悬剂属于热力学不稳定的粗分散体系,分散介质多为水,也可用植物油。为提高混悬剂的稳定性,常在分散介质中加入助悬剂等稳定剂。

选择以混悬剂作为药物剂型的原因是:①需要将难溶性药物制成液体制剂;②药物的剂量远超过其溶解度而又难以通过增溶的方法制成溶液剂;③为了使药物产生缓释作用;④药物在溶液中化学性质不稳定而处于固体混悬态性质更稳定;⑤药物的溶液有强烈的不适味道,衍生为难溶性混悬粒子后可消除不适味道,提高适口性。由于混悬剂中药物分散不均匀,剂量难以准确控制,因此毒剧药或剂量小的药物不宜制成混悬剂。

混悬剂的质量要求是：①药物的化学性质应稳定，在使用或贮存期间含量应符合要求；②混悬剂中粒子的粒径分布应均匀；③粒子的沉降速率应缓慢，沉降后不应有结块现象，振摇后应迅速均匀分散；④黏度适宜、便于倾倒，外用混悬剂应易于涂布。

《中国药典》从1995年版开始收载干混悬剂(dry suspension)，它是将难溶性药物按适宜方法制成粉状物或粒状物，临用时加水振摇即迅速分散成混悬剂。干混悬剂加水分散后应符合混悬剂的质量要求，混悬液中的微粒应均匀分散，沉降慢，沉降后不应结成饼块，经振摇后应迅速再分散。干混悬剂既有固体制剂(颗粒)的特点，如携带运输方便，解决了混悬剂在保存过程中稳定性差的问题，又有液体制剂的优势(方便服用，适合于吞咽困难的患者)。

二、混悬剂的物理稳定性

物理稳定性差是混悬剂存在的主要问题之一。混悬剂中药物微粒因分散度大而有较高的表面自由能，容易聚集，属热力学不稳定体系；同时混悬剂中固体微粒的粒径大于胶体范围，易受重力作用而发生沉降，又属于动力学不稳定体系。因此，混悬剂的聚集沉降是一种必然的趋势。

(一)混悬粒子的沉降

混悬剂中的微粒受重力作用会发生自然沉降。粒子的沉降速率符合斯托克斯定律(Stokes law)：

$$v = \frac{2r^2(\rho_1 - \rho_2)g}{9\eta} \tag{3-3}$$

式中，v为粒子的沉降速率(m/s)；r为粒子半径(m)；ρ_1和ρ_2分别为粒子和分散介质的密度(kg/m³)；g为重力加速度(m/s²)；η为分散介质的黏度[kg/(m·s)]。

由斯托克斯定律可见，粒子越大，粒子和分散介质的密度差越大，分散介质的黏度越小，微粒沉降就越快。微粒沉降速率越快，混悬剂的动力学稳定性越差。

增加混悬剂动力学稳定性的主要方法有：①减小微粒粒径。混悬剂中粒子粒径小到其布朗运动足以对抗重力作用时，称为"不沉降直径"(no sedimentation diameter，NSD)，即直径在NSD值及以下时，粒子不沉降，一般为2~5μm。②增加分散介质的黏度。但分散介质的黏度过大也会引起沉降的微粒再分散困难及倾倒困难等问题，因此黏度的增加应适度。③减小微粒与分散介质之间的密度差。如向混悬液中加入高分子助悬剂，在增加介质黏度的同时，也减小了微粒与分散介质之间的密度差，另外微粒吸附助悬剂分子还增加了亲水性。

斯托克斯定律表示的是理想条件下粒子的沉降速率，即假设粒子为均匀球体，在稀的分散介质中，沉降时粒子间无干扰，且不受器壁影响。实际上，大部分混悬液粒子形状不规则且浓度较高，因而该定律计算结果仅供参考。

(二)混悬粒子的荷电与水化

混悬剂中的微粒可因本身解离或吸附分散介质中的离子而带电，形成如溶胶剂一样的双电层结构，具有ζ电位。由于微粒表面荷电，水分子在微粒周围形成水化膜，这种水化作用的强弱随双电层厚度而改变。与溶胶剂相似，微粒荷电使微粒间产生排斥作用，加之水化膜的存在，阻止了微粒间的相互聚结，使混悬剂稳定。向混悬剂中加入少量电解质，可以使双电层变薄，ζ电位降低，会影响混悬剂的稳定性并产生絮凝。疏水性药物混悬剂的微粒水化作用很弱，对电解质比较敏感；亲水性药物混悬剂微粒本身有一定的水化作用，受电解质的影响较小。

(三) 絮凝与反絮凝

混悬剂的微粒由于分散度大而具有较大的总表面积,因而具有较高的表面自由能。根据能量最低原理,这些处于高能状态的粒子有降低表面自由能的趋势。表面自由能的变化可用式(3-4)表示:

$$\Delta F = \sigma_{S.L} \Delta A \qquad (3-4)$$

式中,ΔF 为表面自由能改变值,ΔA 为微粒总表面积的改变值,$\sigma_{S.L}$ 为固液界面张力。对一定的混悬剂 $\sigma_{S.L}$ 是不变的,因此要降低体系的表面自由能 F 只有通过减小总表面积 A,即混悬剂微粒有聚集结块的趋势。为了阻止混悬剂微粒结成难以再分散的硬块,可以有意地使微粒间产生适当的聚集,形成疏松的聚集体,降低表面自由能,使混悬剂稳定,并且易于再分散。但由于微粒荷电,电荷的排斥力阻碍了微粒的聚集。因此需要加入适量的电解质,使 ζ 电位降低,以减小微粒间电荷的排斥力。ζ 电位降低一定程度后,微粒间产生一定的聚集性,形成疏松的絮凝状聚集体,表面自由能降低,混悬剂处于稳定状态。混悬微粒形成疏松絮凝状聚集体的过程称为絮凝(flocculation),加入的电解质称为絮凝剂。为了得到稳定的混悬剂,一般应控制 ζ 电位的绝对值在 20~25 mV 范围内,使其恰好能产生絮凝作用。絮凝剂主要是具有不同价数的电解质,其中阴离子絮凝作用大于阳离子。电解质的絮凝效果与离子的价数有关,离子价数增加1,絮凝效果增加 10 倍。絮凝状态具有以下特点:沉降速率快,有明显的沉降面,沉降体积大且疏松,沉降后经振摇粒子能迅速重新分散成均匀的混悬状态。

混悬剂中的粒子处于絮凝态时,再加入适宜的电解质,使絮凝状态变为非絮凝状态,这一过程称为反絮凝(deflocculation),加入的电解质称为反絮凝剂。絮凝剂与反絮凝剂所用的电解质相同,只是由于用量不同而产生不同的作用。

混悬剂的微粒在一定条件下能否稳定取决于微粒之间相互作用的位能,微粒间存在由静电排斥力引起的斥力位能,同时也存在着由范德华力产生的引力位能,斥力位能和引力位能都是粒子间距的函数(图 3-4)。图中 V_R 表示粒子间的斥力位能(A 线),V_A 表示粒子间的引力位能(B 线),

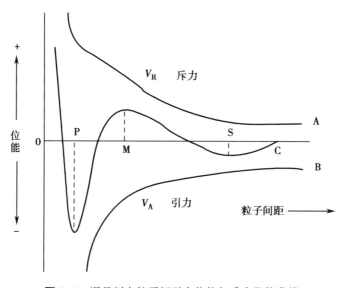

图 3-4 混悬剂中粒子间引力位能与斥力位能曲线

粒子间的总位能 $V_T=V_R+V_A$（C 线）。当粒子间的距离发生变化时,总位能改变。粒子的稳定性决定于总位能,总位能愈高稳定性愈低。

当混悬剂中两微粒间的距离缩短至 S 点时,引力稍大于斥力,即 V_A 略大于 V_R,这时粒子处于絮凝状态,形成疏松的聚集体,振摇时容易重新分散,这是混悬剂中粒子间应保持的最佳距离。当粒子间的距离进一步缩短时,斥力明显增加,当曲线距离达到 M 点时斥力最大,微粒间无法达到聚集而处于非絮凝状态。受外界因素影响粒子间的距离很容易进一步缩短达到 P 点。在此点微粒之间的引力上升为最大值,粒子间产生强烈的相互吸引而结成硬块,无法再恢复混悬状态。

(四) 混悬粒子的结晶增长与转型

混悬剂中药物微粒大小不可能完全一致,在放置过程中,微粒的大小与数量在不断变化,小的微粒数目不断减少,大的微粒不断增大,使微粒的沉降速率加快,结果必然影响混悬剂的稳定性。研究结果发现,其溶解度与微粒大小有关。药物的微粒小于 0.1 μm 时,这一规律可以用 Ostwald Freundlich 方程式表示:

$$\lg \frac{S_2}{S_1} = \frac{2\sigma M_r}{\rho RT} \left(\frac{1}{r_2} - \frac{1}{r_1} \right) \qquad (3\text{--}5)$$

式中,S_1、S_2 分别是半径为 r_1、r_2 的药物溶解度;σ 为表面张力;ρ 为固体药物的密度;M_r 为相对分子质量;R 为摩尔气体常数;T 为热力学温度。根据式(3–5)可知,当药物处于微粉状态时,若 $r_2 < r_1$,则 $S_2 > S_1$。混悬剂溶液在总体上是饱和溶液,但小微粒的溶解度大,会不断地溶解,因此大微粒不断地增长变大。这时必须加入抑制剂以阻止结晶的溶解和生长,以保持混悬剂的物理稳定性。

对于多晶型药物的混悬剂,在放置过程中,药物的亚稳定晶型与稳定晶型发生相互转变,称为转型。通常,稳定型溶解慢,吸收慢;亚稳定型溶解快,吸收快。因此,药物晶型的改变可能影响药物微粒的沉降或结块,也可能改变混悬剂的生物利用度。

三、混悬剂的稳定剂

为了提高混悬剂的物理稳定性,在制备时需加入的附加剂称为稳定剂。稳定剂包括润湿剂、助悬剂、絮凝剂和反絮凝剂等。

(一) 润湿剂

润湿剂(wetting agent)的作用主要是降低药物微粒与液体分散介质之间的界面张力,使其易被润湿与分散。许多疏水性药物,如阿司匹林、甾醇类等不易被水润湿,制备混悬剂时往往漂浮于液面上,不能分散在整个体系中,这时可加入润湿剂。润湿剂可被吸附在药物微粒表面上,排除了被吸附的空气,并在微粒周围形成水化膜,增加其亲水性,产生较好的分散效果。常用的润湿剂多为表面活性剂,其HLB值在7～11,如聚山梨酯类、聚氧乙烯蓖麻油类、泊洛沙姆等。甘油、乙醇等溶剂也有润湿剂的效果。

(二) 助悬剂

助悬剂(suspending agent)的作用主要是增加分散介质的黏度以降低微粒的沉降速率,同时增加微粒的亲水性。助悬剂包括的种类很多,其中有低分子化合物、高分子化合物,有些表面活性剂也可作助悬剂用。常用的助悬剂有:

1. 低分子助悬剂　如甘油、糖浆等,在外用混悬剂中常加入甘油。

2. 高分子助悬剂

(1) 天然的高分子助悬剂　主要是树胶类,如阿拉伯胶、西黄蓍胶等,还有植物多糖类,如海藻酸钠、琼脂、淀粉浆等。

(2) 合成或半合成高分子助悬剂　纤维素类,如甲基纤维素、羧甲基纤维素钠、羟丙基纤维素。其他如卡波姆、聚维酮、葡聚糖等。此类助悬剂大多数性质稳定,受 pH 影响小,但应注意某些助悬剂能与药物或其他附加剂有配伍变化。

(3) 硅皂土　天然的含水硅酸铝,为灰黄或乳白色极细粉末,直径为 1~150 μm,不溶于水或酸,但在水中膨胀,体积增加约 10 倍,形成高黏度并具触变性和假塑性的凝胶,在 pH>7 时,膨胀性更大,黏度更高,助悬效果更好。

(4) 触变胶　利用触变胶的触变性,即凝胶与溶胶恒温转变的性质,静置时形成凝胶防止微粒沉降,振摇时变为溶胶有利于倒出。使用触变性助悬剂有利于混悬剂的稳定。单硬脂酸铝溶解于植物油中可形成典型的触变胶,一些具有塑性流动和假塑性流动的高分子化合物水溶液常具有触变性,可选择使用。

(三) 絮凝剂与反絮凝剂

使混悬剂产生絮凝作用的附加剂称为絮凝剂(flocculating agent),作用主要是适当降低混悬微粒的 ζ 电位的绝对值,使微粒发生絮凝,形成疏松的聚集体。这种聚集体不结块,一经振摇又能重新均匀分散。产生反絮凝作用的附加剂称为反絮凝剂(deflocculating agent),作用主要是升高微粒的 ζ 电位的绝对值,使粒子间的静电排斥力增强,维持粒子的分散状态,防止发生聚集絮凝。

絮凝剂与反絮凝剂均为电解质,如枸橼酸盐、酒石酸盐、磷酸盐及氯化物等。混悬剂中加入絮凝剂还是反絮凝剂是根据使用目的来定的。如对多数需要贮存的混悬剂宜选用絮凝剂,沉降物疏松易于分散;有的临床应用要求混悬剂微粒细、分散好、黏度低、浓度高,如硫酸钡混悬剂用于造影时,如果服用絮凝块,造影效果差,这时可使用反絮凝剂。絮凝剂和反絮凝剂的种类、性能、用量、混悬剂所带电荷及其他附加剂等均对絮凝剂和反絮凝剂的使用有很大影响,应在试验的基础上加以选择。

四、混悬剂的制备

(一) 分散法

分散法是将粗颗粒的药物粉碎成符合混悬剂微粒要求的分散程度,再分散于分散介质中制备混悬剂的方法。采用分散法制备混悬剂时:①对于亲水性药物,如氧化锌、碱式硝酸铋等,一般应先将药物粉碎到一定细度,再加适量液体分散介质湿研,研磨到适宜的分散度,最后加入处方中的剩余液体至全量;②对于疏水性药物(如薄荷脑),不易被水润湿,必须先加一定量的润湿剂与药物研均后再加液体研磨混匀。

粉碎时,采用加液研磨法,通常 1 份药物加 0.4~0.6 份液体,可使药物微粒达到 0.1~0.5 μm。对于密度、硬度较大的药物,可采用中药制剂常用的"水飞法",即在药物中加适量水研磨,再加入大量的水搅拌,稍加静置,倾出上层液体,研细的悬浮药物微粒随上清液被分离出去,余下的粗粒再进行研磨。如此反复直到粒子的细度符合要求为止。"水飞法"可使药物粉碎到极细的程度。

药物粉碎时,小量制备可用乳钵,大量生产可用高压均质机、胶体磨等机械。

例10 布洛芬混悬剂

【处方】

布洛芬(过200目筛)	20 g	吐温80	2 g
羧甲基纤维素钠(RC 591)	1 g	蔗糖	400 g
甘油	50 g	苯甲酸钠	2.5 g
枸橼酸	3 g	香精	适量
色素	适量	纯化水加至	1 000 mL

【制法】 将蔗糖溶解在适量水中,加热使其溶解,冷却后制成糖浆,将羧甲基纤维素钠(RC 591)与甘油、吐温80混合后加入到糖浆中,加入苯甲酸钠,混合均匀,加入布洛芬粉末混匀,再加入枸橼酸、香精、色素混匀后,加水至最终体积,将分散体系通过高压匀质机匀质,即得。

【用途】 用于感冒或流感引起的发热、头痛,也用于缓解中度疼痛,如关节痛、神经痛、偏头痛、牙痛。

【注解】 布洛芬为芳基丙酸类非甾体抗炎药,水溶性不好,制成混悬剂疗效确切,生物利用度高。本品中糖浆、甘油为低分子助悬剂;吐温80为表面活性剂、润湿剂;羧甲基纤维素钠(RC 591)是微晶纤维素和羧甲基纤维素钠的混合物,作为助悬剂;枸橼酸为絮凝剂且有pH调节剂作用(布洛芬在混悬液中性质不稳定,调节pH至4~5稳定性最佳);苯甲酸钠为抑菌剂。

(二) 凝聚法

1. 物理凝聚法　物理凝聚法是将分子或离子状态分散的药物溶液加入另一分散介质中凝聚成混悬液的方法。一般将药物制成热饱和溶液,在搅拌下加至另一种不同性质的液体中,使药物快速结晶,可制成10 μm以下微粒,再将微粒分散于适宜介质中制成混悬剂。醋酸可的松滴眼剂就是用此法制备的。

2. 化学凝聚法　化学凝聚法是通过化学反应使两种药物生成难溶性的药物微粒,再混悬于分散介质中制备混悬剂的方法。为使微粒细小均匀,化学反应在稀溶液中进行并应急速搅拌。胃肠道造影用 $BaSO_4$ 混悬液的制备。

(三) 干混悬剂的制备

干混悬剂是在固体状态下制备的。可将主药与筛选好的辅料直接混合后分装,也可制成颗粒后分装。例如,头孢克肟干混悬剂以头孢克肟为主药,黄原胶为增稠助悬剂,蔗糖粉、橘子香精为矫味剂,四种原辅料混合均匀后,用复合铝膜分装即得。又如阿奇霉素干混悬剂将主药与糖粉、甘露醇、微粉硅胶、无水碳酸钠置于制粒机混合均匀,以50%糖浆制粒,沸腾干燥,干颗粒过20目筛整粒后,加入羧甲基纤维素钠和阿斯巴甜,最后置于混合机内总混合,分装即得。

(四) 纳米混悬剂的制备

纳米混悬剂(nanosuspension)是近年来发展起来的一种可解决难溶性药物生物利用度低的新型混悬剂,是将药物通过粉碎或控制析晶技术制成纳米晶体,不借助任何载体,仅依靠表面活性剂的稳定作用分散在水中形成粒径在100~1 000 nm的混悬剂。纳米混悬剂具有良好的稳定性和安全性,生物利用度高,易实现静脉注射给药。常见的制备方法有以下几种:

1. 溶剂扩散法　溶剂扩散法(solvent diffusion method)将难溶性药物溶解到与水互溶的有机溶剂中,然后将溶液在搅拌下注入含有表面活性剂的水中,再除去有机溶剂后即得到纳米混悬剂。此法简单、成本低,不需昂贵设备,但有机溶剂的残留限制了其应用,可作为高压均质的前处理步骤。

2. 球磨法　球磨法(ball milling method)是物理粉碎法的一种,是第一代制备纳米结晶的粉碎技术。把药物分散到表面活性剂水溶液中,然后与研磨介质如氧化锆珠在球磨机长时间研磨,形成纳米混悬剂。所得粒径大小由应力强度和研磨珠大小等决定。球磨法最大的缺点是由球磨带来的金属污染严重。

3. 高压均质法　高压均质法(high pressure homogenization method)是第二代制备纳米结晶的粉碎技术,也是目前最有发展前景的纳米混悬剂制备技术。直接将药物粉末分散到表面活性剂的水溶液中,先用高速剪切乳化机搅拌均匀,然后用高压均质机匀化形成纳米混悬剂。此法的优点有:①适用于大多数难溶性药物;②所得产品粒径小,分布均匀;③不使用有机溶剂;④几乎不存在金属污染;⑤工艺简单,条件易控制,容易实现大规模工业生产。

五、混悬剂的质量评价

(一) 微粒大小的测定

混悬剂中微粒的大小不仅关系到混悬剂的质量和稳定性,也会影响混悬剂的药效和生物利用度。因此混悬剂微粒的粒径及其分布,是评定混悬剂质量的重要指标。《中国药典》2020年版规定了三种测定药物制剂粒子大小或粒度分布的方法,其中第一法(显微镜法)和第二法(筛分法)用于测定药物制剂粒子的大小和限度,第三法(光散射法)用于测定粒度分布。在研究中还常用电子显微镜法、库尔特计数法、Stokes 沉降法等方法测定。

1. 光学显微镜法　用光学显微镜可以测定混悬剂中微粒的粒径,同时还可以观察粒子的形态。该法中的粒径以显微镜下观察到的长度表示,一般应选择视野中 300～500 个粒子测定,计算平均值。方法简单、可靠。

2. 电子显微镜法　电子显微镜主要包括透射电镜(TEM)和扫描电镜(SEM)。由于微粒一般分散在分散介质中,用 TEM 测定微粒的粒径比较常用。滴一滴稀释的微粒分散体系于有支持膜的铜网上,经冷冻干燥后投影,即可得到 TEM 图像。用图像分析仪对照片进行自动分析,可得到微粒粒径分布和平均值的数据。

3. 库尔特计数法　库尔特计数法(Coulter counter method)是根据库尔特原理测定粒径和粒子数的方法,其基本原理是将粒子体积转变为电压脉冲信号的过程。本法可测定混悬剂粒子及其分布,具有方便快速的特点,测定的粒径范围大。TA Ⅱ 型库尔特计数仪测定粒径范围是 0.6～150 μm,可在很短时间内测定 10 万个粒子的粒径及粒度分布。

4. Stokes 沉降法　混悬剂粒子的沉降速率服从斯托克斯定律,测定 t 时间内粒子的沉降高度 h,代入式(3-6),可求出粒径 d。

$$t = \frac{h}{v} = \frac{18\eta h}{\rho - \rho_0} \cdot \frac{1}{d^2} \qquad (3-6)$$

5. 激光光散射法　激光光散射法测定粒度是近年来发展起来且被广泛应用的新方法,是运用单色光束照射到颗粒供试品后即发生散射现象,且散射光的能量发布与粒子大小有关的原理来测定粒径与粒度分布,采用激光粒度分析仪测试。本法具有操作简便、速度快、测定准确的优点。但由于光束照射许多粒子,对粒子大小分布较宽的样本,小粒子易被忽视而造成粒度分布结果的误差。通常测试范围在 1 nm～10 μm 的粒子。

(二) 沉降容积比的测定

沉降容积比(sedimentation rate)是指沉降物的容积与沉降前混悬剂的容积之比。通过测定沉降容积比,可以评价混悬剂的稳定性,进而评价助悬剂和絮凝剂的效果。

测定方法:将混悬剂放于量筒中,混匀,测定混悬剂的起始高度 H_0,静置一定时间后,观察沉降面不再改变时沉降物的最终高度 H,按下式计算其沉降容积比 F:

$$F = \frac{H}{H_0} \tag{3-7}$$

F 值在 $0 \sim 1$,F 值愈大代表混悬剂愈稳定。混悬微粒开始沉降时,沉降高度 H 随时间而减小。所以沉降容积比 F 是时间的函数,以 H/H_0 为纵坐标,沉降时间 t 为横坐标作图,可得沉降曲线,曲线的起点最高点为 1,以后逐渐降低,最终与横坐标轴平行。根据沉降曲线的形状可以判断混悬剂处方设计的优劣。沉降曲线下降比较平和缓慢的可认为处方设计优良,但较浓的混悬剂不适用于绘制沉降曲线。

(三) 絮凝度的测定

絮凝度(flocculation value)是比较混悬剂絮凝程度的重要参数,用下式表示:

$$\beta = \frac{F}{F_\infty} \tag{3-8}$$

式中,F 为絮凝混悬剂的沉降容积比;F_∞ 为无絮凝混悬剂的沉降容积比。絮凝度 β 表示由絮凝所引起的沉降容积比增加的倍数。例如,无絮凝混悬剂的 F_∞ 值为 0.15,絮凝混悬剂的 F 值为 0.75,则 $\beta=5.0$,说明絮凝混悬剂沉降容积比是无絮凝混悬剂沉降容积比的 5 倍。β 值越大代表絮凝效果越好。絮凝度对于评价絮凝剂的效果及预测混悬剂的稳定性具有重要价值。

(四) 再分散性的测定

优良的混悬剂经过贮存后再振摇,沉降物应能很快重新分散,即具有好的再分散性(redispersibility),这样才能保证服用时的均匀性和分剂量的准确性。

测定方法:将混悬剂置于 100 mL 量筒内,以 20 r/min 的速率转动,经过一定时间的旋转,量筒底部的沉降物应重新均匀分散,说明混悬剂再分散性良好。

(五) ζ 电位的测定

混悬剂中微粒具有双电层,即具有 ζ 电位。ζ 电位的大小可表明混悬剂的存在状态。一般 ζ 电位绝对值在 $20 \sim 25$ mV 时,混悬剂呈絮凝状态;ζ 电位绝对值在 $50 \sim 60$ mV 时,混悬剂呈反絮凝状态。可用电泳法测定混悬剂的 ζ 电位,ζ 电位与微粒电泳速率的关系为:

$$\zeta = 4\pi \frac{\eta v}{\varepsilon E} \tag{3-9}$$

式中,η 为混悬剂的黏度;v 为微粒电泳速率;ε 为介电常数;E 为外加电场强度。测出微粒的电泳速率,即能计算出 ζ 电位。

(六) 流变学性质的测定

主要是用旋转黏度计测定混悬液的流动曲线,由流动曲线的形状,确定混悬液的流动类型,以评价混悬液的流变学性质。测定结果若为触变流动、塑性流动和假塑性流动,则表明混悬剂的分散介质能有效地减缓混悬剂微粒的沉降速率。

第四节 乳 剂

一、概述

乳剂(emulsion)指用互不相溶的两种液体混合,将原料药物制成一相液体以液滴状态分散于另一相液体中的液体制剂。形成液滴的液体称为分散相(dispersed phase)、内相(inner phase)或非连续相(discontinuous phase),另一液体则称为分散介质(disperse medium)、外相(external phase)或连续相(continuous phase)。两相中通常一相是水或水溶液,称为水相,用 W 表示;另一相是油或与水不相溶的其他有机液体,称为油相,用 O 表示。

(一)乳剂的类型

1. 按组成分类 根据乳化剂的种类、性质等的不同,一般可形成两种不同类型的乳剂。当油相以液滴状态分散于水相时,称为水包油(O/W)型乳剂;当水相以液滴状态分散于油相时,称为油包水(W/O)型乳剂。在普通乳剂的基础上还可以制得复乳(multiple emulsion),又称二级乳,是由初乳(一级乳)进一步乳化而成,用 W/O/W 型或 O/W/O 型表示(图 3-5)。O/W 型乳剂和 W/O 型乳剂的鉴别方法见表 3-2。

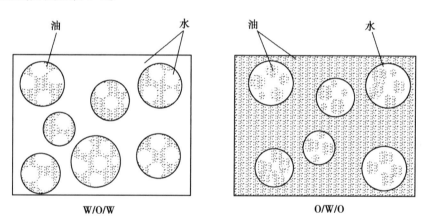

图 3-5 复乳组成示意图

表 3-2 乳剂类型的鉴别

性质	O/W 型	W/O 型
外观	乳白色	淡黄色
稀释	可用水稀释	可用油稀释
导电性	导电	几乎不导电
油溶性颜料(苏丹红)	内相染色(红色)	外相染色(红色)
水溶性颜料(亚甲蓝)	外相染色(蓝色)	内相染色(蓝色)

2. 按乳滴的大小分类

(1) 普通乳（emulsion） 普通乳剂液滴粒径一般在 1～100 μm，形成乳白色不透明液体。可供口服或外用。口服乳剂一般是 O/W 型乳剂。

(2) 亚微乳（submicron emulsion） 液滴粒径在 0.1～1 μm，常用于非胃肠道给药途径，静脉注射的乳剂粒径应为亚微乳或更小。

(3) 纳米乳（nanoemulsion） 也称微乳，液滴粒径在 0.01～0.1 μm，处于胶体范畴，属于热力学稳定体系，经加热或离心也不能使之分层。此时乳剂的粒径小于可见光波长的 1/4，光线通过时不产生折射，因此肉眼观察纳米乳为透明或半透明液体。

(二) 乳剂的特点

乳剂中液滴的分散度较大，药物吸收和药效发挥较快，生物利用度较高；油性药物制成乳剂能保证剂量准确，而且使用方便；水包油型乳剂可掩盖药物的臭味，还可在外相加入矫味剂；外用乳剂能改善皮肤、黏膜的渗透性，减少刺激性；静脉注射乳剂注射后分布较快，有一定的靶向性；静脉营养乳剂是高能营养输液的重要组成部分。

二、乳剂形成理论

乳剂是由水相、油相和乳化剂经乳化制成，要制成符合要求的稳定的乳剂，首先必须提供足够的能量使分散相能够分散成微小的乳滴，其次是提供使乳剂稳定的必要条件。

(一) 降低表面张力理论

乳剂形成时，一种液体被分散成细小液滴，均匀分布于另一液体，这个过程新增了大量液-液界面，体系的表面自由能也随之增加，需要外力对体系做功才能完成。外力做的功可用式(3-10)表示：

$$W=\Delta A\sigma \tag{3-10}$$

式中，ΔA 为体系增加的表面积；σ 为液-液表面张力；W 为形成乳剂需要做的功，也代表体系增加的表面自由能。从式(3-10)可以看出：液滴愈小，体系增加的总表面积越大，表面自由能也越大。这时，乳剂就有很强的降低表面自由能的趋势，表现为液滴自发聚集变大甚至分层，因此乳剂属于热力学不稳定体系。如能降低体系的表面张力，则有利于乳剂的形成和稳定。降低表面张力最有效的方法是加入表面活性剂，表面活性剂可定向吸附在液-液界面，降低 σ，使需要的机械功明显减小并使乳剂稳定。

(二) 吸附乳化膜理论

乳剂中的微小液滴具有很强的吸附能力，乳化剂被吸附于乳滴周围，有规律地定向排列成膜，不仅降低液-液界面张力和表面自由能，而且对乳滴具有保护作用，使其在布朗运动的碰撞中不易合并。在乳滴周围形成的乳化剂膜称为吸附乳化膜（adsorbing emulsion film）。乳化剂在界面上排列得越整齐，机械强度越大，乳化膜就越牢固，乳剂也就越稳定。乳化剂极性太强，极易溶于水，形成的乳剂反而不稳定。乳化膜可分为四种类型。

1. 单分子乳化膜 表面活性剂类乳化剂被吸附于乳滴表面，有规律地定向排列成单分子乳化剂层，称为单分子乳化膜。若乳化剂是离子型表面活性剂，那么形成的单分子乳化膜是离子化的，即乳化膜自身带有电荷，由于电荷互相排斥，阻止乳滴的合并，使乳剂更加稳定。

2. 多分子乳化膜 亲水性高分子化合物类乳化剂，在乳剂形成时被吸附于乳滴的表面，形成多分子乳化剂层,称为多分子乳化膜。亲水性高分子乳化膜降低表面张力的作用不如表面活性剂显著,但形成的高分子膜机械强度大,更加牢固,不仅能有效阻止乳滴的合并,同时也能增加分散介质的黏度,使乳剂更稳定。另外,高分子的带电荷性也可使乳化膜带电荷,乳滴间产生斥力,使乳剂的稳定性提高。

3. 固体粒子乳化膜　固体粉末做乳化剂,必须具备两个条件:一是固体粉末应足够细,在乳滴表面形成的乳化膜足以抵抗重力作用而不下沉;二是固体粉末应具有非零接触角,即有一定的润湿性。作为乳化剂使用的固体粉末对水相和油相有不同的亲和力,因而对油、水两相表面张力有不同程度的降低。乳化时,固体粉末被吸附于乳滴的表面,在乳滴的表面上排列成固体粒子乳化膜,起阻止乳滴合并的作用,增加了乳剂的稳定性。

4. 复合乳化膜　由两种或两种以上的不同物质组成界面乳化膜。如一种为水溶型乳化剂,另一种为油溶性乳化剂,两者在界面上能发生相互作用,从而形成更致密、机械强度较大的界面复合膜,增加乳剂的稳定性。在实践中,经常是使用混合乳化剂的乳剂比使用单一乳化剂的更稳定。

(三) 形成电屏障

乳剂的分散相液滴可携带电荷,主要是由于乳化剂自身的解离或乳化剂极性基团吸附分散介质中的离子而带电荷。乳化剂在油水界面上有规则地定向排列,其亲水基团指向水相,疏水基团指向油相。对于 O/W 型乳剂,乳化剂亲水基向外,通过解离或吸附离子使油相液滴形成双电层结构,具静电斥力,起到电屏障的稳定作用。对于 W/O 型乳剂,乳化剂疏水基向外,因分散相液滴与分散介质摩擦而产生电荷。分散相携带的电荷产生的静电排斥力有利于乳剂的稳定。

(四) 乳剂类型的影响因素

普通乳剂的类型有 W/O 型和 O/W 型。决定乳剂类型的因素很多,最主要的是乳化剂的性质及其亲水亲油平衡值(HLB 值),其次是形成乳化膜的牢固性、相体积分数、温度、制备方法等。

1. 乳化剂的类型及其 HLB 值　乳剂中的微小液滴具有很强的吸附能力,乳化剂被吸附于液滴表面形成乳化膜。乳化膜的两面分别是油相界面和水相界面。当 HLB 值较大的表面活性剂作乳化剂时,可以降低水相界面的表面张力,使水相界面的延展性增加,乳化膜即向油相界面弯曲,油相成为内相,水相成为连续相,故形成 O/W 型乳剂。相反,当 HLB 值较小的表面活性剂作乳化剂时,可以降低油相界面的表面张力,乳化膜向水相界面弯曲,水相成为内相,而油相成为连续相,形成 W/O 型乳剂。这就是 Bancroft 规则(图 3-6)。Davies 从乳滴聚集的速率来验证这一规则,当表面活性剂的 HLB 值大于 7 时,水滴合并的速率大于油滴的,因此形成 O/W 型乳剂;当表面活性剂的 HLB 值小于 7 时,形成 W/O 型乳剂。

亲水高分子类乳化剂,因其亲水性强,能降低水相的表面张力,因而形成 O/W 型乳剂。固体粉末类乳化剂,若亲水性大则被水润湿,降低水的表面张力大,形成 O/W 型乳剂;若亲油性大则被油润湿,降低油的表面张力大,形成 W/O 型乳剂。所以乳化剂的类型及其 HLB 值是决定乳剂类型的主要因素。

2. 相体积分数　相体积分数(phase

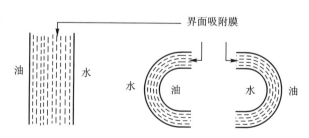

图 3-6　乳化膜形成示意图

volume fraction)是指内相占乳剂总体积的百分比。从几何学角度看,相同粒径的球体,最紧密填充时,所占最大体积为74%左右;如果球体之间再填充小球体,所占总体积可达90%。理论上相体积分数小于74%时,相体积分数越大乳剂越稳定,因为乳滴的运动空间越来越小。实际上,相体积分数在25%~50%分数较稳定。相体积分数小于25%时乳滴容易分层,相体积分数超过50%时,乳滴之间的距离过近,易发生合并或引起转相。因此在制备乳剂时应考虑油、水两相的相体积分数,以利于乳剂的形成和稳定。

三、乳化剂

乳化剂(emulsifier)是乳剂不可缺少的重要组成部分,在乳剂形成、稳定性及药效发挥等方面起重要作用。乳化剂的作用为:乳化剂被吸附于乳滴的界面,有效地降低了表面张力或表面自由能,有利于形成和扩大新的界面,使乳滴在形成过程中不必消耗更大的能量,同时保持乳滴的分散度和稳定性。

乳化剂应具备的条件:①应有较强的乳化能力,并能在乳滴周围形成牢固的乳化膜;②应有一定的生物相容性,不应对机体产生近期的和远期的毒副作用,也没有局部的刺激性;③乳化剂本身化学性质应稳定,不与处方中的药物和其他成分发生作用,受各种因素影响小。

(一) 乳化剂的种类

1. 表面活性剂类乳化剂　表面活性剂类乳化剂分子有较强的亲水基和亲油基,乳化能力强,性质比较稳定,容易形成单分子乳化膜。这类乳化剂混合使用比单独使用效果更好。

(1) 阴离子型乳化剂　硬脂酸盐、油酸盐、十二烷基硫酸钠、十六烷基硫酸化蓖麻油等。

(2) 非离子型乳化剂　脂肪酸甘油酯、蔗糖脂肪酸酯、吐温、司盘、卖泽、苄泽、泊洛沙姆等。

(3) 两性离子型乳化剂　卵磷脂,主要从蛋黄、大豆中提取,根据来源不同又分为豆磷脂和蛋磷脂。卵磷脂的组成成分复杂,包括各种甘油磷脂,如磷脂酰胆碱(PC)、磷脂酰乙醇胺(PE)、丝氨酸磷脂(PS)、肌醇磷脂(PI)等,其中PC、PE、PS均为两性离子型乳化剂,而PI为阴离子型乳化剂。当磷脂酰胆碱含量高时可作为O/W型乳化剂,当肌醇磷脂含量高时则作为W/O型乳化剂。卵磷脂毒性小,对油脂的乳化能力很强,可使油滴很小,常用于制备不易破坏的O/W型亚微乳。精制的卵磷脂与泊洛沙姆188合用效果更好,常用于制备静脉脂肪乳。

2. 亲水高分子乳化剂　亲水高分子乳化剂由于亲水性较强,能形成O/W型乳剂,多数有较大的黏度,易形成高分子乳化膜,增加乳剂的稳定性。使用这类乳化剂需加入抑菌剂。

(1) 阿拉伯胶　是阿拉伯酸的钠、钙、镁盐的混合物,可形成O/W型乳剂。适用于制备植物油、挥发油的乳剂,可供口服用。阿拉伯胶的使用含量为10%~15%,在pH 4~10范围内乳化性能稳定。阿拉伯胶含有氧化酶,使用前应在80℃加热破坏。阿拉伯胶乳化能力较弱,常与西黄蓍胶、琼脂等混合使用。

(2) 西黄蓍胶　可形成O/W型乳剂,其水溶液具有较高的黏度,pH为5时溶液黏度最大,0.1%溶液为胶浆,0.2%~2%溶液呈凝胶状。西黄蓍胶乳化能力较差,一般与阿拉伯胶合用。

(3) 明胶　O/W型乳化剂,用量为油量的1%~2%。明胶易受溶液的pH及电解质的影响产生凝聚,使用时必须加抑菌剂,常与阿拉伯胶合用。

其他的天然亲水性高分子乳化剂有白芨胶、果胶、海藻酸钠、琼脂等。

3. 固体粉末乳化剂　一些溶解度小、颗粒细微的固体粉末,乳化时可被吸附于油水界面,形成固体粉末乳化膜,且不受电解质影响。一般接触角小、易被水润湿的固体粉末可作为 O/W 型乳化剂;接触角大,易被油润湿的可作为 W/O 型乳化剂。O/W 型乳化剂有氢氧化镁、氢氧化铝、二氧化硅、皂土等,W/O 型乳化剂有氢氧化钙、氢氧化锌、硬脂酸镁等。固体粉末乳化剂可与表面活性剂、亲水高分子乳化剂配合使用。

4. 辅助乳化剂　主要是指与乳化剂合用能增加乳剂稳定性的辅助型乳化剂。辅助乳化剂的乳化能力一般很弱或无乳化能力,但能提高乳剂的黏度,并能增强乳化膜的强度,防止乳滴合并。增加水相黏度的辅助乳化剂有甲基纤维素、羧甲基纤维素钠、海藻酸钠、琼脂、西黄蓍胶、阿拉伯胶、黄原胶、瓜尔胶、果胶、骨胶原等。增加油相黏度的辅助乳化剂有鲸蜡醇、蜂蜡、单硬脂酸甘油酯、硬脂酸、硬脂醇等。

（二）乳化剂的选择

1. 根据乳剂的类型选择　乳化剂是乳剂制备的基本要素,它决定了乳剂的类型及稳定性。在药剂中除了对乳化剂的药用性质(如无毒、无刺激、不溶血等安全性)考虑外,还要求乳化剂有最大的乳化效能,才能取得最好的效果。选择乳化剂的重要依据是表面活性剂的 HLB 值。通常情况下,乳化剂的 HLB 值可决定乳剂的类型。一般将 HLB 值为 3~8(也有 3~6 者)的乳化剂称作 W/O 型乳化剂,而将 HLB 值为 8~16(也有 8~18 者)称作 O/W 型乳化剂。制备 W/O 型乳剂应选用 HLB 值为 3~8 的乳化剂,制备 O/W 型乳剂则要选用 HLB 值为 8~16 的乳化剂。但是,相体积分数、盐浓度和其他附加剂也会影响乳剂类型,如有采用 HLB 值小于 2 的乳化剂制成稳定的 O/W 型乳剂的案例。因此选择时应综合考虑。

2. 根据乳剂给药途径选择　外用乳剂可选用无刺激性的表面活性剂;口服乳剂应选择无毒的天然亲水性高分子乳化剂(如阿拉伯胶、西黄蓍胶等)或毒性小的非离子型表面活性剂(如司盘、吐温、平平加 O 等);注射用乳剂可选择的乳化剂范围很小,仅有卵磷脂、泊洛沙姆等。

3. 混合乳化剂的选择　在实际工作中,制备乳剂时往往需要两种以上的表面活性剂作乳化剂。乳化剂混合使用可改变 HLB 值,改善乳化剂的亲水亲油性,使其具有更好的适应性。如磷脂与胆固醇混合比例为 10:1 时,可形成 O/W 型乳剂;比例为 6:1 时形成 W/O 型乳剂。油酸钠为 O/W 型乳化剂,与鲸蜡醇、胆固醇等亲油性乳化剂混合使用,可形成络合物,增强乳化膜的牢固性,并增加乳剂的黏度,使乳剂稳定。非离子型乳化剂可以混合使用,也可与离子型乳化剂混合使用。但阴离子型乳化剂与阳离子型乳化剂不能混合使用。乳化剂混合使用,应符合油相对 HLB 值的要求,乳化油相所需 HLB 值列于表 3-3。

表 3-3　乳化油相所需 HLB 值

油相名称	所需 HLB 值		油相名称	所需 HLB 值	
	W/O 型	O/W 型		W/O 型	O/W 型
液体石蜡(重)	4	10~12	鲸蜡醇	–	15
液体石蜡(轻)	4	10.5	硬脂醇	7	15~16
棉籽油	6	–	硬脂酸	6	17
矿物油	4~6	10	精制羊毛脂	8	10~12
挥发油	–	9~16	蜂蜡	4~6	9~12

四、乳剂的制备

(一) 乳剂的制备方法

1. 油中乳化剂法(emulsifier in oil method) 又称干胶法,制备流程见图3-7。

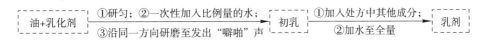

图 3-7 干胶法制备流程

本法的特点是先制备初乳,应掌握初乳中油、水、胶的比例,乳化植物油时一般为 $4:2:1$,乳化挥发油时为 $2:2:1$;乳化液体石蜡时为 $3:2:1$。

2. 水中乳化剂法(emulsifier in water method) 又称湿胶法,制备流程见图3-8。

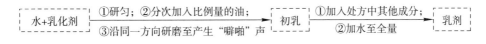

图 3-8 湿胶法制备流程

本法也需制备初乳,油、水、胶比例与干胶法相同。

3. 新生皂法(nascent soap method) 将植物油与含碱的水相分别加热到一定的温度,混合搅拌从而发生皂化反应,生成的皂类可以作为乳化剂降低油水两相的界面张力而制得稳定的乳剂。如石灰水与花生油组成的石灰搽剂的制备。

4. 两相交替加入法(alternate addition method) 向乳化剂中每次少量交替加入油或水,边加边搅拌,制成乳剂的方法。天然高分子类乳化剂、固体粉末乳化剂等可用本法。当乳化剂用量较多时,应采用本法。应注意每次需少量加入油相和水相。

5. 机械法(mechanical method) 将油相、水相、乳化剂混合后用乳化机械制备成乳剂的方法。机械法制备乳剂,一般可不考虑混合次序,借助于机械提供的强大能量,很容易制成乳剂。

复合乳剂的制备采用两步乳化法制备,第一步先将水、油、乳化剂制成一级乳,再以一级乳为分散相与含有乳化剂的水或油再次乳化制成二级乳。如制备 O/W/O 型复合乳剂,先选择亲水性乳化剂制成 O/W 型一级乳,再选择亲油性乳化剂分散于油相中,在搅拌下将一级乳加入油相中,再次乳化即得 O/W/O 型乳剂。

乳剂初步制备好后,若处方中有足够的乳化剂,可进行均质。均质的目的是进一步减小乳滴粒径并增加均匀度,以制备更加优良的乳剂。在乳剂制备过程中常加温搅拌,乳剂形成后降温应缓慢,以免油相骤冷而凝结或乳剂中某些组分析出。冷却时也不宜高速搅拌,以防止乳滴聚集。除了磷脂酰胆碱和泊洛沙姆等能耐受灭菌温度的乳化剂制备的乳剂外,一般乳剂不能进行湿热灭菌。

例 11 鱼肝油乳

【处方】

鱼肝油	500 mL	阿拉伯胶(细粉)	125 g
西黄蓍胶(细粉)	7 g	5% 羟苯乙酯乙醇溶液	10 mL
挥发杏仁油	1 mL	甜味剂	适量
纯化水加至	1 000 mL		

【制法】 将阿拉伯胶与西黄蓍胶置于干燥研钵中研细,加入鱼肝油,研磨均匀,一次性加入纯化水 250 mL,迅速向一个方向用力研磨,直至出现"噼啪"声,即得稠厚初乳,然后搅拌下滴加挥发杏仁油、甜味剂、5% 羟苯乙酯乙醇溶液,最后加纯化水至全量,搅拌即得。

【用途】 适用于维生素 A、D 缺乏症。

【注解】 处方中鱼肝油为药物、油相;阿拉伯胶为乳化剂;西黄蓍胶为辅助乳化剂,提高乳剂稳定性;羟苯乙酯为抑菌剂;杏仁油和甜味剂作为矫味剂。

例 12 石灰搽剂

【处方】 花生油   10 mL
   $Ca(OH)_2$ 饱和水溶液 10 mL

【制备】 取适量 $Ca(OH)_2$,加热溶解于水中,制成饱和水溶液;量取花生油和 $Ca(OH)_2$ 饱和水溶液各 10 mL,置于具塞容器中,加盖用力振摇至乳剂生成。

【用途】 用于轻度烫伤。具有收敛、保护、润滑、止痛等作用。

【注解】 $Ca(OH)_2$ 与花生油中的游离脂肪酸生成脂肪酸钙皂,为 W/O 型乳化剂,故本处方为新生皂法制备乳剂。

(二)乳剂中药物的加入方法

若药物能溶于水相或油相,可先溶于水相或油相中,然后制成乳剂;若药物在两相中均不溶解,可加入亲和性大的液相中研磨混合后,再制成乳剂,也可以在制成的乳剂中研磨药物,使药物分散均匀。

(三)制备乳剂的设备

不同的乳剂生产设备可得到粒径大小不同的乳剂。常见的乳化机械主要有以下几种:

1. 搅拌乳化装置 分为低速搅拌乳化装置和高速搅拌乳化装置。低速搅拌装置制得的普通乳剂粒径均一性不好;高速搅拌装置在一定范围内,转速越高,搅拌时间越长,乳滴越小。

2. 高压均质机 以高压往复泵为动力将物料输送至工作阀部分,物料在通过工作阀的过程中,在高压下受到强烈的剪切、撞击和空穴爆破作用,从而使液滴得到超微乳化。制备时先用其他方法初步乳化,再用高压均质机乳化,效果较好。

3. 胶体磨 利用高速旋转的转子和定子之间的缝隙产生强大剪切力使液体乳化。制备的乳剂质量不如高压均质机或超声波乳化机好,可用于制备比较黏的乳剂。

4. 超声波乳化装置 用 10 ~ 15 kHz 超声波高频振动制备乳剂。乳化时间短,液滴细而匀,但由于能量大,产热可引起某些药物分解。黏度大的乳剂不宜用本装置制备。

五、乳剂的不稳定性

乳剂属热力学不稳定的非均相分散体系,其不稳定性分为化学不稳定性和物理不稳定性。前者主要指乳剂受外界因素及微生物作用,使体系中油相或乳化剂发生变质而酸败,水相发霉;后者则包括分层、絮凝、转相、合并与破坏。

1. 分层(creaming) 系指乳剂长时间静置后出现乳滴上浮或下沉的现象,其主要原因是分散相和分散介质间存在密度差。两相的密度差越小,乳滴的粒子越小,外相的黏度越大,乳剂分层的速率越慢。乳剂分层也与相体积分数有关,一般相体积分数低于 25% 的乳剂很快分层,达到 50% 就能明显减慢分层速率。分层是可逆过程,经振摇后仍能恢复均匀的乳剂且乳滴大小也不变。

2. 絮凝(flocculation) 系指乳剂中的乳滴发生可逆的聚集,形成疏松的聚集体的现象。但由于乳滴乳化膜尚未破坏,阻止了絮凝时乳滴的合并。发生絮凝的原因是:乳滴的电荷减少时,ζ电位降低,乳滴间静电斥力减少发生聚集而絮凝。乳剂中的电解质和离子型乳化剂的存在是产生絮凝的主要原因,同时絮凝与乳剂的黏度、相体积分数与流变性有密切关系。絮凝是可逆过程,经充分振摇,乳剂仍能恢复使用,但大乳滴可能增多。絮凝状态进一步变化会引起乳滴的合并。

3. 转相(phase inversion) 由于某些条件的变化改变了乳剂的类型。由 O/W 型转变为 W/O型或由 W/O 型转变为 O/W 型。转相主要是乳化剂的性质改变而引起的。如油酸钠是 O/W 型乳化剂,遇氯化钙后生成油酸钙,转变为 W/O 型乳化剂,乳剂也随之转相。向乳剂中加入相反类型的乳化剂也可使乳剂转相,特别是两种乳化剂的量接近时,更容易转相。转相时两种乳化剂的量比称为转相临界点。在转相临界点上乳剂不属于任何类型,处于不稳定状态,可随时向某种类型乳剂转变。

4. 合并(coalescence)与破乳(demulsification) 合并系指乳剂中的乳滴周围的乳化膜破裂导致乳滴变大的过程。合并进一步发展使乳剂分为油、水两相称为破乳。乳剂的稳定性与乳滴的大小有密切关系,乳滴越小乳剂越稳定。但如果乳滴大小不均一,小乳滴通常填充于大乳滴之间,使乳滴的聚集性增加,容易引起乳滴的合并。所以为了保证乳剂的稳定性,制备时应尽量保持乳滴大小的均一性。外相黏度增加,可降低乳滴合并的速率。

5. 酸败(rancidity) 乳剂受外界因素(光、热、空气等)及微生物的影响,使油相或乳化剂等发生变化而引起变质的现象称为酸败。因此乳剂中通常需加入抗氧剂和抑菌剂,防止氧化、酸败。

六、乳剂的质量评价

1. 乳剂粒径大小的测定 乳剂粒径大小是衡量乳剂质量的重要指标。不同用途的乳剂对粒径大小要求不同,如静脉注射乳剂,粒径应在 0.5 μm 以下。乳剂粒径的测定方法与混悬剂粒径的测定方法基本一致。

(1)光学显微镜法 用光学显微镜可测定粒径范围为 0.2~100 μm 的粒子,测定粒子数不少于 600 个。

(2)电子显微镜法 可测定粒子粒径大小及分布,可观察粒子形态。测定粒径范围为 0.01~20 μm。

(3)库尔特计数法 库尔特计数仪可测定粒径范围为 0.6~150 μm 的粒子和粒度分布。方法简便、速度快、可自动记录并绘制分布图。

(4)激光光散射法 样品制备容易,测定速度快,可测定 1 nm~10 μm 的粒子,最适于亚微乳和纳米乳的测定。

2. 分层现象的观察 分层速率的快慢是衡量乳剂稳定性的重要指标。为了在短时间内观察乳剂的分层,可用离心法加速分层过程。用 4 000 r/min 离心 15 min,如不分层可认为乳剂质量稳定。此法可用于比较不同乳剂之间稳定性的差异。在半径为 10 mm 的离心管中以 3 750 r/min速度离心 5 h,相当于 1 年自然分层的效果。

3. 乳滴合并速率的测定 对于一定大小的乳滴,其合并速率符合一级动力学,其方程为:

$$\lg N = \lg N_0 - \frac{kt}{2.303} \tag{3-11}$$

式中,N 为 t 时的乳滴数,N_0 为 t_0 时的乳滴数,t 为时间。如果乳滴合并成大滴所需的平均时间短,即 k 大,说明乳剂不稳定。测定随时间 t 变化的乳滴数 N,求出合并速率常数 k,估计乳滴合并速率,结果可用来评价乳剂稳定性大小。

4. 稳定常数的测定 乳剂离心前后光密度变化百分率称为稳定常数,用 K_e 表示,其表达式如下:

$$K_e = \frac{(A_0 - A)}{A} \times 100\% \tag{3-12}$$

式中,K_e 为稳定常数,A_0 为未离心乳剂稀释液的吸光度,A 为离心后乳剂稀释液的吸光度。测定方法:取适量乳剂于离心管中,以一定速度离心一定时间,从离心管底部取少量的乳剂,稀释一定倍数,以纯化水为对照,用比色法在可见光某波长下测定吸光度 A,同法测定未离心乳剂稀释液吸光度 A_0,代入公式计算 K_e。离心速度和波长的选择可通过试验确定。当 $A_0 - A > 0$ 或 $A_0 - A < 0$ 时,分散相液滴上浮或下沉,乳剂不稳定;当 $A_0 - A = 0$,即 $A_0 = A$ 时,分散相基本不变化,乳剂稳定。即 K_e 绝对值越小,说明分散液滴在离心力作用下上浮或下沉得越少,此乳剂越稳定。本法可作为研究乳剂稳定性的定量方法。

第五节　其他液体制剂 ℮

（南方医科大学　蔡　铮）

思考题

1. 简述低分子溶液型液体制剂的特点。
2. 简述酊剂、醑剂与酏剂的区别。
3. 简述高分子溶液的性质。
4. 简述溶胶的结构与性质。
5. 简述混悬剂的质量要求与评价方法。
6. 如何增加混悬剂的稳定性?
7. 乳剂的制备方法有哪些?
8. 简述乳剂的质量要求与评价方法。
9. 乳剂的不稳定性有哪些表现?

数字课程学习……

▶▶ 章小结　　⤓ 教学 PPT　　◈ 推荐阅读　　✍ 自测题

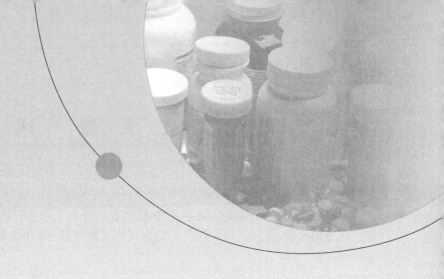

第四章

无 菌 制 剂

第一节　概　　述

广义的无菌制剂包括无菌制剂和灭菌制剂,是指法定药品标准中列有无菌检查项目的制剂,是直接注入人体血液系统和特定器官组织或直接用于创伤面、黏膜等特定部位的一类制剂,如注射剂、眼用制剂等。这类制剂需在生产中对环境及整个工艺过程进行严格控制。无菌制剂按生产工艺可分为两类:采用终端灭菌工艺的为最终灭菌产品;部分或全部工序采用无菌生产工艺的为非最终灭菌产品。

一、无菌制剂的定义

1. 灭菌制剂(sterile preparation)　通常采用物理或化学等方法杀灭或除去制剂中所有活的微生物的一类药物制剂;目前临床上广泛使用的注射剂、滴眼剂等大多数属于这类制剂。

2. 无菌制剂(aseptic preparation)　这里指的是狭义的无菌制剂,指在无菌环境中采用无菌操作法或无菌技术制备的不含任何活的微生物的一类药物制剂。通常由一些对热稳定性差的药物、蛋白质、核酸和多肽等生物大分子药物制备而成。

二、无菌制剂分类

广义的无菌制剂主要包括:①注射剂,如小容量注射剂、大容量注射剂(大输液)、冻干粉针等。②眼用制剂,如滴眼液、洗眼液、眼膏剂、眼膜剂、眼丸剂等。③植入剂,如植入片、植入棒、植入丸、植入膜等。④手术用制剂,如止血海绵和骨蜡等。⑤创面用制剂,用于外伤、烧伤及溃疡等创面,如溶液、凝胶、软膏和气雾剂等。

第二节　制药用水的制备技术

一、制药用水的制备

(一)制药用水分类和质量要求

水是药物生产中用量大、使用广的一种辅料,用于生产过程及药物制剂的制备。《中国药典》2020年版根据水的使用的范围不同,把制药用水分为饮用水、纯化水、注射用水与灭菌注射用水。应根据各生产工序或使用目的与要求选用适宜的制药用水。制药用水的原水(raw water)通常为饮用水。

1. 饮用水(drinking water)　为天然水经净化处理所得的水,其质量必须符合现行中华人民共和国国家标准《生活饮用水卫生标准》。饮用水可作为药材净制时的漂洗、制药用具的粗洗用水。除另有规定外,也可作为饮片的提取溶剂。

2. 纯化水(purified water)　为饮用水经蒸馏法、离子交换法、反渗透法或其他适宜方法制备的水,不含任何附加剂,其质量应符合纯化水项下的规定。纯化水可作为配制普通药物制剂用的溶剂或试验用水,中药注射剂、滴眼剂等灭菌制剂所用饮片的提取溶剂,外用制剂配制用溶剂或稀释剂,非灭菌制剂用器具的精洗用水。必要时也用作非灭菌制剂用饮片的提取溶剂。纯化水不得用于注射剂的配制与稀释。纯化水有多种制备方法,制备过程中应严格监测各生产环节,防止微生物污染,确保使用点的水质,一般应临用前制备。

3. 注射用水(water for injection) 为纯化水经蒸馏所得的水,应符合细菌内毒素试验要求。注射用水必须在防止细菌内毒素产生的设计条件下生产、贮藏及分装,其质量应符合注射用水项下的规定。注射用水可作为配制注射剂、滴眼剂等的溶剂或稀释剂及容器的精洗。为保证注射用水的质量,应减少原水中的细菌内毒素,必须随时监控蒸馏法制备注射用水的各生产环节,并防止微生物的污染。应定期清洗与消毒注射用水系统与输送设备。注射用水的贮存方式和静态贮存期限应经过验证确保水质符合质量要求,例如可以在80℃以上保温或70℃以上保温循环,或4℃以下的状态下存放。

4. 灭菌注射用水(sterile water for injection) 为注射用水按照注射剂生产工艺制备所得,不含任何添加剂。主要用于注射用灭菌粉末的溶剂或注射剂的稀释剂。其质量符合灭菌注射用水项下的规定。灭菌注射用水灌装规格应适应临床需要,避免大规格、多次使用造成的污染。

(二) 制药用水制备方法

蒸馏法是制备注射用水最可靠最经典的方法。《中国药典》要求供蒸馏法制备注射用水的水源应为纯化水,故原水需要进行过滤、去离子等过程纯化后方可使用。原水的处理方法有反渗透法、离子交换法、电渗析法等。

1. 反渗透法(reverse osmosis method) 原理如图4-1所示。当两种不同浓度的水溶液(如纯水和盐溶液)用半透膜隔开时,稀溶液中的水分子通过半透膜向浓溶液一侧自发流动,这种现象叫渗透。由于半透膜只允许水分子通过而其他分子不能通过,因而渗透作用的结果,可使浓溶液一侧的液面逐渐升高,水柱静压不断增大,达到一定程度时,液面不再上升,渗透达到动态平衡,这时浓溶液和稀溶液之间的静压差即为渗透压。若在盐溶液一侧施加一个大于该溶液渗透压的压力,则盐溶液中的水将向纯水一侧渗透,我们把这一过程称反渗透,反渗透的结果能使水从浓溶液中分离出来。

反渗透法是20世纪60年代发展起来的技术,《美国药典》从19版开始就收载了此法作为制备注射用水的法定方法之一。本法具有耗能低,水质高,设备使用及保养方便等优点。使用一级反渗透装置能除去90%～95%的一价离子,98%～99%的二价离子,同时还能除去微生物和病毒。但除去氯离子的能力达不到药典的要求,因此需要至少二级反渗透系统才能制备注射用水。

2. 离子交换法(ion exchange method) 是处理原水的常用方法。是通过离子交换树脂除去水中无机离子,也可除去部分细菌和热原。纯化水常用的树脂有732型苯乙烯强酸性阳离子交

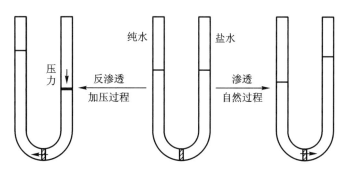

图4-1 渗透与反渗透原理示意图

换树脂（R-SO₃⁻H⁺）及 717 型苯乙烯强碱性阴离子交换树脂[R-N⁺(CH₃)₃OH⁻]。

生产中一般采用联合床的组合形式，即阳离子交换树脂 → 阴离子交换树脂 → 阴、阳离子混合树脂。可在阳离子交换树脂后加一脱气塔，将经过阳离子交换树脂产生的二氧化碳除去以减轻阴离子交换树脂的负担。初次使用新树脂应进行处理与转型，因为出厂的阳离子交换树脂为钠型（R-SO⁻Na⁺），阴离子交换树脂为氯型[R-N⁺(CH₃)₃Cl⁻]。当交换水质量下降时，需对树脂进行再生。水质一般采用比电阻控制，要求经离子交换树脂制得的纯化水，比电阻大于 1 MΩ·cm。本法的特点为设备简单、节约燃料与冷却水，成本低，水的化学纯度高。经离子交换树脂制得的纯化水可作为普通制剂的溶剂，或供制备注射用水，或用于注射剂包装容器的中间洗涤。

3. 电渗析法（electrodialysis method）　电渗析法是依据离子在电场作用下定向迁移和交换膜的选择透过性而除去离子。这种方法不需要消耗离子交换树脂再生所用的酸和碱，较离子交换法经济，但制得的水纯度较低，比电阻一般可为 5 万 ~ 10 万 Ω·cm。

4. 蒸馏法（distillation method）　是制备注射用水的常用方法。蒸馏水器（water distiller）有多种式样，小量生产一般用塔式蒸馏水器，大量生产时常用多效蒸馏水器或气压式蒸馏水器。目前常用的有以下几种。

（1）塔式与亭式蒸馏水器　塔式蒸馏水器的结构如图 4-2 所示，其结构主要由蒸发锅、隔沫装置和冷凝器三部分组成。其工作原理为，首先在蒸发锅内放入大半锅纯化水，打开进气阀，由锅炉来的蒸汽经蒸汽选择器除去夹带的水珠后进入蛇形管进行热交换，在使锅中水加热的同时本身变成回汽水喷入废气排除器中，此时部分水蒸气及废气（二氧化碳、氨等）从废气排除器的小孔排除，回汽水流入蒸发锅补充已蒸发的水量，过量的水由溢流管排除。蒸发锅中的单蒸水被蛇形管加热，产生二次蒸汽并通过隔沫装置（由中性玻璃管及挡板组成），蒸汽中夹带的沸腾泡沫及大部分的雾滴首先被玻璃管阻挡，流回蒸发锅；继续上升的蒸汽，其中的雾滴被挡板再一次截留而蒸汽则绕过挡板上升至第一冷凝器。蒸汽在第一冷凝器冷凝后落于挡板并汇集于挡板周围的凹槽而流入第二冷凝器中继续冷却为重蒸馏水。该法产量可达 50 ~ 100 L/h，但缺点是热能未能充分利用，并需要耗费较多的冷却水。

亭式蒸馏水器的工作原理与塔式蒸馏水器相同而且目前已少用。

（2）多效蒸馏水器　是制备注射用水的主要设备，其结构主要由蒸馏塔、冷凝器及控制元件组成，结构示意图见图 4-3。五效蒸馏水器的工作原理为：进料水（纯化水）进入冷凝器被塔 5 进来的蒸汽预热，再依次通过塔 4、塔 3、塔 2 及塔 1 上部的盘管而进入 1 级塔，这时进料水温度可达 130℃或更高。在 1 级塔内，进料水被高压蒸汽（165℃）进一步加热，部分迅速蒸发，蒸发的蒸汽进入 2 级塔作为 2 级塔的热源，高

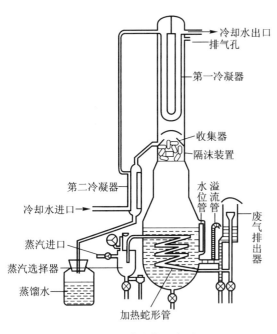

图 4-2　塔式蒸馏水器

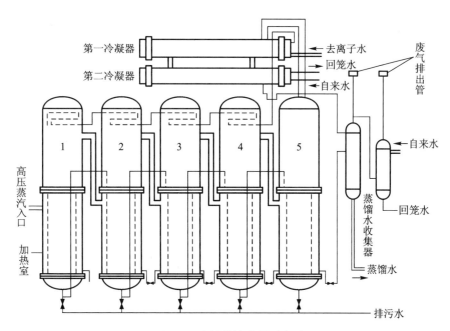

图 4-3 多效蒸馏水器示意图

压蒸汽被冷凝后由器底排除。在 2 级塔内,由 1 级塔进入的蒸汽将 2 级塔的进料水蒸发而本身冷凝为蒸馏水,2 级塔的进料水由 1 级塔经压力供给,3 级、4 级和 5 级塔经历同样的过程。最后,由 2 级、3 级、4 级、5 级塔产生的蒸馏水加上 5 级塔的蒸汽被第一及第二冷凝器冷凝后得到的蒸馏水(80℃)均汇集于收集器即成为注射用水。多效蒸馏水器的产量可达 6 000 kg/h。本法的特点是耗能低,质量优,产量高及自动控制等。

(3) 气压式蒸馏水器 主要由自动进水器、加热室、蒸发室、冷凝器及蒸汽压缩机等组成。其通过蒸汽压缩机使热能得到充分利用,也具有多效蒸馏水器的特点,但电能消耗较大。

注射用水收集器应采用密闭收集系统。收集前,弃去初馏液后,检查氯化物、重金属、pH、铵盐及热原是否合格,并在生产中定期检查。注射用水需 80℃保温贮存或 65℃保温循环或 4℃以下存放,但贮放时间一般不超过 12 h。

5. 综合法 采用综合法制备注射用水,是将前述各种水处理技术按照各自的特点进行有效组合,可以提高注射用水的质量。具体组合的方式有多种,主要根据原水质量、设备环境和工艺要求进行。常用的组合方式为:自来水→砂滤器→药用炭过滤器→细过滤器→电渗析装置或反渗透装置→阳离子交换树脂床→脱气塔→阴离子交换树脂床→混合树脂床→多效蒸馏水机→热贮水器(80℃)→注射用水。

二、热原的去除

(一) 热原的含义及组成

热原(pyrogen)是注射进入人体能引起致热反应的物质。主要是微生物产生的一种内毒素(endotoxin),它存在于细菌的细胞壁和固体膜之间。热原是由磷脂、脂多糖及蛋白质组成的复合物,其中脂多糖(lipopolysaccharide,LPS)是内毒素的主要成分,具有极强的致热活性。脂多糖的组成因菌种不同而异,如从大肠埃希菌(大肠杆菌)分离出来的脂多糖中含有68%～69%多糖(主要由葡萄糖、半乳糖、庚糖、氨基葡萄糖及鼠李糖组成),12%～13%的类脂化合物,7%的有机磷化合物和其他一些成分。热原的相对分子质量为10^6左右,大小为1～5 nm。含有热原的注射液,特别是输液输入体内会引起热原反应,注射后大约0.5 h,人体即产生发冷、寒战、体温升高、出汗、恶心、呕吐等不良反应;有时体温可升至40℃,严重者出现昏迷、虚脱,甚至危及生命。

(二) 热原的性质

1. 耐热性　热原60℃加热1 h不受影响,100℃加热也不发生分解,120℃加热4 h能破坏98%左右,在180～200℃干热2 h或250℃干热45 min、650℃干热1 min可被彻底破坏。由此可见,通常注射剂的灭菌条件不足以破坏热原,必须引起注意。

2. 水溶性　热原由于磷脂结构上连接有多糖使其具有水溶性,这是水可受热原污染的原因。

3. 不挥发性　热原溶于水但其本质是脂多糖,因此没有挥发性,不会随水蒸气挥发,这是采用蒸馏法制备注射用水的依据。

4. 滤过性　热原体积小,在1～5 nm之间,故注射剂的常规滤器不能将其截留。

5. 其他　热原能被强酸、强碱破坏,也能被强氧化剂如高锰酸钾及过氧化氢氧化,超声波及某些表面活性剂也能使之失活。

(三) 热原污染的途径

1. 注射用水　注射用水含热原是注射剂污染的主要原因。制备注射用水时,蒸馏器结构不合理,不能完全阻挡细小水滴随水蒸气一起进入蒸馏水中;另外,蒸馏器的渗漏未能及时发现、操作不当及注射用水贮藏时间过长均会由于水受到污染而带入热原。

2. 原辅料　药物容易滋长微生物,如葡萄糖因存放时间长或包装不严而致热原污染。有的原料药,如右旋糖酐、水解蛋白、血浆制品或抗生素因纯化不够,未除尽包括致热物质在内的杂质而引入热原。

3. 容器、用具、管道和装置等　使用前未按要求洗净或灭菌,用后未及时清洗,使经过的药液被热原污染。

4. 制造过程及生产环境　注射剂在制造过程中,由于操作人员未能严格按照操作工艺生产,操作时间过长,产品不能及时灭菌或灭菌不符合要求都增加污染细菌机会而产生热原。另外,车间空气洁净度、温度、湿度等不符合要求,使操作室有细菌污染。注射剂的工艺复杂、操作时间长,每个环节均能被污染而带入热原,因此必须严格操作规程。

5. 输液器具　有时注射液本身并不含有热原,而是由于输液器具(如输液吊瓶、胶管、注射用针头、针筒等)未处理干净。

(四) 除去热原的方法

1. 除去药液中热原的方法

(1) 离子交换法　热原在水溶液中带负电荷,可被阴离子交换树脂交换,但树脂易饱和,需经常再生。

(2) 凝胶过滤法　凝胶为一分子筛,利用热原与药物相对分子质量的差异,将两者分开。但当两者相对分子质量相差不大时,不宜使用。

(3) 超滤法　超滤膜的膜孔仅为3～15 nm,故可有效去除药液中的细菌与热原。

（4）药用炭吸附法 即在配液时加入 0.1%~0.5%（溶液体积）的针用一级药用炭,煮沸并搅拌 15 min,即能除去大部分热原,而且药用炭还有脱色、助滤、除臭作用。但药用炭也会吸附部分药液,故使用时应过量投料,但小剂量药物不宜使用。

但活性炭的加入可能导致药液中增加氯化物,硫酸盐,金属等杂质,甚至不溶性微粒不合格等问题。现行生产过程中更主张通过控制原辅料、设备管道、生产环境等来控制产品的热原水平。

2. 除去器具上热原的方法

（1）酸碱法 因热原能被强酸、强碱或强氧化剂等破坏,所以玻璃容器、用具及输液瓶等均可使用重铬酸钾硫酸清洁液浸泡以破坏热原。

（2）高温法 注射用针头、针筒及玻璃器皿等,先洗涤洁净烘干后,再在 180℃加热 2 h 或 250℃加热 45 min 以上,以处理破坏热原。

3. 除去溶媒中热原的方法

（1）蒸馏法 利用热原的不挥发性来制备注射用水,但热原又具有水溶性,所以蒸馏器要有隔沫装置,挡住雾滴的通过,避免热原进入蒸馏水中。

（2）反渗透法 用醋酸纤维素膜和聚酰胺膜制备注射用水可除去热原,与蒸馏法相比,具有节约热能和冷却水的优点。

（五）热原的检查

1. 热原检查（家兔法） 由于家兔对热原的反应与人基本相似,家兔法为各国药典规定的检查热原的法定方法。

《中国药典》2020 年版规定的热原检查法系将一定剂量的供试品,静脉注入家兔体内,在规定时间内,观察家兔体温升高的情况,以判定供试品中所含热原的限度是否符合规定。

检查结果的准确性和一致性取决于试验动物的状况、试验室条件和操作的规范性。家兔法试验结果接近人体真实情况,但操作繁琐费时,不能用于注射剂生产过程中的质量监控,且不适用于放射性药物、肿瘤抑制剂等细胞毒性药物制剂。

2. 细菌内毒素检查法（鲎试剂法） 细菌内毒素检查法系利用鲎试剂来检测或量化由革兰氏阴性菌产生的细菌内毒素,以判断供试品中细菌内毒素的限量是否符合规定的一种方法。细菌内毒素的量用内毒素单位（EU）表示。

细菌内毒素检查包括凝胶法和光度测定法两种方法,前者利用鲎试剂与细菌内毒素产生凝集反应的原理来检测或半定量内毒素,后者包括浊度法和显色基质法,系分别利用鲎试剂与内毒素反应过程中的浊度变化及产生的凝固酶使特定底物释放出呈色团的多少来测定内毒素。

鲎试剂法检查细菌内毒素的灵敏度比家兔法灵敏,操作简单易行,结果迅速,适用于注射剂生产过程中的热原控制和家兔法不能检测的某些细胞毒性药物制剂,但其对革兰氏阴性菌以外的内毒素不灵敏,鲎试剂法不能完全代替家兔法。

第三节 液体过滤技术

一、概述

过滤（filtration）是利用过滤介质截留液体中混悬的固体颗粒而达到固液分离的操作。液固混合物的过滤在压差(包括重力造成的压差)或离心力作用下进行。通常,将待过滤的混合物称为滤浆,穿过过滤介质的澄清液称为滤液,被截留的固体颗粒层称为滤饼。过滤是制备注射液、滴眼液等灭菌制剂工艺中必不可少的重要单元操作。

二、过滤机制与影响因素

(一)过滤机制

根据固体粒子在滤材中被截留的方式不同,滤过机制分为如下三种。

1. 过筛作用　起过筛作用的介质有微孔膜、超滤膜和反渗透膜等。

2. 深层截留　分离过程发生在介质的"内部",粒径小于过滤介质孔径的固体粒子在过滤过程中进入介质的深层而起截留分离的作用。可能是由于惯性、重力、扩散等作用而沉积在空隙内部搭接形成所谓"架桥"或滤渣层,也可能由于静电力或范德华力而被吸附于孔隙内部。如砂滤棒、垂熔玻璃漏斗、多孔陶瓷、石棉滤过板等属于此种滤过机制。

3. 滤饼滤过　固体粒子聚集在滤过介质表面上起滤饼作用,由于过滤介质的架桥作用,过滤开始时在过滤介质上形成初始滤饼层,在继续过滤过程中,逐渐增厚的滤饼层起拦截颗粒的作用。

(二)影响滤过的因素

过滤速率指单位时间通过单位面积的滤液量。表面滤过和深层滤过的滤过速率与阻力主要由滤过介质所控制,药液中固体粒子含量少于 0.1% 时,属于该种情况,如注射液的滤过,除菌滤过等。药液中固体含量大于 1% 时,如浸出液的滤过等,属于滤饼滤过,滤过的速率和阻力主要受滤饼的影响。一般来说,滤饼滤过具有较大的阻力,液体由间隙滤过。假定其为均匀的毛细管束,则液体的流动符合 Poiseuile 公式:

$$V = \frac{P\pi r^4 t}{8\eta L} \tag{4-1}$$

式中,V 为液体的滤过体积,P 为滤过时的操作压力(或滤床面上下压差),r 为毛细管半径,t 为滤过时间,η 为滤液黏度,L 为滤层厚度。V/t 即为过滤速率,由此可知影响过滤速率的因素有:①过滤的操作压力:压力越大,则滤速越快(假设滤渣层在一定压力范围内不可压实);②滤液黏度:黏度越大,滤速越慢;③孔隙大小:孔隙越窄,阻力越大,滤速越慢;④滤材中毛细管长度和半径:滤速与毛细管长度成反比,故沉积滤饼的量越多,则阻力增大,滤速越慢;滤材中毛细管半径对滤过的影响很大,毛细管越细,阻力增大,不易滤过。

因此,增加滤速的方法有:①介质上方加压或介质下方减压以提高压力差;②升高滤液温度以降低黏度;③先进行预滤,以减少滤饼厚度;④选用助滤剂。助滤剂是具有多孔性、不可压缩性的滤过介质,阻止沉淀物接触和滤过介质孔眼被堵塞,保持一定孔隙率,减少阻力,从而起到助滤的作用。常用的助滤剂有:纸浆、硅藻土、滑石粉、药用炭等。常采用加压或减压滤过法,而液体的黏度随温度的升高而降低,因此常采用趁热滤过。

三、滤器种类与特点

滤器是对液体或者气体进行过滤用的一种装置。滤器可分为膜滤器、压滤器、粉末烧结滤器、超滤器、粗滤器、沙滤器、洗滤器等。在注射剂生产上,按其截留能力可归类为粗滤(预滤)及精滤(末端滤过)。常用的粗滤滤器包括砂滤棒、板框式压滤器、钛滤器;精滤滤器包括垂熔玻璃滤器、微孔膜滤器、超滤膜滤器。

(一) 砂滤棒

砂滤棒为多孔陶瓷原料经高温烧结而成,通过许多细微孔发挥过滤作用。国产主要有两种,一种是硅藻土滤棒,由白黏土、白陶土等在高温烧结而成,主要成分是二氧化硅、氧化铝。根据自然滤速分为粗号(500 mL/min 以上),中号(500~300 mL/min)及细号(300 mL/min 以下)三种规格。此种滤过器质地较松散,一般适用于黏度高、浓度较大滤液的滤过。另一种是多孔素瓷滤棒,由白陶土烧结而成,质地致密,滤速慢,适用于低黏度液体的滤过。

砂滤棒价廉易得,滤速快,但易于脱砂,对药液吸附性强,吸留药液多,难于清洗,且可能改变药液 pH 等。注射剂生产中一般作粗滤之用。

(二) 垂熔玻璃滤器

垂熔玻璃滤器系用硬质玻璃细粉烧结而成。式样有垂熔玻璃漏斗、垂熔玻璃滤球和垂熔玻璃滤棒三种。规格有 1~6 号,随厂家不同代号不同。垂熔玻璃滤过器在注射剂生产中常作精滤或膜滤前的预滤。常见的垂熔玻璃滤过器,3 号(15~40 μm)多用于常压滤过,4 号(5~15 μm)可用于减压或加压滤过,6 号(1.5 μm)用于无菌滤过。

垂熔玻璃滤器的特点是化学稳定性强,除强碱与氢氟酸外几乎不受化学药品的腐蚀,对药液的 pH 无影响;滤过时无渣脱落,对药物无吸附作用;易于清洗,可以热压灭菌等。但价格较贵,脆而易破,操作压力不能超过 98 kPa。使用前先用水抽洗,然后用重铬酸钾硫酸洗液浸泡处理,最后用水抽洗除去硫酸洗液并用注射用水洗至中性。使用后也需将其中积存的药物及杂质冲洗干净。

(三) 微孔膜滤器

微孔膜是用高分子材料制成的薄膜滤过介质。在薄膜上分布有大量的穿透性微孔,孔径为0.025~14 μm,分成多种规格。其特点是:孔径小、均匀、截留能力强;质地轻而薄(0.1~0.15 mm)而且孔隙率高(微孔体积占薄膜总体积的 80% 左右),药液通过薄膜时阻力小、滤速快,与同样截留指标的其他滤过介质相比,滤速快 40 倍;滤过时无介质脱落也不影响药液的 pH;滤膜吸附性少,不滞留药液;滤膜用后弃去,药液之间不会产生交叉污染等。但易堵塞及有些纤维素类滤膜稳定性不理想。微孔膜主要用于注射剂的精滤或末端滤过,也可用于除菌滤过,细菌、癌细胞、寄生虫等检验。

根据高分子材料不同,微孔膜有多个品种,其适用范围也不尽相同。醋酸纤维素膜可用于无菌滤过,检验分析测定,如滤过低相对分子质量的醇类、水溶液、酒类、油类等;硝酸纤维素膜具有不耐酸碱,溶于有机溶剂的特点,可以在 120℃、30 min 热压灭菌,适用于水溶液、空气、油类、酒类除去微粒和细菌;其他还有聚碳酸酯膜、聚砜膜、聚氯乙烯膜、聚乙烯醇、聚丙烯膜等多种滤膜等。

微孔膜的孔径小,滤过时需加较大压力,必须安装于密闭的膜滤器中使用。微孔膜滤过器的安装方式有两种,即圆盘形微孔膜滤器(单层板式压滤器)和圆筒形微孔膜滤器。常用的圆盘形微孔膜滤器如图 4-4 所示,由底板、底板垫圈、多孔筛板(支撑板)、微孔膜、盖板垫圈及盖板等部件所组成。滤器器材有聚乙烯、聚碳酸酯、不锈钢、聚四氟乙烯等。滤膜安放时,反面朝向被滤过液体有利于防止膜的堵塞。安装前,滤膜应放在注射用水中浸渍润湿 12 h(70℃)以上。安装时,滤膜上还可以加 2 ~ 3 层滤纸,以提高滤过效果。圆筒形微孔膜滤器由一根或多根折叠微孔滤过管组成,将滤过管密封在耐压滤过筒内制成。此种过滤器面积大,适于大量生产。

(四)超滤膜滤器

超滤膜是有机高分子聚合物制成的多孔膜,能截留溶液中的高分子及胶体微粒,截留的粒径范围为 1 ~ 10 nm,因此,超滤膜可除去热原。超滤膜的孔径以截留的相对分子质量来表示,如相对分子质量截留值为 1 万的超滤膜,能截留溶液中相对分子质量 1 万以上的高分子及大小相当的胶体微粒。虽然超滤膜截留能力强,但易出现浓差极化及产生次级膜。浓差极化即受到拦截的溶质在膜前堆积,形成高浓度区,然后,这些溶质借助浓度差扩散的方式返回溶液主体,结果降低膜的截留能力。对于高浓度的蛋白质、多糖等含亲水基团的溶液,由于在膜表面形成凝胶层,起次级膜的作用对溶剂流动产生阻力,这时,即使再增加压力,也不能增加溶剂通量。减少浓差极化及次级膜的影响,一般采用强化搅拌、提高流速及薄层层流等措施。

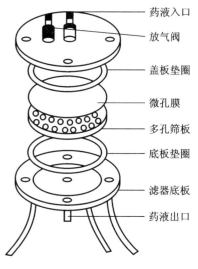

右侧标注(从上到下):
药液入口
放气阀
盖板垫圈
微孔膜
多孔筛板
底板垫圈
滤器底板
药液出口

图 4-4　圆盘形微孔膜滤器

四、常见的过滤方式

(一)高位静压滤过装置

此种装置适用于生产量不大、缺乏加压或减压设备的情况,特别在有楼房时,药液在楼上配制,通过管道滤过到楼下进行灌封。此法压力稳定,质量好,但滤速慢。

(二)减压滤过装置

此法适应于各种滤器,设备要求简单,但压力不够稳定,操作不当,易使滤层松动,影响质量。一般可采用如图 4-5 所示的滤过装置,先经滤棒和垂熔玻璃滤球预滤,再经膜滤器精滤,此装置可以进行连续滤过,整个系统都处在密闭状态,药液不易污染,但进入系统中的空气必须经过滤过。

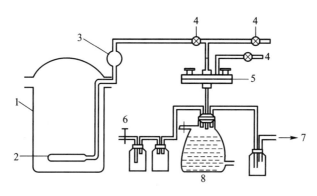

图 4-5　减压滤过装置

1. 配液缸　2. 滤棒　3. 滤球　4. 阀　5. 膜滤器　6. 进气阀　7. 抽气口　8. 贮液瓶

(三) 加压滤过装置

加压滤过装置多用于药厂大量生产,其压力稳定、滤速快、质量好、产量高。由于全部装置保持正压,如果滤过时中途停顿,对滤层影响也较小,同时外界空气不易漏入滤过系统。但此法需要离心泵和压滤器等耐压设备,适于配液、滤过及灌封工序在同一平面的情况。无菌滤过宜采用此法,有利于防止污染。加压滤过装置如图 4-6 所示,也可改用耐压的密闭配液缸,在配液缸上用氮气或压缩空气加压滤过,这种情况则不需要离心泵,从而避免了泵对药液的污染。注射液先经砂滤棒与垂熔玻璃滤器预滤后,再经微孔膜精滤。工作压力一般为 98.06 kPa(1 kg/cm²),滤液质量良好。这种装置还可检查滤过系统的严密性。检查方法如下:首先让一定量的药液通过膜滤器,必须让滤膜全部湿润,关闭进液阀停止药液进入,打开通入氮气的两个阀门通入氮气或压缩空气。使其压力在该滤膜气泡点以下约 32.36 kPa(0.33 kg/cm²)关闭最右侧的阀,保持 15 min,如压力表所指示的压力不变,则表示膜滤器不漏气或膜没有破裂,若压力表所示的压力下降,则表示膜滤器装置不严或膜破裂。我国《药品生产质量管理规范》已将滤膜使用前后作严密性检查列入有关规定。

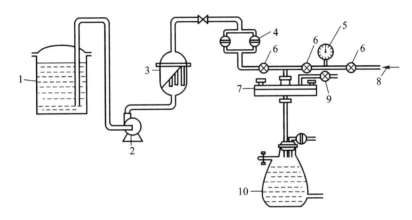

图 4-6　加压滤过装置

1. 配液缸　2. 离心泵　3. 滤器　4. 滤球　5. 压力表　6. 阀
7. 膜滤器　8. 空气进口　9. 阀　10. 贮液瓶

第四节　　洁净室和空气净化技术

洁净区为悬浮粒子、微生物数控制在符合药品生产管理规范要求下的区域。洁净室是指一个小的受控房间。药品洁净实验室是指用于药品无菌或微生物检验用的洁净区域、隔离系统及其受控环境。无菌药品生产的人员、设备和物料应通过气锁间进入洁净区,采用机械连续传输物料的,应当用正压气流保护并监测压差。物料准备、产品配制和灌装或分装等操作必须在洁净区内分区域(室)进行。应当根据产品特性、工艺和设备等因素,确定无菌药品生产用洁净区的级别。每一步生产操作的环境都应当达到适当的动态洁净度标准,尽可能降低产品或所处理的物料被微粒或微生物污染的风险。

一、洁净室的净化标准

洁净区的设计必须符合相应的洁净度要求,包括达到"静态"和"动态"的标准。我国现行《药品生产质量管理规范》将无菌药品生产所需的洁净区分为 A、B、C、D 四个级别：

（一）A 级

高风险操作区，如灌装区、放置胶塞桶和与无菌制剂直接接触的敞口包装容器的区域及无菌装配或连接操作的区域，应当用单向流操作台（罩）维持该区的环境状态。单向流系统在其工作区域必须均匀送风，风速为 0.36～0.54 m/s（指导值）。应当有数据证明单向流的状态并经过验证。在密闭的隔离操作器或手套箱内，可使用较低的风速。

（二）B 级

指无菌配制和灌装等高风险操作 A 级洁净区所处的背景区域。

（三）C 级和 D 级

指无菌药品生产过程中重要程度较低的操作步骤的洁净区。以上各级别空气悬浮粒子的标准规定如表 4-1。

此外，应按照 GMP 要求对洁净区的悬浮粒子进行动态监测，洁净区微生物监控的动态标准如表 4-2。

表 4-1　洁净室（区）各级别洁净空气悬浮粒子的标准规定

洁净度级别	悬浮粒子最大允许数（m³）			
	静态		动态 c	
	≥0.5 μm	≥5.0 μm b	≥0.5 μm	≥5.0 μm
A 级 a	3 520	20	3 520	20
B 级	3 520	29	352 000	2 900
C 级	352 000	2 900	3 520 000	29 000
D 级	3 520 000	29 000	不作规定	不作规定

注：a. 为确认 A 级洁净区的级别，每个采样点的采样量不得少于 1 m³。A 级洁净区空气悬浮粒子的级别为 ISO 4.8，以 ≥5.0 μm 的悬浮粒子为限度标准。B 级洁净区（静态）的空气悬浮粒子的级别为 ISO 5，同时包括表中两种粒径的悬浮粒子。对于 C 级洁净区（静态和动态）而言，空气悬浮粒子的级别分别为 ISO 7 和 ISO 8。对于 D 级洁净区（静态）空气悬浮粒子的级别为 ISO 8。测试方法可参照 ISO 14644-1。b. 在确认级别时，应当使用采样管较短的便携式尘埃粒子计数器，避免≥5.0 μm 悬浮粒子在远程采样系统的长采样管中沉降。在单向流系统中，应当采用等动力学的取样头。c. 动态测试可在常规操作、培养基模拟灌装过程中进行，证明达到动态的洁净度级别，但培养基模拟灌装试验要求在"最差状况"下进行动态测试。

表 4-2　洁净区微生物监测的动态标准 a

洁净度级别	浮游菌（CFU/m³）	表面微生物		
		沉降菌（90 mm）（CFU/4 h b）	接触碟（55 mm）（CFU/ 碟）	5 指手套（CFU/ 手套）
A 级	< 1	< 1	<1	<1
B 级	10	5	5	5
C 级	100	50	25	—
D 级	200	100	50	—

注：a. 表中各数值均为平均值。b. 单个沉降碟的暴露时间可以少于 4 h，同一位置可使用多个沉降碟连续进行监测并累积计数。

无菌药品的生产操作环境可参照表 4-3 和表 4-4 的示例进行选择。

表 4-3 最终灭菌药品的生产操作环境参照示例

洁净度级别	最终灭菌药品生产操作示例
C 级背景下的局部 A 级	高污染风险 a 的产品灌装（或灌封）
C 级	1. 产品灌装（或灌封）
	2. 高污染风险 b 产品的配制和过滤
	3. 眼用制剂、无菌软膏剂、无菌混悬剂等的配制、灌装（或灌封）
	4. 直接接触药品的包装材料和器具最终清洗后的处理
D 级	1. 轧盖
	2. 灌装前物料的准备
	3. 产品配制（指浓配或采用密闭系统的配制）和过滤
	4. 直接接触药品的包装材料和器具的最终清洗

注：a. 此处的高污染风险是指产品容易长菌、灌装速度慢、灌装用容器为广口瓶、容器须暴露数秒后方可密封等状况。b. 此处的高污染风险是指产品容易长菌、配制后需等待较长时间方可灭菌或不在密闭系统中配制等状况。

表 4-4 非最终灭菌药品的无菌生产操作示例

洁净度级别	非最终灭菌药品的无菌生产操作示例
B 级背景下的 A 级	1. 处于未完全密封 a 状态下产品的操作和转运，如产品灌装（或灌封）、分装、压塞、轧盖 b 等
	2. 灌装前无法除菌过滤的药液或产品的配制
	3. 直接接触药品的包装材料、器具灭菌后的装配及处于未完全密封状态下的转运和存放
	4. 无菌原料药的粉碎、过筛、混合、分装
B 级	1. 处于未完全密封 a 状态下的产品置于完全密封容器内的转运
	2. 直接接触药品的包装材料、器具灭菌后处于密闭容器内的转运和存放
C 级	1. 灌装前可除菌过滤的药液或产品的配制
	2. 产品的过滤
D 级	直接接触药品的包装材料、器具的最终清洗、装配或包装、灭菌

注：a. 轧盖前产品视为处于未完全密封状态。b. 根据已压塞产品的密封性、轧盖设备的设计、铝盖的特性等因素，轧盖操作可选择在 C 级或 D 级背景下的 A 级送风环境中进行。A 级送风环境应当至少符合 A 级区的静态要求。

二、空气净化技术

空气净化技术就是指为提高室内空气质量对室内空气污染进行清除的技术。大气中存在各种浮游微粒，如灰尘、纤维、煤烟、花粉、真菌、细菌（附着于尘埃粒子上）等，因此对进入注射剂生产车间特别是洁净区的空气进行净化对保证注射剂的质量具有重要意义，通常对空气的净化采用滤过法。

(一) 空气滤过的机制及影响因素

1. 空气滤过的机制　常用的空气滤过介质为纤维,其滤过的机制主要有以下几种。①惯性作用:当尘粒随空气通过纤维的弯曲通道时,由于尘粒的惯性与纤维碰撞而被附着,且随气流速率及尘粒粒径的增加而增大。②扩散作用:当尘粒随空气围绕纤维表面作布朗运动时,因扩散作用用与纤维接触而被附着。这一作用在尘粒较小,空气流速较低时更为明显。③拦截作用:当随空气通过纤维的尘粒粒径大于纤维间的间隙时被纤维截留。④静电作用:当尘粒随空气通过纤维时,由于摩擦产生的静电使尘粒被附着。⑤分子间范德华作用力:尘粒与纤维之间的分子间范德华力也能使其被附着于纤维之间。

2. 影响空气滤过的因素　包括以下几个方面。①尘粒粒径。②滤过风速。③纤维直径与密实性。④附尘作用。

(二) 空气滤过器

空气滤过器常由单元滤过器(滤材装进金属或木质框架内制成的滤过单元)组成,用时将单个或多个单元滤过器组装到通风管或通风柜的空气滤过箱内。单元滤过器一般可分为:板式、楔式、袋式和折叠式空气滤过器。

1. 板式空气滤过器　把滤材装到用木质、金属或塑料等制成的框架内,两侧用金属网压紧形成平面状,是最简单常用的滤过器。通常置于上风侧的新风滤过,主要滤除粒径大于 5 μm 的浮尘,同时可以防止中、高效滤过器被大粒子堵塞,延长中、高效滤过器的寿命。

2. 楔式和袋式空气滤过器　将平板状滤材交错摆放成楔状的滤过器称楔式空气滤过器。

把滤材做成细长的袋子,然后装入框架内,此种滤过器称为袋式空气滤过器。两者外形、结构相似,仅滤材不同。均常用于中效滤过,滤除大于 1 μm 的浮尘,一般置于高效滤过器之前。滤材有玻璃纤维、新型无纺布等,具有阻力小、滤过效率高、风量大、容尘量大、质量轻等特点。

3. 折叠式空气滤过器　将较薄的垫块状滤材折叠装入框架内,并且采用波纹形分隔板夹在滤材之间,保持滤材褶与褶之间的间隙,支持手风琴状的滤材,防止滤材变形。滤材为超细玻璃纤维密褶而成。该滤过器滤过面积大,减小通过滤材的有效风速,对微米级尘粒捕集效率高,用于高效滤过,主要滤除小于 1 μm 的浮尘,对粒径 0.3 μm 的尘粒的滤过效率在 99.97% 以上。一般装于通风系统的末端,必须在中效滤过器保护下使用。其特点是效率高、阻力大、不能再生、有方向性(正反方向不能倒装)。

(三) 空气滤过器的性能参数

1. 面速　指滤过器断面上通过的气流速率(m/s),反映滤过器通过气体的能力。

2. 滤速　指滤材面积上通过的气流速率(m/s 或 cm/s),反映滤材的通过气体能力。

3. 滤过效率 η　反映滤除去的含尘量,是滤过器的主要参数之一。

4. 穿透率 K　指滤过后和滤过前的含尘浓度比,表面滤过器没有滤除的含尘量。

5. 净化系数 K_c　表明滤过后含尘浓度降低的程度,是穿透率的倒数。

6. 滤过器阻力　以滤过器进出口处的压差表示。滤过器的阻力随容尘量的增加而增大,当阻力增大到最初阻力的两倍时,更换或清洗滤过器。

7. 容尘量　指滤过器允许积尘量的最大值。超过容尘量阻力增大或捕集的尘粒再次飞扬到洁净空气中,会降低滤过效率。一般容尘量定为阻力增大到最初阻力的两倍或滤过效率降至初值的 85% 以下的积尘量。

(四) 洁净室的设计与管理

制药企业应按照药品生产种类、剂型、生产工艺和要求等,将生产厂区合理划分区域。通常可分为一般生产区、控制区、洁净区和无菌区。洁净区的设计必须符合相应的洁净度要求,包括达到"静态"和"动态"的标准。

1. 洁净室的设计　洁净区一般由洁净室、风淋、缓冲室、更衣室、洗澡间和厕所等区域构成。各区域的连接必须在符合生产工艺的前提下,明确人流、物流和空气流的流向(洁净度从高→低),确保洁净室内的洁净度要求。

洁净室设计的基本原则是:①洁净室内设备布局尽量紧凑,以减少洁净室的面积;②洁净室内一般不设窗户;③同级别洁净室尽可能相邻;④不同级别的洁净室由低级向高级安排,各级洁净室之间的正压差一般为 10 Pa 左右;⑤相连的房间之间应设隔门,门的开启方向朝向洁净度高的房间;⑥洁净室的门要求密闭,人、物进出口处装有气闸;⑦无菌区的紫外灯一般安装在无菌工作区的上侧或入口处。

洁净室对内部结构的要求包括:洁净室的内表面应平整光滑,无裂缝、接口严密,无颗粒物脱落并能耐受清洗和消毒。墙壁与地面及顶棚的连接处宜成弧形,以减少积尘和便于清洁。室内各种管道、灯具、风口及其他公用设施在设计和安装时应避免出现不易清洁的部位。技术夹层及进入室内的管道、风口、灯具与墙壁或顶棚的连接部位均应密封。洁净室内安装的水池、地漏的位置应适宜,不得对制剂造成污染。A 级洁净区内不得设地漏。

洁净室内空气的流动有两种情况:一种是层流的(即室内一切悬浮粒子都保持在层流层中运动);另一种是非层流的(即室内空气的流动是紊流的),装有一般空调系统的洁净室,室内空气的流动属于非层流(紊流),既可使空气中夹带的混悬粒子迅速混合,也可使室内静止的微粒重新飞扬,部分空气还可出现停滞状态。

2. 洁净室的管理　在洁净室内的人是粉尘和细菌的主要污染源。人源性污染物包括皮屑、唾液和纤维等。人的动作增加可明显加剧污染。操作人员必须经风淋、缓冲间、淋浴、更衣、风淋后才能进入洁净室;操作人员的服装需通过缓冲间或传递窗经清洁、灭菌后才能进入;无菌衣应为上下连体式,宜连袜、帽,特别是头发要彻底洗净并不得外露。衣料采用发尘少、不易吸附、不易脱落的密织尼龙和涤纶等。

洁净室的物料经专用通道进入。使用的原料、仪器、设备等在进入洁净室前均需清洁处理。物料进入洁净区有不同的方式。一种是一边灭菌一边传送进入无菌室内(机械传送),如安瓿等可在流水线上经洗涤和灭菌后,由传送带通过洁净区隔墙上的开口送入无菌室内,其中洁净室内保持正压,或在开口上方设有气幕和紫外灭菌灯等;另一种方式是经过贯通无菌室墙壁上的灭菌柜(一端开门于生产区,一端开门于无菌室,相当于传递橱),把物料从生产区装入,经灭菌后从无菌室取出(人工传送)。

要特别注意人流与物流的严格分离,避免交叉污染。洁净室要定期清洁消毒,如每日以消毒清洁剂擦拭门窗、地面、墙面、室内用具及设备外壁,并每周进行室内消毒(如用甲醛蒸熏消毒)。洁净室必须监测温度、湿度、风速、空气压力(室内外压差)、微粒数、菌落数等,高效滤过器每年应测试一次风量,当风量降至原风量的 70% 时,应及时更换。

每种产品必须制定完善的工艺规程,内容包括该产品处方、工艺操作、生产条件、质量标准、注意事项等,并定期进行修订和完善。在生产的每个工序,都必须有详细的生产记录,操作人员要注意签名,保证内容的真实、及时和完整,要有专人进行核对,保存一定的时间备查。

第五节　灭菌和无菌操作技术

灭菌和无菌操作技术的目的是杀灭或除去所有的微生物,是注射剂、输液、滴眼剂等灭菌与无菌制剂质量控制的重要保证。根据各种制剂或生产环境对微生物的限定要求不同,可采取不同措施,如灭菌、无菌操作、消毒、防腐等。

无菌(asepsis)指物品中不含任何活的微生物。一批物品的无菌特性只能相对地通过物品中活微生物的概率低至某个可接受的水平来表述,即非无菌概率(probability of a nonsterile unit,PNSU),或以达到预期的灭菌保证水平(sterility assurance level,SAL)。实际生产过程中,灭菌的目的是将物品中污染微生物的概率下降至预期的灭菌保证水平。最终灭菌物品的非无菌概率不得高于 10^{-6}。已灭菌物品达到的灭菌保证水平可通过验证确定。

灭菌(sterilization)系指用适当的物理或化学手段将物品中活的微生物杀灭或除去的过程。通过灭菌,使物品残存活微生物的概率下降至预期的非无菌概率。本法适用于制剂、原料、辅料及医疗器械等物品。

防腐(antisepsis)指采用物理或化学方法抑制微生物生长繁殖的手段,也称抑菌。对微生物的生长与繁殖具有抑制作用的物质称抑菌剂或防腐剂。

消毒(disinfection)指用物理或化学方法杀灭或除去除芽孢以外的病原微生物的手段。对病原微生物具有杀灭或除去作用的物质称消毒剂。

无菌操作(aseptic processing)指在无菌环境中制备无菌制剂的整个操作过程和方法技术。灭菌物品的灭菌保证不能依赖于最终产品的无菌检验,而是取决于生产过程中采用合格的灭菌工艺、严格的 GMP 管理和良好的无菌保证体系。灭菌工艺的确定应综合考虑被灭菌物品的性质、灭菌方法的有效性和经济性、灭菌后物品的完整性和稳定性等因素。

药剂学中灭菌的方法可分为三大类:物理灭菌法(干热灭菌法、湿热灭菌法、射线灭菌法、过滤除菌法)、化学灭菌法(气体灭菌法、液相灭菌法等)、无菌操作法。可根据被灭菌物品的特性采用一种或多种方法组合灭菌。

一、物理灭菌法

物理灭菌法(physical sterilization)系采用加热、射线和过滤方法杀灭或除去微生物的技术,也称物理灭菌技术。常用的物理灭菌法有热力灭菌法、射线灭菌法和过滤灭菌法等。

(一)热力灭菌法

热力灭菌法(thermal sterilization)系采用加热的方法,致使微生物死亡,从而达到灭菌的目的。热力灭菌法又分为干热灭菌法和湿热灭菌法。

1. 干热灭菌法　本法系指将物品置于干热灭菌柜、隧道灭菌器等设备中,利用干热空气达到杀灭微生物或消除热原物质的方法。适用于耐高温但不宜用湿热灭菌法灭菌的物品灭菌,如玻璃器具、金属容器、纤维制品、陶瓷制品、固体试药、液体石蜡等。

干热空气灭菌法条件采用温度 – 时间参数或者结合 FH 值(FH 值为标准灭菌时间,系灭菌过程赋予被灭菌物品 160℃下的等效灭菌时间）综合考虑。干热灭菌温度范围一般为 160～190℃，当用于除热原时，温度范围一般为 170～400℃。无论采用何种灭菌条件，均应保证灭菌后的物品的 PNSU≤10^{-6}。采用干热灭菌后的物品一般无需进行灭菌前污染微生物的测定。250℃ ×45 min 的干热灭菌也可除去无菌产品包装容器及有关生产灌装用具中的热原物质。

干热灭菌法应确认灭菌柜中的温度分布符合设定的标准及确定最冷点位置等。常用的生物指示剂为萎缩芽孢杆菌（Bacillus astrophaeus）。细菌内毒素灭活验证试验所用的细菌内毒素一般为大肠埃希菌内毒素，通过细菌内毒素灭活验证试验可证明除热原过程的有效性。

2. 湿热灭菌法　系指将物品置于灭菌设备柜内利用高压饱和蒸汽、蒸汽－空气混合物、蒸汽－空气－水混合物、过热水喷淋等手段使微生物菌体中的蛋白质、核酸发生变性而杀灭微生物的方法。该法灭菌能力强，为热力灭菌中最有效、应用最广泛的灭菌方法。药品、容器、培养基、无菌衣、胶塞及其他遇高温和潮湿不发生变化或损坏的物品均可根据物品性质选用不同的湿热灭菌方法灭菌。

（1）湿热灭菌条件的选择　应考虑灭菌物品的热稳定性、热穿透力、微生物污染程度等因素。对热稳定的物品，灭菌工艺可首选过度杀灭法，以保证被灭菌物品获得足够的无菌保证值。热不稳定性物品，其灭菌工艺的确定依赖于在一定的时间内，一定生产批次的被灭菌物品灭菌前微生物污染的水平及其耐热性。因此，日常生产全过程中应对产品中污染的微生物进行连续的、严格的监控，并采取各种措施降低物品微生物污染水平，特别是防止耐热菌的污染。热不稳定性物品的 F_0 值一般不低于 8 min。

（2）影响湿热灭菌的主要因素　①微生物的种类、发育阶段和数量。不同细菌及同一细菌的不同发育阶段对热的抵抗力相差很大，在不同繁殖期其耐热、耐压的次序依次为芽孢－繁殖体－衰老体；最初菌数越少，达到灭菌的时间越短，同时，最初菌数增多也增加了耐热个体出现的概率；即使细菌全部杀灭，留在注射液中的细菌尸体过多也会引起临床上的不良反应。②注射液的性质。注射液若含有营养物质，如糖类、蛋白质等，对微生物可能具有保护作用，增强其耐热性；细菌的活性也受药液 pH 的影响，一般在中性药液中耐热性最大，碱性药液次之，酸性不利于微生物的繁殖。③药物的稳定性。温度增高，药物分解反应速率增加；时间越长，其分解物质量越多；因此，在杀死细菌的同时，要兼顾药物的有效性，在能达到灭菌效果的前提下，可适当降低温度或缩短时间。④蒸汽的性质。蒸汽分饱和蒸汽、湿饱和蒸汽及过热蒸汽；饱和蒸汽含热量高，穿透力大，灭菌效力高；湿饱和蒸汽由于含有水分，蒸汽含热量及穿透力下降，灭菌效力下降；过热蒸汽即温度超过饱和蒸汽，相当于干热空气的效果，因此灭菌效果自然差。⑤灭菌物品体积及排布。灭菌柜内物品的放置不能太拥挤，以免妨碍蒸汽流通，同时各处物品的摆放应整齐、均匀，以保证温度的均匀性。采用湿热灭菌时，被灭菌物品应有适当的装载方式。装载方式的确认应考虑被灭菌物品最大、最小和生产过程中典型的装载量和排列方式等，确保灭菌的有效性和重现性。

（3）主要的湿热灭菌法

1）热压灭菌　系采用大于常压的饱和水蒸气杀灭微生物的方法。为热力灭菌中最有效、用途最广的方法，通常采用 121℃ ×8 min、121℃ ×12 min、121℃ ×15 min，也可采用其他温度和时间参数，但无论采用何种灭菌温度和时间参数，都必须证明所采用的灭菌工艺和监控措施在正常运行过程中能确保物品灭菌后的 PNSU≤10^{-6}。在规定的温度及时间范围内对细菌繁殖体及芽孢有效。药物制剂、玻璃器皿、金属容器、瓷器、橡胶塞、无菌衣及其他遇高温及湿热不发生变化或破坏的物质,均可用此法。

　　热压灭菌系在热压灭菌器内进行。热压灭菌的设备种类较多,如卧式热压灭菌柜、立式热压灭菌柜和手提式热压灭菌器等,生产中以卧式热压灭菌柜最为常用。热压灭菌柜的基本结构大同小异,主要由柜体、柜门、夹套、压力表、温度计、各种气阀、水阀、安全阀等组成,如图 4-7 所示。主要通蒸汽加热,有的也用电或煤气等加热。

　　卧式热压灭菌柜是一种大型灭菌器,用坚固的合金制成,带有夹套,柜内备有带轨道的格架,可分为若干层,用于放置灭菌的药品。灭菌柜顶部装有两只压力表,一只用于指示蒸汽夹套内的压力,一只用于指示灭菌柜内的压力。两压力表中间为温度表。灭菌柜的一侧是进气阀、夹套放气阀和放水阀等,柜的上方安装有排气阀和安全阀等。

　　卧式热压灭菌柜的操作方法一般可分为三个阶段。①准备阶段:清洗灭菌柜,夹套先用蒸汽加热 10 min,使夹套中蒸汽压力上升至灭菌所需压力。②灭菌阶段:将待灭菌的物品置于铁丝篮中,排列于格架上,推入柜内,关闭柜门,并将柜门关紧。将热蒸汽通入柜内,温度上升至规定温度(如 121℃)并维持到需要的灭菌时间,灭菌过程中柜内压力应比较稳定。③后处理阶段:到达灭菌时间后,先将蒸汽关闭,排气,待蒸汽压力降至"0"点,开启柜门,冷却后将灭菌物品取出。

　　热压灭菌柜使用时注意的事项包括:①必须使用饱和蒸汽。②使用前必须将灭菌柜内的空气排尽。如果灭菌柜内有空气存在,则压力表上所显示的压力是蒸汽和空气两者的总压而非单纯的蒸汽压力,温度达不到规定值。而且由于水蒸气被空气稀释,妨碍了水蒸气与灭菌物品的充分接触,因此空气的存在降低了水蒸气的灭菌效果。③灭菌时间必须由全部被灭菌物品温度真正达到所要求的温度时算起。④灭菌完毕后,应避免灭菌柜内的压力骤然下降,待压力缓缓降至零后,才能释放锅内蒸汽,使锅内压力和大气压相等后,先将柜门小开,再逐渐开大,以避免内外压力差太大而使物品冲出或使玻璃瓶炸裂。

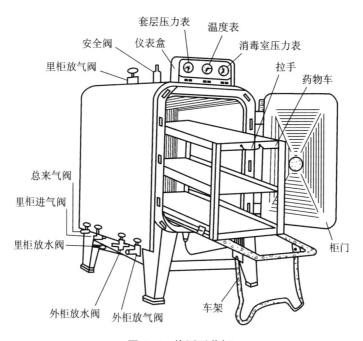

图 4-7　热压灭菌柜

2）流通蒸汽灭菌法　流通蒸汽灭菌是在不密闭的容器内,用 100℃ 的蒸汽灭菌的方法。流通蒸汽灭菌,一般是 100℃ 30～60 min。不能保证杀灭所有的芽孢,故制备过程中要尽可能避免污染,这点必须充分注意,必要时加入适当的抑菌剂以杀死芽孢。本法一般用于消毒或不耐高热制剂的灭菌。流通蒸汽法不能有效地杀灭细菌孢子,一般可作为不耐热无菌产品的辅助灭菌手段。

3）煮沸灭菌法　即把灭菌物品放入沸水中加热灭菌的方法。煮沸时间一般为 100℃ 30～60 min。该灭菌方法不能完全杀灭芽孢,可用于器皿及不耐热无菌产品的辅助灭菌。选用这种方法灭菌的注射剂,必要时可加入抑菌剂。

4）低温间歇灭菌法　此法是将待灭菌的制剂或药品,60～80℃ 加热 1 h,将其中的细菌繁殖体杀死,然后在室温放置 24 h,让其中的芽孢发育成为繁殖体,再次加热灭菌,加热和放置需连续操作 3～5 次至全部芽孢消灭为止。此法适用于必须用热法灭菌但又不耐较高温度的制剂或药品。本法的缺点,时间长,效率低并且消灭芽孢不彻底。应用本法灭菌的制剂或药物,除本身具有抑制力者外,加入适量抑菌剂,可以增加灭菌效力。

流通蒸汽灭菌法、煮沸灭菌法及低温间歇灭菌法不属于最终灭菌即终端灭菌。

(二) 射线灭菌法

1. 紫外线灭菌法　是指用紫外线照射杀灭微生物的方法。用于灭菌的紫外线波长是 200～300 nm,灭菌力最强的波长为 254 nm。其原理为,作用于核酸蛋白促使其变性,同时空气受紫外线照射产生臭氧也起到杀菌作用。紫外线较易穿透清洁空气及纯净的水,但该方法属于表面灭菌。适于照射物体表面灭菌、无菌室空气及蒸馏水的灭菌;不适用于药液的灭菌及固体物料的深部灭菌。由于紫外线是以直线传播,可被不同的表面反射或吸收,穿透力微弱,普通玻璃可吸收紫外线,因此装于容器中的药物不能用紫外线来灭菌。

紫外线照射强度与距离平方成反比,因此,一般在 6～15 m³ 的空间可装置 30 W 紫外线灯一只。使用时相对湿度以 45%～60%,温度 10～55℃ 为宜,湿度过大可降低灭菌效果。紫外线对人体照射过久,可产生结膜炎及皮肤烧灼等现象。一般均在操作前开启紫外线灯 1～2 h,关闭后进行操作。各种规格的紫外线灯,皆规定了使用时限。

2. 辐射灭菌法　本法指电离辐射杀灭微生物的方法。常用的辐射射线有 ^{60}Co 或 ^{137}Cs 衰变产生的 γ 射线、电子加速器产生的电子束和 X 射线装置产生的 X 射线。医疗器械、容器、生产辅助用品、不受辐射破坏的原料药及成品等均可用本法灭菌。

辐射灭菌工艺应考虑被灭菌物品对电离辐射的耐受性及生物负载等因素。为保证灭菌过程不影响被灭菌物品的安全性、有效性及稳定性,应确定最大可接受剂量。辐射灭菌控制的参数主要是辐射剂量(指灭菌物品的吸收剂量),灭菌剂量的建立应确保物品灭菌后的 PNSU≤10^{-6}。辐射灭菌应尽可能采用低辐射剂量。辐射灭菌验证的关键在于剂量分布测试,在开展剂量分布测试前,应规定灭菌物品的包装形式、密度及装载模式等。通过剂量分布测试,确定灭菌过程的最大和最小剂量值及其位置,如果日常监测使用参照计量位置,还需确定其剂量值与最大和最小剂量值之间的关系。辐射灭菌一般不采用生物指示剂进行微生物挑战试验。

3. 微波灭菌法　通过微波照射后产生的热能杀灭微生物的方法。微波是指频率在 300～300 000 MHz 的电磁波。在微波照射下,电场方向每秒钟改变几亿至几十亿次,按电场排列的极性分子将随之发生剧烈的位置变化,分子在急速旋转中相互撞击、摩擦而产生热能,即变为宏观的微波加热。水是一种极性分子,可强烈地吸收微波,然后分子转动,从而产生热能。热是在被加热的物质内产生的,微波灭菌由于微波可穿透介质较深,具有低温(70~80℃)、迅速(2~3 min)、加热均匀、节约能源、不污染环境、操作简单、易维护等特点。该法适合液体和固体物料的灭菌,且对固体物料具有干燥作用。

(三) 过滤除菌法

过滤除菌法系用物理截留的方法,即利用细菌不能通过致密具孔滤材的原理以除去气体或液体中微生物的方法。常用于气体、热不稳定的药品溶液或原料的除菌。药品生产中除菌滤膜孔径一般不超过 0.22 μm,繁殖型细菌一般 > 1 μm,芽孢大小 ≤0.5 μm,过滤除菌法利用表面过滤原理,将微生物有效地截留在过滤介质中,能过滤除去微生物,但无法截留热原,过滤除菌法并非可靠的灭菌方法。

除菌过滤器常用有薄膜滤菌器、陶瓷滤菌器、烧结玻璃滤菌器等。注射剂生产常采用孔径分布均匀的微孔膜作过滤材料,微孔膜分亲水性和疏水性两种。滤膜材质依过滤物品的性质及过滤目的而定。过滤器的孔径定义来自过滤器对微生物的截留,而非平均孔径的分布系数。所以,用于最终除菌的过滤器必须选择具有截留实验证明的除菌级过滤器。过滤器对滤液的吸附不得影响药品质量,不得有纤维脱落,禁用含石棉的过滤器。过滤器和过滤膜在使用前应进行洁净处理,并用高压蒸汽进行灭菌或行在线灭菌。更换品种和批次应先清洗过滤器,再更换滤芯或滤膜或直接更换滤器。

在每一次过滤除菌后应立即进行滤器的完整性试验,即起泡点试验、扩散流/前进流试验或水侵入法测试,确认滤膜在除菌过滤过程中的有效性和完整性。

过滤过程中无菌保证与过滤液体的初始生物负荷及过滤器的对数下降值(log reduction value,LRV)有关。LRV 指规定条件下,被过滤液体过滤前的微生物数量与过滤后的微生物数量比的常用对数值。即:

$$LRV = \lg N_0 - \lg N \tag{4-2}$$

式中,N_0 为产品除菌前的微生物数量;N 为产品除菌后的微生物数量。

LRV 表示过滤器的过滤除菌效率,对孔径为 0.22 μm 的过滤器而言,要求每平方厘米有效过滤面积的 LRV 应 ≥ 7。因此过滤除菌时,被过滤产品总的污染量应控制在规定的限度内。为保证过滤除菌效果,可使用两个除菌级的过滤器串联过滤,或在灌装前用过滤器进行再次过滤。

二、化学灭菌法

本法是指用化学药品直接作用于微生物而将其杀死的方法。对微生物具有杀灭作用的化学药品称为灭菌剂,可分为气体灭菌剂和液体灭菌剂等。化学灭菌剂仅对繁殖体有效,不能杀灭芽孢。化学灭菌剂的效果除与其本身的性质有关以外,还与微生物的种类及数目、物体表面的光滑度或多孔性有关。使用化学灭菌剂不应损害制品的质量。

(一) 气体灭菌法

气体灭菌法指用化学灭菌剂形成的气体杀灭微生物的方法。常用的化学灭菌剂有环氧乙烷。本法适用于在气体中对稳定物品的灭菌。采用气体灭菌法时,应注意灭菌气体的可燃可爆性、致畸性和残留毒性。

另外还有气态过氧化氢、过氧乙酸等作为汽相灭菌法使用。

本法中最常用的气体是环氧乙烷,一般与 80%~90% 的惰性气体混合使用,在充有灭菌气体的高压腔室内进行。该法可用于医疗器械,塑料制品等不能采用高温灭菌的物品灭菌。含氯的物品及能吸附环氧乙烷的物品则不宜使用本法灭菌。

采用环氧乙烷灭菌时,灭菌柜内的温度、湿度、灭菌气体浓度、灭菌时间是影响灭菌效果的重要因素。可采用下列灭菌条件:温度,54℃ ± 10℃;相对湿度,60% ± 10%;灭菌压力,8×10^5 Pa;灭菌时间,90 min。

(二)液相灭菌法

常用的液相灭菌法有 0.1% ~ 0.2% 苯扎溴铵溶液、约 2% 苯酚或甲酚溶液、75% 乙醇溶液等。主要用于物体表面包括无菌设备、无菌室的地面、台面、墙面等的消毒。

三、无菌操作法

无菌操作法在技术上并非灭菌操作。无菌操作法是整个过程控制在无菌条件下进行的一种操作方法。某些药品加热灭菌后发生变质、变色或降低含量者可采用无菌操作法制备。该法适合于一些不耐热药物的注射剂、眼用制剂、皮试液、海绵剂和创伤剂的制备。按无菌操作法制备的产品,一般不再灭菌。为了保证其无菌,对特殊(耐热)品种亦可进行再灭菌(如青霉素 G 等)。最终采用的灭菌产品,其生产过程一般采用避菌操作(尽量避免微生物污染),如大部分注射剂的制备等。此种无菌操作,不仅用于注射剂而且对其他制剂,如滴眼剂、海绵剂等用于黏膜和创伤的制剂也适用。无菌操作室或无菌操作所用的一切用具、材料及环境,均须采用适当方法灭菌,无菌操作在无菌操作室或无菌操作柜内进行。无菌操作室目前多采用层流空气洁净技术。

(一)无菌操作室的灭菌

为防止在操作过程中的污染,首先应对无菌操作室进行灭菌。可应用前述的甲醛、丙二醇、乳酸、过氧乙酸等蒸气熏蒸,并结合紫外线灭菌的方法。图 4-8 为甲醛溶液加热熏蒸法的气体发生装置。将甲醛溶液放入瓶内,逐渐被吸收进蒸汽夹层加热锅中,甲醛溶液被加热,甲醛蒸气经蒸气出口送入总进风道,由鼓风机吹入无菌操作室,连续 3 h 后,一般即可将鼓风机关闭。室温应保持25℃以上,以免室温过低引起甲醛蒸气聚合而附着于冷表面,湿度应保持60%以上,密闭熏蒸 12 ~ 24 h 以后,再将 25% 氨水加热(8 ~ 10 mL/m³),从总风道送入氨气约 15 min,以吸收甲醛蒸气,然后开启总出口排风,并通入经处理过的无菌空气直到室内无臭气为止。

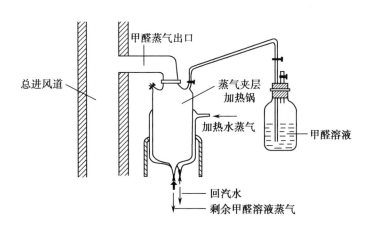

图 4-8 甲醛溶液气体发生装置

除用上述方法定期进行较彻底的灭菌外，还要对室内的用具（桌椅等）、地面、墙壁等，用 3% 酚溶液、2% 甲酚溶液、0.2% 苯扎溴铵溶液或 75% 乙醇溶液喷洒或擦拭。其他用具尽量用热压灭菌法或干热灭菌法灭菌。每天工作前开启紫外线 1 h，中午休息时间也要开 0.5～1 h。

（二）无菌操作

操作人员进入无菌操作室前要严格按照操作规程，经过不同的洁净区，经洗澡、更换灭菌的工作服和清洁的鞋子等净化处理，不得外露头发和内衣，以免污染。无菌操作所用的一切物品、器具及环境，均需按前述灭菌法灭菌，如安瓿应 150～180℃、2～3 h 干热灭菌，橡胶塞应 121℃、1 h 热压灭菌等。物料通过适当方式在无菌状态下送入室内。人流和物流要严格分离，以避免交叉污染。

用无菌操作法制备的注射剂，大多要加入抑菌剂。小量无菌制剂的制备，普遍采用层流洁净工作台进行无菌操作，该设备具有良好的无菌环境，使用方便，效果可靠。

四、灭菌效力的检查方法与 F_0 值

灭菌过程无菌检验中存在灭菌温度多系测量灭菌器内的温度而不是灭菌物体内的温度，同时无菌检验方法也存在局限性，在检品存在微量的微生物时，往往难以用现行的无菌检验法检出。因此，热压灭菌法主要通过控制灭菌温度和时间来达到所要求的灭菌效果，是目前灭菌制剂生产中使用最广泛的灭菌方法。为了保证终产品的无菌效果，对灭菌方法的可靠性进行验证是很必要的。F 与 F_0 值可作为验证灭菌可靠性的参数。

（一）D 值

微生物受高温杀灭时，在一定温度范围内其死亡速率符合一级过程，即：

$$\frac{dN}{dt} = -kN \tag{4-3}$$

或

$$\lg N_t = \lg N_0 - \frac{kt}{2.303} \tag{4-4}$$

式中，N_0 为原有微生物数；N_t 为灭菌时间为 t 时残存的微生物数；k 为灭菌速率常数。$\lg N_t$ 对 t 作图得一直线。

$$斜率 = -\frac{k}{2.303} = -\frac{\lg N_t - \lg N_0}{t} \tag{4-5}$$

规定斜率的负倒数为 D 值，即：

$$D = \frac{2.303}{k} = \frac{t}{\lg N_0 - \lg N_t} \tag{4-6}$$

由式（4-6）可知，当 $\lg N_0 - \lg N_t = 1$ 时，$D = t$。即 D 的物理意义为，在一定温度下，杀灭微生物 90% 或残存率为 10%（如 $\lg 100$ 降低至 $\lg 10$ 时）所需的灭菌时间（min），即 $\lg N_0 - \lg N_t = \lg 100 - \lg 10 = 1$ 时的 t 值。

在一定灭菌条件下，不同微生物具有不同的 D 值；同一微生物在不同灭菌条件下，D 值也不相同，如含嗜热脂肪芽孢杆菌的 5% 葡萄糖水溶液，121℃ 蒸汽灭菌的 D 值为 2.4 min，105℃ 的 D 值为 87.8 min。因此，D 值随微生物的种类、环境、灭菌方法、灭菌温度变化而变化。

（二）Z 值

随温度升高，微生物死亡速率加快，即 k 增加，因而 D 值下降，在一定温度范围内

（100～138℃）lg$D$ 与温度 T 呈直线关系，令：

$$Z = \frac{T_2 - T_1}{\lg D_{T_1} - \lg D_{T_2}} \qquad (4-7)$$

由式（4-7）可知，Z 值为降低一个 lg$D$ 值需升高的温度数，即灭菌时间减少至原来 1/10 所需要升高的温度。如 Z=10℃，则灭菌时间减少至原来 1/10，而灭菌效果保持不变需要升高的温度为 10℃。式（4-7）也可表示为：

$$\frac{D_2}{D_1} = 10^{\frac{T_1 - T_2}{Z}} \qquad (4-8)$$

设 Z=10℃，T_1=110℃，T_2=121℃，则 D_2=0.079 D_1。即 110℃灭菌 1 min 与 121℃灭菌 0.079 min，其灭菌效果相当。

若 Z=10℃，灭菌温度每升高 1℃，则 D_1=1.259 D_2，即温度每升高 1℃，其灭菌速率提高 25.9%。

（三）F 与 F_0 值

1. F 值　F 值指在一定灭菌温度（T）下给定的 Z 值所产生的灭菌效果与在参比温度（T_0）下给定的 Z 值所产生的灭菌效果相同时，其灭菌效果相当于在参比温度下灭菌了多长时间。其数学表达式为：

$$F = \Delta t \sum 10^{\frac{T - T_0}{Z}} \qquad (4-9)$$

式中，Δt 为测量被灭菌物品温度的时间间隔，一般为 0.5～1.0 min；T 为每间隔 Δt 时间内所测得被灭菌物品的温度；T_0 为参比温度。由此表达式可以看出，F 为在一定温度（T）下给定 Z 值所产生的灭菌效力与 T_0 给定 Z 值所产生的灭菌效率相同时所相当的时间，以分钟（min）为单位。F 值常用于干热灭菌。

2. F_0 值　在湿热灭菌中，常用参比温度规定为 121℃，以嗜热脂肪芽孢杆菌为生物指示剂，该菌在 121℃时的 Z 值为 10℃，则 F_0 的计算与 F 值类似：

$$F_0 = \Delta t \sum 10^{\frac{T - 121}{10}} \qquad (4-10)$$

即 F_0 值为一定灭菌温度（T）下 Z 值为 10℃所产生的灭菌效率与 121℃，Z 值为 10℃所产生的灭菌效率相同时，其灭菌效果相当于在 121℃下灭菌 F_0 时间的效果。也就是说，无论温度如何变化，t 分钟内的灭菌效果相当于温度在 121℃下灭菌 F_0 分钟的效果，即它把所有温度下灭菌时间转化成 121℃下等效的灭菌时间。因此称 F_0 为标准灭菌时间（min）。

湿热灭菌通常采用温度－时间参数或者结合 F_0 值综合考虑，目前 F_0 主要用于热压灭菌。一般要求一个灭菌程序（加热及冷却过程）的 F_0 大于 8，即可确认达到可靠的灭菌效果。遇热极敏感的产品，可允许 F_0 小于 8，但必须采取措施确保产品无菌，除使用生物指示剂进行验证外，还必须连续、严格地对微生物进行监控。

F_0 值还可以看作 D_{121} 与微生物数目的对数降低值的乘积。按此定义的 F_0 值叫做生物 F_0 值，其数学表达式为：

$$F_0 = D_{121} \times (\lg N_0 - \lg N_t) \qquad (4-11)$$

同样，N_t 为灭菌后希望达到微生物的残存数。式（4-11）中，N_t 为灭菌后预计达到的微生物残存数，即染菌度概率（probability of nonsterility），一般当 N_t 达到 10^{-6} 时（原有菌数的百万分之一），即认为达到可靠灭菌效果。因此，如将含有 200 个嗜热脂肪芽孢杆菌的 5% 葡萄糖水溶液以 121℃ 热压灭菌时，D 为 2.4 min，N_t 值为 10^{-6}，则：

$$F_0=2.4 \times (\lg 200 - \lg 10^{-6})=19.92（min）$$

因此，生物 F_0 值可认为是以相当于 121℃ 热压灭菌时，概率意义上的无菌所需要的时间。

3. 影响 F 值与 F_0 值的因素

（1）温度　从式（4-10）看出，F_0 将随着产品温度（T）变化而呈指数的变化，故温度即使很小的差别（如 0.1～1℃）也将对 F_0 值产生显著的影响，同时 F_0 值要求测定灭菌物品内的实际温度，故用 F_0 来监测灭菌效果具有重要的意义。

（2）灭菌物品在灭菌器内的数量与排布　要注意灭菌器内各层、四角、中间位置热分布是否均匀，并进行实际测定，合理排布，同时灭菌物品不能挤得太满，应留有空间，使各处温度分布均匀，测得的 F_0 值更可靠。生产中使用高压灭菌器时，需要进行温度空载热分布和温度装载分布实验，找出灭菌器里的最冷点；通过温度装载热穿透实验，了解灭菌器内各个位置的热穿透效果，在设定灭菌程序下，确保最冷点 F_0 值满足工艺要求

（3）灭菌产品溶液黏度及容器充填量　溶液黏度和充填量将直接影响热的穿透能力，从而影响 F_0 的计算结果。

（4）灭菌产品微生物污染数　为了确保灭菌效果，根据 $F_0=D_{121} \times (\lg N_0 - \lg N_t)$，若 N_0 越大，即被灭菌物中微生物越多，则灭菌时间越长，故生产过程中应尽量减少微生物的污染，应采取各种措施使每个容器的含菌数控制在 10 以下（$\lg 10=1$）。

另外，计算 F_0 时，应适当考虑增加安全因素，一般 F_0 增加 50%，如规定 F_0 为 8 min，则实际操作应控制到 12 min 为好。

五、无菌检查法

无菌检查法系用于检查药典要求的无菌药品、原料、辅料及其他品种是否无菌的一种方法。若供试品符合无菌检查法的规定，仅表明了供试品在该检验条件下未发现微生物污染。

《中国药典》2020 年版规定的无菌检查法包括薄膜过滤法和直接接种法。薄膜过滤法是取规定量供试品溶液经薄膜过滤器过滤后，接种于培养基上或直接用显微镜观察。具体操作方法及在一些特殊情况下的变动，可详见《中国药典》2020 年版四部通则项下中的无菌检查法。薄膜过滤用于无菌检查的突出优点在于，可过滤较大量的样品，过滤后的薄膜即可接种于培养基中，或直接用显微镜观察。故此法灵敏度高，不易产生假阴性结果，检测次数减少，节省培养基，操作比较简单。直接接种法是将供试品溶液接种于培养基上，培养数日后观察培养基上是否出现混浊或沉淀，并与阳性及阴性对照品比较。直接接种法适用于无法用薄膜过滤法检查的供试品。

无菌检查全过程应严格遵守无菌操作，防止微生物污染，防止污染的措施不得影响供试品中微生物的检出。单向流空气区、工作台面及环境应定期按现行国家标准进行洁净度验证。隔离系统按相关的要求进行验证，其内部环境的洁净度必须符合无菌检查的要求。日常检验还需对试验环境进行监控。

无菌检查人员必须具备微生物专业知识,并经过无菌技术的培训。

六、灭菌验证法

灭菌验证包括灭菌工艺的验证和灭菌设备的验证,以评估灭菌的效果。

无菌药品应完全不含任何活的微生物,但由于目前检验手段的局限性,绝对无菌的概念不适用于对整批产品的无菌性评价,因此目前所使用的"无菌"概念,是概率意义上的"无菌"。一批药品的无菌特性只能通过该批药品中活微生物存在的概率低至某个可接受的水平,即非无菌概率 PNSU 来表征。而这种概率意义上的无菌保证取决于合理且经过验证的灭菌工艺过程、良好的无菌保证体系以及生产过程中严格的 GMP 管理。

灭菌工艺的验证主要包括灭菌条件的筛选和研究。最终灭菌工艺和无菌生产工艺实现产品无菌的方法有本质上的差异,从而决定了由这两类工艺生产的产品应该达到的最低灭菌保证水平的巨大差异。最终灭菌无菌产品的灭菌保证水平为非无菌概率 PNSU ≤ 10^{-6},非最终灭菌无菌产品的灭菌保证水平至少应达到 95% 置信限下的污染概率 < 0.1%。

灭菌设备的验证则是根据不同的灭菌工艺所选择的灭菌器按要求验证后使用。

例如,湿热灭菌工艺的验证一般分为物理验证和生物学验证两部分,物理验证包括热分布、热穿透试验,生物学验证主要是微生物挑战试验。物理验证是证实灭菌效果的间接方式,而微生物挑战试验作为生物学验证方法则直接反映灭菌的效果,两者不能相互替代。湿热灭菌工艺的微生物挑战试验是指将一定量已知 D 值的耐热孢子(生物指示剂)在设定的湿热灭菌条件下灭菌,以验证设定的灭菌工艺是否确实能达到产品所需的标准灭菌时间和 F_0。此项验证工作能够如实反映灭菌工艺条件对微生物的杀灭效果,从而证明该灭菌工艺所赋予相关产品的灭菌保证水平是否符合要求。

又如,使用环氧乙烷灭菌时,灭菌条件应予验证。灭菌时,将灭菌腔室抽成真空,然后通入蒸汽使腔室内达到设定的温湿度平衡的额定值,再通入经过滤和预热的环氧乙烷气体。灭菌过程中,应严密监控腔室的温度、湿度、压力、环氧乙烷浓度及灭菌时间。必要时使用生物指示剂监控灭菌效果。灭菌后,应采取新鲜空气置换,使残留环氧乙烷和其他易挥发性残留物消散,并对灭菌物品中的环氧乙烷残留物和反应产物进行监控,以证明其不超过规定的浓度,避免产生毒性。采用环氧乙烷灭菌时,应进行泄漏试验,以确认灭菌腔室的密闭性。灭菌程序确认时,还应考虑物品包装材料和灭菌腔室中物品的排列方式对灭菌气体的扩散和渗透的影响。

第六节　渗透压调节技术

在涉及溶质的扩散或通过生物膜的液体转运各种生物过程中,渗透压都起着极其重要的作用。在制备注射剂、眼用液体制剂等药物制剂时,需要调节溶液的渗透压以避免产生刺激性或溶血等。对处方中添加了渗透压调节剂的制剂,均应控制其渗透压质量摩尔浓度。

一、等渗溶液与等张溶液

等渗溶液(iso-osmotic solution)是指渗透压与血浆相等的溶液。因为渗透压是溶液的依数性之一,可用人造的理想半透膜以物理化学实验方法求得,因而等渗是个物理化学概念。然而,根据这个概念计算出某些药物如盐酸普鲁卡因、丙二醇、硼酸、尿素、甘油等的等渗浓度,配制成等渗溶液,结果有时也会发生不同程度的溶血,因而提出等张溶液的概念。等张溶液(isotonic solution)是指与红细胞张力相等的溶液。在等张溶液中既不发生红细胞体积改变,也不发生溶血,所以等张是个生物学概念。

红细胞膜对于许多药物的水溶液来说可视为理想的半透膜,即它只能让溶剂分子出入,而不让溶质分子通过,因此,许多药物的等渗浓度与等张浓度相同或相近。如 0.9% 的氯化钠溶液,既是等渗溶液,又是等张溶液。但还有些药物如上述盐酸普鲁卡因、甘油、硼酸、尿素等,红细胞就不是理想的半透膜,这些溶质能自由地通过细胞膜,促使细胞膜外水分也进入细胞,使红细胞胀大,甚至破裂而引起溶血。但对眼细胞膜,如 1.9% 的硼酸溶液,对眼来说既是等张又是等渗,但对血液却不是等张溶液。这些药物一般加入适量氯化钠或葡萄糖后即可避免溶血。例如 2.6% 的甘油溶液与 0.9% 的氯化钠注射液具有相同的渗透压,但是 2.6% 的甘油 100% 溶血,所以是不等张的。如果制成含 10% 甘油、4.6% 木糖醇、0.9% 氯化钠的复方甘油注射液,实验表明不产生溶血现象,红细胞不胀大变形。药物的等张浓度,可用溶血法测定。将人的红细胞放入各种不同浓度(0.36% ~ 0.45%)的氯化钠溶液中,则出现不同程度的溶血。同样,将人的红细胞液放入某种药物不同浓度的溶液中,也将出现不同程度的溶血。将两种溶液的溶血情况比较,溶血情况相同者认为它们的渗透压也相同,可得到该药物相当于氯化钠溶液浓度的等张浓度。

二、渗透压的调节方法

(一)渗透压质量摩尔浓度测定法

《中国药典》2020 年版中渗透压质量摩尔浓度的单位以每千克溶剂中溶质的毫渗透压摩尔(mOsmol)[*] 来表示,可按下列公式计算毫渗透压质量摩尔浓度。

$$毫渗透压质量摩尔浓度(mOsmol/kg) = \frac{每千克溶剂中溶解的溶质克数}{相对分子质量} \times n \times 1\,000 \quad (4-12)$$

式中,n 为一个溶质分子溶解或解离时形成的粒子数。例如,在理想溶液中,葡萄糖 $n=1$,氯化钠或硫酸镁 $n=2$,氯化钙 $n=3$,枸橼酸钠 $n=4$。

临床应用中常用体积表示溶剂的单位,式(4-12)可表示为:

$$毫渗透压摩尔浓度(mOsmol/L) = \frac{每升溶剂中溶解的溶质克数}{相对分子质量} \times n \times 1\,000 \quad (4-13)$$

正常人体血液中阳离子 Na^+(140 mOsmol/kg)、Ca^{2+}(2.5 mOsmol/kg)、K^+(5 mOsmol/kg)、Mg^{2+}(1.5 mOsmol/kg),共产生 149 mOsmol/kg 的渗透压质量摩尔浓度。如果单位体积中阳离子的毫渗透压摩尔浓度与阴离子的毫渗透压质量摩尔浓度相等($NaCl$、KCl 与 $MgSO_4$ 等确实如此,$CaCl_2$ 与 $MgCl_2$ 等则不然,但后者的量在血液中较少),因此再加上阴离子产生大约等量的毫渗透压质量摩尔浓度,总毫渗透压质量摩尔浓度约为 298mOsmol/kg,正常人体血液的渗透压质量摩尔浓度范围为 285 ~ 310 mOsmol/kg。

---

[*] 1 mOsm=2.573 kPa=19.3 mmHg,1 mmHg=0.133 kPa

例1 要制备等渗氯化钠注射液 1 000 mL,需要多少克氯化钠?

$$298\ \text{mOsmol/kg} = \frac{X\,(\text{g/kg})}{58.8} \times 2 \times 1\,000$$

解:氯化钠的相对分子质量为 58.8,溶解时,$n=2$,设需加入的氯化钠为 X,代入式(4-12):得 X=9 g,即 1 000 mL 溶液中含 9 g 氯化钠,与血浆等渗,故 9 g/L 或 0.9%(g/mL)的氯化钠注射液,就是等渗溶液。

例2 临床上要求制备含 Na^+ 142 mOsmol/L,K^+ 5 mOsmol/L,Ca^{2+} 2.5 mOsmol/L,Cl^- 152 mOsmol/L 的注射液 1 000 mL,问用 NaCl、KCl 和 $CaCl_2$ 来配制,各应称取多少克?

解:氯化钠的毫渗透压摩尔浓度 $=142 \times 2 = 284$(mOsmol/L),氯化钾的毫渗透压摩尔浓度 $=5 \times 2 = 10$(mOsmol/L),氯化钙的毫渗透压摩尔浓度 $=2.5 \times 3 = 7.5$(mOsmol/L)。所需 NaCl、KCl 和 $CaCl_2$ 的质量(g)为:

氯化钠的质量 $=284 \times 58.8 \div 2\,000 = 8.34$(g),氯化钾的质量 $=10 \times 74.5 \div 2\,000 = 0.37$(g),氯化钙的质量 $=7.5 \times 111 \div 3\,000 = 0.28$(g)。

(二)冰点降低法

血浆的冰点为 $-0.52℃$,因此任何溶液,只要其冰点降低值为 $0.52℃$,即与血浆等渗。表4-5 列出一些药物的 1% 水溶液的冰点降低数据,根据这些数据可以计算该药物配成等渗溶液的含量。

$$w = \frac{0.52 - a}{b} \tag{4-14}$$

式中,w 为配制等渗溶液所需加入的等渗调节剂的量(%,g/mL);a 为未经调整的药物溶液的冰点下降度数;b 为用以调整等渗的等渗调节剂 1%(g/mL)溶液的冰点下降度数。

表4-5　一些药物水溶液的冰点降低值与氯化钠等渗当量

名称	1%(g/mL)水溶液冰点降低 /℃	1 g 药物氯化钠等渗当量(g)	等渗浓度溶液的溶血情况		
			浓度 /%	溶血 /%	pH
硼酸	0.28	0.47	1.9	100	4.6
盐酸乙基吗啡	0.09	0.15	6.18	38	4.7
硫酸阿托品	0.08	0.10	8.85	0	5.0
盐酸可卡因	0.09	0.14	6.33	47	4.4
氯霉素	0.06				
依地酸钙钠	0.12	0.21	4.50	0	6.1
盐酸麻黄碱	0.16	0.28	3.2	96	5.9
无水葡萄糖	0.10	0.18	5.05	0	6.0
葡萄糖(含水)	0.091	0.16	5.51	0	5.9
氢溴酸后马托品	0.097	0.17	5.67	92	5.0
盐酸吗啡	0.086	0.15			
碳酸氢钠	0.381	0.65	1.39	0	8.3

续表

名称	1%(g/mL)水溶液冰点降低 /℃	1 g 药物氯化钠等渗当量(g)	等渗浓度溶液的溶血情况		
			浓度 /%	溶血 /%	pH
氯化钠	0.58		0.9	0	6.7
青霉素 G 钾		0.16	5.48	0	6.2
硝酸毛果芸香碱	0.133	0.22			
聚山梨酯 –80	0.01	0.02			
盐酸普鲁卡因	0.12	0.21	5.05	91	5.6
盐酸丁卡因	0.109	0.18			

例3 配制 100 mL 1% 盐酸普鲁卡因溶液,需要加多少氯化钠,使之成为等渗溶液?

解:按本例要求查得 a=0.12℃,b=0.58℃,代入式(4-14)得:

$$m = \frac{0.52-0.12}{0.58} = 0.69\,(g)$$

即 100 mL 需增加 0.69 g 氯化钠,可使 1% 的盐酸普鲁卡因溶液成为等渗溶液。

对于成分不明或查不到的冰点降低数据的注射液,可通过实验测定冰点降低数据,再依上法计算。

3. 氯化钠等渗当量法 药物的氯化钠等渗当量即与 1 g 药物呈等渗效应的氯化钠量。例如盐酸吗啡的氯化钠等渗当量为 0.15,即 1 g 的盐酸吗啡于溶液中,能产生与 0.15 g 氯化钠相同的渗透压。

例4 盐酸麻黄碱的氯化钠等渗当量为 0.28,若配制 2% 的盐酸麻黄碱溶液 1 000 mL,欲使其等渗,需加入氯化钠多少克?

解: $$m=0.9-EX \qquad\qquad\qquad (4-15)$$

式中,m 为配成等渗溶液所需加入氯化钠的量(%,g/mL);E 为 1 g 药物的氯化钠等渗当量;X 为 100 mL 溶液中药物的质量(g)。则配制 2% 的盐酸麻黄碱溶液 1 000 mL 应加入氯化钠的质量为:

$$m=(0.9-0.28 \times 2) \times 10=3.4\,(g)$$

第七节 注 射 剂

一、概述

注射剂(injection)指原料药物或与适宜的辅料制成的供注入体内的无菌制剂。它是临床应用最广泛和最重要的剂型之一,对抢救用药尤为重要。

注射剂吸收快,作用迅速;特别是静脉注射,药液可直接进入血液循环,更适于抢救危重病症患者;因注射剂不经胃肠道,故不受消化系统及食物的影响;注射剂剂量准确、作用可靠,可发挥全身或局部定位作用,适用于不宜口服和不能口服的患者。但注射剂使用不便,注射时有疼痛,制造过程复杂,车间设备和包装要求高,成本较高。

（一）注射剂的分类

1. 按分散系统分类

（1）溶液型注射剂　易溶性药物制成溶液型注射剂（solution injection），包括水溶液、胶体溶液和油溶液，大部分溶液型注射剂是水溶液。药物在水中难溶或为了长效目的，也可以油为溶剂，如维生素 D 注射液和己烯雌酚注射液。

（2）混悬型注射剂　难溶性药物或为了增加稳定性、产生长效作用，均可制成混悬型注射剂（suspension injection）。溶剂可以是水或油，如醋酸可的松注射液。这类注射剂一般仅供肌内注射。

（3）乳剂型注射剂　水中难溶性液体药物可以制成乳剂型注射剂（emulsion injection），供注射用的一般为 O/W 型，如静脉脂肪乳剂。

（4）注射用无菌粉末（sterile powder for injection）　也称粉针，指原料药物或与适宜辅料制成的供临用前用无菌溶液配制成注射液的无菌粉末或其他无菌块状物。可用适宜的注射用溶剂配制后注射，也可用静脉输液配制后供静脉滴注。

2. 按注射体积分类

（1）小容量注射剂（small volume injection）　每次注射体积在 1 ~ 50 mL，常规为 1 mL、2 mL、5 mL、10 mL、20 mL。

（2）大容量注射剂（large volume injection）　即输液（infusion），每次注射体积在 100 mL 至数千毫升之间，常用规格为 100 mL、250 mL、500 mL；生物制品一般不小于 50 mL。

3. 按剂型的物态分类

（1）注射液　指原料药物与适宜的辅料制成的供注入体内的无菌液体制剂，包括水溶液、油溶液、水或油混悬液、乳状液。小容量水注射液俗称"水针"或"小水针"。

（2）注射用无菌粉末　俗称"粉针"，同上述注射用无菌粉末。

（3）注射用浓溶液　指原料药物与适宜辅料制成的供临用前稀释后静脉滴注用的无菌浓溶液。

（二）注射剂的给药途径

1. 静脉注射（intravenous injection，IV）　静脉注射给药分为静脉推注与静脉滴注。推注用量一般为 5 ~ 50 mL，而滴注用量可多达数千毫升。静脉注射多为药物水溶液，但近年来，临床上使用了 O/W 静脉脂肪乳剂及含有药物的脂质体等静脉注射剂，这些静脉注射剂除满足注射剂的一般质量要求外，其粒径应小于 1 μm，以免造成毛细血管栓塞。凡能导致红细胞溶解或使蛋白质沉淀的药物均不宜静脉注射。静脉注射的药物溶液必须调节至与血浆等渗或略高渗状态，并不得加抑菌剂。

2. 脊椎腔注射（vertebra caval route）　由于脊椎神经组织分布较为稠密且脊椎液循环较慢，因此，注入体积应小于 10 mL，只能用药物水溶液，pH 5 ~ 8，渗透压必须调节至与脊椎液相等且不得加抑菌剂。

3. 肌内注射（intramuscular injection，IM）　注射部位大多为臀肌及上臂三角肌，注射体积为 1 ~ 5 mL。由于存在吸收过程，起效比静脉注射慢，但持续时间却较长。除水溶液外，油溶液、混悬液及乳状液均可肌内注射，并可加入适当的抑菌剂。

4. 皮下注射（subcutaneous injection，SC）　注射于真皮与肌肉之间的皮下组织，注射体积一般为 1 ~ 2 mL。此部位的药物吸收稍慢，皮下注射主要是水溶液。

5. 皮内注射（intradermal injection,ID）　注射于表皮与真皮之间,注射体积小于 0.2 mL。皮内注射常用于疾病诊断、脱敏治疗及过敏性试验。主要为水溶液。

6. 动脉注射（intra-arterial injection）　注入靶区动脉末端,如诊断用动脉造影剂、肝动脉栓塞剂等。

7. 其他　包括心内注射、关节内注射、滑膜腔内注射、穴位注射及鞘内注射等。

二、注射剂的组成

注射剂的处方主要由主药、溶剂、附加剂组成,注射剂附加剂包括渗透压调节剂、pH 调节剂、增溶剂、助溶剂、抗氧剂、抑菌剂、乳化剂、助悬剂等。由于注射剂的特殊要求,处方中所有组分,包括原料药都应采用注射用规格,符合药典或相应的国家药品质量标准。

（一）注射用原料药的要求

与口服制剂的原料相比,注射用原料药质量标准要求更高,除了对杂质和重金属的限量更严格外,还对微生物及其热原等有严格的规定,如要求无菌、无热原。配制注射剂时,必须使用注射用规格的原料药,若尚无注射用原料药上市,需对原料药进行精制并制定内控标准,使其达到注射用的质量要求。在注册申请时,除提供相关的证明性文件外,应提供精制工艺的选择依据、详细的精制工艺及其验证资料、精制前后的质量对比研究资料等。

（二）常用注射用溶剂

1. 注射用水（water for injection）　是最常用的溶媒,为纯化水经蒸馏所得的水,应符合细菌内毒素试验要求。《中国药典》规定:注射用水必须在防止细菌内毒素产生的设计条件下生产、贮藏及分装。其质量应符合注射用水项下的规定。灭菌注射用水（sterilized water for injection）为注射用水按照注射剂生产工艺制备所得,不含任何添加剂。主要用于注射用灭菌粉末的溶剂或注射剂的稀释剂,可直接用于临床。药典规定其质量应符合灭菌注射用水项下的规定。

2. 注射用油（oil for injection）　常用大豆油、麻油、茶油等植物油。《中国药典》2020 年版二部关于注射用大豆油的具体规定为:碘值为 126～140；皂化值为 188～195；酸值不大于 0.1；过氧化值、不皂化物、棉籽油、碱性杂质、水分、重金属、砷盐、脂肪酸组成和微生物限度等应符合要求。

酸值、碘值、皂化值是评定注射用油的重要指标。酸值说明油中游离脂肪酸的多少,酸值高则质量差,亦可反映酸败的程度。碘值说明油中不饱和键的多少,碘值高,则不饱和键多,易氧化,不适合注射用。皂化值表示油中游离脂肪酸和结合成酯的脂肪酸总量的多少,可以看出油的种类和纯度。考虑到油脂氧化过程中,可能生成过氧化物,故应控制注射用油中的过氧化物。植物油由各种脂肪酸的甘油酯所组成。在贮存时与空气、光线接触,时间较长往往发生化学变化,产生特异的刺激性臭味,称为酸败。酸败的油脂产生低分子分解产物如醛类、酮类和低级脂肪酸,不符合注射用油的标准。注射用油应贮存于避光密闭洁净容器中,避免日光、空气接触,还可考虑加入抗氧剂等。

3. 其他注射用溶剂　在注射剂制备时,有时为增加药物溶解度或稳定性,常在以水为主要溶剂的注射剂中加入一种或一种以上非水溶剂,供注射用的非水溶剂,应严格限制其用量,并应在药典各品种项下进行相应的检查。常用的有:

（1）乙醇（alcohol）　本品可与水、甘油、挥发油等任意混合,可供静脉或肌内注射。小鼠静脉注射的 LD50 为 1.97 g/kg,皮下注射为 8.28 g/kg。采用乙醇为注射溶剂含量可达 50%。但乙醇含量超过 10% 时可能会有溶血作用和疼痛感。如氢化可的松注射液、去乙酰毛花苷注射液中均含一定量的乙醇。

(2) 丙二醇(propylene glycol, PG) 本品可与水、乙醇、甘油混溶,能溶解多种挥发油,小鼠静脉注射的 LD50 为 5 ~ 8 g/kg,腹腔注射为 9.7 g/kg,皮下注射为 18.5 g/kg。复合注射用溶剂中常用含量为 10% ~ 60%,用做皮下或肌内注射时有局部刺激性。其对药物的溶解范围广,已广泛用于注射溶剂,供静脉注射或肌内注射,如苯妥英钠注射液中含 40% 丙二醇。

(3) 聚乙二醇(polyethylene glycol, PEG) 本品与水、乙醇相混溶,化学性质稳定,PEG300、PEG400 均可用作注射用溶剂,有报道 PEG300 的降解产物可能会导致肾病变,因此 PEG400 更常用,其对小鼠腹腔注射的 LD50 为 4.2 g/kg,皮下注射为 10 g/kg。如塞替派注射液以 PEG400 为注射溶剂。

(4) 甘油(glycerin) 本品可与水或醇任意混溶,但在挥发油和脂肪油中不溶。小鼠皮下注射的 LD50 为 10 mL/kg,肌内注射为 6 mL/kg。由于黏度和刺激性较大,不单独作注射溶剂用。常用含量为 1% ~ 50%,但大剂量注射会导致惊厥、麻痹、溶血。常与乙醇、丙二醇、水等组成复合溶剂,如普鲁卡因注射液的溶剂为乙醇溶液(20%)、甘油(20%)与注射用水(60%)。

(5) 二甲基乙酰胺(dimethyl acetamide, DMA) 本品与水、乙醇可任意混溶,对药物的溶解范围大,为澄明中性溶液。小鼠腹腔注射的 LD50 为 3.266 g/kg,常用含量为 0.01%,但连续使用时,应注意其慢性毒性。例如,氯霉素常用 50% 的 DMA 作溶剂,利血平注射液用 10%DMA、50%PEG 作溶剂。

(三) 注射剂主要的附加剂

注射剂除主药和溶剂外,可适当加入其他物质以增加主药的安全性、稳定性及有效性,这些物质统称为注射剂的附加剂(additive for injection)。选用附加剂的原则是:所用附加剂应不影响药物疗效,避免对检验产生干扰,使用浓度不得引起毒性或明显的刺激性。应采用符合注射用要求的辅料,在满足需要的前提下,注射剂所用辅料的种类及用量应尽可能少。对于注射剂中有使用依据,但尚无符合注射用标准产品生产或进口的辅料,可对非注射途径辅料进行精制使其符合注射用要求,并制定内控标准。申报资料中应提供详细的精制工艺及其选择依据、内控标准的制定依据。必要时还应进行相关的安全性试验研究。

常见注射剂的附加剂见表 4-6。

表 4-6 注射剂的附加剂

种类及品种	含量范围 /%	种类及品种	含量范围 /%
(1) pH 调节剂及缓冲剂		(2) 增溶剂、润湿剂与乳化剂	
盐酸	适量	卵磷脂	0.5 ~ 2.3
乳酸	0.1	泊洛沙姆 188	0.2
氢氧化钠	适量	聚氧乙烯蓖麻油	1 ~ 65
醋酸,醋酸钠	0.22,0.8	聚山梨酯 80	0.5 ~ 4.0
枸橼酸,枸橼酸钠	0.5,4.0	脱氧胆酸钠	0.2
酒石酸,酒石酸钠	0.65,1.2		

续表

种类及品种	含量范围 /%	种类及品种	含量范围 /%
(3) 助悬剂		苯甲醇	1 ~ 2
甲基纤维素	0.03 ~ 1.0	硫柳汞	0.01
羧甲基纤维素钠	0.05 ~ 0.75	(7) 等渗调节剂	
明胶	2.0	氯化钠	0.5 ~ 0.9
果胶	0.2	葡萄糖	4 ~ 5
(4) 抗氧剂		(8) 止痛剂	
亚硫酸氢钠 ($NaHSO_3$)	0.1 ~ 0.2	三氯叔丁醇	0.5
焦亚硫酸钠 ($Na_2S_2O_5$)	0.1 ~ 0.2	苯甲醇	1 ~ 2
亚硫酸钠 (Na_2SO_3)	0.1 ~ 0.2	盐酸普鲁卡因	1.0
硫代硫酸钠 ($Na_2S_2O_3$)	0.1 ~ 0.2	利多卡因	0.5 ~ 1.0
二丁基羟基甲苯 (BHT)	0.005 ~ 0.02	(9) 粉针填充剂	
丁基羟基茴香醚 (BHA)	0.005 ~ 0.02	葡萄糖	1 ~ 10
(5) 金属离子螯合剂		乳糖	1 ~ 8
乙二胺四乙酸二钠 (EDTA–Na_2)	0.01 ~ 0.05	甘露醇	1 ~ 10
乙二胺四乙酸钙二钠 (EDTA–$CaNa_2$)	0.01 ~ 0.05	(10) 蛋白质药物保护剂	
(6) 抑菌剂		乳糖	2 ~ 5
苯酚	0.5	蔗糖	2 ~ 5
甲酚	0.5	麦芽糖	2 ~ 5
氯甲酚	0.5	甘氨酸	1 ~ 2
三氯叔丁醇	0.5	人血白蛋白	1 ~ 2

三、注射剂的制备

注射剂的制备工艺流程和环境区域划分见图 4-9：

由图 4-9 可见,注射剂制备分为水处理、容器的处理、药液配制、灌装和封口、灭菌及灯检和包装等。由于各个工艺过程对生产环境的要求不同,需要根据工艺要求对注射剂生产区域进行明确的划分。

(一) 注射剂的水处理

制备注射液时,首先对原水进行处理,分别得到纯化水和注射用水。纯化水一般用于注射剂容器的初期冲洗;注射用水主要用于注射液的配制和注射剂容器的最后清洗。因此水处理是制备注射剂的一个重要环节,有关水处理的详细技术原理和工艺路线,参见本章第二节。

(二) 注射剂容器的处理

注射剂容器 (container for injection) 一般是指硬质中性玻璃制成的安瓿或容器,也有塑料容器。

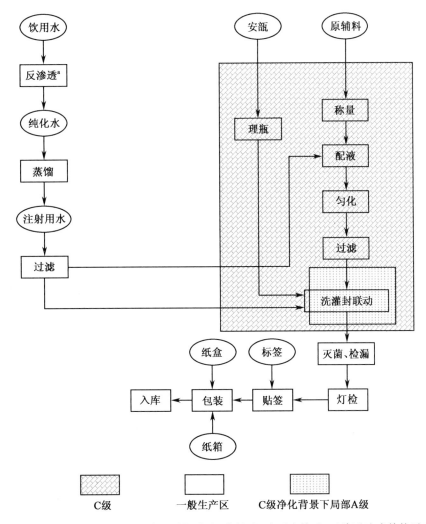

图 4-9 注射剂的制备工艺流程和环境区域划分(a. 蒸馏法、离子交换法、反渗透法或其他适宜的方法)

1. 安瓿的分类

(1) 安瓿的式样   目前采用有颈安瓿与粉末安瓿,其容积通常为 1 mL、2 mL、5 mL、10 mL、20 mL 等几种规格,此外还有曲颈安瓿。国标 GB/T 2637—2016 规定水针剂使用的安瓿一律为曲颈易折安瓿。为避免折断安瓿瓶颈时造成玻璃屑、微粒进入安瓿污染药液,国家药品监督管理局(NMPA)已强行推行曲颈易折安瓿。易折安瓿有两种,色环易折安瓿和点刻痕易折安瓿。色环易折安瓿是将一种膨胀系数高于安瓿玻璃两倍的低熔点粉末熔固在安瓿颈部成为环状,冷却后由于两种玻璃的膨胀系数不同,在环状部位产生一圈永久应力,用力一折即可平整折断,不易产生玻璃碎屑。点刻痕易折安瓿是在曲颈部位可有一细微刻痕,在刻痕中心标有直径 2 mm 的色点,折断时,施力于刻痕中间的背面,折断后,断面应平整。粉末安瓿系供分装注射用粉末或结晶性药物之用。故瓶的颈口粗或带喇叭状,便于药物装入。

(2) 安瓿的颜色   目前安瓿多为无色,有利于检查药液的澄明度。对需要遮光的药物,可采用琥珀色玻璃安瓿。琥珀色可滤除紫外线,适用于光敏药物。琥珀色安瓿含氧化铁,痕量的氧化铁有可能被浸取而进入产品中,如果产品中含有的成分能被铁离子催化,则不能使用琥珀色玻璃容器。

(3)安瓿的材质　分为玻璃安瓿和塑料安瓿。目前,我国水针主要包装为玻璃材质。玻璃安瓿主要分为中性硼硅玻璃安瓿、低硼硅玻璃安瓿和高硼硅玻璃安瓿,这是从玻璃的氧化硼含量上来区分的。中性硼硅玻璃安瓿的氧化硼含量为 8% ~ 12%,产品特点是化学性能稳定,但国内市场价格较高,仅在一些高端产品上得到推广应用;低硼硅玻璃安瓿的氧化硼含量为 5% ~ 8%,由于价格低廉,这类产品在国内市场覆盖率较高。《中国药典》2020 年版通则 9622 "药用玻璃材料和容器指导原则" 规定,对生物制品、偏酸、偏碱及对 pH 敏感的注射剂,应选择 121℃颗粒法耐水性为 1 级及内表面耐水性为 HC1 级的药用玻璃或其他适宜的包装材料。2020 年 5 月 14 日正式发布的《化学药品注射剂仿制药质量和疗效一致性评价技术要求》,注射剂使用的直接接触药品的包装材料和容器应符合国家药监局颁布的包材标准,或《美国药典》《欧洲药典》《日本药局方》的要求。

2. 安瓿的质量检查　安瓿必须经过检查合格后方能使用。一般必须通过物理和化学检查。

(1)物理检查　主要检查安瓿外观、尺寸、应力、清洁度、热稳定性等,具体要求及检查方法,可参照中华人民共和国国家标准中有关安瓿的规定。

(2)化学检查　主要是玻璃容器的耐酸性、耐碱性检查和中性检查,可按有关规定的方法进行。

(3)相容性试验　在理化性能检查合格后,还应进行相容性研究,证明药液与容器之间无相互作用或对注射剂的质量无影响方能应用,如当安瓿材料变更或新研制的注射剂的安瓿选用时,就应该进行相容性试验。

3. 安瓿的洗涤　安瓿的洗涤一般采用甩水洗涤法和加压喷射气水洗涤法两种:

甩水洗涤法是将安瓿经灌水机灌满滤净的水,再用甩水机将水甩出,如此反复 3 次,以达到清洗的目的。此法洗涤的清洁度一般可达到要求,生产效率高、劳动强度低,符合大生产需要。但洗涤质量不如加压喷射气水洗涤法好,一般适用于 5 mL 以下的安瓿。

加压喷射气水洗涤法是利用已滤过的蒸馏水与已滤过的压缩空气由针头交替喷入安瓿内洗涤。压缩空气的压力,一般 294.2 ~ 392.3 kPa(3 ~ 4 kg/cm²),冲洗顺序为气→水→气→水→气,一般 4 ~ 8 次。加压喷气水洗涤法是目前生产上认为有效的洗瓶方法,特别适用于大安瓿的洗涤。对此种方法,洗涤水和空气的滤过是关键问题,特别是空气的滤过。因为压缩空气中有润滑油雾及尘埃,不易除去,滤得不净反而污染安瓿,以致出现所谓 "油瓶"。因此,压缩空气先经冷却,然后经贮气筒,使压力平衡,再经过焦炭(或木炭)、泡沫塑料、瓷圈、砂棒等滤过,净化后才能使用。洗涤水和空气也可用微孔膜滤过。近年来国内有采用无润滑油空气压缩机的,此种压缩机出来的空气含油雾较少,滤过系统可以简化。最后一次洗涤用水,应用通过微孔膜精滤的注射用水。还可以采用加压喷射气水洗涤与超声波洗涤相结合的方法提高洗涤效率。

在实际生产中,也有厂家对安瓿的洗涤只采用洁净空气吹洗的方法。安瓿在玻璃厂生产出来后就严密包装,避免污染,使用时用清洁空气吹洗即可。此法免去水洗操作,而且为注射剂高速度自动化生产创造了有利条件。

还有一种密封安瓿,使用时在净化空气下用火焰开口,直接灌封,这样可以免去洗瓶、干燥、灭菌等工作。

4. 安瓿的干燥与灭菌 安瓿洗涤后,一般要在烘箱内 120~140℃干燥 2 h。用于盛装无菌分装药物或低温灭菌药物的安瓿则必须在 170~180℃干热灭菌 1 h 以上。工业生产中较常用隧道式烘箱,此设备主要由红外线发射装置与安瓿自动传送装置两部分组成。隧道内平均温度200℃左右,安瓿的干燥时间也缩短为 20 min 左右,有利于连续化生产。为了进一步提高注射剂生产的质量与效率,实际生产中安瓿的洗涤、干燥、灭菌大多是在一台机器上联动,同步完成。

近年来,采用碳化硅电热板辐射源表面涂上远红外涂料,如氧化钛、氧化锆等氧化物的远红外线隧道式自动干燥灭菌机,它具有效率高、质量好、干燥速率快和节约能源等特点。温度可达250~350℃,一般 350℃、5 min 即能达到安瓿干燥灭菌的目的。为了防止污染,可在电热红外线隧道式自动干燥灭菌机中附带局部层流装置,安瓿在连续的层流洁净空气的保护下极为洁净。灭菌好的空安瓿存放柜应有净化空气保护,安瓿存放时间不应超过 24 h。

(三) 注射剂的配制

1. 配液用具与处理 配制药液的容器应使用化学稳定的材料制成,如由玻璃、搪瓷、不锈钢、耐酸耐碱陶瓷及耐热的无毒聚氯乙烯、聚乙烯材料制成的容器。

大量生产时使用夹层配液锅,并装配轻便式搅拌器,夹层锅可以通蒸汽加热也可通冷水冷却。配液用具在用前要用洗涤剂或硫酸清洁液处理洗净,然后用新鲜注射用水荡洗或灭菌后备用。

2. 配液方法 有稀配法和浓配法两种方法。如果原料药质量好,可采用稀配法,即将原料药加入所需的溶剂中一次配成所需浓度的方法。一般情况下用浓配法,即全部原料药物加入部分溶剂中配成浓溶液,加热滤过,必要时也可冷藏后再滤过,然后稀释至所需浓度的方法,溶解度小的杂质在浓配时可以滤过除去。

(四) 注射剂的灌装和封口

1. 注射液的滤过 配制好的注射液在灌装前需要过滤,以除去各种不溶性微粒,在注射液生产中,一般采用二级过滤,先将药液用常规的滤器,如砂滤棒、垂熔玻璃漏斗等进行预滤后,再使用微孔膜过滤。

各种过滤器的材质、类型、过滤方式和装置及过滤的原理等均会明显影响过滤的效果,详细内容参见本章第二节。

2. 注射液的灌封 灌封包括灌注药液和封口两步。灌注后立即封口,以免污染。药液灌注时要求剂量准确及药液不沾瓶。注入容器的量要比标示量稍多,以抵偿在给药时由于瓶壁黏附和注射器及针头的滞留而造成的损失,保证用药剂量。易流动液体可增加少些,黏稠性液宜增加多些。如《中国药典》2020 年版通则注射剂项中规定,当注射剂标示装量为 1 mL,易流动液体可增加 0.10 mL,黏稠液可增加 0.15 mL。为使灌注体积准确,在每次灌注以前,必须用精确的小量筒校正注射器的吸取量,符合规定后再行灌注。

安瓿封口方法分拉封和顶封两种。由于拉封封口严密,不会像顶封那样易出现毛细孔,目前已规定必须用拉封。安瓿封口时要求不漏气、顶端圆整平滑,无尖头、焦头及小泡。粉末安瓿或具有广口的其他类型安瓿,都必须拉封。灌封操作分手工灌封和机械灌封。

工业生产多采用全自动灌封机,灌注药液由四个动作(移动齿档送安瓿;灌注针头下降;灌注药液入安瓿;灌注针头上升后安瓿离开,同时灌注器吸入药液)顺序协调进行。目前我国已制成洗、灌、封联动机,使生产效率得到进一步提高。

　　某些易氧化药物的注射液,安瓿内要通入惰性气体以置换安瓿中的空气。常用的惰性气体有氮气和二氧化碳。

(五) 注射剂的灭菌和检漏

　　1. 灭菌　应采取终端灭菌工艺,建议首选过度杀灭法($F_0 \geq 12$),如产品不能耐受过度杀灭的条件,可考虑采用残存概率法($8 \leq F_0 < 12$),但均应保证产品灭菌后的 PNSU 不大于 10^{-6}。如有充分的依据证明不能采用终端灭菌工艺,且为临床必需注射给药的品种,可考虑采用无菌生产工艺。注射剂生产过程中,除应选择恰当的灭菌工艺外,还应对灭菌前产品中污染的微生物严加监控,并采用各种措施降低微生物污染水平,确保终产品达到无菌保证要求。此外,在选择灭菌方法时,应综合考虑灭菌效果和药液稳定性两个要素,根据具体品种的性质,选择不同的灭菌方法和时间。

　　在注射剂的生产过程中应尽可能缩短配制时间,防止微生物与热原的污染及原料药物变质。小容量注射剂从配制到灭菌,必须在规定时间内(一般为 12 h)完成。

　　2. 检漏　安瓿如果有毛细孔或微小的裂缝存在,则微生物或污物可以进入安瓿,影响注射剂质量及使用安全性,因此,灭菌后的注射剂需进行检漏。一般对灭菌柜内抽真空充入有色水对安瓿进行检漏。

(六) 注射剂的可见异物检查

　　可见异物检查主要是检查注射液中有无微粒、小白点、纤维、玻璃屑等异物,其结果应符合规定。可用目力检查(灯检),也可用光散射全自动可见异物检测仪检查。目力检测法是在一定光照度($1\,000 \sim 4\,000$ lx)和不反光的黑色和白色背景下进行的。

四、质量检查

　　1. pH 测定　一般允许 pH 范围为 $4.0 \sim 9.0$,具体品种参照其质量标准。

　　2. 可见异物　是指在灯检条件下目视可以观测到的不溶性物质,其粒径或长度通常大于 $50\ \mu m$。具体检查方法参看《中国药典》2020 年版通则 1101 无菌检查法检查。其结果应符合规定。

　　3. 不溶性微粒　除另有规定外,静脉用注射剂(溶液型注射液、注射用无菌粉末、注射用浓溶液)按照《中国药典》2020 年版通则 0903 不溶性微粒检查法检查。其结果均应符合规定。

　　4. 无菌　注射剂在灭菌结束后,除在灭菌过程中对有关参数进行控制外,都必须抽出一定数量的样品进行无菌试验,以确保产品的灭菌质量。通过无菌操作制备的成品更应注意无菌检查的结果。具体检查方法参看《中国药典》2020 年版通则 1101 无菌检查法检查。其结果应符合规定。

　　5. 细菌内毒素或热原　热原检查采用家兔法,其原理系家兔对热原的反应与人体相同;细菌内毒素检查采用鲎试剂法,其原理系利用鲎试剂来检测或量化由革兰氏阴性菌产生的细菌内毒素,细菌内毒素检查包括两种方法,即凝胶法和光度测定法。除另有规定外,静脉用注射剂按各品种项下的规定,按照《中国药典》2020 年版通则 1143 细菌内毒素检查法或通则 1142 热原检查法检查。其结果应符合规定。

　　6. 其他检查　注射剂装量检查应按照《中国药典》2020 年版通则 0102 的规定进行。此外,视品种不同有必要时注射剂应进行相应的安全性检查,如异常毒性、过敏反应、溶血与凝聚、降压物质检查等。

五、混悬型注射剂和乳剂型注射剂

(一)混悬型注射剂

混悬液是一种固体粒子分散于液体的分散体系,凡不溶于水也无合适溶剂可溶解的药物,采取增溶、助溶等方法仍不能制得治疗所需浓度的药物,在水中不稳定或需要制成某种缓控释或靶向制剂注射给药的药物均可制成混悬型注射剂。

1. 混悬型注射剂的质量要求 除溶液型注射剂的某些基本要求如无菌、pH、安全性、稳定性等与之相同外,根据混悬型注射液的质量要求,颗粒粒径大小应适宜,一般应小于 15 μm,15~20 μm(间有个别 20~50 μm)者不应超过 10%;若有可见沉淀,振摇时应容易分散均匀。混悬型注射液不得用于静脉注射或椎管注射。

2. 混悬型注射剂的制备方法

(1) 分散法 采用球磨机、流能磨、喷雾干燥、冷冻干燥等方法制得符合注射混悬液要求的无菌原料,然后将其分散于含各种附加剂的灭菌溶剂中。如普鲁卡因青霉素混悬液。

(2) 结晶法 将药物溶液在一定条件下(温度、搅拌速率、溶剂加入速率)通过溶剂转换作用,使之析出微细结晶,然后去除有机溶剂、灭菌、过滤,再将所得结晶加溶剂至所需要量。如睾酮混悬液,先将睾酮溶解在丙酮中,然后经灭菌过滤,此睾酮溶液以无菌操作加入到灭菌溶剂中,使睾酮结晶,混悬液用灭菌溶剂稀释,使结晶沉降,倾出上清液,如此重复若干次,直到丙酮全部除去,加灭菌注射用水至足量灌封。

3. 混悬型注射剂的制备注意事项 混悬型注射剂制备中,应选用合适的晶型。晶型不仅与稳定性有关,而且影响生物利用度。例如,醋酸可的松有 5 种晶型,晶型Ⅰ、Ⅲ在干燥状态下都是稳定的,但在水中特别在温热的混悬液中,能迅速转变为含结晶水的晶型Ⅴ,如果静止不动,则可结成饼块。在混悬液生产过程中,常常出现晶型的转变,因此要设法加以防止,其方法是选择适宜的助悬剂与表面活性剂。

在混悬型注射剂中常用的助悬剂有羧甲基纤维素钠、甲基纤维素、海藻酸钠等,用量一般为0.5%~1%。还有用单硬脂酸铝作助悬剂,如油制普鲁卡因青霉素注射液。另外处方中常加入0.1%~0.2% 聚山梨酯 80,作润湿剂。

(二)乳剂型注射剂

油溶性药物除了可选用注射用油制备成油注射液外,还可以将其制备成 O/W 或 W/O/W 型的乳剂供注射用。乳剂型注射液可增加油相的表面积,使其在体内的吸收加快;同时 O/W 型乳剂可与体液互溶,使油性药物静脉注射成为可能;乳剂型注射液还可使药物具有一定器官靶向性。乳剂型注射剂不得用于椎管注射。

1. 乳剂型注射剂的质量要求 乳剂型注射剂除应符合注射剂的一般规定外,乳剂型注射液应稳定,不得有相分离现象;静脉用乳剂型注射液中乳滴的粒度 90% 应在 1 μm 以下,不得大于 5 μm 的乳滴,应能耐受热压灭菌,在灭菌和储存期间应能保持各成分稳定不变,粒子大小不得超限。

2. 乳剂型注射剂的制备方法 常用的乳化设备有胶体磨、高速组织捣碎机、高压均质机、超声波发生器等。小量制备一般可用组织捣碎机制得稳定的浓缩乳剂,然后稀释成乳剂;也可先用高速组织捣碎机制备初乳,然后进行超声处理;或将油相、水相和乳化剂通过胶体磨反复匀化处理。

3. 乳剂型注射液的稳定性　这是乳剂型注射液突出的问题,包括物理稳定性和化学稳定性。物理稳定性包括分层、破裂、转相、絮凝等。此外,由于乳剂制备中多用磷脂为乳化剂,磷脂对光、热、氧均不稳定,影响乳剂的化学稳定性。

提高乳剂稳定性的方法有改变乳化剂的种类与浓度、油相的种类与比例,选择不同的助乳化剂以及制备方法等。

六、举例

例5　利巴韦林注射液(ribavirin injection)

【处方】

利巴韦林	100 g	氯化钠	9 g
10% 枸橼酸	适量	注射用水加至	1 000 mL

【制法】　将氯化钠加适量注射用水配制为 2%~10% 的浓溶液,搅拌溶解,加入利巴韦林搅拌溶解,加注射用水至全量 90% 左右混匀。用 10% 枸橼酸液调节 pH 至 4.0~6.0 后加注射用水至全量,经钛棒粗滤、微孔膜过滤后,灌装。115℃、30 min 灭菌。

【用途】　利巴韦林又名病毒唑、三氮唑核苷等,是广谱强效的抗病毒药物,目前广泛应用于病毒性疾病的防治。常用剂型有注射剂、片剂、口服液、气雾剂等。利巴韦林注射液临床上主要用于病毒性肺炎、支气管炎,一般用氯化钠注射液或 5% 葡萄糖注射液稀释成每毫升含 1 mg 的溶液后缓慢静脉滴注。

例6　奥硝唑注射液(ornidazole injection)

【处方】

奥硝唑	50 g	聚乙二醇	100 mL
乙醇	100 mL	注射用水加至	1 000 mL

【制法】　取处方量乙醇、聚乙二醇,加入注射用水适量,搅拌均匀,调 pH 至 2 左右,加入奥硝唑搅拌溶解,加注射用水至全量,再调 pH 至 2.5~4.0,滤过,灌封,121℃、15 min 灭菌。

【用途】　奥硝唑为第三代硝基咪唑类衍生物,用于治疗由脆弱拟杆菌、狄氏拟杆菌、卵圆拟杆菌、多形拟杆菌、普通拟杆菌、梭状芽孢杆菌、真杆菌、消化球菌和消化链球菌、幽门螺杆菌、黑色素拟杆菌、梭杆菌、CO_2 噬纤维菌、牙龈类杆菌等敏感厌氧菌所引起的多种感染性疾病。

【注解】　奥硝唑难溶于水,处方中加入聚乙二醇和乙醇作为混合溶剂增加溶解度;先配成奥硝唑的浓溶液,调节 pH 在 2 左右,可将有关物质量控制在较低的水平;加注射用水至全量后需再调节 pH 至 2.5~4.0。

例7　注射用普鲁卡因青霉素(procaine benzyl penicillin for injection)

【处方】

普鲁卡因青霉素	30 万 U	普鲁卡因钠(钾)盐	10 万 U
磷酸二氢钠	0.003 6 g	磷酸氢二钠	0.003 6 g
聚维酮	0.011 g		

【制法】　按处方量将灭菌的普鲁卡因青霉素、普鲁卡因钠(钾)盐、磷酸二氢钠、磷酸氢二钠、聚维酮在无菌条件下混匀,分装。临用前加灭菌注射用水制成混悬液。

【用途】　本品的抗菌谱基本上与青霉素相似。本品肌内注射后,慢慢游离出青霉素,使血药浓度维持时间延长,显示长效作用,但血药浓度较青霉素低。用于敏感菌所致的轻度感染,也可用本品治疗淋病、尿路感染、梅毒和喉炎等。也用于治疗链球菌引起的肺炎、脑膜炎及风湿性或先天性心脏病、化脓性皮肤病。

【注解】 普鲁卡因青霉素为苄基青霉素的普鲁卡因盐,在水中微溶,遇酸碱或氧化剂等迅速失效,对热也不稳定。普鲁卡因钠(钾)盐水溶液不稳定,故加磷酸盐缓冲对控制 pH 在 5.0~7.5 之间。本品在质量检查时需做悬浮时间与抽针试验:取本品 1 瓶,按每 40 万 U 加水 1 mL 使成混悬液,摇匀,静止 2 min,不得有颗粒下沉或明显的分层。用装有 $4\frac{1}{2}$ 号针头的注射器抽取,应能顺利通过,不得阻塞。

例 8 丙泊酚注射液(propofol injection)

【处方】
丙泊酚	0.2 kg	注射用大豆油	2 kg
注射用卵磷脂	0.24 kg	注射用甘油	0.45 kg
氢氧化钠	适量	注射水加至	20 L

【制法】

(1) 水相的制备:向配料罐中放入 85% 的注射用水,加入处方量的甘油,搅拌均匀,煮沸 15 min,边充氮边降温至 50~60℃,并于 50~60℃充氮保温备用。

(2) 油相的制备:向配料桶中加入处方量的大豆油,充氮加热至 50~60℃,加入处方量的卵磷脂、丙泊酚,在搅拌下溶解备用。

(3) 将油相在搅拌下转移至水相罐中制成初乳,并用 0.1 mol/L 氢氧化钠溶液调节 pH 至 7.5~9.5。

(4) 将制成的初乳用经一级压力 1 000 Pa,二级压力 5 000 Pa 连续均质 5 次,120 Pa 低压匀化一次,检查乳粒。

(5) 取药液测定含量、pH,合格后用 1 μm 的滤器滤过,通氮气灌封于常规工艺洗净的 20 mL 安瓿中,115℃热压灭菌 30 min,检验即得。

【注解】 本品是适用于诱导和维持全身麻醉的短效静脉麻醉药。甘油在处方中调节渗透压,卵磷脂作为乳化剂,大豆油作为油相。

第八节 大容量注射剂

一、概述

大容量注射剂(large volume injection)通常称为静脉输液(intravenous infusion),是指由静脉滴注输入体内的大容量注射液,通常一次给药 100 mL 以上,生物制品的输液一般不小于 50 mL。输液通常包装在玻璃或塑料的输液瓶或袋中,不含抑菌剂。使用时通过输液器调整滴速,持续而稳定地进入静脉,以补充体液、电解质,提供营养物质或治疗用。输液通过静脉迅速进入体内,在抢救危重及急症患者中发挥重要作用。

(一) 大容量注射剂的分类

1. 电解质输液(electrolyte infusion) 主要成分是水和电解质,主要用于补充体内水分、电解质,纠正体内酸碱平衡等,如氯化钠注射液、复方氯化钠注射液、乳酸钠注射液等。

2. 营养输液(nutrition infusion) 主要成分是人体需要的水和营养物质,主要用于补充营养。营养输液有糖类输液、氨基酸输液、脂肪乳输液等。

3. 胶体输液(colloid infusion) 主要成分是水和天然或合成的高分子物质,主要用于补充血容量,维持血压等。胶体输液有多糖类、明胶类、高分子聚合物等,如右旋糖酐、淀粉衍生物、明胶、聚维酮等。

4. 含药输液(drug-containing infusion) 含有治疗药物的输液,如盐酸米托蒽醌氯化钠注射液,利奈唑胺葡萄糖注射液。

(二)大容量注射剂的质量要求

大容量注射液的质量要求与小容量注射液基本上是一致的,但由于其注射量大,直接进入血液循环,因此对无菌、无热原及可见异物等质量要求更高。此外还应注意以下质量要求:①输液的 pH 应在保证疗效和制品稳定性的基础上,力求接近人体的 pH,过高或过低都会引起酸碱中毒;②输液的渗透压应为等渗或偏高渗;③输液中不得添加任何抑菌剂;④应无毒副作用,要求不能有引起过敏反应的异性蛋白质及降压物质,输入人体后不会引起血象的异常变化等。

(三)大容量注射剂和小容量注射剂的区别

两者的区别见表 4-7。

表 4-7 大容量注射剂和小容量注射剂的区别

类别	小容量注射剂	大容量注射剂
规格	≤50 mL	≥100 mL
给药途径	皮下注射、皮内注射、肌内注射、静脉注射、静脉滴注、鞘内注射、椎管内注射等	静脉滴注
分散状态	水溶液、油溶液、水或油混悬液、乳状液	一般为水溶液或乳状液
附加剂	除静脉给药与脑池内、硬膜外、椎管内用的注射液均不得加抑菌剂,其他可视情况添加合适的附加剂	不得加入抑菌剂
制备过程	从配制到灭菌,必须尽快完成,一般控制在 12 h 内	从配制到灭菌的生产周期应尽量缩短,以不超过 4 h 为宜
灭菌方法	首选终端灭菌;必要时采用无菌生产工艺	首选过度杀灭法,其次为残存概率法
不溶性微粒[a]	除另有规定外,每个供试品容器(份)中含 10 μm 以上的微粒不得超过 6 000 粒,含 25 μm 以上的微粒不得超过 600 粒	除另有规定外,1 mL 中含 10 μm 以上的微粒不得超过 25 粒,含 25 μm 以上的微粒不得超过 3 粒

注:a.不溶性微粒检查法中光阻法的结果判定。

二、大容量注射剂的制备

(一)大容量注射剂的制备工艺流程图

输液的生产过程和注射剂一样,但对环境的要求更高。大容量注射剂的包装有玻璃瓶、塑瓶和软袋等,制备工艺大致相同,只是在包装材料的处理方面有所区别。图 4-10～图 4-12 为玻璃瓶装、聚丙烯塑瓶装、软袋装输液生产工艺流程图。

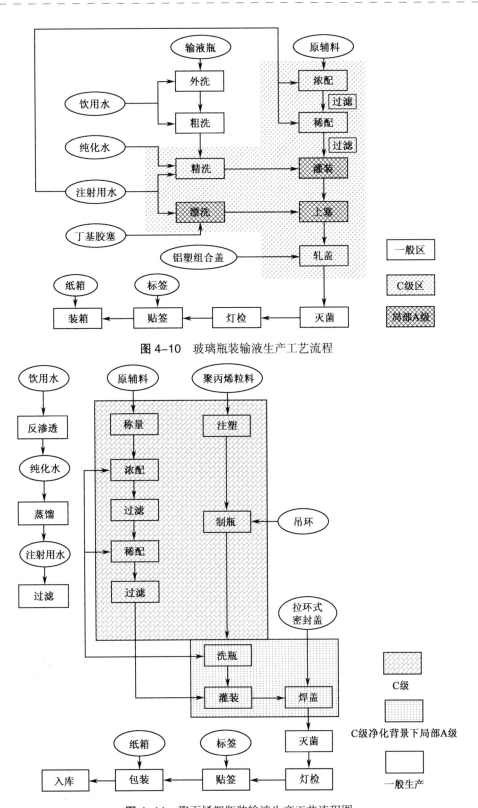

图 4-10　玻璃瓶装输液生产工艺流程

图 4-11　聚丙烯塑瓶装输液生产工艺流程图

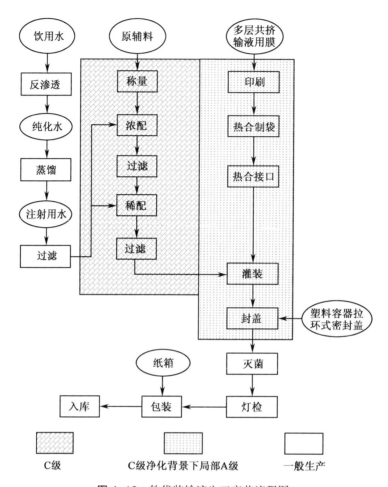

图 4-12 软袋装输液生工产工艺流程图

（二）大容量注射剂的生产环境要求

输液的生产大多采用最终灭菌工艺,根据《药品生产质量管理规范》(2010 年修订) (卫生部令第 79 号) 无菌药品最终灭菌产品的生产洁净度要求输液车间温度 18～28 ℃,相对湿度 50%～65%,洁净区与非洁净区之间、不同级别洁净区之间的压差应当不低于 10 Pa。物料准备、产品配制和灌装或分装等操作必须在洁净区内分区域(室)进行。应当根据产品特性、工艺和设备等因素,确定产品生产用洁净区的级别。每一步生产操作的环境都应当达到适当的动态洁净度标准,尽可能降低产品或所处理的物料被微粒或微生物污染的风险。如最终灭菌的输液生产过程中高污染风险(容易长菌、灌装速度慢、灌装用容器为广口瓶、容器必须暴露数秒后方可密封等状况)的产品灌装(或灌封)需 C 级背景下的局部 A 级环境下进行。

（三）大容量注射剂容器和处理方法

传统的输液瓶采用玻璃瓶。随着材料工业和制药装备的发展,塑料瓶装输液和软袋输液生产得到了快速发展,20 世纪 60 年代聚丙烯(PP)及聚乙烯(PE)塑料瓶,PVC 袋装输液、多层共挤塑料袋装输液相继投入使用。

1. 玻璃瓶 是最传统的输液容器,具有透明、热稳定性好、耐热、耐压、瓶体不变形等优点,但存在口部密封性差、易碎不利于运输等缺点。

玻璃瓶的清洗分为粗洗和精洗。粗洗：外洗瓶机输送带，使玻璃瓶保持一定的运动速率，玻璃瓶经外洗瓶机刷洗外壁后进入超声波洗瓶机。精洗：粗洗后的玻璃瓶进入洁净区立式洗瓶机精洗，精洗一般分为 5 次冲水，第 1～3 次使用循环注射用水，第 4～5 次使用注射用水，最后一次冲洗使用洁净压缩空气进行气洗。取精洗后的玻璃瓶注入经过滤后的注射用水，检查无可见异物示为合格。精洗合格后的玻璃瓶，通过输送带输入灌装室使用。

2. 塑料瓶　有无毒塑料 PE 瓶及 PP 瓶两种，具有耐水腐蚀、机械强度高、化学稳定性强、可以热压灭菌、重量轻、运输方便、不易破损等优点。同时，塑料瓶由于制瓶、灌封程序均在洁净区内完成，能够避免中间污染；由于是一次性包装用品，可避免交叉污染。其缺点是：透明度差，不利于灯检；强烈振荡，可产生轻度乳光。

大生产中一般过程是将聚丙烯粒料装入注塑机，经塑化、注射入模、冷却、脱模制成聚丙烯输液瓶瓶坯。将聚丙烯输液瓶送入进瓶工位，用经 0.22 μm 滤膜过滤的注射用水冲洗，经可见异物检查合格后待用。与玻璃瓶相比，塑料瓶所装输液在最后的灭菌过程中升温速率更慢一些。

3. 塑料袋　目前主要采用无毒的聚氯乙烯(PVC)袋及非 PVC 袋，具有柔软、透明、质轻、耐压、易加工、运输使用方便、设备占地面积小、工序简单、包装材料不用刷洗、节省了大量的水、电、劳动力等特点。国外发展迅速，欧洲使用率达 30%，北美高达 80%。国内应用较少。特别是近年发现 PVC 的毒性，如其中的塑料增塑剂(DEHP)可能导致生殖系统发育不良等毒性及 PVC 燃烧后产生强烈致毒物质二噁英。非 PVC 塑料袋是由 PP、PE 等多层共挤膜组成，20 世纪 80 年代末，90 年代初得到迅速发展，并形成第三代大输液。非 PVC 制成的输液袋由于不含增塑剂(DEHP)，透水性和透气性极低，稳定性好，药物相容性好，吸附性低，在自然界可以降解，不会对环境、人体造成极大的危害。同时，非 PVC 在空气压力下可通过自身的收缩，在不引进空气的情况下，完成药液的人体输入，形成了完全封闭的输液系统，避免了外界空气对药液的污染。使用这种包装，可在户外及不洁净的环境中安全输液，因此受到医护人员的普遍欢迎。

4. 橡胶塞　输液瓶所用橡胶塞对输液澄明度影响很大，其质量要求如下：①富于弹性及柔软性，针头刺入和拔出后应立即闭合，并能耐受多次穿刺无碎屑脱落；②具耐溶性，不致增加药液中的杂质；③可耐受高温灭菌；④有高度化学稳定性，不与药物成分发生相互作用；⑤对药液中药物或附加剂的吸附作用应很低；⑥无毒性及溶血作用。以前使用的天然橡胶塞未能完全满足上述要求，我国于 1995 年作出了逐步淘汰普通天然橡胶塞包装药品的部署，并于 2005 年 12 月 31 日后全面禁止所有药品包装中使用天然橡胶塞。取而代之的是性能高、安全性好的丁基橡胶，丁基橡胶是异丁烯单体与少量异戊二烯共聚合而成。卤化丁基橡胶是丁基橡胶的改性产品，目的是卤化改性后提高丁基橡胶的活性，使之与其他不饱和橡胶产生相容性，提高自黏性和互黏性，以及硫化交联能力，同时保持丁基橡胶的原有特征。目前用于医药包装的卤化丁基橡胶主要为氯化和溴化丁基橡胶，相比于其他胶种，卤化丁基橡胶具有透气性和透湿性低、理化性能稳定、使用过程中可抽出物低、耐热、耐老化、自密封性能好等优点。

丁基橡胶塞的清洗方法：注射用水漂洗直至取洗涤水检查可见异物合格。漂洗后橡胶塞存放超过 4 h 需重新漂洗后方能使用。

(四) 大容量注射剂的配制

配制是指将原辅料和溶剂混合、溶解的过程。配液必须用新鲜注射用水(12 h 以内)；配制方法多采用浓配法。

(五) 大容量注射剂的滤过

同注射剂一样先粗滤,然后精滤。一般采用多级阶梯过滤设计,即采用三级或四级孔径递减的方式,也称过滤系统。第一级一般用钛棒,孔径可选择 30 μm、10 μm、5 μm 或 3 μm;第二级一般用聚醚砜或聚丙烯材质,孔径可选择 0.6 μm、0.45 μm 或 0.22 μm;第三级一般用聚醚砜材质,孔径可选择 0.22 μm。在选配过滤系统时必须针对具体的药品生产工艺要求选配过滤系统的组成器件,在此基础上,分别确定每级过滤器使用的材质和孔径大小。通常澄清过滤介质的材料多选用钛棒、聚丙烯,预过滤介质可选用聚丙烯和纤维素等,而终端过滤的材料选用范围较宽,聚醚砜、聚四氟乙烯等不同材质的滤芯均可作为终端过滤的过滤器材。

(六) 大容量注射剂的灌封

灌封是输液的关键操作,由灌注、盖橡胶塞、轧铝盖连续三步组成,目前输液的灌封实现了机械化联动化,自动灌注机、翻塞机及落盖轧口机大大提高了工作效率及产品质量。灌封结束后应检查轧口是否松动,松动的轧口应剔除。

(七) 大容量注射剂的灭菌

为减少微生物污染的机会,应尽量使整个生产过程连贯进行,并于灌装结束后立即灭菌。一般从配液到灭菌不超过 4 h。输液应采取终端灭菌工艺,首选过度杀灭法($F_0 \geqslant 12$),如产品不能耐受过度杀灭的条件,可考虑采用残存概率法($8 \leqslant F_0 < 12$),但均应保证产品灭菌后的 PNSU 不大于 10^{-6}。采用其 F_0 值小于 8 的终端灭菌条件的工艺,原则上不予认可。灭菌条件通常根据温度 – 时间参数或者结合 F_0 值综合考虑。如产品不能耐受终端灭菌工艺条件,应尽量优化处方工艺,以改善制剂的耐热性。如确实无法耐受,则应考虑选择其他剂型,而非输液。

三、质量检查

大容量注射剂的质量要求与小容量注射剂相同,但是大容量注射剂对澄明度、热原、无菌的检查更为严格,大容量注射剂中不得添加任何抑菌剂。

(一) pH

大容量注射剂的 pH 应在保证疗效和制品稳定的基础上,力求接近人体血液的 pH。

(二) 渗透压质量摩尔浓度

除另有规定外,静脉输液及椎管注射用注射液按照《中国药典》2020 年版各品种项下的规定,通则 0632 渗透压质量摩尔浓度测定法检查,应符合规定。

(三) 可见异物与不溶性微粒

由于肉眼只能检出 50 μm 以上的微粒,因此输液除应符合有关可见异物检查的规定外,药典还规定了注射液中不溶性微粒检查法。检查方法有显微计数法及光阻法,详见《中国药典》2020 年版通则 0903。

(四) 细菌内毒素和热原

细菌内毒素和热原除另有规定外,静脉用注射剂按各品种项下的规定,按照《中国药典》2020 年版通则 1143 细菌内毒素检查法或 1142 热原检查法检查,应符合规定。

(五) 无菌

无菌仅代表供试品在该检验条件下未发生微生物污染。

四、举例

例9　葡萄糖注射液（glucose injection）

【处方】

葡萄糖注射液	5%	10%
注射用葡萄糖	50 g	100 g
1% 盐酸	适量	适量
注射用水加至	1 000 mL	1 000 mL

【制法】　按处方量将葡萄糖投入煮沸的注射用水内，使成50%～60%的浓溶液，加盐酸适量，滤过。滤液加注射用水稀释至所需量，测定pH及含量合格后，滤过，灌装，封口，121℃、12 min热压灭菌。

【用途】　临床应用时，5%、10%葡萄糖注射液，具有补充体液、营养、强心、利尿、解毒作用，用于大量失水、血糖过低等症。25%、50%溶液，因其渗透压高，能将组织内体液引到循环系统内由肾排出，用于降低眼压及因颅内压增高引起的各种病症。

【注解】　5%葡萄糖注射液按无水葡萄糖计算，而10%葡萄糖注射液则按含水葡萄糖计算投料。葡萄糖注射液有时会产生云雾状沉淀，原因主要是由于原料药不纯。葡萄糖由淀粉水解制备，因此可能带入淀粉中的杂质如蛋白质及水解不完全的糊精。解决办法是浓配、加酸、加热。加入适量盐酸可中和蛋白质上的电荷使其凝聚，同时使糊精继续水解成为葡萄糖；加热煮沸可加速蛋白质凝固及糊精水解。其次可能颜色变黄和pH下降。有人认为葡萄糖在酸性溶液中，首先脱水形成5-羟甲基呋喃甲醛，5-羟甲基呋喃甲醛再分解为乙酰丙酸和甲酸，同时形成一种有色物质。其反应过程如下：

$$CH_2OH(CHOH)_4CHO \rightleftharpoons$$

$$\underset{\text{5-羟甲基呋喃甲醛}}{\begin{array}{c} CH{=}CH \\ HOCH_2C \quad\quad C{-}CHO \\ O \end{array}}$$

$$\longrightarrow \underset{\text{乙酸丙酸}}{CH_3COCH_2CH_2COOH} + \underset{\text{甲酸}}{HCOOH}$$

5-羟甲基呋喃甲醛本身无色，有色物质一般认为是5-羟甲基呋喃甲醛的聚合物。由于酸性物质的生成，所以灭菌后pH下降。影响稳定性的因素，主要是灭菌温度和溶液的pH。因此，为避免溶液变色，一方面要严格控制灭菌温度与时间，同时调节溶液的pH在3.8～4.2较为稳定。

例10　复方电解质葡萄糖注射液（compound electrolytes and glucose injection）

【处方】

注射用葡萄糖	270 g	乳酸钠	22.4 g
氯化钠	17.5 g	氯化钾	15 g
稀盐酸	适量	注射水加至	1 000 mL

【制法】　将葡萄糖投入浓配罐内，加注射用水配制成40%～80%的葡萄糖浓溶液，搅拌溶解，过滤后移至稀配罐中。向稀配罐内加注射用水至配制全量80%，将乳酸钠、氯化钾加入稀配罐内，搅拌溶解。加注射用水至配制全量。取样检测氯化钾含量，符合规定后，向稀配罐内加入氯化钠，搅拌溶解。用稀盐酸调节pH至5.5～6.5，取样检测总氯量、葡萄糖含量。滤过，灌装。115℃、30 min灭菌。

【用途】　体液与电解质补充药。在经口摄取不可能或不充分时，补充并维持体内水分和电解质。

例11　右旋糖酐40葡萄糖注射液（dextran 40 glucose injection）

【处方】　葡萄糖　　　　　　　　270 g　　　　　　右旋糖酐 40　　　　22.4 g
　　　　　稀盐酸　　　　　　　　适量　　　　　　　注射用水加至　　　　1 000 mL

【制法】　将右旋糖酐 40 加适量注射用水于浓配罐中,药液浓度控制在 12%～20%,煮沸及搅拌溶解,完全溶解至澄清,过滤后移至稀配罐中。稀配罐中加注射用水至全量的 80%,将葡萄糖投入稀配罐中搅拌溶解,溶解后加注射用水稀释至全量,搅拌均匀,用稀盐酸调节 pH 至 4.5～5.0,取样测含量。药液合格后,经微孔膜过滤后,由泵送灌装室灌装。115℃、30 min 灭菌。

【用途】　用于失血、创伤、烧伤等各种原因引起的休克和中毒性休克。预防手术后静脉血栓形成,用于肢体再植和血管外科手术等。预防术后血栓形成、血管栓塞性疾病。用于心绞痛、脑血栓形成、脑供血不足、血栓闭塞性脉管炎等。体外循环时,代替部分血液,预充人工心肺机,既节省血液又可改善血液循环。

例 12　盐酸左氧氟沙星氯化钠注射液(levofloxacin hydrochloride and sodium chloridc injection)

【处方】　盐酸左氧氟沙星　　　11.6 g　　　　　　氯化钠　　　　　　　90 g
　　　　　EDTA-CaNa₂　　　　　0.5 g　　　　　　10% 氢氧化钠溶液　　适量
　　　　　注射用水加至　　　　　1 000 mL

【制法】　氯化钠加适量注射用水于浓配罐中,配制成 2%～10% 的浓溶液,搅拌溶解过滤。加注射用水至配制全量的 80%,加入盐酸左氧氟沙星、EDTA-CaNa₂,搅拌溶解混合均匀,再加注射用水稀释至全量,搅拌均匀,用 10% 氢氧化钠溶液调节 pH 至 4.5～4.8,测含量。过滤,灌装。121℃、8 min 灭菌。

【用途】　本品适用于敏感细菌引起的中、重度感染,如呼吸系统感染、泌尿系统感染、生殖系统感染、皮肤软组织感染、肠道感染、败血症、粒细胞减少及免疫功能低下患者的各种感染等。

【注解】　氯化钠作为渗透压调节剂,EDTA-CaNa₂ 作为金属离子螯合剂,氢氧化钠作为 pH 调节剂。

第九节　注射用无菌粉末

一、概述

注射用无菌粉末(sterile powder for injection)指原料药物或与适宜辅料制成的供临用前用无菌溶液配制成注射液的无菌粉末或无菌块状物,可用适宜的注射用溶剂配制后注射,也可用静脉输液配制后静脉滴注。

在水溶液中不稳定的药物,特别是对湿热敏感的某些抗生素(如青霉素 G、头孢霉素类等)和生物制品(胰蛋白、辅酶 A、血浆等),适于制成注射用无菌粉末供临床使用。近年来也有将中药注射剂研制成粉针以提高其稳定性,如茵栀黄粉针等。

根据生产工艺的不同,注射用无菌粉末分为注射用无菌粉末(无菌原料)直接分装产品和注射用冻干无菌粉末产品。前者是经灭菌溶剂法、喷雾干燥法或冷冻干燥法制得的无菌药物粉末,按主药依规格确定装量,在无菌条件下直接分装而得,常见于抗生素药品,如注射用青霉素钠、注射用氨苄西林钠、注射用头孢呋辛钠等;后者是将经无菌过滤的药液,按主药依规格确定装量,灌装于安瓿中,冷冻干燥后封口或盖塞轧盖制得,常见于生物制品或不稳定的药物,如注射用辅酶 A、注射用重组人干扰素 α1b 和注射用重组人白介素 –2 等。还有将药液经无菌过滤后,置于不锈钢浅盘中,经冷冻干燥制得无菌粉末(无菌原料)后,再进行无菌分装的产品。除符合各品种项下性状、鉴别、检查(溶液澄清度与颜色、水分或干燥失重、酸碱度、有关物质等)和含量测定等质量指标的相应规定,注射用无菌粉末还应按照《中国药典》2020 年版通则注射剂项下"注射用无菌粉末"的相关要求,进行无菌、细菌内毒素或热原、可见异物、不溶性微粒和装量差异等质量指标的检查。

二、注射用无菌分装制品

由于注射用无菌粉末直接分装产品系无菌分装制得,注射用冻干无菌粉末产品系无菌过滤后冷冻干燥制得,生产中均无灭菌过程。因此,需严格控制生产环境、设备和直接接触药粉的包装材料和人员的无菌与洁净度,保证产品质量。

(一)无菌分装工艺

无菌粉末在无菌条件下,定量分装于洗净并经高温灭菌、干燥、冷却的西林瓶内,然后盖上无菌干燥的胶塞、压上无菌干燥铝盖。

(二)无菌分装工艺流程

注射用无菌粉末的无菌分装工艺流程如图 4-13 :

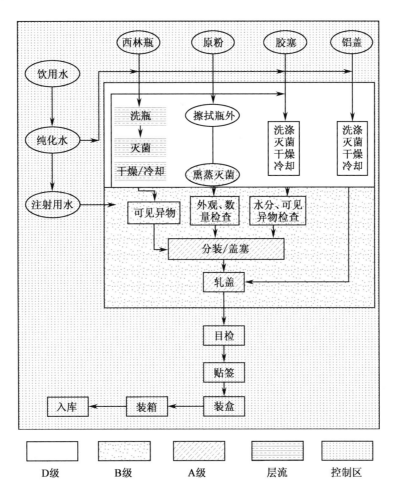

图 4-13　注射用无菌粉末无菌分装工艺流程图

A 级、B 级、C 级和 D 级区域划分详见表 4-1

1. 原料与包装材料的准备　无菌原料一般采用玻璃瓶或铝桶等密封保存。在传递进入无菌室分装前,应通过可靠的方法进行瓶外表面灭菌。

西林瓶经洗涤(纯化水洗涤→纯化水反冲→注射用水反冲→压缩空气反冲→洗涤后的西林瓶可见异物检查合格),进入隧道烘箱,于300～350℃温度下至少5 min灭菌与干燥(或其他可靠的灭菌干燥条件),百级层流下冷却至40℃及以下后,进入无菌分装室备用。

胶塞经洗涤(真空吸料→纯化水粗洗→注射用水精洗→可见异物检查→排水→注射用水冲洗→洗涤后水可见异物检测或洁净胶塞可见异物检测),125℃、2.5 h(或其他可靠的灭菌干燥条件)进行灭菌干燥,检查胶塞水分应符合规定,进入无菌分装室备用,48 h内使用。

铝盖经洗涤(纯化水强力喷淋粗洗→纯化水精洗→洗涤后水可见异物检查→排水→纯化水冲洗),180℃ 1 h(或其他可靠的灭菌干燥条件)进行灭菌干燥后,进入无菌分装室备用,48 h内使用。

2. 无菌分装　在洁净度符合要求的无菌分装室内,采用插管分装机、螺旋分装机或真空吸粉分装机,按各品种规格、原料的含量和水分,计算装量,将无菌原料分装于洗净并干燥灭菌后的西林瓶,盖胶塞,轧铝盖。

分装过程应注意进行装量检查,严格控制装量差异在规定的范围内。

3. 可见异物检查　分装产品轧上铝盖后进行目检。目前主要由人工对每瓶产品逐瓶仔细检查,检出裂瓶、坏盖、空瓶、无塞压盖、无盖、敞口、瓶身异型、瓶内有异物、黑点等不合格半成品,分类存放在废品区等待处理。将合格的半成品放入下一道工序。

4. 贴签、印字、包装。

5. 检验　按国家药品标准,对产品进行全项检验,包括性状、鉴别、检查(溶液澄清度与颜色、水分或干燥失重、酸碱度、有关物质等)和含量测定以及无菌、细菌内毒素或热原、可见异物、不溶性微粒和装量差异等质量指标的检查。

(三) 无菌分装工艺中常见的问题及解决方法

1. 装量差异　影响无菌粉末装量差异的因素较多。无菌粉末可因吸潮而导致流动性下降,造成装量差异。因此,应预先测定无菌粉末的临界相对湿度(CRH),并使分装室的相对湿度(RH)保持在无菌粉末的临界相对湿度以下。此外,药粉的物理性质如结晶、粒度、堆密度等因素也影响装量差异,如无菌溶剂结晶法可能制得片状及针状的结晶,流动性较差,造成装量差异较大。而喷雾干燥法制得的多为球形,流动性较好,装量差异较小。另分装机械问题也可能影响装量差异。

2. 可见异物与不溶性微粒　采用无菌分装工艺,由于未经配液及滤过,有时分装后的无菌粉末溶解后出现毛毛、小白点等,致使可见异物检查不合格。因此应从原料的处理开始,直至整个生产过程,都要严格防止污染。

(1) 原料　无菌原料的可见异物与不溶性微粒不合格,导致直接无菌分装的产品可见异物与不溶性微粒不合格。因此,应首先确保无菌原料的质量符合规定。

(2) 西林瓶和胶塞的洗涤　洗涤水和洗涤设备的洁净程度不符合要求,可造成洗涤后的西林瓶和胶塞的可见异物与不溶性微粒不合格。

应严格控制洗涤用纯水和洗涤设备的洁净程度,对洗涤后的西林瓶进行可见异物检查,对洗涤后的胶塞进行洗涤后水或胶塞的可见异物检查。

（3）西林瓶和胶塞的干燥　洗涤后的西林瓶和胶塞，经灭菌干燥后进入无菌分装室。因此，应严格保证干燥设备的洁净程度，以保证分装产品的可见异物与不溶性微粒符合要求。

（4）分装过程　分装过程中，环境与设备洁净程度、人员衣着、分装过程等，均可能产生可见异物与不溶性微粒。应对分装过程的各种影响因素进行严格控制，保证产品质量。

3. 无菌与热原问题　由于产品系无菌操作法制备，未经配液及过滤，除影响产品的可见异物与不溶性微粒外，还会受微生物污染，而微生物在固体粉末中繁殖较慢，不易检查出来，危险性更大。为了保证用药安全，解决无菌分装过程中的污染问题依然是严格控制生产的各个环节。

（1）原料　原料生产中无菌与热原局部出现问题，或运输贮存过程中被污染，在原料生产企业的出厂检验和制剂分装企业的进厂检验中未被发现，导致分装产品无菌与热原问题。

（2）西林瓶和胶塞的灭菌　西林瓶和胶塞的灭菌和除热原不彻底。如因设备原因导致灭菌温度未达到要求，或灭菌时间不够，或灭菌后又被污染等。

（3）分装过程　环境、设备、人员等的无菌条件对产品的无菌与热原有一定影响。如无菌分装室的灭菌未达到要求，空气洁净度不符合要求，洁净空气正压未达到要求或气锁装置问题，使无菌分装室被低洁净度的空气污染等。

4. 吸潮变质　吸潮首先影响分装过程的顺利进行。同时无菌分装产品一般在水中不稳定，吸潮后将导致产品产生分解等变化。

（1）原料　原料水分不符合要求，或运输贮存过程中，因包装不当等原因吸潮。应通过严格控制原料水分指标和改善原料包装等方法解决。

（2）分装环境的相对湿度（RH）控制　环境湿度超过临界相对湿度时，水溶性药物吸湿量明显增大，造成药粉黏附于分装机械上，不能顺利分装，且可能引起产品分解变质。因此，分装环境的相对湿度必须低于待分装的无菌粉末的临界相对湿度（CRH），才能减少和避免吸潮变质，并保证分装过程的顺利进行。

有些产品的临界相对湿度较低，无菌分装环境的相对湿度控制尤为重要。如注射用氨苄西林钠 CRH 为 47%，需控制分装环境 RH 在 47% 以下；注射用阿莫西林克拉维酸钾的分装环境 RH 需控制在 30% 以下才能正常生产。

生产中，主要通过空调系统的温度调节和除湿功能，控制分装环境的 RH 在待分装无菌粉末的 CRH 以下。

（3）干燥后瓶子、胶塞的水分控制　在控制分装环境相对湿度的同时，对与无菌粉末直接接触的瓶子和胶塞的水分也应控制在一定限度范围内，需采用可靠的方法，进行瓶子和胶塞的干燥灭菌，确保产品不因瓶子和胶塞的水分引起吸潮变质。

铝盖应轧紧，避免和减少贮存期间外界水分进入瓶内。

（四）举例

例 13　注射用氨苄西林钠（规格：0.5 g）

装量计算：

$$理论装量 = \frac{规格}{原料含量 \times (1 - 水分)}$$

装量控制：按《中国药典》2020 年版通则注射剂项下"注射用无菌粉末"装量差异规定进行控制。

西林瓶、胶塞和铝盖经洗净并干燥灭菌，检查中间体水分、可见异物等符合要求后，传递进入无菌分装室备用。在无菌条件下，控制无菌分装室相对湿度低于 47%，按计算的理论装量，控制装量在规定的范围,分装于西林瓶中。

例14 注射用阿莫西林钠克拉维酸钾

西林瓶、胶塞和铝盖经洗净并干燥灭菌,检查中间体水分、可见异物等符合要求后,传递进入无菌分装室备用。在无菌条件下,控制无菌分装室相对湿度低于30%,按计算的理论装量,控制装量在规定的范围,分装于西林瓶中。

注:阿莫西林钠克拉维酸钾的CRH低,因此,需控制无菌分装室相对湿度低于30%,以减少药粉吸潮,防止因吸潮引起的变质,并保证分装过程顺利,装量差异符合要求。

三、注射用冷冻干燥制品

(一)冷冻干燥的特点与原理

冷冻干燥技术是把含有大量水分的物料预先进行降温,冻结成冰点以下的固体,在一定真空条件下使冰直接升华或加热升华,从而去除水分得到干燥产品的一种技术。

1. 特点

(1) 冷冻干燥的优点 ①可避免药品因高热而分解变质;②所得产品质地疏松,加水后迅速溶解恢复药液原有的特性;③含水量低,一般在1%~3%范围内,且在真空状态下进行干燥,故产品不易氧化,有利于产品长期贮存;④产品中的微粒物质比较少,因为污染机会相对少;⑤产品剂量准确,外观优良。

(2) 冷冻干燥制品不足之处 溶剂不能随意选择,有时某些产品重新溶解时出现浑浊。此外,本法需特殊设备,成本较高。

2. 原理 冷冻干燥的原理可用水的三相图加以说明(图4-14)。

图中OA是冰、水的平衡曲线,在此线上冰、水共存;OB为水和水蒸气的平衡曲线,在此线上水、气共存;OC为冰和水蒸气的平衡曲线,在此曲线上冰、气共存;O点为冰、水、气的三相平衡点,温度为0.009 8℃(图上0.01℃),压力为610.38 Pa(4.58 mmHg)。从图中可以看出当压力低于610.38 Pa时,不管温度如何变化,水只能以固态和气态两相存在。固相(冰)受热时不经过液相直接变为气相,而气相遇冷时放热直接转变为冰。如冰在-40℃时的饱和蒸气压为0.1 mmHg,若将-40℃的冰压力降低到0.01 mmHg,则固态的冰直接变为蒸汽。同理,将-40℃的冰在0.1 mmHg时加热若将-40℃的冰压力降低到0.01 mmHg,则固态的冰直接变为蒸汽。同理,将-40℃的冰在0.1 mmHg时加热到-20℃,甚至加热到20℃时,固态的冰也直接变为蒸汽,则发生升华现象。

根据平衡曲线OC可以看出,当压力低于610.38 Pa时,对于冰,升高温度或降低压力都可打破气、固两相平衡,使整个体系朝冰转化为蒸汽的方向进行。冷冻干燥就是根据这个原理进行的。

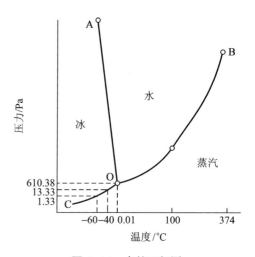

图4-14 水的三相图

(二)冷冻干燥工艺

注射用冷冻干燥无菌粉末制备工艺流程见图4-15。

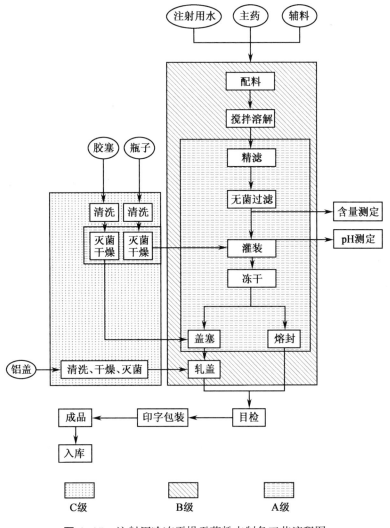

图 4-15　注射用冷冻干燥无菌粉末制备工艺流程图

（1）预冻　溶液速冻时（降温 10～50℃/min），晶粒保持在显微镜下可见的大小；相反，慢冻时（1℃/min）形成的结晶肉眼可见。粗晶在升华后留下较大的空隙，可以提高冻干的效率；细晶在升华后留下的间隙较小，使下层升华受阻，速冻的成品粒子细腻，外观均匀，比表面积大，多孔结构好，溶解速率快，成品的引湿性相对较强。

药品在冻干机中预冻有两种方式：一种是制品与干燥箱同时降温，预冻温度应低于制品的低共熔点 10～20℃使冻结，并保持 2～3 h，相当于慢冻；另一种是先将干燥箱搁板降温至 -40℃左右，再将产品溶液置于干燥箱中，使溶液速冻，并保持 2～3 h，该预冻方法介于速冻与慢冻之间，因而常被采用，以兼顾冻干效率与产品质量，可形成细微冰晶，制得的产品疏松易溶，对于生物产品，极大地减少了蛋白质变性的可能性，对于酶类、活菌和活病毒的保存有利。

（2）升华干燥　根据产品性质的不同，可采用一次升华法或反复预冻升华法进行干燥。

1）一次升华法　将产品溶液在干燥箱内降温至 -40℃左右，保持 2～3 h。同时将冷凝器温

度降至 -45℃以下,启动真空泵,当干燥箱内真空度达到 13.33 Pa(0.1 mmHg)以下时,关闭冷冻机,通过搁板下的加热系统缓缓加热,提供升华过程所需热量,使产品温度升高至约 -20℃,药液中的水分通过升华除去。该法适合低共熔点 -20 ~ -10℃的产品,且溶液黏度较小,装量厚度在 10 ~ 15 mm 的情况。

2) 反复预冻升华法　如果产品低共熔点低于 -25℃,可将温度降至 -45℃以下,然后升温至低共熔点附近,维持 30 ~ 40 min,再降温至 -40℃。如此反复,使产品结构改变,外壳由致密变为疏松,有利于水分升华。该法适合低共熔点较低,结构复杂,溶液黏度较大,难于冻干的产品,如蜂王浆等。

(3) 解析干燥　升华干燥阶段完成后,为尽可能除去残余水分(如吸附水或结合水),需进行解析干燥。解析干燥温度根据产品性质确定,如 0℃、25℃等,制品在解析干燥温度保温干燥一段时间后,冻干过程即束。

(4) 密封　冻干过程结束后,应立即密封。如用安瓿则进行熔封。

(三) 常见问题及解决方法

1. 冷冻干燥中常见问题及解决方法

(1) 产品水分偏高　装入容器液层过厚(超过 10 ~ 15 mm)、真空度不够或冷凝器温度偏高、干燥过程中热量供给不足使蒸发量减少等,均可致产品水分偏高。可根据不同原因,采取相应措施解决。

(2) 喷瓶　预冻温度过高致产品冻结不实,或升华时供热过快使局部过热,使制品在升华过程中部分液化,在真空减压条件下产生喷瓶现象。

为防止出现喷瓶现象,应控制预冻温度在低共熔点以下 -20 ~ -10℃,加热升华的温度不要超过低共熔点,并保持足够的时间,使溶液冻实。

(3) 产品外形不饱满或萎缩成团粒　此种现象的发生,可能是冻干过程中,药液开始形成的已干外壳结构致密,升华的水蒸气穿过阻力很大,水蒸气在已干层停滞时间较长,内部水蒸气逸出不完全,使部分药品逐渐潮解,以致制品体积收缩,外形不饱满或成团粒,黏度较大的样品更易出现这类情况。

解决办法主要从配制处方和冻干工艺两方面考虑,可在处方中加入适量甘露醇、葡萄糖、氯化钠等填充剂,并采用反复预冻法,以改善制品的通气性,改善产品外形。

2. 其他问题及解决方法

(1) 可见异物与不溶性微粒问题　①盛装药液的安瓿未洗涤干净或胶塞洗涤不干净。②安瓿和胶塞的干燥过程中,干燥设备洁净度不符合要求,被污染,或冷却安瓿的洁净空气洁净度不符合要求。③配液后,粗滤和精滤过程中,滤材孔径过大或滤材破损等。④溶液灌装过程中,环境与设备洁净程度、人员衣着等不符合要求。⑤冷冻干燥箱及其附属配件,以及通入氮气的洁净度等不符合要求。

(2) 无菌与热原问题　①原料热原未除尽,灭菌不彻底。②安瓿和胶塞的热原未除尽,灭菌不彻底。③某些生物工程产品,采用反渗透或超滤法去除热原,输送药液的管道热原消除不彻底。④配液、容器和管道冲洗等所用的注射用水热原不符合要求。⑤药液灌装于安瓿或不锈钢盘中时,灌装室无菌与热原未得到严格控制,导致细菌和热原污染。

冷冻干燥过程,环境与设备(包括冷冻干燥箱及其相关配件)、人员(衣着及暴露在外的手),

以及开箱前充入平衡干燥箱压力的氮气等无菌与洁净程度不符合要求,导致细菌与热原污染。

应根据不同原因,采取相应措施解决。

(四)举例

例15 注射用盐酸吡硫醇(规格:0.2 g)

【处方】
盐酸吡硫醇	208 g	甘露醇	100 g
注射用水至	2 000 mL	制成	1 000 支

【制法】 所用管制瓶、滤器、容器等器具均经洗涤、灭菌处理,备用。称取处方量盐酸吡硫醇原料加入至4/5的注射用水中,搅拌溶解;加入处方量的甘露醇,搅拌溶解,再加注射用水至全量;先粗滤再用0.45 μm微孔膜精滤,0.22 μm微孔膜无菌过滤;进行溶液盐酸吡硫醇的含量和pH、可见异物等中间体检验;中间体检验合格后,按计算装量,灌装于经清洗并干燥灭菌的管制瓶中;灌装后按冻干条件冻干(预冻:设定冷冻干燥机搁板温度 −50℃左右,开机制冷,使制品温度降至 −45℃以下,保持3 h;抽真空至20 Pa左右,分几个阶段升温至 −10℃保持一定时间,升华除去大部分水分。最后搁板逐渐升温,控制在35℃以下,保持一定时间,除去残余的水分)。冻干结束后,向冻干箱中通入干燥的无菌过滤氮气,盖胶塞,轧铝盖。

【用途】 注射用盐酸吡硫醇主要用于治疗脑外伤、脑中毒、脑血管意外、脑炎和脑膜炎等后遗症的头晕胀痛、失眠、记忆力减退、注意力不集中、情绪变化的改善等。甘露醇作为填充剂,改善冻干剂的外观。

第十节 眼用制剂

一、概述

眼用制剂指直接用于眼部发挥治疗作用的无菌制剂。主要用于局部治疗,散瞳、缩瞳、降低眼压、抗感染等。

1. 眼用制剂分类 可分为眼用液体制剂(滴眼剂、洗眼剂、眼内注射溶液)、眼用半固体制剂(眼膏剂、眼用乳膏剂、眼用凝胶剂)、眼用固体制剂(眼膜剂、眼丸剂、眼内插入剂)。眼用液体制剂也可以固态形式包装,另备溶剂,在临用前配成溶液或混悬液。

2. 眼用制剂的优点 ①眼部给药方便、简单、经济,患者易于接受;②经眼部吸收的药物可避免肝的首过效应;③眼部组织与其他组织或器官相比,对于免疫反应不敏感,适用于蛋白质类、肽类药物,而这些药物往往口服吸收不理想。

3. 眼用制剂的缺点 ①眼部刺激性问题:眼睛感觉很敏感,如果药物有刺激性,不仅会引起流泪,使药物稀释,而且会损伤眼组织;②药物剂量损失:眼部用药流失量大,容量小,一般眼部仅有7 μL的容量;③药物在眼部的停留时间问题:目前常用的眼用制剂在眼部停留时间短,停留时间长的制剂(如眼膏剂)又对视线有障碍,因此给眼黏膜用药造成了困难。

二、药物经眼吸收途径

1. 眼的结构与生理 眼由眼球和眼附属器两部分构成,其中眼球包括眼球壁和眼内容物两部分。眼球位于眼眶内,外形近似圆球,后部有视神经与脑部相连。眼球壁由三种同心层(膜)

组成,外层为纤维膜,中层为血管膜,内层为视网膜。眼内容物的折光装置由前向后分为房水、晶状体、玻璃体。

2. 药物吸收途径

(1) 角膜渗透途径 为眼局部用药的有效吸收途径。角膜→房水→虹膜→睫状肌→局部血管网→局部作用。

(2) 结膜吸收途径 是药物通过眼进入体循环的途径,起全身作用。大致过程为:结膜→巩膜→眼球后部→结膜血管网进入体循环。脂溶性药物一般经角膜吸收;亲水性药物及蛋白质、多肽类药物不易通过角膜,主要通过结膜和巩膜途径吸收。

3. 影响吸收的主要因素

(1) 角膜的渗透性 角膜为脂质 – 水 – 脂质结构。对大多数亲水性药物构成扩散限速屏障,亲脂性很强的药物则难以透过角膜亲水基质层。因此,药物需有适宜的油水分配系数,才能吸收。分配系数对数范围在 1 ~ 3 者可获得最佳渗透。

(2) 角膜前影响因素 鼻泪导管排除、溢出。人正常泪液容量约为 7 μL,若不眨眼,可容纳 30 μL 左右的液体。通常一滴滴眼液为 50 ~ 70 μL,约 70% 的药液从眼部溢出而造成损失。若眨眼则有 90% 的药液损失,可通过以下措施减少鼻泪导管排除、溢出。①增加制剂黏度。增加黏度可延长药物与角膜接触时间,有利于药物的吸收。②减少给药体积。除了药物的溢出损失之外,泪液对药液的稀释损失更大,因而应减少给药体积,增加滴药次数,有利于提高主药的利用率。③ pH 和渗透压。角膜上皮层和内皮层均有丰富的类脂物,因而脂溶性药物易渗入,水溶性药物则较易渗入角膜的水性基质层,两相都能溶解的药物容易通过角膜,完全解离的药物难以透过完整的角膜。④应用眼膏、膜剂、凝胶剂可延长药物与角膜接触时间而有利于药物吸收。

(3) 渗透促进剂的影响 为提高眼黏膜给药的生物利用度,常需要使用适宜的吸收促进剂。目前对蛋白质、多肽类药物眼黏膜给药研究较多,吸收促进剂的使用使蛋白质、多肽类药物眼黏膜给药成为可能。

4. 给药方法 除滴入外,可注射给药、眼内插入给药等。

三、滴眼剂和洗眼剂

(一) 滴眼剂的概念及特点

滴眼剂(eye drop)指由原料药物与适宜辅料制成的供滴入眼内的无菌液体制剂。所用溶剂的质量应符合注射用溶剂的规定。滴眼剂可供抗菌、抗炎、收敛、散瞳、缩瞳、局麻、降低眼内压、保护及诊断等。

滴眼剂虽然属于外用液体制剂,但由于眼睛的解剖生理特点及眼黏膜组织较为娇嫩,且一旦受到损伤后果严重,因而对滴眼剂的要求远高于普通外用液体制剂,尤其在 pH、渗透压、无菌及有关刺激性和安全性方面的要求类似于注射剂。

(二) 滴眼剂的质量要求

滴眼剂在无菌、可见异物、金属性异物、pH、渗透压质量摩尔浓度、黏度、稳定性等方面,应符合下列质量要求:

1. 无菌 除另有规定外,按照无菌检查法(《中国药典》2020 年版通则 1101)检查,应符合规定。眼内注射溶液、眼内插入剂、供外科手术用和急救用的眼用制剂,均不得加抑菌剂、抗氧剂或不适当的附加剂,且应采用一次性使用包装。一般滴眼剂(即用于无眼外伤的滴眼剂)要求无致病菌(不得检出铜绿假单胞菌和金黄色葡萄球菌)。滴眼剂是一种多剂量剂型,患者在多次使用时,很易染菌,所以要加抑菌剂,于下次再用之前恢复无菌。因此一般滴眼剂的抑菌剂要求迅速起作用(即在 1 ~ 2 h 内达到无菌)。

2. 可见异物 玻璃等可见异物可能对眼造成刺激或损伤。除另有规定外,滴眼剂按照可见异物检查法(《中国药典》2020 年版通则 0904)中滴眼剂项下的方法检查,应符合规定;眼内注射溶液按照可见异物检查法(《中国药典》2020 年版通则 0904)中注射液项下的方法检查,应符合规定。

3. 金属性异物 金属性异物可能对眼造成刺激或严重损伤。除另有规定外,眼用半固体制剂按照规定方法检查,不得有金属性异物。

4. pH 对滴眼剂有重要影响,由于 pH 不当而引起的刺激性,可增加泪液的分泌,导致药物迅速流失,甚至损伤角膜。正常眼睛可耐受的 pH 范围为 5 ~ 9,pH 6 ~ 8 时无不适感觉,小于 5.0 或大于 11.4 有明显的刺激性。滴眼剂的 pH 调节应兼顾药物的溶解度、稳定性、刺激性的要求,同时也应考虑 pH 对药物吸收及药效的影响。

5. 渗透压质量摩尔浓度 除另有规定外,应与泪液等渗。眼球能耐受的渗透压范围相当于 0.5% ~ 1.2% 的氯化钠溶液,超过 2% 就会有明显不适。低渗溶液应该用合适的调节剂调成等渗,如氯化钠、硼酸、硝酸钾、葡萄糖等。

6. 黏度 滴眼剂的黏度适当增大可使药物在眼内停留时间延长,从而增强药物的作用,同时黏度增加后减少刺激作用,也能增加药效。适宜黏度为 4.0 ~ 5.0 mPa·s。

7. 稳定性 很多眼用药物(如毒扁豆碱、后马托品、乙基吗啡等)是不稳定的,如一些酯类化合物易水解而失活,往往与 pH 有关,有些药物溶液的稳定性差,则可制成眼用混悬剂使用。在设计滴眼剂的处方时,在保持药物有效性的前提下,应尽可能满足药物稳定所需的条件。

8. 其他 粒度、沉降体积比、装量和装量差异等质量指标均应符合规定。

(三) 滴眼剂的附加剂

滴眼剂常用附加剂主要包括 pH 调节剂、等渗调节剂、抗氧剂、助悬剂与增黏剂、抑菌剂等。

1. pH 调节剂 滴眼剂的 pH 对主药的溶解性、稳定性及眼黏膜的刺激性均有很大影响。正常人眼可耐受的 pH 为 5 ~ 9,滴眼液较适合的 pH 在 6 ~ 8。滴眼液在不影响主药稳定性的情况下,应用缓冲溶液调整适宜的 pH,以利于增加药效,减小刺激性。许多药物在适宜的 pH 范围,使离子型盐水解形成游离的盐基,尤其是生物碱的盐,在 pH≥7 时易形成游离的盐基,具脂溶性,易于透过角膜的上皮及内皮层。常用的缓冲溶液有硼酸盐缓冲液、磷酸盐缓冲液和醋酸钠缓冲液等。

2. 等渗调节剂 凡与血浆和泪液具有相同渗透压的溶液称为等渗溶液。等渗溶液的冰点为 −0.52℃;泪液渗透压约为 740 kPa,相当于 0.9% 的氯化钠溶液。眼睛能耐受的渗透压范围,一般相当于 0.6% ~ 2% 氯化钠溶液的渗透压,实际工作中常配成含量相当于 0.8% ~ 1.2% 氯化钠溶液,对眼无刺激性。一般认为,高渗的滴眼液可使外眼组织失去水分,使组织干燥而产生不适之感,但临床上也用高渗滴眼液(如 5% 氯化钠溶液)消除角膜水肿。低渗的滴眼液能使外眼组织细胞胀大而产生刺激感。因此,滴眼液应配成等渗溶液。眼用溶液最常用的等渗调节剂为氯化钠、硼酸、葡萄糖、硼砂、氯化钾、甘油等。这些等渗调节剂可以单独或合并使用,计算使用量时,应将处方中其他成分的渗透压计算在内。

3. 抗氧剂 有些滴眼剂在配制后或使用、贮存期间,由于氧化作用逐渐变色、分解或析出沉淀,或使药效减弱、消失或毒性增强,这是由于易氧化药物的一些基团(如酚羟基、苯胺类等易氧化基团)在空气中的氧、金属离子、光线、温度作用下氧化变质。为了避免氧化,可加入适当的抗氧剂。常用抗氧剂如亚硫酸钠等。

4. 助悬剂与增黏剂 是一类具有黏性的亲水胶体物质。一方面它在水不溶性滴眼液中作为助悬剂以增加分散媒的黏度,减慢微粒的沉降速率,并可吸附在微粒表面成为阻止微粒聚集结块的屏障,从而制备混悬性滴眼液,如可的松滴眼液及咪康唑滴眼液。另一方面它又可作为增黏剂用于滴眼剂中,起到保湿作用,以及减低表面张力,增加药物在结膜囊内的滞留时间,延长药液与眼组织的接触时间,增强角膜透性,提高生物利用度,减轻药物对眼的刺激性。常用的助悬剂与增黏剂有甲基纤维素(MC)、羧甲基纤维素钠(CMC-Na)、羟丙甲纤维素(HPMC)、聚乙烯醇(PVA)、聚维酮(PVP)等。

5. 抑菌剂 眼科常用的滴眼剂为多剂量包装(5 mL/支或8 mL/支),在使用和保存过程中有可能被泪液及空气中的微生物污染,严重影响治疗效果。因此,滴眼剂加入适量的抑菌剂,使其在使用过程中保持无菌是十分必要的。而单剂量剂型的滴眼剂(如手术或创面用),不加抑菌剂。

医用抑菌剂种类繁多,适于滴眼剂应用者,需要具备下述条件:①抑菌谱广,作用迅速:能广泛地抑制及杀死细菌及真菌,特别是能迅速杀灭对眼组织损害严重的铜绿假单胞菌;②无毒,无刺激,无过敏:在常用浓度范围内,应对眼组织无毒,无刺激性,不损伤角膜上皮,不引起过敏反应;③性质稳定,可与主药配伍使用,对容器无反应。

总之,各种眼科常用抑菌剂能有效地抑制细菌和真菌,尤其是迅速杀灭对眼损害严重的铜绿假单胞菌,在保护眼用制剂不受污染、保证用药安全有效方面起着十分重要的作用。

(四) 滴眼剂的制备与质量检查

滴眼剂的制备工艺与注射剂基本相同。

1. 制备工艺流程 ①药物性质稳定的滴眼剂的制备工艺流程如图4-16所示。②主药不耐热的品种,全部无菌操作法制备。③对用于眼部手术或眼外伤的制剂,应制成单剂量包装,如安瓿瓶,并按注射液生产工艺进行,保证无菌。

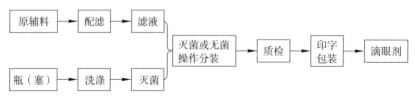

图4-16 滴眼剂制备工艺流程图

2. 制备工艺 容器及包装材料的要求和处理:中性玻璃瓶贮存药液稳定,配有滴管并封以铝盖的小瓶可使滴眼剂经久不坏,配以橡胶帽、塞的滴眼瓶简便实用。玻璃瓶质量要求与输液瓶相同,遇光不稳定药物,可选用茶色瓶。塑料瓶包装价廉,不碎,轻便,也常应用,应选用无毒塑料瓶。塑料会吸附主药和抑菌剂,塑料中的增塑剂或其他成分也会溶入药液,使药液不纯。所以,塑料瓶应通过试验后才能确定是否选用。洗涤方法与注射剂容器相同,玻璃瓶可用干热灭菌,塑料瓶可用气体灭菌。

由于橡胶帽、塞直接与药液接触,所以,也有吸附药物和抑菌剂的问题,常采用吸附饱和的办法解决。处理方法:先用 0.5%~1.0% 碳酸钠煮沸 15 min,放冷,刷搓,再用常水冲洗干净,继用 0.3% 盐酸煮沸 15 min,常水冲洗干净,最后用过滤的蒸馏水洗净,煮沸灭菌后备用。

在以上制备工艺流程中:

(1) 配液、过滤　药物、附加剂用适量溶媒溶解,加溶媒至足量,灭菌后作半成品检查。眼用混悬液的配制:先将微粉化药物灭菌,另取表面活性剂(吐温 80)、助悬剂(如甲基纤维素、羧甲基纤维素钠等)加适量灭菌蒸馏水配成黏稠液,再与主药用均质机搅匀,添加无菌蒸馏水至全量。

(2) 无菌灌装　目前,生产上均采用减压灌装,将已洗净灭菌的滴眼瓶塞上大橡胶塞,小口向下,排列在一平底盘中,将盘放入真空箱内,由管道将药液从储液瓶放入盘中,稍多于实际灌装量后密闭箱门,抽气减压,瓶中空气从液面下的小口逸出,然后通入滤净的空气,恢复常压,药液即灌入滴眼瓶中,取出盘子,立即塞上小橡胶帽即可。

(3) 质量检查　检查 pH、可见异物、金属性异物和装量等质量指标,测定主药含量,检查无菌或微生物限度,均应符合要求。

(4) 印字包装　同注射剂。

3. 举例

例16　加替沙星滴眼液(规格:5 mL:15 mg)

【处方】

加替沙星	3 g	0.1 mol/L 盐酸	10 mL
5% 苯扎溴铵	1 mL	氯化钠	9 g
注射用水加至	1 000 mL		

【制法】　取加替沙星原料 3 g,加入约 750 mL 注射用水和 0.1 mol/L 盐酸溶液 10 mL,搅拌使溶解,加入 5%(g/mL)苯扎溴铵水溶液 1 mL 和氯化钠 9 g,搅拌使溶解,再加注射用水至全量 80%~90%,用 0.1 mol/L 氢氧化钠溶液调节 pH 至 6.0 左右,加水至全量,检测中间体含量,合格后用 0.22 μm 的微孔膜过滤除菌,分装,全检,包装。最终制得规格为 15 mg/5 mL 的 0.3%(质量浓度)加替沙星滴眼液。

【用途】　加替沙星是第四代氟喹诺酮类药物,主要用于敏感菌株引起的细菌性结膜炎。

例17　醋酸氢化可的松滴眼液(规格:5 mL:25 mg)

【处方】

醋酸氢化可的松(微晶)	0.5 g	硼酸	2 g
吐温 80	0.08 g	硝基苯汞	0.002 g
羧甲基纤维素钠	0.4 g	甲基纤维素	0.1 g
注射用水加至	100 mL		

【制法】　取羧甲基纤维素钠和甲基纤维素溶于约 30% 量的注射用水中,放置过夜,用布氏漏斗垫 200 目尼龙布滤过(1)。称取醋酸氢化可的松,置于特制玻璃容器中,添加适量硬质细小玻璃珠和水,密封,置旋转装置中研磨 3~6 h,用 200 目尼龙布滤过(2)。将(1)置水浴上加热,加入(2),搅匀,并于沸水浴上加热 30 min,取出放冷(A)。另取硝基苯汞溶于约 50% 量的蒸馏水中,加热至 40~50℃,再加入硼酸,搅拌使溶,用 G3 垂熔玻璃漏斗滤过(B)。将(B)加入(A)中,再加入吐温 80,搅匀,加注射用水至总量,经 200 目尼龙布筛滤过,在搅拌下分装于小瓶内,封口,灭菌即得。

【用途】　本品用于虹膜睫状体炎、角膜炎、虹膜炎、结膜炎等。

【注解】　本品为混悬型滴眼液,其中羧甲基纤维素钠和甲基纤维素作为助悬剂,硼酸作为 pH 调节剂,硝基苯汞作为抑菌剂。另外,混悬型滴眼剂通常不能采用热压灭菌和过滤除菌,可以考虑无菌操作或部分无菌操作工艺。

(五) 洗眼剂

洗眼剂(ophthalmic solution)系指由原料药物制成的无菌澄明水溶液,供冲洗眼部异物或分泌液、中和外来化学物质的眼用液体制剂。

1. 洗眼剂的质量要求　洗眼剂属用量较大的眼用制剂,应尽可能与泪液等渗并具有相近的pH。除另有规定外,每个容器的装量应不超过 200 mL。多剂量洗眼剂一般应加适当抑菌剂,并在使用期间内均能发挥抑菌作用。其他质量要求同滴眼剂。

2. 洗眼剂的制备与质量检查　洗眼剂的制备工艺和质量检查与滴眼剂基本相同。

3. 举例

例18　依地酸二钠洗眼剂

【处方】　依地酸二钠　　　　　　　　　　　　　　　　　　　4 g

　　　　　0.1 mol/L 氢氧化钠溶液 /0.1% 碳酸氢钠溶液　　　　适量

　　　　　注射用水加至　　　　　　　　　　　　　　　　　　1 000 mL

【制法】　取依地酸二钠溶于适量注射用水中,用氢氧化钠溶液(0.1 mol/L)或 0.1% 碳酸氢钠溶液调节 pH 至 7～8,加注射用水至 1 000 mL,搅匀,过滤,灌封,115℃灭菌 30 min,即得。

【用途】　本品能络合多种金属离子,用于治疗石灰烧伤、角膜钙质沉着和角膜变性等。

【注解】　依地酸二钠的水溶液显酸性,pH 为 5.3,需加碱调节至规定 pH。本品在配制和贮存过程中禁止与金属器皿接触。

四、眼用注射剂 📱

五、眼用新剂型 📱

(四川大学　尹宗宁　中国药科大学　姚　静)

思考题

1. 简述制药用水分为哪几类及每一类在药品生产中的用途。
2. 简述热原的含义及在生产中除去和检测热原的方法。
3. 注射剂的生产中,哪些生产环节需要在 B 级背景下的局部 A 级环境完成?
4. F 与 F_0 值有何区别?
5. 简述等渗溶液与等张溶液的区别及调节等渗的方法。
6. 简述注射剂的组成和制备工艺流程。
7. 试述大容量注射剂和小容量注射剂的主要区别。
8. 简述冷冻干燥的原理和特点。
9. 试述眼用液体制剂的类型及其各自的特点。

数字课程学习……

▶▶ 章小结　　⬇ 教学 PPT　　◈ 推荐阅读　　✍ 自测题

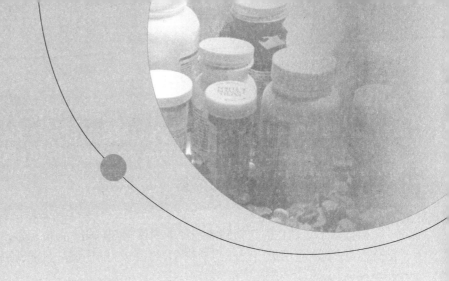

第五章

固体制剂概论

第一节 概　　述

一、固体制剂的含义与分类

(一)固体制剂的含义

以固体形态存在的药物制剂统称为固体制剂(solid preparation),具有稳定性良好、便于贮存等优点,是临床应用最广泛的药物剂型,约占 2/3 的比例。目前,临床常用的固体剂型主要包括颗粒剂、胶囊剂、片剂、散剂等。

(二)固体制剂的分类

1. 按形态分类　根据制剂形态的不同,可分为片剂、胶囊剂、颗粒剂、散剂、滴丸剂、膜剂等。

2. 按给药方式分类　一般而言,固体制剂主要是供口服给药,如片剂、胶囊剂、颗粒剂、散剂、丸剂等。但也可用于其他给药途径:①口腔用固体制剂,如口含片、舌下片、颊膜片、膜剂等;②皮下给药固体制剂,如植入片、植入棒等;③外用固体制剂,如膜剂、溶液片、阴道片等。

二、固体制剂的特点与制备流程

(一)固体制剂的特点

与液体制剂相比,固体制剂具有以下特点:①物理、化学、生物学稳定性良好;②分剂量准确;③易于实现工业化规模生产,机械化、自动化程度较高,生产成本较低;④易于运输与贮存;⑤便于服用与携带,患者依从性较好。

(二)固体制剂的制备流程

除滴丸剂、膜剂外,大多数固体制剂的制备过程具有相似的前期操作单元,如粉碎、过筛、混合等。如图 5-1 所示,通常将制备固体制剂的药物和其他组分分别进行粉碎、过筛,然后将处理后的药物与辅料均匀混合。如直接分装即可得到散剂;混合后经制粒、干燥、再分装即制得颗粒剂;将混合的粉末或颗粒填装于空胶囊中即制得胶囊剂;将混合的粉末或颗粒置于压片机中压制,即可制得片剂。在上述制剂过程中,药物或辅料的性质,如:药物粉碎后的粒子大小、粒度分布,药物与辅料混合的均匀度,混合物料的流动性、充填性、可压性等,均可对制剂的质量和临床疗效产生影响。

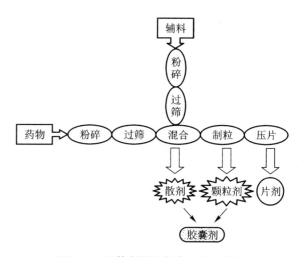

图 5-1　固体制剂的制备工艺流程图

三、固体制剂在胃肠道中的行为特征

口服是最常见的给药途径,也是药物研发过程中首选的给药途径。以下以口服为例说明固体制剂的体内转运特征。固体制剂在胃肠道通常经历崩解、分散、药物溶出和透过生物膜过程后,药物才可被机体吸收利用。影响药物口服吸收的主要因素为药物在胃肠道的溶解性和透膜吸收的能力。生物制药分类系统(biopharmaceutics classification system,BCS)按照药物的溶解性和透膜性将药物分成四类:Ⅰ类为高溶解性/高透膜性药物,Ⅱ类为低溶解性/高透膜性药物,Ⅲ类为高溶解性/低透膜性药物,Ⅳ类为低溶解性/低透膜性药物。不同类别的药物,吸收的限速过程有所不同。掌握固体药物制剂的崩解、分散及药物溶出的原理,了解药物在胃肠道吸收的过程、影响因素及胃肠道吸收速率和程度对药物临床疗效的影响,对药物固体制剂的研究、生产和临床应用具有重要的指导意义。

(一)固体制剂的崩解与分散

崩解(disintegration)系指口服固体制剂在规定条件下全部崩解溶散或成碎粒,除不溶性包衣材料或破碎的胶囊壳外,应全部通过崩解仪筛网的过程。此过程是固体制剂中药物完成吸收的"首关过程",其原理为制剂中崩解剂遇水后经润湿、虹吸等过程迅速膨胀而瓦解制剂的结合力,使其崩解成碎粒。分散(dispersion)系指制剂崩解后形成的粗颗粒进一步碎裂成细粒的过程。固体制剂的崩解与分散是药物从固体制剂中释放和被吸收的前提,特别是难溶性药物的固体制剂在崩解成碎粒后,其有效表面积增加,有利于药物的溶解和释放,制剂崩解的快慢及崩解后颗粒的大小均影响药物疗效。《中国药典》2020 年版通则要求采用崩解时限检查法检查口服固体制剂在规定条件下的崩解情况。例如,规定口崩片要在规定介质中 60 s 内完全崩解分散。制剂的快速崩解有利于提高难溶性药物的口服吸收。

(二)药物的溶出与吸收

溶出是指药物从固体制剂中释放并溶于体液中的过程。药物溶出受处方设计、生产工艺、贮存过程及体内各种生物因素的影响,直接影响药物在体内的吸收和利用。固体制剂中的药物在被吸收之前,需崩解并溶解成分子或离子形式存在于溶液中。崩解是溶出的初级阶段,不能完全反映药物在体内的吸收和药效呈现的情况,仅考察固体制剂的崩解时限也无法反映药物与辅料之间的相互作用。目前溶出度检查已作为评价口服固体制剂内在质量的指标广泛应用于制药工业。溶出度(dissolution)系指活性药物从片剂、胶囊剂和颗粒剂等普通制剂在规定条件下溶出的速率和程度。在缓释制剂、控释制剂、肠溶制剂及透皮贴剂等制剂中也称为释放度。《中国药典》2020 年版规定:凡检查溶出度、释放度或分散均匀性的制剂,不再进行崩解时限的检查。了解药物的溶出理论及影响药物溶出的因素对固体制剂的处方设计、生产工艺及体内吸收行为预测等具有重要的指导意义。

1. 药物的溶出

(1)药物溶出理论 药物的溶出过程发生在固体药物与液体溶剂接触的界面上,当药物与溶剂间的吸引力大于固体药物粒子间的内聚力时,溶出就会发生,其溶出的速率取决于药物的溶解度和药物从溶出界面进入总体溶液中的速率。因此,溶出由固–液界面上药物溶解扩散的速率控制。药物从制剂中的溶出过程见图 5–2。

药物粒子与胃肠液或溶出介质接触后即溶解于介质,并在固–液界面之间形成溶解层,称之为扩散

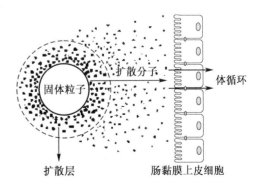

图 5–2 药物溶出原理示意图

层或静流层。药物在扩散层中的饱和浓度 c_s 与总体介质浓度 c 形成浓度差。由于浓度差 $(c_s-c>0)$ 的存在,溶解的药物不断向总体介质中扩散,最终完成溶出过程。

药物从制剂中溶出的快慢用溶出速率(dissolution rate)来描述。溶出速率是指在一定溶出条件下,单位时间药物溶出的量,可用 Noyes-Whitney 方程描述:

$$\frac{\mathrm{d}c}{\mathrm{d}t}=\frac{DS(c_s-c)}{Vh} \tag{5-1}$$

式中,$\frac{\mathrm{d}c}{\mathrm{d}t}$ 为药物的溶出速率,D 为溶解药物的扩散系数,S 为固体药物的表面积,h 为扩散层厚度。c_s 为药物在介质中溶解达到饱和时的浓度,c 为 t 时间药物在胃肠液或溶出介质中的浓度,V 为溶出介质体积。

由于某一特定药物在固定的溶出条件下,其 D 和 h 为一定值,可用该药特定的溶出速率常数 k 来表达,即:$k=\dfrac{D}{Vh}$,则式(5-1)可简化为:

$$\frac{\mathrm{d}c}{\mathrm{d}t}=kS(c_s-c) \tag{5-2}$$

式中,(c_s-c) 即为扩散层与介质中药物的浓度差。在胃肠道中,溶出的药物不断透膜吸收入血,形成漏槽状态(sink state)。与 c_s 相比,c 值很小,即,$c_s\gg c$,c 可忽略不计,则式(5-2)进一步简化为:

$$\frac{\mathrm{d}c}{\mathrm{d}t}=kSc_s \tag{5-3}$$

从式(5-3)可知,溶出速率 $\frac{\mathrm{d}c}{\mathrm{d}t}$ 与药物的溶出速率常数 k、固体药物粒子的表面积 S 及药物溶解饱和时的浓度 c_s 成正比。因此,采用适宜的制剂学方法如减小粒径从而增加药物的表面积可促进药物的溶出。常用的方法有制成固体分散体、研磨使粒子直径减小等。有研究表明,当药物粒子直径处于纳米范畴时,其固有溶解度即 c_s 也会大大提高。目前采用纳米晶体技术研发并成功上市的制剂包括西罗莫司片剂、阿瑞匹坦胶囊、非诺贝特片剂等。

(2) 固体制剂的溶出特征　固体制剂口服后,药物如为水溶性,崩解后可立即进入分散、溶出过程,能够迅速被吸收,则崩解是水溶性药物吸收的限速过程。对难溶性药物而言,药物从固体制剂中溶出的速率很慢,尽管崩解分散过程很快,其吸收过程往往受到药物溶出速率的限制,因此,溶出是难溶性药物吸收的限速过程。在此情况下,药物在胃肠道内的溶出速率直接影响药物的起效时间、药效强度和作用持续时间。

药物的溶出首先取决于其本身的理化性质,如粒子大小、多晶型、pK_a 值、水溶性、脂溶性、溶剂化物和药物的润湿性等,也与剂型的种类、制剂处方、药用辅料的选择、制备工艺及贮存条件密切相关。

片剂为临床上应用最多的剂型,口服片剂在胃肠道内需经历崩解、分散、溶出全过程,在不同状态具有不同的溶出速率,可由图 5-3 来描述:k_1 指片剂与胃肠液接触

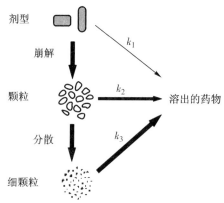

图 5-3　制剂状态与药物溶出示意图

后药物的溶出速率常数,由于片剂表面积有限,k_1 值极小,对难溶性药物而言可忽略不计;k_2 表示片剂崩解成粗颗粒后药物的溶出速率常数,粗颗粒的表面积增加,溶出速率增大;k_3 为粗颗粒进一步分散成细粉粒后药物的溶出速率常数,细粉粒的表面积较大,且能与胃肠液充分混合,此时药物溶出速率最快。

一般而言,药物(特别是难溶性药物)溶出速率常数的大小顺序为 $k_3 > k_2 > k_1$。因此,改善片剂的崩解和分散速率可加速药物的溶出,提高吸收率。片剂的单元操作如混合、制粒、压片、包衣等工艺条件对其溶出和体内吸收有很大影响。此外,采用固体分散技术、包合技术等可加快片剂中药物的溶出和吸收。

胶囊剂口服后,囊壳可迅速溶解,药物颗粒或粉粒直接分散于胃肠液中,其溶出速率比片剂快。但颗粒能否在胃肠液中分散和溶出,取决于药物的润湿性和颗粒大小。加入适量的表面活性剂(如十二烷基硫酸钠)可降低药物的表面张力,利于改善药物与胃肠液接触,促进药物的溶出。

颗粒剂在胃肠道内经历分散和溶出过程,吸收较片剂和胶囊剂快。散剂比表面积大,容易分散,服用后不需要经历崩解过程,所以散剂属固体制剂中吸收最快的剂型。但较大的比表面积使散剂在贮存过程中容易吸湿或风化而产生物理和化学变化,如粘连、结块、失去流动性、变色和分解等,均可能影响药物吸收和疗效。

2. 药物的吸收　药物从制剂中溶出是吸收的前提,溶出与药物的溶解度、药物的剂量相关。溶解度大、剂量较小时,药物与胃肠液和肠道黏膜接触面积大,可完全溶出,有利于药物的透膜吸收。有些药物尽管溶解度好,但如果剂量太大,药物不能在胃肠液中充分溶解,吸收量也有限。对于一些溶解度小、溶出较慢的药物,可采用制剂学手段增加其溶解度,改善药物的溶出特征,如加入适量的表面活性剂、减小药物粒径等。

胃肠上皮细胞膜是影响药物吸收的主要生理屏障。如果药物的脂溶性小、相对分子质量太大、在胃肠道中离子型占比比较高,则难以透过细胞膜吸收。药物的跨膜能力与其本身的理化性质、胃肠道 pH、胃肠道内及肠壁内代谢酶、生物膜的通透性等密切相关。加入药物代谢酶抑制剂,透膜促进剂如胆盐、表面活性剂、脂肪酸、环糊精和一些螯合剂等能促进药物的跨膜而增加其吸收。

高溶解性/高透膜性的 I 类药物吸收通常是很好的,进一步改善其溶解度对药物的吸收影响不大;低溶解性/高透膜性的 II 类药物可通过增加溶解度或减小药物粒径等手段达到促进吸收的目的;对于低透膜性的 III、IV 类药物,跨膜转运是药物吸收的限速过程,可通过改善药物的脂溶性或加入吸收促进剂等方法来增加药物的吸收。

第二节　粉　体　学

一、概述

粉体(powder)是指由许多单个固体粒子组成的集合体。这些固体粒子可以是大小在 $0.01 \sim 10~\mu m$ 的微粉,也可以是数毫米大小的颗粒。习惯上将 $<100~\mu m$ 的粒子称为"粉",$>100~\mu m$ 的粒子称为"粒"。研究固体粒子的粒径、分布、形状等基本特征及其他性质的科学和技术称为粉体学（powder technology）。粉体是一种性质复杂的固态分散体系，粒子来源、形态、大小不同，其粒径分布、表面状态、比表面积、密度、流动性和吸附性等性质各异。上述性质又将对固体制剂的制备、质量控制、药物体内吸收和生物利用度等产生不同程度的影响。

　　在剂型研究中，许多剂型的性质和特征与粉体学密切相关。散剂就是一种粉体，其理化性质就是粉体学特征的体现。颗粒剂是借助黏合剂的作用将药物粉粒制成粒子大小在数毫米范围的粗分散体系。填充于胶囊内的粉末也属于粉体。将药物制成固体分散体后，再将其粉碎成一定大小的粒子，便于制备成片剂或胶囊剂等，这些粉粒的集合体也具有粉体学的特征。此外，微囊、微球等制品也具有某些粉体学性质，一些药用辅料如稀释剂、黏合剂、崩解剂、润滑剂等都是典型的粉体。

　　粉体的性质研究不仅可阐明其固有的物理性质，更重要的是可指导制剂处方设计、工业化生产、质量控制、包装选择等。如两种或两种以上药物或辅料混合均匀性与物料的分散度、粒度、形态等有关；散剂、胶囊剂、片剂的生产中按容积分剂量的准确性受粉体堆密度、流动性等性质的影响；压片时，结晶性药物的形态、粒径大小与分布、流动性也与片剂的片重差异、压缩成型性有关；难溶性药物的溶出度和生物利用度也与粉体的粒径大小、比表面积、润湿性密切相关；混悬剂中粒子的大小可改变药物的沉降速率，不仅影响其物理稳定性，而且也会影响药物的吸收速率。此外，粉雾剂粒子的大小也与药物的肺部吸收有关。总之，粉体学是药剂学中描述固体制剂基本理论的重要组成部分，对指导不同制剂的生产、包装、使用具有重要意义。

二、粉体粒子的性质

（一）粒度与粒度分布

　　粒度（particle size）是表示粒子大小的指标，是粉体最基本的物理性质之一。药物或辅料的粒子大小与分布一方面与制剂粉体操作的某些性质如流动性、吸湿性等密切相关，另一方面也会对制剂产品的外观、稳定性、含量均匀度、药物溶出、生物利用度等产生重要影响。因此，对药物或辅料的粒子大小进行分析和控制是制剂产品研发和生产中的重要环节。

　　1. 粒度的表示方法　　粒度通常用粒径大小表示，但由于组成粉体的粒子形状各异，不一定都是规则的球形或正方体，表述方法难以统一。常见的粒径表示方法有以下几种：

　　（1）几何学径　　是在光学显微镜和电子显微镜下观察粒子几何形态而确定的粒径（图5-4）。

　　1）长径（length）　粒子投影面最长两点间的距离。

　　2）宽径（broadth）　与长径垂直方向上粒子最长两点间的距离。

　　3）定向径　　是指在粒子的投影面上某一方向的直线长度，常见的有：①定方向接线径（Feret's diameter），在定方向测量与粒子投影面两边相切的两平行线的距离。②定方向等分径（Martin's diameter），在定方向将投影面分成两等分的直线长度。③定方向最大径（Krummbein's diameter），在定方向最长两点之间的距离。

　　4）等效径（equivalent diameter）　对形态不规则的粒子，也可用与投影具有相同表面积或体积粒子的等价球体的直径或周长表示，分别有面积等效径、体积等效径或周长等效径。也可用与粒子投影面成外切圆的直径表示，称外切圆等效径。

　　（2）比表面积径（equivalent specific surface diameter）　与被测粒子具有相同比表面积球体的直径，可用吸附法和透过法测定。

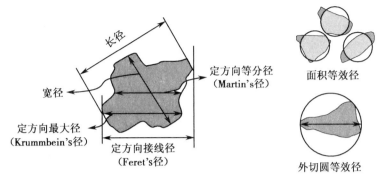

图 5-4　常见粒径表示方法示意图

（3）有效径（effective diameter）　是与被测粒子在介质中有相同沉降速率的球形粒子的直径，服从斯托克斯定律，常用沉降法测定，又称 Stock's 径。

（4）平均粒径（mean diameter）　以若干粒径的平均值所表示的直径：

$$d_m=\left(\frac{\sum nd^{(p+f)}}{\sum nd^f}\right)^{1/p} \tag{5-4}$$

式中，n 为一定范围内的粒子数，d 为该范围内粒子等价径的平均值，p 为单个粒子有关的指数，当 $p=1$、2、3 时，dm 分别表示粒子的长度直径、面积直径和体积直径；当 $p>0$、$p=0$、$p<0$ 时，dm 分别为算术平均值、几何平均值和调和平均值；f 为频率指数，$f=0$、1、2 分别为以总长度、总表面积和总体积表示的频率分布。

2. 粒度分布（particle size distribution）　是反映粒子大小均匀性的重要指数，可对药物的溶出和生物利用度产生影响，了解它对药物制剂处方设计、制备工艺（如混合、制粒、压片等）参数确定有指导意义。粒度分布一般以分布范围和频率来描述，是以一定粒径范围内粒子数目的百分数或粒子质量的百分比为纵坐标，粒径范围为横坐标作粒度分布图，也称频度分布（frequency size distribution）；也可以

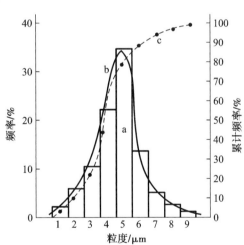

图 5-5　频度分布图
a. 频度分布直方图，b. 频度分布曲线图，c. 粒子累计分布曲线图

小于（或大于）某粒径的粒子在全体粒子群中所占的百分数表示，称为累计分布（cumulative size distribution）。如图 5-5 中显示，粒度分布图常有 3 种表达形式：a 为频度分布直方图，b 为频度分布曲线图，c 为粒子累计分布曲线图。频度分布通常为正态分布。

粒度分布有时也用跨距表示，跨距越小分布越窄，即粒子大小越均匀。跨距 $=(D_{90}-D_{10})/D_{50}$，式中 D_{10}、D_{50}、D_{90} 分别指粒径累计分布图中 10%、50%、90% 处所对应的粒径。

3. 粒度的测定方法　药学中常用于测定粒度的方法及相应的可测定范围见表 5-1。

表 5-1 粒度测定方法和可测定范围

测定方法		测定范围
显微镜法	光学显微镜	1 ~ 1 000 μm
	扫描电子显微镜	0.05 ~ 1 000 μm
	透射电子显微镜	1 ~ 50 nm
筛分法	手动筛分法	> 75 μm
	机械筛分法	> 75 μm
	空气喷射筛分法	45 ~ 75 μm
光散射法		0.02 ~ 3 500 μm
库尔特计数法		0.1 ~ 1 000 μm
沉降速率法		< 100 μm
比表面积法		< 100 μm

(1) 显微镜法(microscopy method) 《中国药典》2020 年版通则规定,可用该法(第一法)测定药物制剂的粒子大小或限度,同时还可以观察粒子的形态。将粒子放在显微镜下,根据投射影像得等价粒径(equivalent diameters)的方法,主要测定几何学粒径,包括投影面积径、投影周长径等。光学显微镜可以测定 1 ~ 1 000 μm 的粒径,扫描电子显微镜可以测定范围在 0.05 ~ 1 000 μm 的微纳米级粒径,透射电子显微镜可测量 1 ~ 50 nm 的粒子。该方法的主要缺点是只能通过粒子的长度和宽度估测粒径,不能获得粒子厚度的数据。另需测定 300 ~ 500 个粒子以获得较为准确的粒径分布,耗时长。

(2) 筛分法(sieving method) 为测定粒度的经典方法,《中国药典》2020 年版通则规定,可用该法(第二法)测定药物制剂的粒子大小或限度,用筛网的孔径表示。常用的测定范围在 45 μm 以上。一般分手动筛分法、机械筛分法与空气喷射筛分法。手动筛分法和机械筛分法适用于测定大部分粒径大于 75 μm 的样品。对于粒径小于 75 μm 的样品,则应采用空气喷射筛分法或其他适宜的方法。筛分原理系利用筛孔机械阻挡的分级方法。将筛子由大孔到细孔按筛号顺序上下排列,通常由 6 ~ 8 个筛子组成,相邻筛子间粒径的增加为 $\sqrt{2}$ 或 $2\sqrt{2}$ 的关系。将一定量粉体样品置于最上层的粗筛中,振摇一定时间后,称量留在每个筛中的粉粒质量,计算其质量百分比,并可用相邻两筛孔平均值表示该层粉粒的粒径大小。筛分法测定粒径的误差较大,载料量、筛分使用时间和振动强度可改变筛孔的大小而影响测定的准确性。

(3) 光散射法(light scattering method) 是近些年发展起来且被广泛应用的新方法,也是《中国药典》2020 年版通则规定用于测定原料药或药物制剂的粒度分布的第三法。其测定原理是单色光束照射到粒子后可发生散射现象。由于散射光的能量分布与粒子大小相关,通过测量散射光的能量分布(散射角),根据米氏散射理论和弗朗霍夫近似理论,即可计算出粒子的粒径大小与分布。该方法的测试范围为 0.02 ~ 3 500 μm。所用仪器为激光散射粒度分布仪。根据供试品的性状和溶解性能,选择湿法或干法测定;湿法测定用于混悬供试品或不溶于分散介质的供试品,干法测定用于水溶性或无合适分散介质的固态供试品。湿法测定的检测下限通常为 20 nm,干法测定的检测下限通常为 200 nm。光散射法测量的是大量颗粒的平均粒径,测得结果具有较好的代表性,不破坏和干扰原有系统的状态。但并不适用于粒度分布较宽的样品。

(4) 库尔特计数法(Coulter counter method) 最早由美国的 W. H. Coulter 提出,又称电阻法。是根据小孔电阻原理将粒子体积转变为电压脉冲信号的过程测定粒度和粒度分布的方法。测定的是等体积球等效径,测定范围为 0.1 ~ 1 000 μm。测定时在测定管中装入电解质溶液,管壁上有一细孔,其两侧设有正负电极,当给予电极一定电压时,混悬于电解质中的样品粒子将通过细孔流动,使孔内的电解质溶液减少而引起电阻增大,产生电压脉冲信号。将电信号换算成粒径,即可获得样品的粒度与粒度分布。库尔特计数法适于混悬剂、乳剂、脂质体、粉末药物等制剂的测定。

(5) 沉降法(sedimentation method) 根据斯托克斯定律,粒子在液体介质中的沉降速率与粒子大小密切相关,可用 Stokes 公式求算粒径:

$$\nu = \frac{(\rho - \rho_0)d^2 g}{18\eta} \tag{5-5}$$

式(5-5)中沉降速率 $\nu = H/t$,则 Stokes 公式可变化为:

$$d = \sqrt{\frac{18\eta H}{(\rho - \rho_0)gt}} \tag{5-6}$$

式中,d 为粒径,η 为液体介质黏度,ρ 为粒子的密度,ρ_0 为液体介质的密度,g 为重力加速度。试验中只要测定出时间 t 的粒子沉降高度 H,代入式(5-6),即可算得粒径 d。根据沉降速率测定原理,沉降法又可分为 Andreasen 吸管法、离心沉降法、沉降天平法、比浊法、光扫描快速粒度测定法等,其测试结果以沉降时间为横坐标,沉降量为纵坐标作沉降曲线分析。该方法适用于 100 μm 以下的粒径测定,必要时可在混悬剂中加入反絮凝剂以使待测粒子处于非絮凝状态。

(6) 比表面积法 粉粒的比表面积与其粒径成反比,比表面积随粒径的减小而大幅度增大,所以也可通过测定粉粒比表面积求算粒径。比表面积测定通常有气体吸附法和气体透过法,详见本节比表面积部分。该法不能求得粒度分布,测定的粒度范围为 100 μm 以下。

(7) 级联撞击器法(cascade impaction method) 《中国药典》《美国药典》和《欧洲药典》等收载,用于测定气雾剂中颗粒的空气动力学粒径分布,以预估能够进入肺部的细颗粒剂量。

(二)粒子形态与比表面积

1. 粒子形态(particle shape) 是指一个粒子的轮廓或表面上各点所构成的图像。粒子形态对粉体的性质如比表面积、流动性、充填性、压缩性等有着重要的影响。不同品种或制备方法获得的粒子形态千差万别,有球形、立方形、片状、柱状、鳞状、粒状、棒状、针状、块状、纤维状、海绵状等。上述描述只能大致反映粒子的形态特征,为了较精确地定量描述,可用形态指数或形状系数等参数表示。

(1) 形态指数(shape index) 是将粒子的几何性质与球或圆的理论值比较形成的无因次组合。

1) 球形度(degree of sphericity) 系指用粒子的球体积等效径计算的表面积与粒子的实际表面积之比(φ_S),φ_S 值越接近于 1,粒子越接近于球形。

$$\varphi_S = \frac{\pi d_\nu^2}{S} \tag{5-7}$$

式中,d_ν 为粒子的球体积等效径[$d_\nu = (6V/\pi)^{1/3}$],S 为粒子的实际表面积。一般不规则粒子的表

面积不易测定,可用下式计算球形度:

$$\varphi_S = \frac{粒子的投影面积等效径}{粒子的投影小外切圆等效径} \qquad (5-8)$$

2)圆形度(degree of circularity)   系指用粒子投影的面积等效径 d_H 计算的圆周长与粒子的投影面周长之比(φ_C),表示粒子的投影接近于圆的程度:

$$\varphi_C = \frac{\pi d_H}{L} \qquad (5-9)$$

式中,d_H 为 Heywood 径 $[\, d_H = (4A/\pi)^{1/2}\,]$,$L$ 为粒子投影的周长。

(2)形状系数(shape factor)   是指在立体几何中用特征长度计算体积或面积时往往乘以系数,该系数即为形状系数,如计算球体体积时的形状系数为 $\pi/6$,立方体体积的形状系数为1。

将平均粒径为 d、体积为 V、表面积为 S 的粒子的各种形状系数表示如下:

1)体积形状系数 φ_v

$$\varphi_v = \frac{V}{d^3} \qquad (5-10)$$

可见,球体的体积形状系数为 $\pi/6$,立方体的体积形状系数为1。

2)表面积形状系数 φ_S

$$\varphi_S = \frac{S}{d^2} \qquad (5-11)$$

可见,球体的表面积形状系数为 π,立方体的体积形状系数为6。

3)比表面积形状系数 φ 为表面积形状系数与体积形状系数之比。

$$\varphi = \frac{\varphi_S}{\varphi_v} \qquad (5-12)$$

可见,球体的 $\varphi=6$,立方体的 $\varphi=6$。某粒子的比表面积形状系数越接近于6,该粒子越接近于球体或立方体,不对称粒子的比表面积形状系数大于6,常见粒子的比表面积形状系数在 6~8 范围内。

2. 比表面积

(1)定义与意义   比表面积(specific surface area)是指单位质量或单位体积固体所具有的表面积,分别用 S_m 和 S_V 表示如下:

$$S_m = \frac{S}{m} = \frac{\pi d^2 n}{\dfrac{\pi d^3 \rho n}{6}} = \frac{6}{\rho d} \qquad (5-13)$$

或

$$S_V = \frac{S}{V} = \frac{\pi d^2 n}{\dfrac{\pi d^3 n}{6}} = \frac{6}{d} \qquad (5-14)$$

式中,ρ 为粒子的真密度,d 为面积平均径,n 为粒子个数。由上述公式可知,粒径越小,比表面积越大。由于药物的比表面积越大,与外界接触的机会越大,也就是说比表面积大小与药物的表面能、吸附性能、稳定性、难溶性药物溶解速率、药物的吸收密切相关。

（2）比表面积的测定方法　呈球形且表面平滑粒子的比表面积可通过测定粒径和计算粒子数求得。但大多数粉体粒子的表面不规则，且存在孔隙和空隙。比表面积应包括粒子外表面的面积和孔隙及相邻粒子空隙的表面积，较之表面积的计算方式将更为复杂。《中国药典》2020年版通则规定，当气体被粉体的表面物理吸附时，可通过测定其表面对气体单分子层的吸附量而得到粉体的比表面积。物理吸附是被测粉体的表面与被吸附气体（吸附质）之间形成相对微弱范德华力的结果。测定在低温（常用液氮的沸点温度）下进行，被吸附气体的量可通过容量法或动态流动法进行测定。根据BET（Brunauer-Emmett–Teller）方程式计算粉体单分子层吸附量，从而计算出粉体的比表面积：

$$\frac{P}{V(P_0-P)} = \frac{1}{V_mC} + \frac{C-1}{V_mC} \times \frac{6}{P_0}$$ (5-15)

式中，P为吸附平衡时气体的压力，P_0为试验温度下所吸附气体（如氮气）的饱和蒸气压，C为与粉体吸附能力相关的常数，V为平衡压力为P时的吸附体积，V_m为单层饱和吸附时的体积。

通过测定一系列不同压力下气体的吸附量，以$\frac{P}{V(P_0-P)}$为Y、$\frac{P}{P_0}$为X进行线性回归，得直线方程Y=A+BX，由该直线的斜率和截距，即可求V_m：

$$V_m = \frac{1}{A+B}$$ (5-16)

粉体的总表面积可通过单层吸附体积和每个气体分子在吸附单层上所占有的平均面积求出：

$$S = \frac{V_m\sigma N}{V_0}$$ (5-17)

式中，V_0为气体摩尔体积，N为Avogadro常数，σ为单个气体分子的截面积。将总表面积与粉体质量或体积相比即可得质量比表面积S_m和体积比表面积S_v。

氮气是最常用的吸附气体，液氮温度为77K时氮气分子的截面积为1.62×10^{-19} m²/mol，Avogadro常数为6.02×10^{23}/mol，气体摩尔体积为22 400 cm³/mol，代入式（5-17）中，求得粉体的总表面积为$S=4.35 \times 10^7 \times V_m$（cm²）。

三、粉体的密度与空隙率

（一）密度

密度（density）为某一物质的质量在空间分布上的平均值，是药物粉体的一个重要物理特性。粉粒的体积包括其自身的体积、粉粒之间的空隙和粒子内的孔隙三部分。若粒子的真体积为V_∞，粒子内孔隙为V_1，粒子间空隙为V_2，表观体积为V（为各体积之和），粉粒的质量为m，则粉粒的密度有以下几种表示方法：

真密度：

$$\rho = \frac{m}{V_\infty}$$ (5-18)

粒密度：

$$\rho_g = \frac{m}{V_\infty+V_1}$$ (5-19)

堆密度：

$$\rho_b = \frac{m}{V_\infty + V_1 + V_2} = \frac{m}{V} \tag{5-20}$$

从式(5-18)、式(5-19)和式(5-20)可知，真密度(true density)是指粉粒质量与排除所有空隙(包括粒子间空隙和粒子内孔隙)的粒子体积之比的密度，常用氦置换法测得；粒密度(granule density)是指仅排除粒子之间空隙测定的体积而求出的密度，也就是粒子本身的密度，多用汞置换法测定；堆密度(bulk density)也称松密度或表观密度，指单位体积粉体的质量，其体积包括粒子本身及粒子间空隙和粒子内孔隙在内的总体积，堆密度常用量筒法测定。

(二) 空隙率

空隙率(porosity)是指粉体中粒子之间空隙及粒子内孔隙总体积占粉粒总体积的比值，用百分率表示。空隙率是与粉体密度有关的基本系数，根据不同的体积表示方法，空隙率可表示为：

粒子内孔隙率：

$$\varepsilon_{内} = \frac{V_1}{V_\infty + V_1} = 1 - \frac{\rho_g}{\rho} \tag{5-21}$$

粒子间空隙率：

$$\varepsilon_{间} = \frac{V_2}{V_\infty + V_1 + V_2} = 1 - \frac{\rho_b}{\rho_g} \tag{5-22}$$

总空隙率：

$$\varepsilon_{总} = \frac{V_1 + V_2}{V_\infty + V_1 + V_2} = 1 - \frac{\rho_b}{\rho} \tag{5-23}$$

粉粒的空隙率大小与粒子的形态、大小、排列等有关，粉体的空隙率对散剂、胶囊剂的吸湿性，片剂的崩解度等有较大影响。

四、粉体的流动性与充填性

(一) 流动性

流动性(fluidity)是粉体的重要性质之一。例如散剂的分剂量、胶囊剂的分装、片剂的压片等都与粉体的流动性有关。流动性对制剂质量产生重要影响，固体制剂的含量测定与制剂过程的质量控制密切相关，流动性较差的粉体在制剂时极易引起填充或分装不足，进而可能导致制剂的含量或含量均匀度检查不合格。粉体的流动性可用休止角、流出速率、压缩指数和 Hausner 比 (Hausner ratio, HR)来衡量，见图 5-6。

1. 流动性特征系数

(1) 休止角(angle of repose)　是指粉体在堆积状态下，堆积斜面与水平面之间的夹角，用 θ 表示(图5-6a)。动态休止角是流动的粉粒与水平面间所形成的夹角，可通过将粉粒装入量筒中(一端为平面)，然后以一定的速率旋转后测定。静态休止角常以固定漏斗法和固定圆锥底法测定。其中，以固定圆锥底法较为常用，即将粉体置于漏斗中，使其自由落于底部直径固定为 d 的水平圆盘上，形成圆锥形堆积体。漏斗应位于粉体锥顶 2 ~ 4 cm，以尽量减小流下的粉体对堆积体尖端的影响。测定堆积体的高度 h，则有：

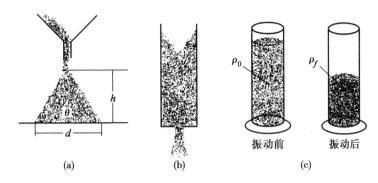

图 5-6　粉体流动性测定原理图

(a)休止角测定　(b)流出速率测定　(c)压缩指数和 Hausner 比测定

$$\tan \theta = \frac{2h}{d} \tag{5-24}$$

因此,

$$\theta = \tan^{-1} \frac{2h}{d} \tag{5-25}$$

θ 值越小,流动性越好。一般而言,粉体的休止角<30° 时,流动性较好。休止角 > 40° 时,粉体流动性较差,一般认为休止角≤40° 可满足工业生产要求。

(2) 流出速率(flow rate)　是指单位时间从容器的小孔中流出的粉体的量。流出速率越大,粉体的流动性也越好。流出速率测定仪器无统一标准,但流速大小应与流出孔径成正比关系,小孔直径一般以粉体粒径的 5～10 倍为宜(图 5-6b)。如果粉体的流动性很差,难以流出时,可加入 100 μm 大小的玻璃球助流,测定粉体开始流动所需玻璃球的最少量($w\%$),以表示流动性,加入量越多流动性越差。

(3) 压缩指数(compression index)和 Hausner 比　压缩指数由 Carr 提出,也称 Carr's 指数。即将一定量粉体在无振动的条件下装入量筒中,从粉体的质量和体积中求出其初始堆密度 ρ_0,然后振动量筒至粉体体积达恒定后计算振动压缩后的堆密度 ρ_f,根据下式求出压缩指数和 Hausner 比:

$$压缩指数 = \frac{\rho_f - \rho_0}{\rho_f} \times 100\% \tag{5-26}$$

$$HR = \frac{\rho_f}{\rho_0} \tag{5-27}$$

通过压缩指数和 Hausner 比可判断粉体的流动性,如表 5-2 所示。

表 5-2　压缩指数和 Hausner 比与粉体流动性关系

流动性	压缩指数	Hausner 比
极易流动	≤10	1.00～1.11
易流动	11～15	1.12～1.18
可流动	16～20	1.19～1.25

续表

流动性	压缩指数	Hausner 比
流动性较差	21 ~ 25	1.26 ~ 1.34
流动性差	26 ~ 31	1.35 ~ 1.45
流动性很差	32 ~ 37	1.46 ~ 1.59
流动性极差	> 38	> 1.6

2. 改善流动性的方法　粉体流动性与构成粉体的粒子大小、形态、表面结构、粉体的空隙率、密度等性质有关。通过改变这些物理性质可改善粉体的流动性。

（1）适当增加粒径　粒径对粉体流动性有很大影响,当粒径减小时,表面能增大,粉体的附着性和聚集性增大。一般而言,当粒径大于 200 μm 时,休止角小,流动性好;随着粒径减小（100 ~ 200 μm 时),流动性减小,休止角增大;当粒径小于 100 μm 时,粒子之间易发生聚集,当附着力大于重力而导致休止角大幅度增大,流动性变差。因此,适当增大粒径可改善粉体的流动性。此外,在流动性不佳的粉体中加入较粗的粉粒也可以克服聚合力,增大流动性。粉体性质不同,流动性各异,粒子内聚力大于自身重力所需的粒径称为临界粒径,控制粒径大小在临界粒径以上,可保证粉体的自由流动。

（2）控制粉粒的湿度　粉粒通常吸附有<12%的水分,水分的存在使粉粒表面张力及毛细管力增大,粒子间的相互作用增强而产生黏性,使流动性减小、休止角增大。控制粉粒的湿度在某一定值（通常为 5% 左右）是保证粉体流动性的重要方法之一。当水分含量进一步增加时,固体粉粒表面吸附力减小,粉体休止角急剧降低,但此时的粉体已不能再应用。

（3）加入润滑剂　在粉体中加入适量的润滑剂,如滑石粉、氧化镁、硬脂酸镁等,可提高粉体的流动性。通常,加入比粉粒还要细的润滑剂可更好地降低固体粉粒表面的吸附力,改善其流动性。此外,润滑剂的加入量也很重要,当粉粒的表面刚好被润滑剂覆盖,则粉体的润滑性加强,如果加入过量的润滑剂则反而形成阻力,使流动性变差。各种润滑剂的常用量为:氧化镁 1%、滑石粉 1% ~ 2%、硬脂酸镁 0.1% ~ 1%。

（4）其他　通过改变粒子形态及表面粗糙度,增大颗粒密度,改善制剂条件如采用可振动的漏斗、强制饲粉器等可改善粉体的流动性。

（二）充填性

1. 充填性的表示方法　充填性（filling ability）是粉体集合体的基本性质,在片剂、胶囊剂的装填过程中具有重要意义。充填性的常用表示方法见表 5–3。其中,堆密度与空隙率可直接反映粉体的充填状态,紧密充填时堆密度大,空隙率小。

表 5–3　充填状态的指标

充填性	英文名称	定义	计算方程
比体积	specific volume	单位质量粉体的体积（cm³/g）	$v = V/m$
堆密度	bulk density	单位体积粉体的质量（g/cm³）	$\rho = m/V$
空隙率	porosity	空隙体积与堆体积之比	$\varepsilon = (V - V_t)/V$

续表

充填性	英文名称	定义	计算方程
空隙比	void ratio	空隙体积与真体积之比	$e=(V-V_t)/V$
充填率	packing fraction	真体积与堆体积之比	$g=V_t/V=1-\varepsilon$
配位数	coordination number	一个粒子周围相邻的其他粒子数	

注:m 为粉体质量,V 为粉体的堆体积,V_t 为粉体的真体积。

2. 影响粉体充填性的因素

(1) 颗粒的大小、形状和表面性质　通常,粗颗粒间的缝隙可被细颗粒充填,由此得到充填较紧密的粉体。形状不规则、结构差异大的粉体很容易形成弓形空隙或架桥影响充填效果。颗粒表面的静电作用也可增加相互作用,使充填更紧密。

(2) 助流剂　粉体的充填性与流动性直接相关,在粉体的充填过程中,粉体颗粒的排列方式、振动与否及是否加入助流剂等,均影响粉体的充填状态。助流剂的粒径一般较小,约 40 μm,与粉体混合时可在粒子表面附着,减弱粒子间的黏附从而增强流动性,增大充填密度。如在马铃薯淀粉中加入微粉硅胶,使淀粉有 20%~30% 的粒子表面被硅胶覆盖时可防止粒子间的直接接触,附着力降至最低,松密度升至最大。

五、粉体的吸湿性与润湿性

(一) 吸湿性

吸湿性(moisture absorption)是粉体吸收环境中水分的特性,是粉体的固有性质,其本身是物理过程。粉体吸湿后,可产生聚集、结块等现象,使流动性降低;水分的增多也可引起或加速某些化学反应的发生,使粉体中药物的稳定性降低,出现变色、药物含量下降等现象,影响制剂质量。

药物的吸湿性取决于其在一定温度下的吸湿平衡。当空气中的水蒸气分压大于药物粉末本身(结晶水或吸附水)所产生的饱和水蒸气压时,则发生吸湿;而含结晶水药物本身的饱和水蒸气压较大时,则易发生风化(失去或部分失去结晶水);水溶性药物粉末在相对湿度较低的环境中一般不吸湿,但当提高相对湿度到某一定值时,能迅速增加吸湿量,此时的相对湿度称为临界相对湿度(critical relative humidity,CRH)。粉体的吸湿性可用吸湿曲线来描述,即将粉体放置于一恒定温度下(37℃或 25℃)不同相对湿度的密闭容器内,使其达到吸湿平衡,测定吸湿前后粉体的质量,以相对湿度与水分含量作图,绘制吸湿曲线。曲线上吸湿量快速增加的转折点对应的相对湿度即为粉体的 CRH。

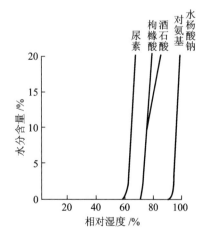

图 5-7　水溶性药物粉末的吸湿曲线图

评价吸湿性强弱通常用粉体或药物的 CRH 来表示,CRH 是指粉体开始大量吸湿时的相对湿度,如图 5-7 中枸橼酸的 CRH 为 70%,对氨基水杨酸钠的 CRH 为 88%。水溶性药物均有特定的 CRH 值,可用来作为吸湿性大小的衡量指标。CRH 值越高则越不易吸湿,反之,则易吸湿。某些常用水溶性药物的 CRH 值见表 5-4。

表 5-4 一些水溶性药物的临界相对湿度(37℃)

药物	CHR 值/%	药物	CHR 值/%
果糖	53.5	枸橼酸钠	84
溴化钠(二分子结晶水)	53.7	蔗糖	84.5
盐酸毛果芸香碱	59	米格来宁(安替比林 90 g,咖啡因 9 g,枸橼酸 1 g)	86
重酒石酸胆碱	63		
硫代硫酸钠	65	硫酸镁	86.6
尿素	69	安乃近	87
枸橼酸	70	苯甲酸钠	88
安钠咖	71	对氨基水杨酸钠	88
维生素 C 钠	71	盐酸维生素 B1	88
六甲溴铵	75	氨茶碱	92
氯化钠	75.1	烟酰胺	92.8
盐酸苯海拉明	77	葡糖醛酸内酯	95
水杨酸钠	78	半乳糖	95.5
乌洛托品	78	维生素 C	96
葡萄糖	82	烟酸	99.5
		氯化钾	82.3

上述为单纯药物的吸湿性。实际操作中的粉体一般多为两种或两种以上药物或与辅料的混合物。水溶性药物混合物的 CRH 值比其中任何一种药物的 CRH 值都低,可用 Elder 假说计算。该假说认为,水溶性混合物的 CRH 值大约等于各物质 CRH 值的乘积(即 $CRH_{AB}=CRH_A \cdot CRH_B$),而与各组分的比例无关。该假说对大部分水溶性药物混合物适用,但不适用于受共同离子影响的药物。如盐酸硫胺(CRH=88%)与盐酸苯海拉明(CRH=77%),其混合物实测 CRH 值为 75%,而按 Elder 假说计算则为 68%。

水不溶性药物或辅料的吸湿性随相对湿度的变化而缓慢变化,没有临界点,见图 5-8。由水不溶性药物或辅料组成且互不发生相互作用的混合物,其吸湿量具有加和性,为各组分吸湿量与组分比例乘积之和。

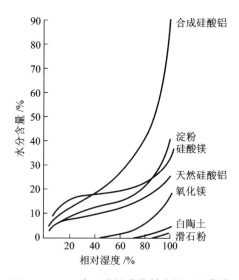

图 5-8 37℃水不溶性药物粉末的吸湿曲线

(二)润湿性

润湿(wetting)是指粉体表面吸附的空气被液体置换的现象,这种液-气交换的性质称为润湿性。粉体润湿性的大小通常用接触角(θ)来描述。当液滴落在固体表面时,在液-固表面可能出现多种情况,如图5-9所示。

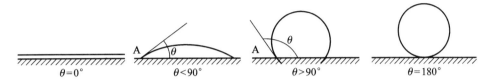

$\theta=0°$ 　　　 $\theta<90°$ 　　　 $\theta>90°$ 　　　 $\theta=180°$

图5-9 液滴在固体表面的状态与接触角的关系

图5-9中A点为固、液、气三相的交点,A点固-液界面的夹角θ称为接触角。当θ=0°时,粉体可被液体完全润湿;θ<90°为易润湿;180°>θ>90°则为不能润湿;θ=180°为完全不润湿。

粉体的润湿性在制剂制备中起着重要作用,如湿法制粒、制剂的包衣等都要求粉体具有良好的润湿性,且润湿性可影响制剂崩解性和药物溶出性质,加入适量的表面活性剂可提高粉体的润湿性。一些物质的接触角见表5-5。

表5-5 一些药物或辅料的接触角

药物	接触角/(°)	辅料	接触角/(°)
水杨酸	103	蜡	108
对乙酰氨基酸	57	乳糖	30
茶碱	48	硬脂酸镁	121
氨茶碱	47	硬脂酸铝	121
咖啡因	43	己二酸	32
巴比妥	70	聚四氟乙烯	113
苯巴比妥	70	硬脂酸	106
地西泮	83	碳酸钙	58
地高辛	49	磷酸氢钙二水合物	0
吲哚美辛	90	苯甲酸	61.5
氨苄西林	21	高密度聚乙烯	100
甲苯磺丁脲	72	肉豆蔻酸	115

六、粉体的黏附性与凝聚性 🅔

七、粉体的压缩性 🅔

第三节　固体制剂的单元操作

固体制剂的单元操作分为粉碎、筛分、混合、制粒、干燥等环节,分述如下:

一、粉碎

(一) 粉碎的目的与基本原理

借助机械力将大块固体物料破碎和碾磨成小块、碎粉甚至超细粉的过程称为粉碎(crushing)。一般而言,固体原料药,除细度已达到药典要求外,均需进行粉碎,目的是调节药物粉末的流动性,改善不同药物粉末混合的均匀性;降低药物粉末对胃肠道创面的机械刺激性;减小药物粉末的粒径,增加比表面积,提高生物利用度等。但也需注意粉碎过程可能给药物带来的不良影响,如晶型转变、热分解、黏附或聚集、堆密度减小、流动性降低、粉尘吸入甚至爆炸等。

固体药物或固体辅料的粉碎过程一般是利用外加机械力,部分地破坏物料分子间的内聚力使粒径减小,比表面积增加,是机械能转变成表面能的过程。被粉碎的药物或辅料受到外加机械力作用后,局部产生很大应力,温度升高。当应力超过药物或辅料本身的分子间内聚力时,可产生裂缝而最后破碎。粉碎过程的外加力有:冲击力(impact force)、压缩力(compression force)、剪切力(shearing force)、弯曲力(bending strength)、研磨力(rubbing force)等,可视药物或辅料性质不同采取不同的外加力。脆性药物最适合采用冲击力、压缩力和研磨力,纤维状药物用剪切方法更有效,粗碎以冲击力和压缩力为主,细碎以剪切力和研磨力为好。实际上,多数粉碎过程为上述几种力综合作用的结果。

(二) 粉碎的方法

1. 开路粉碎与循环粉碎　开路粉碎(open circuit grinding)是指连续将被碎物料供给粉碎机的同时,不断从粉碎机中将已粉碎的细料取出的操作,即只通过粉碎机一次即达到所要求的粒度,又称无分级粉碎。粗碎多采用这种操作法。该法操作比较简单,粉碎物料粒径分布较宽。循环粉碎(cyclic grinding)则是将粉碎后符合粒度要求的物料取出,而将尚未符合粒度要求的部分物料再返回粉碎机的粉碎方法。该法动力消耗相对低,粉碎物料力度分布窄,适合于粒度要求比较高的粉碎。

2. 闭路粉碎与自由粉碎　闭路粉碎(closed circuit grinding)是指在粉碎过程中,已达到粉碎要求的粉末不能排出而继续和粗粒一起粉碎的操作。该方法能量消耗较大,仅适于少量物料的间歇操作。自由粉碎(free grinding)是将已达到粉碎粒度要求的粉末及时排出而不影响粗粒的继续粉碎的方法。该方法粉碎效率较高,适于连续操作。

3. 干法粉碎与湿法粉碎　干法粉碎(dry crushing)是将药物经干燥使水分降低到一定限度(一般应小于 5%)后再粉碎的方法。药品生产中多采用该法,但易造成粉尘飞扬,需做好防护措施。湿法粉碎(wet crushing)是指在药物中加入适量的水或其他液体再研磨粉碎的方法(即加液研磨法)。对某些难溶于水的药物可采用"水飞法",即将药物与水共置于研钵中(量大可用球磨机)一起研磨,使细粉末漂浮于液面或混悬于水中,然后将此混悬液倾出,余下的粗粒加水反复操作,至全部药物研磨完毕。所得混悬液合并,沉降,倾去上层清液,将湿粉干燥可得极细粉末。该法可避免粉尘飞扬,减轻某些有毒药物或刺激性药物对人体的危害。

4. **单独粉碎与混合粉碎**　大多数药物特别是氧化性或还原性、刺激性药物等需要单独粉碎。混合粉碎是指两种以上的物料共同粉碎的方法,如将药物与辅料混合在一起粉碎时,辅料粉末可饱和药物粉末的表面能而阻止其聚结,有利于粉碎得到更细的粉末。此外,两种物质的混合彼此也有稀释作用,从而减少热的影响,并缩短混合时间。

5. **低温粉碎**　是利用物料在低温时脆性增加、韧性与延伸性降低的性质以提高粉碎效率的方法。适合于热敏性或软化温度低的药物。常将药物置于低温粉碎机进行粉碎,也可利用干冰、液氮或液化气等进行"预冻",而后在低温或常温下进行粉碎。

(三) 粉碎的设备

1. **研钵 (mortar)**　有陶瓷、玻璃、玛瑙、铁或铜制品。其中陶瓷制品最常用。玻璃研钵不易吸附药物,易清洗,宜用于粉碎小剂量(毒剧、贵重)药物。铁及铜制品应注意与药物可能发生作用。

2. **球磨机 (ball mill)**　系由不锈钢或瓷制的圆柱筒内装一定数量大小不同的钢球或瓷球构成。使用时将药物装入圆柱筒密盖后,转动使筒中圆球在一定速度下滚动,应控制转速使圆球到达一定的高度后呈抛物线落下而产生撞击与研磨的作用,以得到良好的粉碎效果,如图 5-10 所示。

球磨机中所用圆球的大小,与被粉碎药物的最大直径、圆筒内径、药物的弹性系数和圆球的质量等有关。圆球应有足够的质量,以使其在下落时能粉碎药物中最大的药块为佳,欲粉碎的药物直径以不大于圆球直径的 1/9 ~ 1/4 为宜。圆球在筒内应占圆柱筒容积的 30% ~ 35%。粉碎的药物占圆柱筒总容积 50% 以下时,球磨机的效率随待粉碎药物量的增加而提高。以干法粉碎时,药物的含湿量不超过 2%,可得较细的粉末。以湿法粉碎时,一般固体药物占 30% ~ 60%,水占 70% ~ 40%,可获得通过 200 目筛的粉末。

球磨机结构简单、密闭操作、粉尘少,常用于毒剧药或贵重药物,以及吸湿性或刺激性强的药物。对硬而脆的结晶型药物进行细粉碎的效果更好。易氧化药物可在惰性气体条件下密闭粉碎。

为进一步提高粉碎效率,近年来上市的行星式球磨机受到关注。系在同一转盘上装有四个球磨罐,当转盘转动时,球磨罐在绕转盘轴公转的同时又围绕自身轴心自转,作行星式运动,如图 5-11 所示。罐中磨球在高速运动中相互碰撞,研磨和混合样品。可用于干、湿两种方法研磨和混合粒度不同、材料各异的产品,研磨产品最小粒度可至 0.1 μm。

3. **流能磨 (fluid energy mill)**　系利用高压气流(空气、蒸气或惰性气体)使药物的颗粒之间,

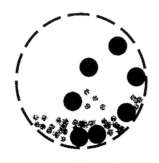

图 5-10　球磨机工作原理

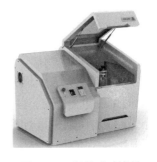

图 5-11　行星式球磨机

以及颗粒与室壁之间碰撞而产生强烈的粉碎作用。在粉碎过程中,被压缩的气流在粉碎室中膨胀产生的冷却效应与研磨产生的热相互抵消,故被粉碎药物温度不会升高。因此适用于抗生素、酶、低熔点或其他对热敏感药物的粉碎,而且在粉碎的同时就进行了分级,可得到 5 μm 以下的微粉。操作时应注意匀速加料,以免堵塞喷嘴。

4. 振动磨   主要是利用高强度的振动使物料和器壁进行高速碰撞、冲击和剪切作用,且能在短时间内使得物料混合均匀的粉碎技术,如图 5-12 所示。影响粉碎主要的工艺参数是粉碎时间和介质填充率,振动磨的介质填充率比较高,一般为 60% ~ 80%,并且在单位时间内物料撞击和剪切的次数较多,冲击次数通常是普通球磨机的 4 ~ 5 倍,所以粉碎效率是普通球磨机的 10 ~ 20 倍,耗能也比普通的粉碎机低很多。同时,由于振动磨配有水冷却装置,可实现低温或常温的粉碎。在粉碎过程中,粒子粒径呈现"快粉碎 - 慢粉碎 - 粉碎平衡 - 逆粉碎"4 个阶段的变化,当粉碎达到平衡后,粉体的粒径不再随粉碎时间的延长而减小,甚至会出现粒径有所增大的趋势。这是因为当颗粒达到一定的粒径后,继续粉碎易引起粉体的团聚,因此,在应用时应控制粉碎时间。

5. 冲击式粉碎机   主要利用冲击力粉碎物料,广泛应用于脆性、韧性物料的粉碎和中碎、细碎和超细碎粉碎,也被称为"万能粉碎机"(图 5-13)。主要有锤击式和冲击柱式两种。

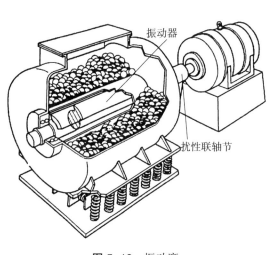

图 5-12   振动磨

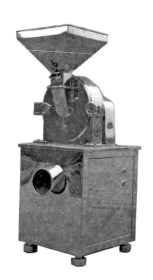

图 5-13   冲击式粉碎机

6. 高压均质机   在高压下产生强烈的剪切、撞击和空穴作用,从而使液态物质或以液体为载体的固体颗粒得到超微细化。一般而言,均质压力增大,颗粒的平均粒径减小,但粒径变小的速度随之减慢。这表明,即便使用了很高的压力,均质机粉碎细度的功能并不是无限度的。就目前普通结构的均质机而言,其极限粉碎细度在 0.1 ~ 0.2 μm。物料初始粒径的大小和粒径的均匀度是影响均质质量的重要因素。工艺上要求物料的初始粒径不但要尽可能小(一般不应大于 20 μm),而且须经低能均质器械进行粗加工,使其粒径大小尽可能均匀一致。原始物料粒径若不均匀,均质时很难获得高质量的产品。

二、筛分

(一) 筛分的目的

筛分(sieving)是借助于筛网将不同粒径大小的药物分离的操作过程。药物粉末的粒度和均匀性不同,应用范围和应用效果也各异,故粉碎后的药物粉末都需要进行适当的筛分,以获得粒度均匀的药粉。

(二) 药筛的种类与粉末的分级

筛分用的药筛按其制作方法分两种,一种为冲眼筛(图 5-14),又称模压筛,系在金属板上冲出圆形的筛孔而成。其筛孔坚固,孔径不易变动,多用于高速旋转粉碎机的筛板及药丸的筛选。另一种为编织筛(图 5-15),是用一定机械强度的金属丝(如不锈钢丝、铜丝、铁丝等)或其他非金属丝(如尼龙丝、绢丝等)编织而成,但易产生位移,使筛孔变形。其中尼龙丝一般对药物较稳定,在生产中应用较多。药筛的孔径大小用筛号表示。《中国药典》2020 年版将标准筛分为 1~9 号九种规格,筛号越大,筛孔内径越小,见表 5-6。同时还规定了粉末的等级,见表 5-7。

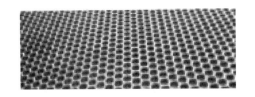

图 5-14 冲眼筛

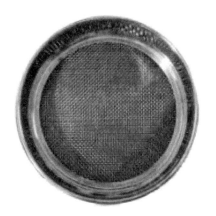

图 5-15 编织筛

表 5-6 《中国药典》2020 年版标准筛规格表

筛号	目数	平均筛孔内径 /μm	筛号	目数	平均筛孔内径 /μm
一号	10	2 000 ± 70	六号	100	150 ± 6.6
二号	24	850 ± 29	七号	120	125 ± 5.8
三号	50	355 ± 13	八号	150	90 ± 4.6
四号	65	250 ± 9.9	九号	200	75 ± 4.1
五号	80	180 ± 7.6			

在制药工业应用中习惯以目数表示筛号及粉末粗细。1 英寸(25.4 mm)长度上所具有的网孔个数称之为目数。如有 24 孔称为 24 目筛,通过 24 目筛的粉末称为 24 目粉,目数越多,通过筛的粉末越细。

表 5-7　粉末的等级

粉末等级	要求
最粗粉	能全部通过一号筛,但混有能通过三号筛不超过 20%
粗粉	能全部通过二号筛,但混有能通过四号筛不超过 40%
中粉	能全部通过四号筛,但混有能通过五号筛不超过 60%
细粉	能全部通过五号筛,并含能通过六号筛不少于 95%
最细粉	能全部通过六号筛,并含能通过七号筛不少于 95%
极细粉	能全部通过八号筛,并含能通过九号筛不少于 95%

(三) 筛分的设备

常用的筛分设备有摇动筛和振荡筛、气流筛。振荡筛(图 5-16)可用电动机带动,处理量少时用手摇动,常用于粒度分布的测定或少量毒剧药、刺激性药物的筛分。振荡筛是利用机械或电磁作用使筛产生振动而将药物或辅料进行分离的设备。振荡筛具有分离效率高、单位筛面处理能力大、维修费用低、占地面积小、质量轻等优点,而被广泛应用。气流筛(图 5-17)利用粉料微粒质量小而轻、易漂浮、流动性好的特点,将其充分扩散到气流中,粉料不再团聚,而是以单个微粒依次随气流透过筛网,因此气流筛的产量大、效率高、不粘网、不堵网孔、细度精确。

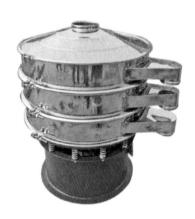

图 5-16　振荡筛

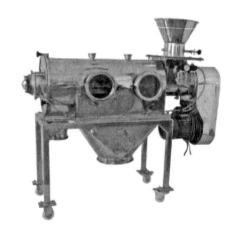

图 5-17　气流筛

三、混合和捏合

(一) 混合

混合(mixing)是将两种或两种以上的药物或处方中的各组分充分混匀的过程。目的在于使药物与各组分能分散均匀,以保证剂量准确、色泽一致。

1. 混合的机制与影响因素

(1) 混合的机制　固体粉粒混合时,粒子的运动较复杂,一般认为伴有以下一种或多种机制。

1) 对流混合(convective mixing)　系指粉体在容器中翻转,产生较大位移的总体混合形式。

2) 剪切混合(shear mixing)　系指在不同组成的界面间发生剪切作用的形式。当剪切力平行于其界面时,可使不同层间互相稀释,破坏粒子的聚集态而发生混合;当剪切力垂直于其界面时,可降低分离程度而达到混合的目的。

3) 扩散混合(diffusive mixing)　系指混合容器内粉末的紊乱运动改变彼此间的相对位置而发生局部混合现象,如当粉粒在斜面上向下滚动时发生的无规则位移现象。

(2) 影响混合的主要因素　药物粉末的混合受粉末形状、密度、粒子大小和分布、表面效应、设备类型以及操作条件等的影响。混合时,形状规则的粉粒较不规则者易于混匀。形状不规则者一般流动性比较差,甚至少数形状复杂的粉粒可以黏结在一起。如扁平针状的粉粒可以黏结成束而阻碍粉粒在混合器中的流动。细小的粉粒因其流动性差而混合困难。粉粒大小分布的均匀性尤其重要,因为大粒与小粒往往有分离的趋向。作用于表面的力能使粉粒聚集而阻碍其在混合器中分散,这些力包括弱范德华力、静电引力,以及在粉粒间接触点上吸附液体薄膜的表面张力等。这三种力中最重要的是静电引力,它往往是在混合器中妨碍混合的主要原因。为了防止粉粒出现离析(segregation)现象,最简便的方法是在达到最大混合效果时即停止转动。此外,在混合器中交互加入药物组分,加入少量水湿润药物或加入适量表面活性剂(或润滑剂)等往往也有助于混合。此外,混合机的类型、尺寸、内部结构(挡板、搅拌桨形状)、材质及表面情况等均会影响混合程度。

2. 混合的方法　目前常用的混合方法有搅拌混合、研磨混合与过筛混合。搅拌混合较简便,但不易混匀,多用于初步混合。大量生产中常用混合机搅拌混合,经过一定时间的混合,能够达到均匀的目的。研磨混合适用于小量结晶型药物的混合,不适于具有引湿性或爆炸性成分的混合。在过筛混合过程中,由于较细且较重的粉末先通过,故在过筛后仍需加以适当的搅拌才能混合均匀。在实际工作中,除小量药物配制时仅用搅拌混合或研磨混合外,一般多同时采用过筛混合。

3. 混合的设备

(1) 旋转混合机(rotary mixer)　也称混合筒,是由一定几何形状(如 V 形、立方形等)的筒构成,并有支架以使其绕轴旋转(图 5-18)。可将轴不对称地固定在筒的两侧,操作时,不对称的形状产生的切变力及混合筒的翻转作用使物料混合。物料在筒内翻动时主要靠重力作用,混合效率主要取决于转动速度。转速可依据混合目的、物料种类、筒的形状与大小等因素而定,但其转速应小于临界转速(一般采用临界转速的30% ~ 50%)。在各种形状的混合筒中,以 V 形效率最高。通常,密度相近的粉末可采用混合筒混合。

(2) 槽形混合机(trough mixer)　槽形混合机示意图见图 5-19a 所示,一般为不锈钢制,槽内

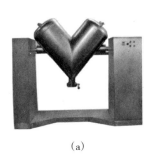　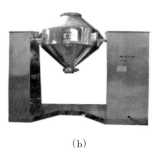　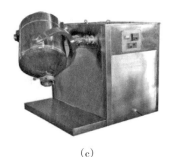

(a)　　　　　　　　　(b)　　　　　　　　　(c)

图 5-18　旋转混合机

(a)V 形　(b)双锥形　(c)双锥三维运动形

轴上装有与旋转方向成一定角度的搅拌桨以混合槽内的粉末。槽可以绕水平轴转动,以便自槽内卸出物料。此机除用作混合药粉外,也常用于片剂的颗粒、丸剂及软膏剂等物料的混合,但所用搅拌浆的形状、强度有所区别。

(3) 锥形混合机(cone mixer) 是一种较新型的高效粉碎混合设备,如图 5-19b 所示,主要由锥体、螺旋杆、转臂、转动部分等组成。工作时,由锥体上部加料口进料,主轴带动左右两个螺旋杆在容器内同时自转和公转,自转速度为 100 r/min,公转速度为 5 r/min,产生较高的切变力使物料以双循环方式迅速混合,混合后再从底部卸料,减轻劳动强度。其混合效率高,操作方便,适合于混合湿润、黏性的固体药物粉末。

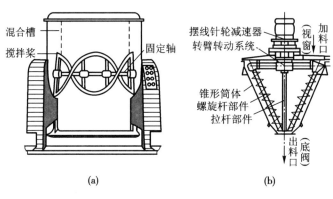

图 5-19　混合装置示意图
(a)槽形混合机　(b)锥形混合机

(二) 捏合

捏合(kneading)过程即 "制软材",在固体粉末中加入少量液体,使液体均匀润湿粉末颗粒的内部和表面,以制备均匀的塑性物料的操作。黏合剂的加入量是捏合操作的关键。在片剂制备过程中,制得的软材常按照 "手握成团,轻压即散" 的标准,确定黏合剂的加入量。捏合操作使粉末便于制粒,可以改善物料的流动性和压缩成型性。由于捏合的本质是固-液混合操作,因此常用的设备也是混合器。

四、制粒

制粒(granulation)是指将物料加工制成一定形状和大小粒状物的操作。制粒操作与固体剂型如颗粒剂、胶囊剂、片剂的制剂质量密切相关。通过制粒可以改善药物与辅料的流动性,避免粉末分层,使产品中药物含量准确;防止粉尘飞扬造成环境污染及黏附于器壁造成的原辅料损失;还可增加物料的松密度,压片时空气易逸出,改善片剂的可压性,减少松片、裂片等现象;通过加入一些亲水性辅料制粒可增加疏水性药物的亲水性。

制粒的方法有多种。采用不同的制粒方法所得颗粒的形状、大小、强度、崩解性、溶解性、压缩成型性不同,可能会产生不同的药效。因此,应根据所需颗粒的不同特性与目的选择适宜的制粒方法。药物的制粒方法主要有湿法制粒和干法制粒。

(一) 湿法制粒及设备

湿法制粒(moist granulation)是将药物与适宜辅料通过加入适量液体黏合剂制备颗粒的方法,

制得的颗粒通常需要干燥。采用湿法制粒制得的颗粒外形美观、流动性好、耐磨性较强、压缩成型性好,是医药工业中应用最为广泛的方法。

1. 颗粒成型原理 粉末相互结合成颗粒主要与其黏附作用和凝聚作用有关。在制颗粒时,粉末间存在的水分可引起粉末黏附,如果粉末间只有部分空隙充满液体,则所形成的液体桥以表面张力和毛细管吸力作用而使粉末相结合;如果粉末间的空隙都充满液体,并延伸至空隙的边缘时,则颗粒的表面张力及整个液体空间的毛细管吸力可使粉末结合;当粉末表面完全被液体包围时,虽然没有颗粒内部的引力存在,但粉末仍可凭借液滴表面张力而彼此结合。湿粒干燥后,虽然尚剩余有少量的水分,但由于粉末之间接触点可因干燥受热而熔融,黏合剂的固化或被溶物料(药物或辅料)的重结晶等作用在粉末间形成固体桥,加强粉末的结合。

2. 制粒的方法和设备

(1) 挤压制粒法 是将药物粉末与辅料混合均匀后加入适量黏合剂制软材,用强制挤压的方式通过具有一定大小的筛网或孔板而制成颗粒的方法。颗粒的形状以圆柱状、角柱状为主,经继续加工可制成球状、不定型等。制得的粒径范围一般在 0.3 ~ 3.0 mm。

通常采用挤压制粒机(squeezing granulator)完成,这类制粒设备有摇摆挤压式、螺旋挤压式、篮形叶片挤压式等(图 5-20)。挤压式制粒机具有以下特点:①由筛网的孔径大小调节颗粒的粒

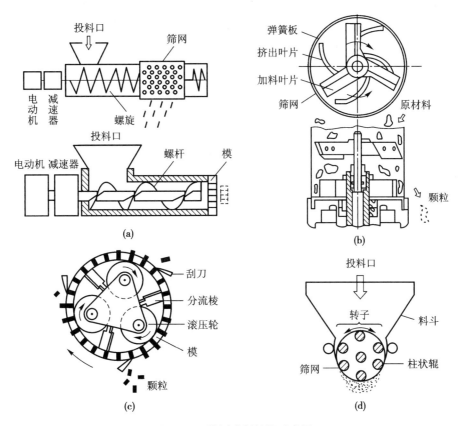

图 5-20 挤压式制粒机示意图
(a)螺旋挤压式制粒机 (b)篮形叶片挤压式制粒机
(c)环模辊压挤压式制粒机 (d)摇摆挤压式制粒机

度,粒子形状为圆柱状,粒度分布较窄。②挤压压力不大,可制成松软颗粒,适合压片。③制粒过程需经过混合、制软材等,工序多、劳动强度大,不适合大批量、连续生产。④制备小粒径颗粒时筛网的寿命较短等。在挤压制粒过程中,制软材是关键步骤,黏合剂用量多时软材被挤压成条状,并重新黏合在一起;用量少时则不能制成完整的颗粒,呈粉状。因此,在制软材的过程中选择适宜黏合剂及用量非常重要。这种制粒方法简单,使用历史悠久,但软材质量往往靠熟练技术人员或熟练工人的经验来控制,可靠性与重现性较差。

(2) 转动制粒法 是指在药物粉末中加入一定量的黏合剂,在转动、摇动、搅拌等作用下使粉末聚结成具有一定强度球形粒子的方法。转动制粒过程分为以下三个阶段:①母核形成阶段。喷入少量液体使粉末润湿,在滚动和搓动作用下使其聚集在一起形成大量母核。②母核长大阶段。母核在滚动时进一步压实,并在转动过程中向母核表面均匀喷撒一定量的液体和药粉,使药粉层积于母核表面,如此反复多次,可得一定大小的药丸。③压实阶段。停止加入液体和药粉,在继续转动过程中多余的液体被挤出表面或进入未被充分润湿的层积层中,颗粒被压实形成具有一定机械强度的微丸。

生产上常用转动制粒机(rotating granulator),最经典的是圆筒旋转制粒机和倾斜转动锅。这类转动制粒机多用于药丸的生产,可制备 2 mm 以上的小丸,粒径分布较宽,多凭经验控制。近年来出现的离心转动制粒机也称离心制粒机。向物料层斜面上部的表面定量喷黏合剂,激烈运动使颗粒表面均匀润湿,并使散布的药粉或辅料均匀附着在颗粒表面,物料在高速旋转的圆盘作用下受到离心作用而向器壁靠拢并旋转,从圆盘周边吹出的热气流使物料向上运动,随后在重力作用下向下滑动,落入圆盘中心,落下的粒子重新受到圆盘的离心旋转作用,从而使物料不停地做旋转运动,形成球形颗粒。如此反复操作可得所需大小的球形颗粒。

(3) 高速搅拌制粒法 是指将药物粉末、辅料和黏合剂加入容器内,利用高速旋转搅拌器的搅拌作用迅速完成混合并制成颗粒的方法。高速搅拌制粒与传统的挤压制粒相比,由于在一个容器内进行混合、捏合、制粒过程,具有省工序、操作简单、快速等优点。

生产上常用高效混合制粒机(high-efficient mixing granulator),主要由容器、搅拌器、切割刀组成。利用高速旋转搅拌器的搅拌作用使物料混合、翻动、分散甩向器壁后向上运动,形成较大颗粒;在切割刀的作用下将大块颗粒绞碎、切割,并与桨的搅拌作用相呼应,通过强大的挤压、滚动作用而形成致密且均匀的颗粒。粒度的大小由外部破坏力与颗粒内部凝聚力平衡作用的结果决定。图 5-21 是常用高效混合制粒机结构示意图。搅拌器的形状多种多样,操作时先把药粉和各种辅料倒入容器中,盖上盖,将物料搅拌混合均匀后加入黏合剂,搅拌制粒。完成制粒后将湿颗粒倒出或打开安装于容器底部的出料口自动放出湿颗粒,然后进行干燥。改变搅拌桨的结构,调节黏合剂用量及操作时间即可制备致密、强度高的适用于胶囊剂的颗粒,又可制备适合压片的松软颗粒,因此在制药工业中的应用非常广泛。

(4) 流化床制粒法 是指使药物粉末在自下而上气流的作用下保持悬浮的流化状态,黏合剂液体向流化层喷入使粉末聚结成颗粒的方法。流化床制粒法是在一台设备内进行混合、制粒、干燥甚至包衣等操作,又称一步制粒法。该法可简化工艺、节约时间、劳动强度低;制得的颗粒密度小、粒子强度小,但颗粒的粒度均匀,流动性、压缩成型性好。

生产上常用流化制粒机(fluidized bed granulator),主要由容器、气体分布装置(如筛板等)、喷嘴、气固分离装置(如图 5-22 中的袋滤器)、空气进口和出口、物料排出口等组成(图 5-22)。操作

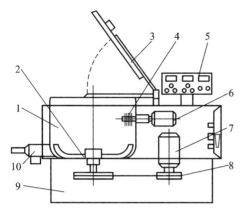

图 5-21 高效混合制粒机结构示意图
1. 盛料桶 2. 搅拌器 3. 桶盖 4. 制粒刀 5. 控制器 6. 制粒电机 7. 搅拌电机 8. 传动皮带 9. 机座 10. 出料口

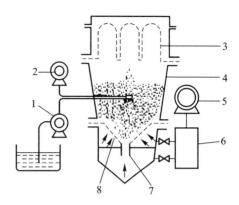

图 5-22 流化制粒机结构示意图
1. 黏合剂输送泵 2. 压缩机 3. 袋滤器 4. 流化室 5. 鼓风机 6. 空气预热器 7. 二次喷射气流入口 8. 气体分布器

时将药物粉末与各种辅料装入容器中,从下部通过筛板吹入适宜温度的气流,使物料在流化状态下混合均匀,然后均匀喷入黏合剂液体,粉末开始聚结成粒,经过反复的喷雾和干燥,当颗粒的大小符合要求时停止喷雾,形成的颗粒继续在床层内经热风干燥后,出料送至下一步工序。

(5) 喷雾制粒法 是将药物溶液或混悬液用雾化器喷雾于干燥室内的热气流中,使水分迅速蒸发制成球状干燥细颗粒的方法。喷雾制粒法可在数秒钟内完成原料液的浓缩、干燥、制粒过程,原料液含水量可达 70%~80%,甚至更多;物料的受热时间极短,干燥物料的温度相对低,适合于热敏性物料的处理;粒度范围在 30 μm 至数百微米、堆密度在 200~600 kg/m³ 的中空球状粒子较多,具有良好的溶解性、分散性和流动性。近年来在制药工业中得到广泛的应用与发展,如抗生素粉针的生产、微型胶囊的制备、固体分散体的研究以及中药提取液的干燥都利用了喷雾干燥制粒技术。缺点是需用特殊喷雾干燥设备,而且设备高大、汽化大量液体,因此设备费用高、能量消耗大、操作费用高;黏性较大料液易黏壁使其使用受到限制。

喷雾干燥制粒机(spraying and dry granulator)工作流程图见图 5-23,可分为四个过程:①药液(混悬液)雾化成微小粒子(液滴);②热风与液滴接触;③水分蒸发;④干品与热风的分离与干品的回收。

(6) 复合制粒法 是以流化床为母体,将搅拌制粒、转动制粒的制粒技能结合在一起的方法。复合制粒法可进行多种组合,即搅拌和流化床组合的搅拌流化床型,转盘和流化床组合的转动流化床型,搅拌、转动和流化床组合在一起的搅拌转动流化床型等。这种方法综合了各种设备的功能特点,取长补

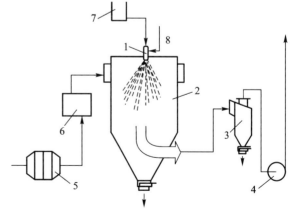

图 5-23 喷雾干燥制粒机工作流程图
1. 流化室 2. 干燥室 3. 旋风分离器 4. 风机 5. 加热器 6. 热风炉 7. 料液贮槽 8. 压缩空气

短,功能多,占地面积小,省工、省力,在自动化的实施中具有不可估量的价值。

(7) 液相中晶析制粒法　是使药物在液相中析出结晶的同时借液体架桥剂和搅拌作用聚结成球形颗粒的方法,是 20 世纪 80 年代初由日本学者把晶析与聚结结合在一起应用于药剂学而发展起来的新制粒技术。由于获得的颗粒为球形,所以也叫做球形晶析制粒法,简称球晶制粒法。球晶制粒是纯药物结晶聚集在一起形成的球形颗粒,其流动性、充填性、压缩成型性好,因此可少用辅料或不用辅料进行直接压片。

球晶制粒法有两种:一种是湿式球晶制粒法,将液体架桥剂与药物同时加入良溶剂中溶解,然后在搅拌下再注入不良溶剂中,良溶剂立即扩散于不良溶剂中而使药物析出微细结晶,同时在液体架桥剂的作用下使药物结晶润湿、聚结成粒,并在搅拌的剪切作用下使颗粒变成球状。液体架桥剂的加入方法也可根据需要加至不良溶剂中或析出结晶后再加入。另一种是乳化溶剂扩散法,当把药物溶液加入不良溶剂中时,先形成亚稳态的乳滴,然后逐渐固化成球形颗粒。在乳化溶剂扩散法中,先形成乳滴是因为药物与良溶剂及液体架桥剂的亲和力较强,良溶剂来不及扩散到不良溶剂,而后乳滴中的良溶剂不断扩散到不良溶剂中,乳滴中的药物不断析出而被残留的液体架桥剂架桥形成球形颗粒。乳化溶剂扩散法广泛应用于制备功能性颗粒。

(二) 干法制粒及设备

干法制粒(dry granulation)　是利用强压(186～784 kPa)将混合均匀的药物及辅料压成大片状或块状,然后破碎成一定大小颗粒的方法。适用于遇水不稳定、对温度敏感的药物,方法简单,省工节能,也可避免有机溶剂制粒的防爆问题和废气排放污染造成的环保问题,但应注意由于高压引起药物晶型转变及活性下降等问题。干法制粒有压片法和滚压法。

(1) 压片法(slugging method)　将固体粉末首先在重型压片机上压实,制成直径为 20～50 mm、厚度为 5～10 mm 的胚片,然后再破碎成所需大小的颗粒。

(2) 滚压法(roller compaction method)　广泛应用于实际生产中,其常用的设备是干法制粒机(dry granulate machine),工作流程见图 5-24。利用转速相同的两个滚动圆筒之间的缝隙,将药物粉末滚压成片状物,然后通过颗粒机破碎制成一定大小颗粒的方法。片状物的形状根据压轮表面的凹槽花纹来决定,如光滑表面或瓦楞状沟槽等。通常经过粗碎轮、中碎轮和细碎轮粉碎成粒度适宜的颗粒,最后进入振荡筛进行整粒。粗粒重新送入粗碎轮继续粉碎,过细粉末送入料斗与原料混合重复上述过程。

五、干燥

干燥(drying)是利用热能使物料中的湿分(水分或其他溶剂)汽化,并利用气流或真空带走汽化了的湿分,从而获得干燥固体产品的操作。物料中的湿分多为水分,带走湿分的气流一般为空气。在制剂生产中需要干燥的物料多数为湿法制粒后的湿颗粒,但也有固体原料药或辅料在使用前进行干燥,

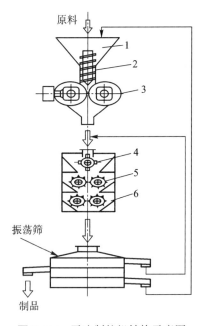

图 5-24　干法制粒机结构示意图
1. 料斗　2. 加料斗　3. 压轮　4. 粗碎轮　5. 中碎轮　6. 细碎轮

或者一些中药浸膏的干燥等。干燥的主要目的有：①使物料便于加工、运输、贮存和使用；②保证药品的质量和提高药物的稳定性；③改善粉体的流动性和充填性。但过分干燥容易产生静电或压片时易产生裂片等现象，影响产品质量。因此，物料的含湿量是制剂过程中需控制的重要参数之一。

（一）干燥的基本理论

1. 干燥的相关机制

（1）干燥机制　如图 5-25 所示，物料表面温度为 T_W，湿物料表面的水蒸气分压为 P_W（物料充分润湿时，P_W 为 T_W 下的饱和蒸气压）；湿物料表面有一层气膜，厚度为 δ；气膜外是热空气主体，其温度和水蒸气分压分别为 T 和 P。

当热空气温度 T 高于物料表面温度 T_W 时，热能从空气传递到物料表面，传热的推动力是温差（$T-T_W$）。而物料表面产生的水蒸气分压 P_W 大于空气中的水蒸气分压 P，水蒸气可从物料表面扩散到热空气中，其传质推动力为（P_W-P）。当热空气不断地把热能传递给湿物料时，湿物料的水分不断地汽化，而物料内部的湿分又源源不断地以液态或气态扩散到物料表面，这样湿物料中的湿分不断减少而干燥。因此，干燥过程得

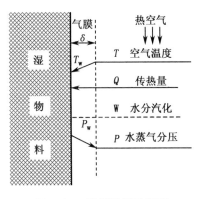

图 5-25　干燥机制示意图

以进行的必要条件是 $P_W-P>0$；如果 $P_W-P=0$，表明干燥介质与物料表面的水蒸气分压达到平衡，干燥即行停止；如果 $P_W-P<0$，物料不仅不能干燥，反而吸潮。物料的干燥速率与空气的性质、物料内部水分的性质有关。

（2）湿空气的性质　我们周围的空气是绝干空气和水蒸气的混合物，称为湿空气。能用于干燥的湿空气必须是不饱和空气，从而可以继续容纳水分。湿空气中含水量的高低直接影响干燥的效率。湿度和相对湿度常用于表达湿空气的性质。

在干燥过程中，采用热空气作为干燥介质，其目的不仅是可提供水分气化所需的热量，而且可降低空气的相对湿度以提高空气的吸湿能力。为了达到有效的干燥目的必须选用适宜的空气状态和干燥方式。

（3）物料中水分的性质　在一定空气条件下，物料中所含的水分能否干燥除去，与物料中水分的性质有关。

1）平衡水分与自由水分　用来判断物料中的水分能否通过干燥除去。①平衡水分（equilibrium moisture）系指在一定空气状态下，当物料表面产生的水蒸气分压与空气中水蒸气分压相等时，物料中所含的水分。平衡水分是干燥除不去的水分。平衡水分与物料的种类、空气的状态有关。各种物料的平衡水分含量可随空气相对湿度的增加或减小而发生相应变化。②自由水分（free moisture）系指在物料中多于平衡水分的那一部分水分，又称游离水分，是在干燥过程中能除去的水分。

2）结合水分与非结合水分　用来判断物料中水分干燥的难易程度。①结合水分（bound water）系指以物理化学方式结合的水分，与物料具有较强的结合力，物料表面产生的水蒸气压低于同温度下纯水的饱和蒸气压，干燥速率缓慢。结合水分包括动植物物料细胞壁内的水分、物料内毛细管中水分、可溶性固体溶液中的水分等。②非结合水分（nonbound water）系指主要以机械

方式结合的水分,与物料的结合力较弱,物料表面产生的水蒸气压等于同温度下纯水的饱和蒸气压,干燥速率较快。

结合水分仅与物料性质有关,平衡水分则与药物性质及空气状态有关。

2. 干燥速率

(1) 定义　干燥速率(drying rate)指在单位时间、单位干燥面积上汽化的水分质量,其单位为 $kg/(m^2 \cdot s)$。根据定义:

$$U = \frac{dW}{Adt} = \frac{GdX}{Adt} \tag{5-28}$$

式中,U 为干燥速率;dW 为在 dt 干燥时间(s)内水分的蒸发量(kg);A 为物料的干燥面积(m^2);G 为湿物料中所含绝干物料的质量(kg);dX 为物料的干基含水量变化[水分(kg)/绝干物料(kg)];负号表示物料中的含水量随干燥时间的增加而减少。

(2) 干燥速率曲线　图 5-26a 为干燥曲线,表示物料含水量和物料表面温度在干燥过程中随时间的变化规律。根据干燥曲线的斜率整理可得干燥速率曲线,见图 5-26b。由干燥速率曲线可知,BC 段含水量从 X' 至 X_0 的范围内,物料的干燥速率保持恒定,不随含水量的变化而变化,称为恒速干燥阶段。A 至 B 为物料的预热段,时间较短,一般归在恒速段处理。图中 CDE 段从含水量 X_0 一直降到平衡水分 X^* 为止,干燥速率随含水量的减少而降低,称为降速干燥阶段。恒速段与降速段的分界点为临界点(C 点),该点所对应的浓度,称为临界含水量(critical moisture content)。

(3) 影响干燥速率的因素　干燥机制因干燥阶段不同而异,影响干燥速率的因素各异。因此,应先确定干燥阶段,然后采取有效措施以提高干燥效率。

1) 恒速干燥阶段　物料中水分含量较多,物料表面的水分汽化,扩散到空气中时,内部水分及时补充到表面,保持充分润湿的表面状态。此时物料的水蒸气压为干燥温度下的饱和蒸气压(P_w)。干燥速率取决于水分在物料表面的汽化速率,因此,也把恒速干燥阶段称为表面汽化控制阶段,提高干燥速率的方法有:①提高空气温度或降低空气湿度,以提高传热和传质的推动力;②改善物料与空气的接触面积,提高空气的流速,加快水分的汽化速率。

2) 降速干燥阶段　当水分含量低于 X_0 时,物料内部水分向表面移动的速率小于表面水分汽化速率。因此,随着干燥过程的进行,物料表面逐渐变干,温度上升(图 5-26,$\theta-\tau$ 曲线)。物料表面的水蒸气压及传质推动力(P_w-P)下降,干燥速率也降低。此时干燥速率主要由物料内部水分向表面扩散的速率所决定。因此,把降速阶段也称为内部水分扩散控制阶段,而内部水分的扩散速率主要取决于物料本身的结构、形状、大小等。改善该阶段干燥速率的方法主要有:①提高物料的温度;②改善物料的分散程度,以促进内部水分向表面扩散。改变空气的状态及流速对干燥的影响不大。

(二) 干燥的方法和设备

由于工业生产中被干燥物料的形态、性质各异,对干燥产品的要求也各不相同,实际应用中应根据物料性质、产品要求选择适宜的干燥方法与设备。

1. 干燥方法　分类方式有多种:①按操作方式分为间歇式、连续式;②按操作压力分为常压式、真空式;③按热量传递方式分为传导、对流、辐射、介电加热干燥。下面主要介绍按热量传递方式进行分类的干燥方法。

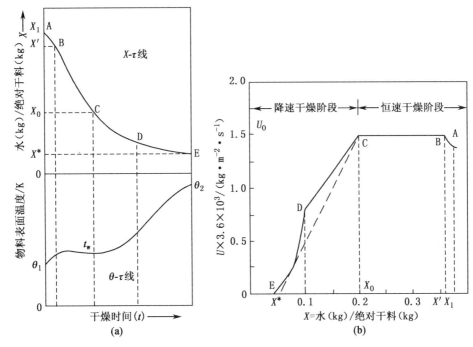

图 5-26　恒定条件下物料的干燥曲线和干燥速率曲线
(a)干燥曲线　(b)干燥速率曲线

(1) 对流干燥　是将热能以对流方式由热气体传给物料,使物料中的湿分汽化并由气流带走而干燥的操作。此时热空气既是载热体,又是载湿体。是目前在制药工业中应用最普遍的一种干燥方式,常用设备有箱式干燥器、转筒干燥器、气流干燥器、沸腾干燥器和喷雾干燥器等。

(2) 传导干燥　是将热能以传导方式通过接触面传给物料,使物料中的湿分汽化而进行干燥的操作。常用设备有真空干燥器、冷冻干燥器和滚筒干燥器等。

(3) 辐射干燥　是将热能以电磁波的形式发射至湿物料表面,使物料中的湿分汽化而干燥的操作,如红外线干燥器等。

(4) 介电加热干燥　是将湿物料置于高频电场内,由于高频电场的交变作用使物料中的水分加热、汽化而干燥的操作,如微波干燥器。

2. 干燥设备

(1) 厢式干燥器(tray dryer)　又称盘式干燥器,是一种常压间歇操作的干燥设备,一般小型的称为烘箱,大型的称为烘房。如图 5-27 所示,在干燥厢内设置多层支架,在支架上放入物料盘。被干燥物料放在盘架上的浅盘内,物料的堆积厚度为 10 ~ 100 mm。风机吸入的新鲜空气,经加热器预热后沿挡板水平均匀地掠过各浅盘内物料的表面,对物料进行干燥。部分废气经排出管排出,余下的循环使用,以提高热效率。废气循环量由吸入口或排出口的挡板进行调节。空气的流速根据物料的粒度而定,应使物料不被气流挟带出干燥器为原则,一般为 1 ~ 10 m/s。为了使干燥均匀,干燥盘内的物料层不能过厚,必要

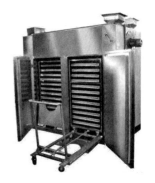

图 5-27　厢式干燥器

时在干燥盘上开孔,或使用网状干燥盘以使空气透过物料层。这种干燥器的浅盘也可放在能移动的小车盘架上,以方便物料的装卸,减轻劳动强度。

若对干燥过程有特殊要求,如干燥热敏性物料、易燃、易爆物料或物料的湿分需要回收等,厢式干燥器可在真空下操作,称为厢式真空干燥器。厢式干燥器的设备简单,适应性强,在制剂生产中广泛应用于生产量少的物料的间歇式干燥中。但存在劳动强度大、热量消耗大等缺点。

(2) 流化床干燥器(fluidized bed dryer) 热空气自下而上通过物料层时形成松散而悬浮的流化状态,此时空气与物料间发生传热和传质,从而使物料进行干燥。由于悬浮的流态化类似液体的沸腾,所以又称为沸腾干燥器。在制剂工业中常见的有立式圆筒流化床干燥器和卧式多室流化床干燥器。图 5-28 为卧式多室流化床干燥器示意图。将湿物料由加料器送入多孔板上,吹入加热后的空气使物料呈悬浮状态进行干燥,干燥后的产品出出料口排出,废气由干燥器的顶部排出,经袋滤器或旋风分离器回收粉尘。

流化床干燥器结构简单,操作方便。操作时颗粒与气流间的相对运动激烈,接触面积大,强化传热、传质过程,提高干燥速率;物料温度均匀,干燥时间短,适用于热敏性物料的干燥;但流化床干燥器不适于含水量高、易黏结成团的物料,并要求粒度适宜。该法在颗粒剂的制备及片剂压片前颗粒的干燥中得到广泛的应用。

(3) 喷雾干燥器(spray dryer) 是将溶液或混悬液通过喷雾器形成雾状细滴并分散于热气流中,使水分迅速汽化而达到干燥的设备,如图 5-29。由于蒸发面积大、干燥时间短(一般为 5~30 s),在干燥过程中雾滴的温度一般为 50℃左右,干燥制品多为松脆的空心颗粒,溶解性好。近年来,喷雾干燥法在包合物、固体分散体和微囊等的制备以及中药提取液的干燥中都得到了广泛的应用。

(4) 红外干燥器(infrared dryer) 是利用红外辐射元件所发射出来的红外线对物料直接照射而加热干燥的设备。红外线是介于可见光和微波之间的一种电磁波,其波长范围在

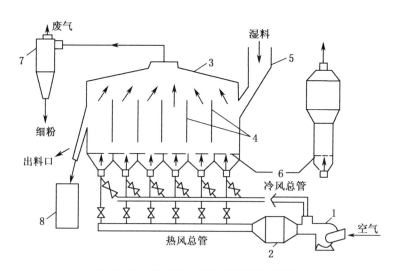

图 5-28 卧式多室流化床干燥器示意图

1. 风机 2. 预热器 3. 干燥室 4. 挡板 5. 料斗 6. 多孔板 7. 旋风分离器 8. 干料桶

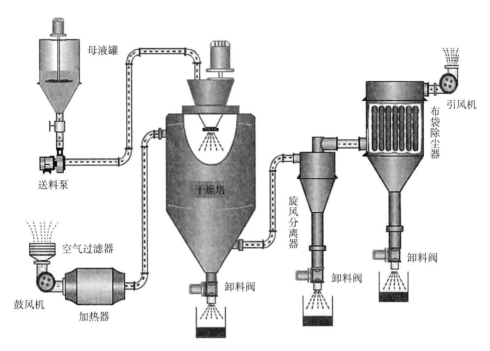

图 5-29　喷雾干燥器示意图

0.72~1 000 μm 的广阔区域,波长在 0.72~5.6 μm 区域的叫近红外区,5.6~1 000 μm 区域的称远红外区。红外线辐射器所产生的电磁波以光速辐射至被干燥的物料,当红外线的发射频率与物料中分子运动的固有频率相匹配时可引起物料分子的强烈振动和转动,使分子间发生激烈碰撞与摩擦而产生热,从而使水分汽化,物料得到干燥。用红外线干燥时,物料表面和内部同时吸收红外线辐射器发出的电磁波,故受热均匀、干燥快,适用于热敏性固体物料干燥,也可用于某些物体表层的干燥。缺点是电能消耗大。

(5) 微波干燥器(microwave dryer)　属于介电加热干燥器。微波干燥是把物料置于高频交变电场内进行干燥的方法,是内部加热的一种方法。工业上使用的频率为 915 MHz 或 2450 MHz。当湿物料处于振荡周期极短的微波高频电场内,其内部的水分子会发生极化并沿着微波电场的方向整齐排列,而后迅速随高频交变电场方向的交互变化而转动,并产生剧烈的碰撞和摩擦(每秒钟可达上亿次),部分微波能转化为分子运动能,并以热量的形式释放出来,从而使物料得到干燥。

微波干燥器加热迅速、均匀、干燥速率快、热效率高,操作控制灵敏、操作方便,对含水物料的干燥特别有利。缺点是成本高,对某些物料的稳定性有影响。

(6) 冷冻干燥机(freeze dryer)　系先将被干燥液体物料降温至冰点以下(通常为 -40~-10℃)冻结成固态,再在真空条件下使冰升华为水蒸气除去,得到干燥产品的设备。冷冻干燥又称升华干燥,该法的特点是:物料在高真空和低温条件下干燥,尤适用于热敏性物料(如抗生素等生物制品);干燥产品多孔疏松,易于溶解;含水量低,有利于药品长期贮存。冷冻干燥可用于制备注射用无菌粉末。但该法设备投资大,生产成本较高。详细内容参见第四章第八节。

第四节 固体分散体

一、概述

固体分散体(solid dispersion)是指将药物以分子、无定形或微晶状态高度分散于适宜载体材料中制成的固态分散物。最早于1961年由Sekgushi和Obi提出,他们将磺胺噻唑与尿素加热熔融制成低共熔混合物,经口服给药后发现磺胺噻唑的吸收显著高于普通片剂。目前,采用固体分散技术的目的主要是通过药物的高度分散和载体材料的促溶出作用,改善难溶性药物的口服吸收。作为固体制剂的一种中间体,固体分散体可通过添加适宜的辅料和制备工艺进一步制成颗粒剂、胶囊、片剂等剂型。目前已有灰黄霉素、庚苯吡酮、依曲韦林、威罗菲尼、伊曲康唑、泊沙康唑、他克莫司等多个品种上市。

将药物制成固体分散体具有以下优点:①采用亲水性载体材料将难溶性药物制成固体分散体,可增加药物分散度、减小粒径、增加药物溶解度与溶出速率、提高难溶性药物的口服生物利用度,如采用固体分散技术可提高小分子靶向药物依维莫司溶解性和稳定性,进而提高口服生物利用度;②采用不溶性或肠溶性等高分子材料为载体制成固体分散体,可延缓和控制药物的溶出和吸收,用于制备缓、控释制剂;③通过载体材料对药物分子的包蔽作用,可减缓药物在生产、贮存过程中的水解和氧化作用,提高药物的化学稳定性;④将油性药物(<10%)或气体药物与适宜载体材料制成固体分散体,可进一步制成固体剂型。

固体分散技术在提高药物的口服吸收方面具有非常好的潜力,但目前限制其应用的缺点如下:①具有老化现象。固体分散体的高度分散性使其具有较大的表面自由能,属热力学不稳定性体系,在存放期间,药物分子可能自发聚集成晶核,或微晶逐渐生长变成大的晶粒,或晶型由亚稳定型转化成稳定型,上述过程均称为老化(aging)。老化现象往往在长期贮存过程中发生。高湿会加速药物的运动及结晶,影响贮存稳定性。②载药量较小。为了阻止或减慢固体分散体的老化,通常采用较高比例的载体量,以减缓药物的凝聚。因此,剂量大的药物不适宜制成固体分散体。③工业化生产困难。固体分散体制备时通常在较高温度下或使用较大量的有机溶剂,其操作过程影响因素较多,也限制了其在制剂工业中的广泛应用。

二、载体材料

载体材料是构成固体分散体的重要组成部分,除应具有稳定性好、无毒、无刺激性、不与主药发生化学反应、不影响主药的化学稳定性和含量测定、价廉易得等条件外,还应满足以下要求:①具有高水溶性,以改善药物的润湿性,促进药物溶出;②具有较高的玻璃化温度(T_g),可减慢药物分子的运动,减缓老化,改善固体分散体的稳定性;③具有低吸水性,以免降低T_g;④采用熔融法制备固体分散体的载体应有适宜的熔点,且应对热稳定;⑤采用溶剂法制备固体分散体的载体在常用溶剂中应有较好的溶解性;⑥与药物具有相似溶解度参数的载体有利于形成固态溶液。

根据载体材料的不同,固体分散体迄今已经历三代的发展:第一代是使用结晶性材料如尿素、糖类和有机酸为载体,该类载体的优点是可形成热力学稳定的结晶性固体分散体,但药物释放慢于无定形载体材料形成的固体分散体;第二代是使用无定形载体如聚乙二醇、聚维酮、聚乙烯醇、聚丙烯酸树脂类、纤维素衍生物(羟丙甲纤维素、乙基纤维素、羟丙基纤维素以及淀粉类衍生物如环糊精)等,药物在该类载体中以固态溶液或混悬液的形式存在;第三代是以表面活性剂或表面活性剂与无定形聚合物的混合物为载体,表面活性剂的加入可阻止结晶析出或微晶成长。

　　载体材料的类型与固体分散体中药物的存在形式与释放性质密切相关。载体材料不仅影响药物的存在形式,如以分子、微晶或无定形等形式存在,也会影响药物的释放,从而呈现速释、缓释或肠溶等不同结果。载体材料可单独应用,也可合用以便更好地达到速释、缓释或增加稳定性的目的。下面主要根据载体材料的溶解性分类进行介绍。

(一) 水溶性载体材料

　　1. 聚乙二醇类(PEG)　为常用的固体分散体载体材料,可选用相对分子质量在 1 000 ~ 20 000 的 PEG,其中 PEG 4000 和 PEG 6000 最为常用。两者具有熔点低(55 ~ 60 ℃)、化学性质稳定(但在 180 ℃以上分解)、毒性小、不干扰药物含量分析、能与多数药物配伍等优点。PEG 与胃肠道黏液的相容性好,可显著增加难溶性药物的分散度,促进药物的快速溶出而吸收,溶出速率一般与药物和载体的比例有关。PEG 水溶性良好,也能溶于多种有机溶剂,采用溶剂法制备固体分散体时,在溶剂蒸发过程中黏度剧增,可阻止药物聚集,使药物以分子状态存在于其中。采用熔融法制备时,PEG 载体分散药物的机制如下:熔融状态时,每个分子的两个平行螺旋状链展开,如果药物相对分子质量较小(<1 000),则进入载体的卷曲链中形成分子分散体;当药物与载体的分子大小相近且无空间位阻存在时,药物可取代载体分子,形成分子分散的固态溶液或玻璃态溶液,或形成药物微晶与分子形态共存的固体分散体。油类药物宜使用相对分子质量较高的 PEG 作载体,如 PEG 12000。单独使用 PEG 6000 作载体制成的固体分散体性质较软,高温时易发黏。联合应用不同相对分子质量的 PEG 为载体,可改善固体分散体的性能。

　　2. 聚维酮类(PVP)　为无定形高分子聚合物,依据聚合度的不同可分为 PVP K15、PVP K30 及 PVP K90 等多种规格,K 值越大,相对分子质量越高。本品无毒、熔点较高,可溶于水和多种有机溶剂。PVP 对热的化学稳定性好,但加热至 150 ℃变色。由于其熔点高,宜用溶剂法制备固体分散体,不宜用熔融法。PVP 溶液具有一定黏度,蒸去溶剂后,药物不易析出晶体,但成品有吸湿性,贮存过程中易吸湿而析出药物结晶。用共沉淀法制备 PVP 固体分散体时,PVP 的黏性、氢键作用或络合作用可抑制药物晶核的形成及生长,使药物形成具有较高能量的非结晶性无定形物。在药物–PVP 共沉淀物中,药物分子沿着 PVP 链,以微弱的氢键形式与 PVP 结合。PVP 形成氢键的能力与其相对分子质量大小有关,相对分子质量越小,越易形成氢键,形成的共沉淀物溶出速率越高,次序为 PVP K15(平均相对分子质量 25 000)> PVP K30(平均相对分子质量 60 000)> PVP K90(平均相对分子质量 360 000)。

　　3. 表面活性剂类　可用作载体的表面活性剂大多含聚氧乙烯基,在水和多数溶剂中溶解,载药量高。常用的载体有泊洛沙姆、聚山梨酯 80、聚乙二醇甘油酯(Gelucire 44/14,两个数值分别代表熔点和 HLB 值)等,其熔点较低,适于熔融法制备固体分散体。表面活性剂的增溶和乳化性质可阻滞药物聚集和结晶变大,通常与其他类载体合用,但需注意表面活性剂的加入可能降低其他聚合物的玻璃化温度。

　　4. 有机酸类　常用载体有枸橼酸、富马酸、酒石酸、琥珀酸、胆酸等。该类物质相对分子质量较小,易溶于水,不溶于有机溶剂,不宜作为遇酸不稳定药物的载体材料。

5. 糖类与醇类糖类　常用载体材料有果糖、半乳糖和蔗糖。甘露醇、山梨醇、木糖醇为常用醇类载体材料。它们的共同特征是水溶性好,毒性极小,适于小剂量、高熔点药物的制备。

除上述载体材料外,尿素、β-环糊精等也可用作固体分散体的载体材料。

(二) 水不溶性载体材料

1. 乙基纤维素(ethyl cellulose,EC)　无毒,无药理活性,不溶于水,溶于乙醇、丙酮、乙酸乙酯、氯仿等多种有机溶剂,所含羟基能与药物形成氢键,有较大的黏性,制备固体分散体时多采用乙醇为溶剂,常以溶剂法制备。用 EC 制备的固体分散体,药物的释放受载体的控制,可达到缓释的效果。常加入 PEG、PVP 等水溶性物质作为致孔剂,调节释药速率,可制成按零级释放的固体分散体。以 EC 为载体材料的固体分散体稳定性好,载药量大,不易老化。

2. 聚丙烯酸树脂类　通常为含季氨基的丙烯酸树脂如 Eudragit E、Eudragit RL 和 Eudragit RS 等。本类物质可在胃中溶胀,但在肠液中不溶,不被机体吸收,对人体无害,可用共沉淀法制备具有缓释作用的固体分散体。加入水溶性高分子聚合物 PVP 等可增加药物的穿透性,调节药物的释放速率。本类物质是制备缓释作用固体分散体的优质载体。

3. 脂质类　常用胆固醇、β-谷甾醇、棕榈酸甘油酯、胆固醇硬脂酸酯、巴西棕榈蜡及蓖麻油酯等。常采用熔融法制备。用脂质类载体制成的固体分散体有明显的缓释特征,脂质含量越高,释药速率越慢。加入乳糖、PVP 等水溶性致孔剂及去氧胆酸、单硬脂酸甘油酯等表面活性剂,可改善载体的释药性和润湿性,提高药物从载体中的释放速率。

(三) 肠溶性载体材料

1. 纤维素类　常用的有纤维醋法酯(CAP)、羟丙甲纤维素邻苯二甲酸酯(HPMCP,有 HP50 和 HP55 两种商品规格)和羧甲乙纤维素(CMEC)等。均能在肠液中溶解,不溶于胃液,可用于制备胃中不稳定的药物在肠道释放和吸收的固体分散体。由于这类材料为高分子物质,具有一定的黏度,也可起到一定的缓释、控释作用。有人将丙吡胺与几种常用材料制成固体分散体,其中以药物-EC-HPMCP(1∶1∶2)的固体分散体有较好的缓释和肠溶的双重作用。

2. 聚丙烯酸树脂类　常用Ⅱ号(Eudragit L)和Ⅲ号(Eudragit S)聚丙烯酸树脂,前者在 pH 6 以上的介质中溶解,后者在 pH 7 以上介质中溶解。两者可混合使用,获得的固体分散体有肠溶作用。

三、固体分散体的类型

固体分散体可按药物的溶出特征分为速释型、缓释型和肠溶型,主要取决于载体材料的溶解特性;按制备方法和药物的分散状态分为低共熔混合物、固体溶液和共沉淀物。下面主要介绍按制备方法和药物分散状态分类的情况。

(一) 低共熔混合物

药物与载体形成低共熔混合物后,迅速冷却固化形成的固体分散体,称为低共熔型固体分散体。药物以超细的晶体形式分散于载体中,为物理混合物。制备时,熔融体冷却至低共熔温度时,药物与载体同时生成晶核,两者的分子向各自的晶核扩散而长大,但又相互抑制增长,而以微晶的形式析出形成低共熔混合物(eutectic mixture)。在水性介质中,当水溶性的载体溶解后释放出药物微晶,巨大的表面积可促进药物溶出,提高生物利用度。

(二) 固态溶液

固体药物以分子状态分散于载体材料中形成的均相体系称为固态溶液(solid solution)。固态溶液中药物的分散度比低共熔混合物高,因此药物的溶出速率极快。固态溶液按药物在载体中的互溶情况又分为连续型和非连续型两类。药物与载体可以任意比例互溶时为连续型。当药物 – 载体分子之间的相互作用力大于药物 – 药物和载体 – 载体分子之间的作用力时,两者可完全互溶,但目前尚未有该类固体分散体的报道。药物与载体之间有限互溶时,称为非连续型。如水杨酸和 PEG 6000,少量水杨酸可溶于大量 PEG 6000 的载体中形成 α 固态溶液;同样少量 PEG 6000 也可溶于大量水杨酸中形成 β 固态溶液。

根据溶质在溶剂中的分散状态又可将固态溶液分为置换型和填充型。当药物与载体的晶格与形状相似且溶质与溶剂的分子大小差异小于 15% 时,可形成置换型固体溶液。而当溶质的分子直径小于溶剂分子的 59%,且溶质分子体积小于溶剂分子体积的 20% 时,溶质可填充于溶剂分子的空隙中构成填充型固态溶液。无论是哪种类型的固态溶液,其药物均以分子状态高度分散在载体中,药物的溶出速率快于低共熔混合物。

(三) 共沉淀物

共沉淀物(coprecipitate)也称共蒸发物,是由药物与载体材料共同溶解于有机溶剂中,蒸去有机溶剂后使药物和载体材料同时析出,即可得到药物在载体中混合而成的共沉淀物,为非结晶无定形物。常用载体为多羟基化合物如 PVP、纤维素衍生物等。如磺胺噻唑与 PVP(1∶2)的共沉淀物,磺胺噻唑分子进入 PVP 分子的网状骨架中(填充型),药物晶体受到 PVP 的抑制而形成非结晶性无定形物,因其如同玻璃,透明而具有脆性,无固定熔点,加热只能逐渐软化,熔融后有较大黏性,也称为玻璃态溶液(glass solution)。由于玻璃态溶液中晶格能很小,其溶出速率大于低共熔混合物,甚至大于固态溶液。

同一药物应用不同载体材料,可制成不同类型的固体分散体,如联苯双酯与不同载体材料形成的固体分散体,经 X 射线衍射分析证实,联苯双酯与尿素形成的是简单低共熔混合物,药物以微晶形式分散;与 PVP 可形成无定形粉末的共沉淀物;与 PEG 6000 形成的固体分散体中,药物的特征衍射峰为两者物理混合物峰高的一半,认为一部分联苯双酯以分子状态分散,另一部分以微晶状态分散。

四、固体分散体的速释与缓释原理

(一) 速释原理

1. 药物的高度分散性　难溶性药物可以分子、无定形或微晶状态高度分散于水溶性载体中,当水溶性载体遇水性介质溶解后,高度分散的药物由于粒径减少,表面积增大,溶出迅速,从而增加难溶性药物的溶出速率和吸收速率,这是固体分散体产生速释作用的主要原因。

药物分散状态不同,溶出速率也不同,溶出速率大小顺序通常为:分子态 > 无定形态 > 微晶态。药物在载体中的分散状态与药物的性质、载体的种类、药物的相对含量及制备方法有关。如倍他米松乙醇 –PEG 6000 固体分散体,当倍他米松乙醇含量<3%(m/m)时为分子分散,4% ~ 30%时以微晶分散,30% ~ 70% 时药物逐渐成均匀的无定形态。药物分散于载体中可能以一种分散状态存在,也可能以两种或多种状态存在。

2. 载体的作用

(1) 增溶作用　某些载体材料如 PVP、PEG 等均具有一定的增溶能力,其接触水性介质后迅速溶解形成载体材料溶液,进而对药物产生增溶作用。而表面活性剂类载体材料,如聚山梨酯80、泊洛沙姆、硬脂酸聚烃氧(40)酯等,在溶解过程中形成胶束而对药物增溶,促进了药物的溶解和溶出。

(2) 润湿作用　以水溶性高分子材料制成的固体分散体中,药物分子被包裹在载体材料中,使疏水性药物或亲水性较弱的难溶性药物表面亲水性增加而易被润湿,从而有利于药物的溶出。

(3) 抑晶作用　结晶性药物的溶液与载体混溶后,在溶剂蒸发过程中,由于氢键作用、络合作用或黏性增大作用,使药物晶核的形成和生长受到抑制,药物以无定形存在于载体中,有利于药物的溶出。如药物与 PVP 形成共沉淀物,药物分子沿 PVP 链以氢键形成结合。药物与 PVP 也可形成络合物,如磺胺异唑与 PVP 可按 1∶4 质量比发生络合作用,形成稳定常数较大的络合沉淀物。

(4) 对分散体系的稳定作用　固体分散体中药物(分子、晶粒等)被载体材料包围,载体材料阻止了药物之间发生聚集,使其以高度分散的形式存在,保证了分散性。载体材料的相对用量与药物分散性相关,药物量与载体量比值越小,药物分散程度越高。如磺胺异唑与 PVP 按 1∶4 质量比制成的固体分散体,药物分散性好,溶出快,但如果按 10∶1 的质量比制成分散体,由于 PVP 量太少,不足以包围药物形成高度分散状态,药物溶出较差。

(二) 缓释原理

以疏水性、肠溶性或脂质类材料为载体制备的固体分散体均具有缓释作用。基本原理是这些载体材料能形成可容纳药物分子的网状骨架结构,被分散在骨架内的药物分子或微晶必须通过网状结构慢慢扩散而溶出,故整个释放过程缓慢。根据所用载体材料不同,其释放过程服从一级过程、Higuchi 方程甚至零级过程。EC、Eudragit、HPMCP、胆固醇为常用作固体分散体的缓释载体材料。

EC 为疏水性载体材料,含药量愈低,EC 的黏度愈高,固体分散体中药物粒径愈大,则溶出愈慢。如用溶剂法将 EC 与硫酸奎尼丁制成固体分散体,30 min 内仅释药 66.3%,而物理混合物的释放达 94%,两者有显著性差异。以 EC 为载体材料,加入适量的水溶性高分子物质(如 HPC、PEG 等)作为致孔剂,可调节至零级过程释放药物。将 100 g 布洛芬与 30 g 肠溶性材料 Eudragit 制成固体分散体,释药速率大幅度减慢,5 h 释药 50%,8 h 释药才完全,而同剂量的布洛芬普通片剂 5 h 释药量已基本完全。

五、固体分散体的制备方法

固体分散体最常用的制备方法有熔融法(melting method or fusion method)、溶剂蒸发法(solvent evaporation method)两种。

(一) 熔融法

将药物与载体混匀,加热至熔融,然后采用适宜方法使熔融物骤然冷却固化,粉碎后即得固体分散体。固化的方法可采用剧烈搅拌下冷却成固体;或将熔融物倾倒在不锈钢板上形成薄层,不锈钢板可置于冰浴或干冰上,也可吹以冷空气,使之迅速冷却固化;也有将熔融物浸入液氮中进行迅速冷却。冷却后可进一步将固体放置在一定温度下使其干燥而易于粉碎,放置温度与时间视不同产品而定。例如,药物 –PEG 类固体分散体只需在室温干燥器内放置数日即可固化完全;而灰黄霉素 – 枸橼酸固体分散体则需在 37℃或更高温度下放置多天才可固化变脆。骤冷迅速固化是使药物高度分散的关键。在迅速冷却条件下,药物达到高度过饱和状态,使多个胶态晶核迅速形成而不长大成粗晶。为了缩短药物的加热时间,可先将载体加热熔融后,再加入已粉碎的药物(过 60 ~ 80 目筛)混匀。本法操作简单、经济,适用于对热稳定的药物固体分散体的制备。

当药物熔点较高不能与载体互溶时,可采用溶剂 – 熔融法,即将药物溶于少量溶剂中,再与熔化的载体材料混合均匀,蒸去有机溶剂后,冷却固化、干燥即得。本法适用于小剂量(50 mg 以下)药物的制备。有机溶剂通常在 5% ~ 10%(质量分数),也可用于某些液体药物,如鱼肝油、维生素 A、维生素 D 等的制备。凡适用于熔融法的载体材料都可用于本法。虽然应用溶剂量少,但必须选择毒性小的溶剂。制备时注意充分搅拌均匀,防止药物析出结晶。

热熔挤出技术(hot-melt extrusion,HME)是将药物和载体材料混合后置于双螺旋挤出机中,在加热熔融状态下利用双螺旋的强力混合、剪切和挤出形成一定形状产品的技术。热熔挤出过程可使结晶型药物转变为无定形或分子型分散于载体材料中,提高难溶性药物溶解度。该技术具有无需溶剂参与、操作步骤少且可连续操作等优点,特别适用于工业化,目前已成为国内外制备固体分散体的主要技术。2016 年 FDA 批准上市的维奈托克(Venetoclax)口服固体分散体片即是用该法制备。此外,还可用于苦味药物的掩味技术,通过用掩味聚合物制备固体分散体,可防止药物中的苦味释放,从而防止药物和味蕾之间发生相互作用。载体材料的选择是热熔挤出技术的关键,理想的载体材料应具有较强的热塑性、高度的热稳定性、适当的玻璃转化温度、适宜的熔融黏度、原辅料的相容性及无毒性、无刺激性等。常用 PEG 6000、泊洛沙姆 188、羟丙甲纤维素、聚乙烯己内酰胺 – 聚醋酸乙烯酯 – 聚乙二醇接枝共聚物(graft copolymer)等。

(二)溶剂蒸发法

溶剂蒸发法也称共沉淀法(co-precipitation method),是将药物和载体同时溶于适宜的有机溶剂中,或分别溶于有机溶剂后混合均匀,去除溶剂后使其成黏稠物,再给予骤冷固化,得到的共沉淀物经干燥和粉碎即得固体分散体。本法制得的固体分散体分散性良好。常使用既溶于水又溶于有机溶剂的载体材料,如 PVP、MC、半乳糖、甘露醇等。溶剂法适用于对热不稳定或易挥发的药物,但有机溶剂成本高,又难以除尽,含有少量的有机溶剂可能引起固体分散体中药物重结晶而降低药物的分散度。常用的有机溶剂有乙醇、丙酮、氯仿等。研究表明,药物在固体分散体的分散度随使用的有机溶剂不同而变化。如螺内酯在乙醇、乙腈和氯仿中溶解后与 PVP 形成的固体分散体,溶出速率最大的是乙醇,最小的是氯仿。

溶剂蒸发法中溶剂去除的方式有直接加热蒸发、真空干燥、喷雾干燥、冷冻干燥、超临界流体(supercritical fluid,SCF)干燥法等多种。其中喷雾干燥法或冷冻干燥法是将药物与载体共溶于溶剂中,经喷雾或冷冻干燥,除尽溶剂即得。常用载体有 PVP、PEG、纤维素及其衍生物、聚丙烯酸树脂、β– 环糊精、水解明胶、乳糖及甘露醇等。常用溶剂有 C1 ~ C4 的低级醇或混合物。溶剂喷雾干燥法是制备固体分散体比较温和的技术,由于其可以通过较低加工温度来完成,化学降解反应发生的程度较低,能够提高药物的化学稳定性。有一项研究比较了热熔挤出技术和喷雾干燥技术制备阿苯达唑固体分散体的稳定性,使用热熔挤出技术制备的样品中有 71.1% 到 97.4% 的药物降解,而使用喷雾干燥技术制备的样品在室温下放置了 6 个月只有不到 1% 的降解。溶剂冷冻干燥法适于对热不稳定的药物,制得的固体分散体稳定性、分散性均优于喷雾干燥法,但工艺耗时、耗能,成本高。

喷雾冷冻干燥技术(spray freeze drying,SFD)是一种新的微粉化技术,主要由低温喷雾装置与冷冻干燥装置组成。在喷雾的过程中,需要使用低温液体泵将贮存容器中的低温液体不断加入到收集容器中,喷雾完成待低温液体挥干后,使用冷冻干燥装置对产物进行冷冻干燥。喷雾冷冻干燥技术能制备出高比表面积、低密度的非晶体颗粒,制得的固体分散体能够较好地应用于肺部给药及改善药物溶出等。

六、固体分散体的物相鉴定

对药物的分散状态进行物相鉴定是固体分散体质量检查的重要项目。这是因为药物的溶出、吸收与其在固体分散体中的分散状态密切相关,所以必须确定固体分散体中药物的分散状态。此外,由于分散体在贮存的过程中容易出现老化等问题,也需要借助物相鉴定了解分散状态的变化情况。目前较常用的物相鉴定方法有:电镜扫描法、热分析法、X 射线衍射法、红外光谱法、拉曼光谱法、核磁共振谱法或溶出速率法等。物相鉴定通常以是否有晶体存在作为区别标准,但不同的分析方法可能得到不同的结果,因此固体分散体通常需要两种或两种以上的方法进行物相鉴定。

(一)电镜扫描法

在电子显微镜下观察并扫描待测样品,放大倍数视样品的粒子大小而定。通过观察显微图中结晶的大小、形状及粒度分布来判断固体分散体的形成与否。如图 5-30 所示,尼群地平在放大 500 倍时可清晰地看到粗晶,粒径分布为 40 ~ 200 μm。而尼群地平 -PEG 6000 的固体分散体在放大 10 000 倍时仅观察到细小的结晶,粒径分布为 1 ~ 10 μm,属于微晶范围。

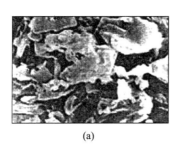
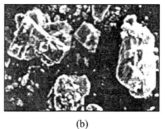

(a)   (b)

图 5-30   微晶扫描电镜图

(a)尼群地平固体分散体(×10 000) (b)尼群地平(×500)

(二)溶解度及溶出速率测定法

对难溶性药物而言,固体分散体比原药溶解度提高、溶出更快,通过测定两者的溶解度和溶出速率,可判定固体分散体是否形成。例如,采用普朗尼克 F127 或 F68 为载体制备的固体分散体均可以显著提高阿托伐他汀在 0.1 mol/L 盐酸溶液中的溶解度和溶出速率,20 min 内的累积溶出量达到 85% 以上,而原药仅为 14%。但溶解度和溶出速率方法不能用于判别药物在载体中的分散状态。

(三)红外光谱法

物质结构中官能团不同,红外特征吸收光谱也不同。药物与高分子载体间发生的某种反应时,会发生红外吸收峰位移或峰强度改变,可鉴别固体分散体的形成与否。如果药物与载体材料之间存在氢键效应,其共价键键长延伸,键能也随之降低,红外光谱所呈现的特征频率会减弱,谱线变宽。例如,螺内酯–羟丙甲纤维素 E5(HPMC–E5)固体分散体的红外光谱中,螺内酯原料药中羰基伸缩振动特征峰和 HPMC–E5 的羟基峰均向低波数移动,故认为螺内酯的羰基和 HPMC–E5 的羟基可能形成了氢键。

(四) X 射线衍射法

X 射线衍射法(X-ray diffraction)指将能量在 10～50 keV 范围的 X 射线衍射入晶体,使原子周围的电子作周期振动而产生相应的电磁辐射,形成散射现象。通过 X 射线的互相干扰和叠加作用使散射在某一方向加强而出现衍射现象。药物晶体经 X 射线衍射可在衍射图上呈现药物晶体衍射峰,这种特征峰的存在与否可判别固体分散体的形成。例如,经熔融法制得的吲哚美辛(IND)与乙基纤维素(EC)及羟丙甲纤维素(HPMC)固体分散体、IND 与 EC 和 HPMC 的物理混合物及 IND 三个样品在 X 射线衍射图上显示出明显的差别,IND 及其与载体的物理混合物在 11.5°、16°、19.5°、29.5° 等出现特征衍射峰,而将三者制成的固体分散体(1:1:1)的上述衍射峰消失(图 5–31)。

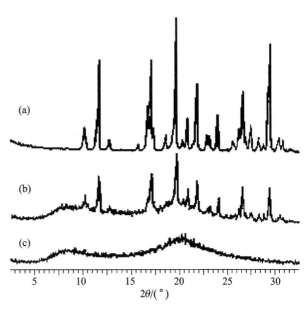

图 5–31　固体分散体 X 射线衍射图
(a)吲哚美辛　(b)物理混合物　(c)固体分散体

(五) 热分析法

热分析法(thermal analysis method)是在程序控温下,测量物质的物理性质随温度变化的函数关系的技术,包括差示热分析法(differential thermal analysis,DTA)、差示扫描量热法(differential scanning calorimetry,DSC)及热重法。其中以 DSC 最为常用,也称差动分析,是使样品和参比品在程序升温或降温的相同环境中,应用补偿器测试温度差保持为零所需的热量与温度(或时间)的相关关系。与 DTA 不同的是,DSC 是使样品与参比品的温差保持为零,热量补偿器以增加电功率的方式迅速对两者中温度较低一方给予热量补偿,其做功的多少以样品的吸热峰、放热峰的形式反映在 DSC 曲线上。DSC 的谱图以温度 T 为横坐标,热量变化率 $\dfrac{\mathrm{d}H}{\mathrm{d}t}$ 为纵坐标,曲线中出现的热量变化峰与样品的转变温度相对应。与 DTA 相同的是,药物晶体在 DSC 曲线图上存在吸热峰,晶体存在量越多,峰面积越大。如无晶体存在,吸热峰消失。例如,对卡维地洛–PVP 共沉淀物进行 DSC 测试,以空铝坩为参比池,另一空铝坩为样品池,在 N$_2$ 流下将测试样品在 5～300℃温度范围内扫描,扫描速率为 10℃/min。从图 5–32 的 DSC 曲线图(f)中显示 115℃有一吸热峰,与卡维地洛的熔点一致,显示其晶体特征;无定形载体材料 PVP 在 90～140℃之间有一较宽的脱水峰;在药物与 PVP 的物理混合物和较低比例的固体分散体中均可见卡维地洛的吸热峰,表明仍有药物晶体的存在;而在药物 –PVP 以 1:3 和 1:5 的较高比例形成的固体分散体的 DSC 曲线图中未见吸热峰,表明共沉淀物不存在晶体, 药物可能与 PVP 形成了络合物或以无定形的形式 存在。

(六) 核磁共振谱法

¹H– 核磁共振(¹H–NMR)谱法也可用于固体分散体的鉴别,药物与载体形成固体分散体后,在核磁共振氢谱上可观察到峰的位移或消失。例如,醋酸棉酚核磁共振谱在 δ15.2 有药物共振峰,由分子内氢键产生,与 PVP 形成固体分散体后,此峰不再存在。但在 δ14.2 和 δ16.2 出现两个化学位移峰,用重水交换后,两峰消失。表明 PVP 破坏了醋酸棉酚分子内氢键,形成了醋酸棉酚与 PVP 分子间氢键,已形成固体分散体。

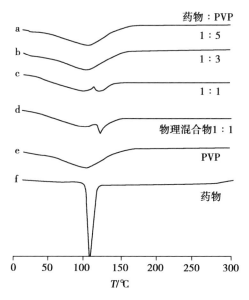

图 5–32 卡维地洛 –PVP 固体分散体 DSC 曲线

第五节 包 合 物

一、概述

包合物(inclusion complex)是指药物分子被全部或部分包嵌于另一种物质分子的空穴结构内形成的包合体,由主分子(host molecule)和客分子(guest molecule)两部分组成。主分子为具有一定空穴结构的药用材料,如环糊精是最常用的一类包合材料。客分子则通常指药物。包合物是制剂的一种中间体,可进一步制成溶液剂、注射剂、片剂或胶囊剂等适宜剂型。第一个环糊精产品前列腺素 E2–β– 环糊精舌下片于 1976 年在日本上市。1988 年吡罗昔康片剂在意大利上市, 1997 年又有伊曲康唑 –HP–β– 环糊精口服液在美国上市,利马前列腺素、美洛昔康、奥美拉唑、 吡罗昔康等 30 余种产品已在国内外上市。

采用包合材料将药物包合后,其理化性质产生改变,形成的包合物主要具有以下优点:

1. 增加难溶性药物的溶解度 以环糊精为包合材料通常以 1:1 的比例形成分子囊,主分子环糊精的空穴结构为葡萄糖单元构成的疏水区域,脂溶性药物分子可自发进入空穴内,而环糊精的开口处呈现亲水性,形成的包合物溶解度呈现环糊精的性质。采用水溶性包合材料,可大大增加难溶性药物的溶解度,有利于将药物制成溶液型制剂如口服溶液或注射液。例如将难溶性药物阿苯达唑制成环糊精包合物,水中溶解度可提高 6~7 倍。

2. 增加药物的生物利用度 药物被包合后,溶解度增大,溶出加快,有利于固体制剂药物的吸收,如非诺贝特难溶于水,将其制成 HP–β– 环糊精包合物后,口服生物利用度可提高 5 倍。

3. 提高药物的稳定性 将易受光、热、湿、空气中氧影响的药物制成包合物后,可改变其物理性质,提高稳定性。如前列腺素,40℃在紫外线照射 6 h 后活性失去 75%,而包合物在相同条件下照射 10 天损失仅 5%。又如,维生素 D₃ 对光、氧、热均不稳定,将药物与其包合物同时在

60℃放置10 h，未包合药物的含量几乎为零，而环糊精包合物中维生素 D₃ 的含量仍为100%。

4. 调节释药速率　根据包合材料的溶解性差异可达到速释或缓释的目的，如选用水溶性的羟丙基 –β– 环糊精、葡萄糖基 –β– 环糊精可使难溶性药物的溶解度提高，溶出加快；选用疏水性的环糊精（如乙基 –β– 环糊精）可使水溶性药物溶解度降低，达到缓释效果。

5. 掩盖臭味，降低刺激性　例如，盐酸雷尼替丁具有臭味，制成包合物后，臭味被消除。又如将双氯芬酸钠制成包合物后，对胃黏膜的刺激性明显减少。大蒜精油不仅有特异臭味，对胃肠道也有刺激性，用 β– 环糊精包合后，臭味消失，刺激性减小。

6. 减少药物损失　液态药物粉末化的许多药物含有挥发性成分（如挥发油类），这些挥发性成分一般不溶于水，由于其挥发性使含量受损失，制成包合物后，不仅可形成粉末状物，而且可防止药物的挥发，解决挥发油类药物制剂的问题，提高产品的质量。

二、包合材料

常用包合材料有环糊精、淀粉、胆酸、纤维素、蛋白质、核酸等。环糊精及其衍生物是目前最常用的包合材料，本部分作重点介绍。

（一）天然来源的环糊精

环糊精（cyclodextrin，CD）系指用嗜碱性芽孢杆菌所产生的环糊精葡萄糖基转移酶（cyclodextrin glucosyltransferase，CGTase）与淀粉作用生成的环状低聚糖化合物，为水溶性、非还原性的结晶性粉末。

1. 分子结构　CD 为 6 ~ 13 个 D– 葡萄糖分子以 1,4- 糖苷键连接的环状化合物，构成中空圆筒形。有多种同系物，常用的天然环糊精是由 6、7、8 个葡萄糖分子构成，分别称为 α–CD、β–CD、γ–CD，如图 5–33 为 β–CD 的环状结构和几何图形尺寸。经 X 射线衍射和核磁共振谱证实，CD 的立体结构是上宽下窄两端开口的环状中空圆筒形状，其葡萄糖分子的 C₁ 为椅式构型。由于 2,3 位的仲羟基位于空穴宽开口侧，其中 2–OH 指向开口处，3–OH 朝向外侧，6 位伯羟基排列于空穴的窄开口处，因此空穴的外部和开口处呈亲水性。6 位上的 –CH₂ 基与葡萄糖苷结合的氧

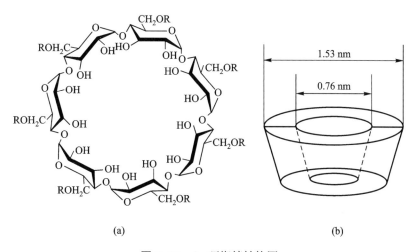

图 5-33　β– 环糊精结构图
（a）β – 环糊精环状结构　（b）β – 环糊精几何图形

原子则排列在空穴的内部而呈疏水性。CD 的上、中、下三层分别由不同基团组成,空穴直径大小依 CD 的类型而异。

2. 性质　CD 环状中空圆筒形的结构呈现出一系列特殊的理化性质,如能包合某些小分子物质,特别是一些小分子脂溶性药物。CD 在固态时同蔗糖、淀粉一样非常稳定,可以保存数年不降解,但其对酸具有一定的不稳定性,且随着空穴体积的增加,稳定性下降,包合状态时的酸稳定性高于游离的 CD 分子。CD 对碱、热和机械作用很稳定。α、β、γ 三种不同 CD 的理化性质有所不同,如表 5-8 所示。所构成的包合物状态与 CD 的种类、药物的结构及性质、药物分子大小有关。将前列腺素用三种 CD 包合后形成的状态示意图见图 5-34。

表 5-8　三种天然 CD 的基本理化性质

项目	α-CD	β-CD	γ-CD
葡萄糖单体数	6	7	8
相对分子质量	972.84	1 134.98	1 297.12
分子空穴			
内径 /nm	0.47 ~ 0.52	0.60 ~ 0.64	0.75 ~ 0.83
外径 /nm	1.42 ~ 1.50	1.50 ~ 1.58	1.71 ~ 1.79
空穴深度 /nm	0.79 ~ 0.80	0.79 ~ 0.80	0.79 ~ 0.80
$[\alpha]_D^{25}(H_2O)/(°\cdot m^2\cdot kg^{-1})$	+150.5 ± 0.5	+162.5 ± 0.5	+177.4 ± 0.5
溶解度(25℃)/(g·L⁻¹)	129.5 ± 0.7	18.4 ± 0.2	249 ± 0.2
结晶形状(水中得到)	六角片状	单斜平行四边形状	棱柱状
结晶水含量 /%(质量分数)	10.2	13.0 ~ 15.0	8.0 ~ 18
熔点 /℃	255 ~ 260	255 ~ 265	240 ~ 245
单分子空穴近似体积 /nm³	0.174	0.262	0.472
在 60℃ 1 mol/L HCl 溶液中的 $t_{1/2}$/h	6.2	5.4	3.0

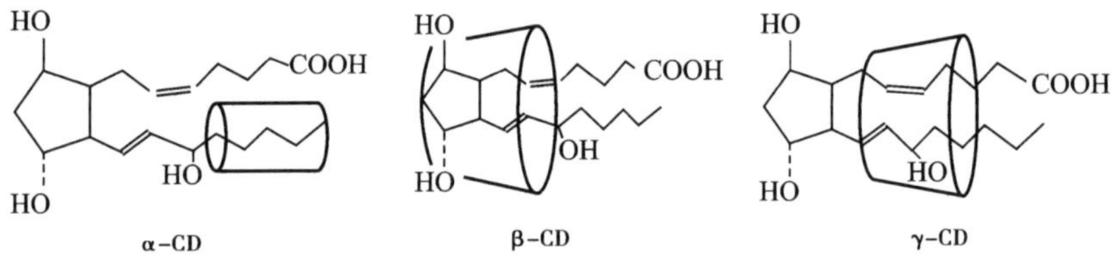

图 5-34　三种 CD 包合前列腺素示意图

三种 CD 中以 β-CD 最为常用,已被《中国药典》2015 和 2020 年版收载。为白色结晶粉末,由于其有奇数个吡喃葡糖单元,分子内氢键的存在使其在水中的溶解度最小。β-CD 的溶解度随温度升高而增大,在 25℃、40℃、60℃、80℃和 100℃时的溶解度分别为 18.4 g/L、37 g/L、80 g/L、183 g/L 和 256 g/L。β-CD 在各种有机溶剂中及在水与不同有机溶剂组成的混合溶剂中有着不同的溶解度,为β-CD包合物的制备提供更多的选择条件,见表5-9。

值得强调的是,未修饰的天然CD,尤其是α-CD和β-CD,注射给药时肾毒性较大,故大部分用于口服和外用制剂,几乎不用作非肠道给药的制剂辅料。迄今为止,仅有一种以α-CD为稳定剂的PGE1-α-CD制剂被批准用于海绵体内注射,其原因可能在于其处方中α-CD使用量较小,不会导致严重的毒副作用。天然CD注射给药亦可引起红细胞溶血、脂膜结构破坏等,推测可能是由于疏水性较强的CD会与膜类结构发生相互作用,萃取了其结构中的胆固醇、磷脂等成分。而在口服给药途径,CD的毒性十分轻微,由于本身结构体积大且疏水性强,肠道难以吸收;另一方面,α-CD和β-CD难以被唾液淀粉酶、胰淀粉酶水解,对胃酸稳定,仅在结肠部位可以被部分细菌降解,最终以大于90%的原形代谢排出。

表5-9 β-CD在一些有机溶剂及其混合溶剂中的溶解度   单位:g/L

有机溶剂	25℃有机溶剂:水(*V*:*V*)			50℃有机溶剂:水(*V*:*V*)		
	0:1	1:1	1:0	0:1	1:1	1:0
甲醇	18.5	3	<1	40	12	<1
乙醇	18.5	16	<1	40	41	<1
丙醇	18.5	17	<1	40	53	<1
异丙醇	18.5	27	7	40	13	<1
乙二醇	18.5	7	104	40	21	121
丙二醇	18.5	17	20	40	44	44
甘油(丙三醇)	18.5	4	43	40	14	88
丙酮	18.5	5	<1	40	81	<1

(二)环糊精衍生物

对环糊精进行结构修饰可进一步改善环糊精的理化性质。β-CD虽具有适合的空穴大小,但由于分子内氢键的存在使其水溶性较低。如果将β-CD分子结构中的羟基进行烷基化反应,引入甲基、羟甲基、羟乙基、羟丙基、磺烷基、糖基等,可破坏分子内氢键的形成,即使引入甲基等疏水性基团,仍可显著增加水溶性。但如果引入乙基则得到疏水性的环糊精衍生物。

1. 水溶性环糊精衍生物 常用的水溶性β-CD有甲基化衍生物、磺烷基化衍生物、羟乙基衍生物、羟丙基衍生物和支链衍生物等。

(1)甲基-β-环糊精 β-CD的甲基化取代具有特异性,二甲基化和三甲基化产物分别为2,6-二甲基-β-环糊精(DM-β-CD)和2,3,6-三甲基-β-环糊精(TM-β-CD),溶解度均大于β-CD,25℃水中溶解度分别为:570 g/L和310 g/L,既溶于水又溶于有机溶剂,形成的包合物水溶性增加,可提高药物的溶出速率;环糊精甲基化后,既抑制了分子内氢键的形成,又可阻止药物与羟基发生不稳定反应。甲基化-β-环糊精的主要缺点是具有溶血作用,且溶解度随着温度增加而减小。

(2)羟丙基-β-环糊精(HP-β-CD) 是FDA批准的可注射环糊精辅料,也被《中国药典》2015、2020年版收载。HP-β-CD的取代多为随机取代,2、3、6位羟基均可被羟丙基取代,获得的产品多为无定形混合物。与 β–CD 相比，HP–β–CD 安全性提高，但随着羟丙基取代度的增大，对药物的包合能力减弱。如果控制条件，可获得以 2–HP–β–CD 为主的衍生物，其水中溶解度大，达 750 g/L，且不随温度增加而减小，是难溶性药物的理想增溶剂。有研究者用 2–HP–β–CD 对多种药物进行包合，能大幅度提高药物的溶解度，结果见表 5–10。

表 5–10　25℃一些药物及其 2–HP–β–CD 包合物在水中的溶解度

药物	$S_{H_2O}/(g \cdot L^{-1})$	$S_{2-HP-\beta-CD}/(g \cdot L^{-1})$	药物	$S_{H_2O}/(g \cdot L^{-1})$	$S_{2-HP-\beta-CD}/(g \cdot L^{-1})$
阿昔洛韦	1.7	3.9	甲氨蝶呤	0.045	10.0
氯氮	0.01	147.8	炔诺酮	0.005	19.0
地塞米松	0.008	44.3	醋炔诺酮	0.000 2	19.5
地西泮	0.05	7.4	炔诺孕酮	0.002	4.9
17–β–雌二醇	0.004	40.5	奥沙西泮	0.03	4.2
17–α–炔雌醇	0.008	68.2	苯妥英	0.02	9.3
炔雌醇 –3– 甲醚	0.001	13.3	维生素 A	0.001	4.6

（3）磺丁基醚 –β– 环糊精钠（SBE–β–CD）　是 FDA 批准的可注射环糊精辅料。β–CD 的磺丁基取代只有一种，即每个 CD 分子取代度为 6.8 的产品（SBE7m–β–CD）。与 HP–β–CD 不同，SBE–β–CD 较高的取代度具有更好的药物包合能力。由于大量阴离子基团存在的排斥力，使其不会与细胞膜上的胆固醇与其他脂质发生相互作用，因此不会造成膜损伤和溶血作用，其毒性比 HP–β–CD 更小。目前主要用作注射制剂和眼用制剂辅料，也可用作渗透泵片剂或冷冻干燥用的辅料或赋形剂。如伏立康唑溶解度低，pH 3 时仅为 0.2 g/L，且水溶液中不稳定。以 SBE–β–CD 为包合材料，与伏立康唑共溶后冻干，制成粉针剂，使用前复溶，很好地解决了伏立康唑注射剂开发中存在的问题。

（4）支链环糊精衍生物　包括葡糖基 –β– 环糊精（G1–β–CD）、二葡糖基 –β– 环糊精（2G1–β–CD）和麦芽糖基 –β– 环糊精（G2–β–CD）等。G1–β–CD、2G1–β–CD 和 G2–β–CD 在 25℃水中的溶解度分别为 970 g/L、1 400 g/L 和 1 040 g/L，与 β–CD 相比，溶解度大幅度增加。支链环糊精主要用于包合难溶性药物，以获得水溶性较大的包合物，同时可减少刺激性，降低溶血性，增加制剂的稳定性，提高生物利用度。

2. 疏水性环糊精衍生物　主要有乙基化 –β– 环糊精（E–β–CD），将乙基取代 β–CD 中的羟基，取代程度越高，产物在水中溶解度越低。E–β–CD 微溶于水，比 β–CD 吸湿性小，具有表面活性，在酸性条件下比 β–CD 稳定，制成的包合物具有一定的缓释作用。

3. 其他环糊精衍生物　除 SBE–β–CD 为离子型环糊精辅料外，羧甲基乙基 –β– 环糊精（CME–β–CD）的溶解性也具有 pH 依赖性，在中性和碱性环境中易溶，而在酸性条件下微溶，因此具有肠溶性能，可用于制备肠溶制剂。而硫酸化的环糊精具有抗凝血和抗病毒活性，可延长凝血时间。此外，近十年来为了改善环糊精包合疏水性药物的能力或使其具有自组装性能，很多研究者采用不同长度的碳链（$C_2 \sim C_{16}$）、胆固醇等基团对环糊精进行修饰，使 CD 能包合药物并自发形成纳米粒。

三、包合物的形成与影响因素

(一)包合物的形成原理

CD 疏水性空穴内的水分子不能完全生成氢键,处于高能状态,疏水性的药物或药物的部分疏水性基团可通过疏水相互作用、范德华力和偶极 – 偶极相互作用进入空穴内置换水分子,包合物的形成有利于体系能量下降。因此,包合过程为单纯的物理过程,主、客分子相互之间不发生化学反应,不存在离子键和共价键作用。

(二)影响因素

1. 主、客分子结构的大小　主分子应具有足够大的空穴和合适的形状,客分子能被包嵌于其中。客分子的大小和形状应与主分子的空穴相适应才能获得性质稳定的包合物,如果客分子太大,嵌入主分子空穴困难,只有侧链包合,性质不稳定。客分子太小,则不能充满空穴,包合力弱,容易自由出入而脱落,包合也不稳定。包合量则由客分子的大小和主分子的空穴数所决定。由于受包合条件(主客分子比例,温度,附加剂、pH 等)的影响,主分子的空穴不一定全部被客分子填充,包合量存在较大的可变性,即两者的比例为非化学计量关系。

2. 主、客分子的极性　常用的主分子材料 CD 的空穴为碳 – 氢键和醚键构成的疏水区,非极性的脂溶性药物能以疏水键与 CD 相互作用,形成结合牢固的包合物。极性药物分子只能嵌合在 CD 洞口处的亲水区,与 CD 的羟基形成氢键结合,形成水溶性较大的包合物。自身可缔合的药物通常先发生缔合,然后再进入 CD 空穴中。

3. CD 取代基的性质　环糊精衍生物的取代基既能阻止客分子进入空穴,又能增加主/客分子之间的相互作用,如 HP-β-CD 上的羟基与客分子形成氢键。虽然带负电荷的 SBE7m-β-CD 周围的荷电基团通常会降低包合能力,但由于较长链段的丁基使荷电部分远离空穴且丁基与疏水性药物之间的相互作用,使其包合能力比中性 CD 更高。

4. 包合介质种类与用量　由于包合过程只发生在介质中,CD 的溶解度一般都比较大,故包合效率主要与介质中客分子的溶解度有关。一般来说,能增加客分子溶解度的物质均有利于包合物的形成。但需要注意的是,有机溶剂如乙醇等虽可增加客分子的溶解度,但其会与客分子竞争空穴空间,可取代被包合的药物,使包合效率下降。

5. 添加剂的种类与用量　将水溶性聚合物 PVP、HPMC 和 CMC-Na 加入包合体系中可通过增加药物与包合物的溶解度、与 CD 羟基形成氢键、增加包合物的稳定性等作用促进包合物的形成。根据药物的性质加入适量酸、碱或缓冲体系以增加客分子的溶解度,也有利于包合物的形成。有研究者在酮洛芬 /β-CD 体系中加入表面活性剂卵磷脂,利用表面活性剂的增溶、润湿作用或者形成多组分的复合物,增加包合物的溶解度,有利于药物的包合。

6. 包合条件　不同包合物的制备方法、包合温度、时间、搅拌速率及干燥过程的工艺参数等均会影响包合效率。掌握最佳包合条件是提高包合量及包合物稳定性的技术关键。

四、包合物的制备方法

环糊精包合物的制备方法常有研磨法、饱和水溶液法、超声法、冷冻干燥法和喷雾干燥法等,可根据药物及包合材料的性质来选择使用。需要注意的是,如果形成的包合物不能从溶液中自发析出,则形成的包合物体系为包合物、CD 和游离药物的混合物。

（一）研磨法

研磨法又称共碾磨法（co-grinding method），将 β-CD 加入 2~5 倍的水混合均匀后，再加入药物（难溶性药物可先溶解于适宜的有机溶剂中），充分研磨成糊状物，低温干燥后，用适宜的有机溶剂洗涤，再次干燥即得。为了提高包合效率，可采用球磨机进行碾磨，即将药物溶解在适宜的有机溶剂中，与一定浓度的 β-CD 水溶液一同倾入球磨缸内，在一定转速下球磨 30 min 以上，取出包合物低温干燥后即得。如用球磨法制备冰片 β-CD 包合物（β-CD 与冰片投料比例为 7.4：1），将 β-CD 溶于 3 倍水中，冰片溶于乙醇溶液中，将上述溶液一同倒入球磨缸内，在 42 r/min 球磨 1 h 后干燥即得包合物。此包合物的包合率高达 99.2%。

（二）捏合法

捏合法（kneading method）系将药物与 CD 进行捏合，在捏合过程中逐步加入少量水或乙醇/水溶液或酸、碱水溶液以获得混合浆，平衡 24 h 或 48 h 后继续捏合挥干溶剂，也可在 40℃ 加热或真空条件下挥干溶剂即得无定形产品，经 X 射线衍射分析和 DSC 分析仍可观察到部分结晶，但其溶出快于物理混合物，慢于喷雾干燥或冷冻干燥的产品。该法适用于难溶性药物的包合，但不适用于大规模生产，已用于布洛芬等药物包合物的制备。

（三）饱和水溶液法

饱和水溶液法（saturated aqueous solution method）也称共沉淀法（co-precipitation method），一般在药物和 CD 中加入适量水或小分子醇（乙醇或异丙醇等），在一定温度下（通常为 40~60℃）搅拌适宜时间制成饱和溶液，冷却后析出包合物，采用过滤或离心方法进行分离。对于某些药物特别是水溶性较大的药物，由于溶解于水性介质中，包合可能不完全，可加入适量有机溶剂使包合物析出，再根据药物性质选择合适的溶剂洗涤，干燥即得包合物。例如，双氯芬酸钠水溶性差，采用饱和水溶液法制备 β-CD 包合物，将药物的乙醇溶液缓缓加至 β-CD 的饱和水溶液中，80℃ 恒温搅拌 1 h，冷却后得白色混悬物，置冰箱冷藏后抽滤，沉淀物干燥后即得。该包合物的药物包合率为 65%，包合物的溶解度比原药高 1.77 倍。该方法还用于奥沙普嗪、反式茴香脑等药物的包合。

（四）超声法

超声法（ultrasonic treatment）是将药物加至饱和 β-CD 溶液中，混合溶解后立即超声振荡至沉淀物完全析出。在适当的超声强度和时间下，可得到 CD 包合沉淀物，再按饱和水溶液法洗涤等处理得包合物。例如，按 β-CD 与冰片 7.4：1 投料比，先配制冰片的乙醇溶液，缓慢滴至 β-CD 的饱和水溶液中，超声 25 min，然后冷藏 24 h，过滤，用水洗涤除尽未包合的 β-CD，再置于低温真空干燥 24 h，即得冰片 β-CD 包合物。其包合率达 80.6%，提高了冰片的稳定性。

（五）冷冻干燥法和喷雾干燥法

冷冻干燥法（freeze drying）是用冷冻干燥设备制备包合物，适合于一些不容易析出沉淀或加热干燥容易分解变色的药物。制得的包合物成品疏松，溶解度好，可制成注射用无菌粉末。如用冷冻干燥法和超声波法制备香芹酚 β-CD 包合物，发现前者的包封率可达 80% 以上，并可有效提高香芹酚的水溶性和抗癌效果。喷雾干燥法（spray drying）系采用喷雾干燥机制备包合物，此法干燥温度高，受热时间短，适合大批量生产。制得的包合物易溶于水，适合于难溶性、疏水性药物的制备。如地西泮与 β-CD 用本法制备的包合物，环糊精增加了地西泮的溶解度，提高了生物利用度。

（六）其他制备方法

微波处理（microwave treatment）可使内部温度迅速增加，大大缩短包合物的制备时间。如只需将药物、CD 和很少量的溶剂在 60℃（150 W）处理 90 s 即可得包合物。密闭加热法（sealed-heating method）是将药物、CD、添加剂和少量水置于密闭容器中，通常在 75～90℃烘箱中放置 3 h 即得。上述两种方法虽然获得的包合物中仍有药物结晶存在，但均可显著增加药物的溶解度。

五、包合物的物相鉴定

CD 与药物是否形成包合物，除检查包合率外，可根据药物的性质选择不同方法对包合物进行物相鉴定。

（一）扫描电镜法

扫描电镜（SEM）可区别包合物和混合物的形态差别。但不同的制备方法，获得的包合物形状可能不同，如喷雾干燥法制备的包合物通常为小球形状，捏合法为大的碎片，而冷冻干燥法制得的包合物为小碎片或含有少量的晶体粒子。

（二）溶解度和溶出度法

难溶性药物制成包合物有改善药物溶解度和溶出度的作用，测定包合物与物理混合物的溶解度和累积溶出百分率可识别包合物的形成与否。如诺氟沙星胶囊和包合物胶囊，按《中国药典》测定累积溶出量，结果表明包合物胶囊剂溶出明显加快，5 min 内溶出完全，未包合的胶囊 40 min 才能溶出完全。

（三）紫外分光光度法

CD 基本无紫外吸收，药物的发色基团包合进 CD 空穴后，其紫外吸收峰会发生偏移或强度减弱。因此，可通过比较包合后药物吸收峰位置和强度的变化来判断包合物形成与否。例如，生姜挥发油在波长 237.8 nm 处有吸收峰，生姜挥发油与 β-CD 的混合物在此波长仍有最大吸收，而制成的包合物吸收峰则消失，且峰形与 β-CD 相似，表明形成了包合物。又如，测定萘普生与不同 β-CD 用量制成的包合物在波长 200～400 nm 的吸收值，同时测定纯萘普生在此波长范围内的吸收值，求算两者差值（ΔA），并以 ΔA 对吸收波长 λ 作图，从紫外吸收的变化中可判断萘普生与 β-CD 在水溶液中以 1∶1 摩尔比形成了包合物。

（四）薄层色谱法

通过观察色谱展开后斑点的存在、斑点的位置及 Rf 值来判断包合物的形成。在相同的色谱条件下，由于被包合药物物理性质发生改变，导致薄层色谱带位置的位移，甚至出现无展开斑点。如以正己烷∶氯仿（40∶1）为展开剂，在硅胶板上对陈皮挥发油及其 β-CD 包合物作薄层分析，经 5% 香草醛浓硫酸液喷雾显色后，陈皮挥发油及用乙醚提取包合物样品的 R_f 值基本一致（R_f=0.60），而直接用包合物展开则未见斑点，表明陈皮挥发油与 β-CD 形成了包合物。

（五）荧光光度法

从荧光光谱吸收峰的位置和强度的差别中来判别包合物是否形成。如在盐酸氯丙嗪 -β-CD 包合物的荧光色谱中，在波长为 351 nm 处的包合物荧光强度明显增强。

（六）红外分光光度法

药物分子结构决定了红外区吸收特征，可根据红外吸收峰的位移、吸收峰降低或消失等情况来判断包合作用,主要应用于含羰基药物包合物的检测。如萘普生及萘普生 –β–CD 混合物在 1 725 ~ 1 685 cm^{-1} 处均有羰基峰,而包合物的该峰强度减弱,是由于包合物中萘普生分子间氢键断裂,分子进入了 β–CD 空穴中而引起。

(七)差示热分析法

DTA 和 DSC 是鉴别结晶性药物形成包合物的常用方法。通过包合前后药物吸热峰的降低或消失来判断药物晶体存在与否,进而判断是否形成包合物。用 DSC 鉴定氯硝柳胺 –HP-β-CD 包合物,氯硝柳胺在 230℃显示很强的吸热峰,两者以 1∶1 及 1∶2 比例的混合物仅在 230℃有很小的吸热峰,而氯硝柳胺与 HP-β-CD 分别以 1∶1、1∶2 比例形成的包合物在 230℃的吸热峰消失,表明差示热分析法可明显鉴别包合物和混合物(图 5–35)。

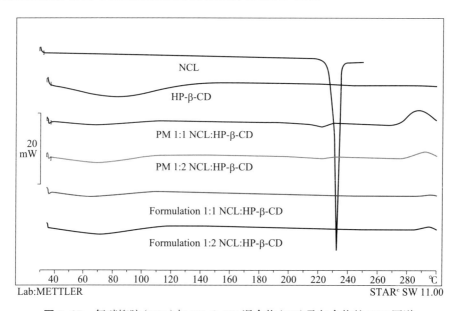

图 5–35 氯硝柳胺(NCL)与 HP-β-CD 混合物(PM)及包合物的 DSC 图谱

(八)X 射线衍射法

X 射线衍射法是鉴别结晶性粉末的常用方法,各晶体物质在相同的角度处具有不同的晶面间距,从而显示不同的衍射峰。萘普生与 β–CD 物理混合物的衍射峰与两物质单独衍射峰相重叠,而萘普生 β–CD 包合物不显示晶体特征性衍射峰,表明包合物为无定形态。

(九)核磁共振谱法

从核磁共振(NMR)谱上原子的化学位移大小推断包合物的形成。H$_3$、H$_5$ 位于 CD 空穴内,H$_6$ 位于空穴边缘,当药物进入空穴内部时,会发生化学位移。^{1}H–NMR 用于含有芳香环药物的测定,而不含芳香环的药物宜采用 ^{13}C–NMR 法。如应用 ^{1}H–NMR 测定酮洛芬 β–CD 包合物,发现 H$_3$、H$_5$ 的化学位移明显向高场位移,位移差有 0.1×10^{-6},可认为酮洛芬的芳香环有部分被包合于 β–CD 的空穴内。

(四川大学 黄 园)

思考题

1. 简述粉体的粒度测定方法及适用范围。
2. 简述粉体的流动性、吸湿性的表征参数和测定方法。
3. 如何评价粉体的润湿性?
4. 简述粉体学对制剂处方设计、制剂工业化生产等的指导作用。
5. 简述粉碎的方法和常用设备。
6. 什么是筛分? 《中国药典》规定的标准筛有哪几种规格?
7. 药物的制粒方法有哪几种? 分别适用于什么性质的药物?
8. 湿法制粒包括哪几种方法?
9. 什么是固体分散体? 常用哪些载体材料?
10. 什么是包合物? 简述其特点、制备和物相鉴定方法。

数字课程学习……

▶ 章小结　　📥 教学 PPT　　◈ 推荐阅读　　📝 自测题

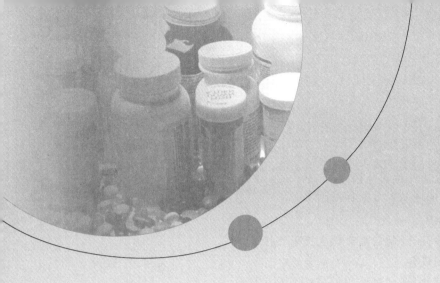

第六章

固 体 制 剂

第一节 散 剂

一、概述

散剂（powder）系指原料药物或与适宜的辅料经粉碎、均匀混合制成的干燥粉末状制剂,分为口服散剂和局部用散剂两种。散剂是最早用于临床的重要剂型之一,目前仍有广泛应用,如口服补液盐散、蒙脱石散、阿司匹林散等为内服散剂,而聚维酮碘散、足光散等为外用散剂。口服散剂一般溶解或分散于水、稀释液或其他液体中服用,也可直接用水送服。局部用散剂可供皮肤、口腔、咽喉、腔道等处应用;专供治疗、预防和润滑皮肤的散剂也可称为撒布散或撒粉。

散剂具有制法简便,剂量可随意调整,运输携带方便,容易分散和起效迅速的特点。内服散剂适于小儿服用以及不易服用丸、片、胶囊等剂型的患者。外用时覆盖面积大,可同时发挥保护和收敛等作用。由于散剂不含液体,相对比较稳定。但散剂也存在一定局限性,药物粉碎后比表面积增大,其臭味、刺激性、吸湿性及化学活性也相应增加,且某些挥发性成分易散失,所以,一些腐蚀性较强、遇光、湿、热容易变质的药物一般不宜制成散剂。此外,服用时口感差,一些剂量较大的散剂,制成丸、片或胶囊等剂型更容易服用。

散剂除了作为药物剂型直接应用于患者外,粉碎的药物也是制备其他剂型如颗粒剂、胶囊剂、片剂、混悬剂、软膏剂及丸剂等的基础。因此,制备散剂的基本操作技术在药剂学的应用上具有普遍意义。

二、散剂的制备、工艺及影响因素

一般散剂的制备操作过程如下:

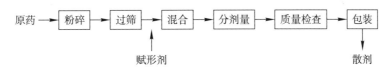

个别散剂因成分或数量的不同,可将其中的几步操作结合进行。生产散剂时,分装室的相对湿度应控制在散剂混合物料的临界相对湿度（critical relative humidity,CRH）值以下,以免吸湿而降低药物粉末的流动性,影响分剂量与产品质量。

（一）粉碎、过筛

散剂中的药物及赋形剂都应有适宜的粉碎度。药物的粉碎度不仅关系到它的物理性质(如外观、均匀性、流动性等),并且可直接影响疗效。除另有规定外,口服用散剂为细粉,儿科用和局部用散剂应为最细粉。

散剂中易溶于水的药物可不必粉碎得太细,如水杨酸钠等。对于难溶性药物而言,为了加速其溶解和吸收,应粉碎得细些,如磺胺等。不溶性药物如碳酸镁、氢氧化铝等用于治疗胃溃疡时,必须制成最细粉,以利于发挥其保护作用及药效。对于有不良臭味、刺激性、易分解的药物制成散剂时,不宜粉碎太细,以免增加比表面积而加剧其臭味、刺激性、分解速率,如奎宁类、呋喃妥因等。红霉素在胃中不稳定,故不宜过细,若增加其细度,则会加速其在胃液中的降解,降低其疗效。

（二）混合

混合是散剂制备的重要工艺过程之一。混合均匀与否,对散剂的外观和疗效都有直接影响,对含有毒剧药物的散剂更具有重要的意义。

1. 混合的一般原则　散剂的混合,多采用"等量递增"的原则来进行。即将量大的药物先研细,然后取出一部分与量小的物料约等量混合研匀,如此倍量增加量大的药物直至全部混匀。此法又称逐级稀释法,习称"配研法"。对于含有毒剧药品、贵重药物或各组分的比例相差悬殊者更应按此原则混合,以利于得到均匀的散剂。

2. 混合时注意事项

（1）组分的比例　两种物理状态和粉末粗细相似的药物等量混合时,一般容易混合均匀。若组分比例相差悬殊时,则不易混合均匀,此时应采用"等量递增"混合法。毒剧药物或药理作用很强的药物,其剂量小,常加一定比例量的稀释剂制成稀释散或倍散,以利于临时配方。常用的有五倍散、十倍散,亦有百倍散、千倍散。稀释剂应为惰性物质,常用的有乳糖、淀粉、糊精、蔗糖、葡萄糖及一些无机物如沉降碳酸钙、沉降磷酸钙、碳酸镁或白陶土等。可加入少量色素,以利于观察混合是否均匀。

（2）组分的堆密度　一般将堆密度小的物料先放入研钵内,再加入堆密度大的物料,以避免堆密度小的物料浮于上部或飞扬,而堆密度大者则沉于底部,不易混匀。如轻质碳酸镁、轻质氧化镁等与其他药物混合时,应将前者先放入容器中。当粒径小于 30 μm 时,密度对物料混合的影响将变得很小。

（3）混合器械的吸附性　将量小的药物先置于研钵内时,可被研钵壁吸附造成较大的损失,故应先取少部分量大或不易吸附的药物或辅料于研钵内先行研磨,以饱和研钵的表面能。

（4）混合时间　一般来说,混合的时间越长越均匀。但实际所需的混合时间应由混合药物量的多少及使用器械的性能所决定。

（5）混合粉末的带电荷性　药物粉末的表面一般不带电荷,但在混合摩擦时往往产生表面电荷而阻碍粉末的混匀。通常可加入少量表面活性剂或润滑剂如十二烷基硫酸钠、硬脂酸镁等加以克服。

（6）含液体或易吸湿成分的混合　处方中若含有小量的液体成分,如挥发油、酊剂、流浸膏等,可利用处方中其他成分吸收。如含量较多时,可另加适量的吸收剂至不显潮湿为度。常用的吸收剂有磷酸钙、白陶土、蔗糖或葡萄糖等,近年来新开发的多孔性微粉硅胶,因其具有非常大的吸收表面积,可用作油性药物的吸收剂或用作抑菌剂。如处方中液体成分含量过多且属于非挥发性成分时,可采用加热等方法除去大部分水(使之呈稠膏状),再加入处方中其他固体组分或辅料混匀,低温干燥。处方中含有结晶水的药物(如硫酸钠或硫酸镁结晶),研磨后可释出水分,可用等物质的量的无水物代替。如系吸湿性强的药物(如氯化镁等)应在干燥环境下迅速操作,并且密封包装防潮。由于有的药物本身虽不吸潮,但相互混合后易于吸潮(如氯化钠与氯化钾),应分别包装或包衣后混合。

（7）低共熔　两种或多种药物混合后,熔点往往降低,若熔点降至室温附近,则易出现润湿或液化现象。混合物润湿或液化的程度,主要取决于混合物的品种及其所用比例量、温度条件等。易发生低共熔现象的药物有樟脑、薄荷脑、麝香草粉、水合氯醛等。对于可形成低共熔物的散剂,应根据共熔后对药理作用的影响及处方中所含有其他固体组分的数量而采取相应措施:①共熔后药理作用较单独应用增强者,则宜采用共熔法,如氯霉素与尿素等,但应通过试验确定减小剂量;②共熔后药理作用几乎无变化,且处方中固体组分较多时,可将共熔组分先共熔,再以其他组分吸收混合,使分散均匀;③处方中如含有挥发油或其他足以溶解共熔组分的液体时,可先将共熔组分溶解,然后,再借喷雾法或一般混合法与其他固体组分混匀;④共熔后药理作用减弱者,应分别用其他组分(如辅料)稀释,避免出现低共熔现象。

(三) 分剂量

将混合均匀的物料按需要的剂量分装的过程称为分剂量。常用的方法有重量法和容量法。重量法较精确,但效率较低,适用于含有毒性药物、贵重细料药物的散剂。容量法是用容量药匙或分量器等进行分剂量。目前国内散剂的自动分量机、定量分包机等都是采用容量法分剂量,其效率较高,能达到装量差异限度合格的要求。药物、混合物的性质(如流动性、堆密度、吸湿性)及分剂量的速率均能影响其准确性,分剂量时应注意及时检查并加以调整。

(四) 散剂的包装与贮存

散剂的比表面积一般较大,故其吸湿性或风化性较显著。散剂吸湿后可发生很多变化,如润湿、失去流动性、结块等物理变化;变色、分解或效价降低等化学变化及微生物污染等生物变化。所以防潮是保证散剂质量的重要措施,选用适宜的包装材料和贮存条件可延缓散剂的吸湿。

1. 包装　单剂量散剂的包装有四角包、五角包或塑料袋、纸袋包装等。多剂量散剂可用塑料袋、纸盒或玻璃瓶包装,并应附分剂量的用具。玻璃瓶装时可加塑料内盖。用塑料袋包装应热封严密。有时在大包装中装入干燥剂如硅胶等。复方散剂用瓶装时,瓶内药物应填满,压紧,否则在运输过程中由于成分密度的不同而分层,以致破坏散剂的均匀性。包装材料的选择应考虑其与药物的相容性。

2. 贮存　散剂在贮存过程中,温度、湿度、微生物及紫外光照射等贮存条件对散剂质量均有一定影响,其中防潮是关键。在贮存前必须测定存放场所的相对湿度,以便考虑贮藏条件及包装材料等。一般散剂应密闭贮藏,避免高温和光照。含挥发性或易吸湿性药物的散剂,应密封贮藏。生物制品应采用防潮材料包装。

三、质量控制

《中国药典》2020 年版对散剂的质量要求包括:

1. 粒度　除另有规定外,化学药品局部用散剂和用于烧伤或严重创伤的中药局部用散剂及儿科用散剂,照下述方法检查,应符合规定。

检查法:除另有规定外,取供试品 10 g,精密称定,照粒度和粒度分布测定法(单筛分法)测定,中药散剂通过六号筛(化学药散剂通过七号筛)的粉末重量,不得少于 95%。

2. 外观　均匀度取供试品适量,置光滑纸上,平铺约 5 cm² ,将其表面压平,在亮处观察,应色泽均匀,无花纹与色斑。

3. 水分　中药散剂照水分测定法测定,除另有规定外,不得过 9.0%。

4. 干燥失重　化学药和生物制品散剂,除另有规定外,取供试品按照干燥失重测定法测定,在 105 ℃干燥至恒重,减失质量不得过 2.0%。

5. 装量差异　单剂量包装的散剂,依法检查,装量差异应符合规定,见表 6–1。

表 6-1　散剂装量差异限度要求

平均装量或标示装量	装量差异限度（中药、化学药）	装量差异限度（生物制品）
≤ 0.1 g	± 15%	± 15%
0.1 ~ 0.5 g（含 0.5 g）	± 10%	± 10%
0.5 ~ 1.5 g（含 1.5 g）	± 8%	± 7.5%
1.5 ~ 6.0 g（含 6.0 g）	± 7%	± 5%
> 6.0 g	± 5%	± 3%

凡规定检查含量均匀度的散剂，一般不再进行装量差异的检查。

6. 装量　除另有规定外，多剂量包装的散剂，照最低装量检查法检查，应符合规定。

7. 无菌　除另有规定外，用于烧伤（除程度较轻的烧伤）、严重创伤或临床必需无菌的外用散剂，照无菌检查法检查，应符合规定。

8. 微生物限度　除另有规定外，按照非无菌产品微生物限度检查，应符合规定。

散剂属于固体剂型，所以在评定质量时，除上述各项应检查外，有些毒剧药及作用特殊的散剂，还应测定其生物利用度，来确定其疗效。

四、举例 🅔

第二节　颗　粒　剂

一、概述

颗粒剂（granule）系指药物与适宜的辅料混合制成具有一定粒度的干燥颗粒状制剂，其中粒径范围在 105 ~ 500 μm 的颗粒剂又称细（颗）粒剂。颗粒剂主要供内服，既可吞服，又可混悬或溶解在水中服用。根据其在水中的溶解情况，分为可溶性颗粒剂、混悬性颗粒剂及泡腾性颗粒剂。根据药物释放部位与速率可分为普通颗粒、肠溶颗粒、缓释颗粒与控释颗粒。颗粒剂也可进一步加工制成片剂或胶囊剂。

颗粒剂是临床应用较散剂更为广泛的固体制剂，具有下列特点：①与散剂比较，颗粒剂的飞散性、附着性、聚集性、吸湿性等均较小，有利于分剂量。②颗粒剂可溶解或混悬于水中，有利于药物在体内吸收，保持了液体制剂起效快的特点。③必要时可对颗粒剂进行包衣，使其具有防潮性、缓释性或肠溶性等性能。④服用方便，适当加入芳香剂、矫味剂、着色剂等可制成色、香、味俱全的药物制剂，且性质稳定，运输、携带、贮存方便。

但颗粒剂由于粒子大小不一，在用容量法分剂量时不易准确，且混合性能较差，密度不同、数量不同的颗粒相混合时容易发生分层现象。

二、颗粒剂的制备、工艺与影响因素

颗粒剂的一般制备流程如下：

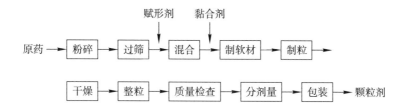

1. 粉碎、过筛与混合　主药及辅料在混合前一般均需经过粉碎、过筛或干燥等加工处理。其细度以通过 80～100 目筛比较适宜。毒剧药、贵重药及有色的原、辅料宜更细一些,易于混匀,使含量准确。

2. 制软材　将药物与稀释剂(常用淀粉、乳糖、蔗糖等),必要时加入崩解剂(常用淀粉、纤维素衍生物)等混合后,加入用水或有机溶液溶解的黏合剂溶液进行混合。混合可选用各种类型的混合机进行。制软材是湿法制粒的关键步骤,软材黏性太强制得的颗粒坚硬,软材黏度太弱则不易成形,细粉多。一般以"手握成团,轻按即散"为原则判断软材的状态。

3. 制粒　颗粒剂的制粒常采用挤出制粒法,即采用强制挤压的方式使软材通过具有一定大小筛孔的孔板或筛网而制粒的方法。近年来,流化床制粒、搅拌制粒等新型制粒技术已广泛应用于颗粒剂的制备中。选用的黏合剂不应过度影响颗粒的崩解或溶出。淀粉和纤维素衍生物兼具崩解和黏合两种作用,常用作颗粒的黏合剂。

4. 干燥　制得的湿颗粒应及时干燥,防止颗粒受压变形与结块。干燥温度一般为 60～80℃,且干燥时应逐渐升温,以免颗粒表面结成硬壳而阻碍内部水分的蒸发。颗粒剂的干燥常用加热法(烘箱)、真空干燥及沸腾干燥等方法。

5. 整粒与分级　湿粒干燥过程中,由于在烘箱间相互黏着凝集,致使部分颗粒可能形成块状或条状,必须通过解碎或整粒以制成一定粒度的均匀颗粒。一般应按粒度规格的上限(过一号筛),把不能通过筛孔的大颗粒进行解碎,然后再按照粒度要求,采用粒度规格的下限(过五号筛),进行分级,除去粉末部分。

6. 包衣　在颗粒剂需要矫味、矫臭、维持稳定、长效或肠溶时,可对其进行包衣,一般常用薄膜包衣。挥发油可溶于有机溶液剂中,均匀喷入干颗粒中并密闭一定时间,或用包合等技术处理后加入颗粒中混匀,以免挥发损失。

7. 分剂量、包装与贮存　颗粒剂的分剂量、包装与贮存基本与散剂相同。但应注意均匀性,防止发生分层,防止吸潮。颗粒剂应密封贮藏,在干燥处保存。

三、质量控制

颗粒剂除要求主药含量符合规定,色泽应均匀一致,无吸潮、软化、结块、潮解等现象外,《中国药典》2020 版还规定应进行粒度、干燥失重、溶化性及装量差异等检查,分述如下:

1. 粒度　除另有规定外,取单剂量包装的颗粒剂 5 包(瓶)或多剂量装的颗粒剂 1 包(瓶),称定重量后置药筛内,保持水平状态过筛,左右往返,边筛动边拍打 3 min。不能通过一号筛(2 000 μm)和能通过五号筛(180 μm)的颗粒总和不得超过供试量的 15%。

2. 干燥失重与水分　除另有规定外,化学药品或生物制品的颗粒剂按照干燥失重测定法测定,减失重量不得超过 2.0%;中药颗粒照水分测定法测定,水分不得超过 8.0%。

3. 溶化性　除另有规定外,颗粒剂照下述方法检查,溶化性应符合规定。

可溶性颗粒检查法:取供试品 10 g(中药单剂量包装取 1 袋),加热水 200 mL,搅拌 5 min,立即观察,可溶性颗粒剂应全部溶化或轻微混浊,但不得有异物。

泡腾性颗粒检查法:取供试品 3 袋,将内容物分别转移至盛有 200 mL 水(水温为 15～25℃)的烧杯中,应迅速产生气体而呈泡腾状,5 min 内应完全分散或溶解。

混悬颗粒以及已规定检查溶出度或释放度的颗粒剂可不进行溶化性检查。

4. 装量差异　单剂量包装的颗粒剂的装置差异限度应符合表 6-2 的规定。

取供试品 10 袋(瓶),除去包装,分别精密称定每袋(瓶)内容物的重量,求出每袋(瓶)内容物的装量与平均装量。每袋(瓶)的装量与平均装量相比较(凡无含量测定的颗粒剂,每袋(瓶)装量应与标示装量比较),超出装量差异限度的颗粒剂不得多于 2 袋(瓶),并不得有 1 袋(瓶)超出装量差异限度 1 倍。

表 6-2　颗粒剂的装量差异限度

平均装量或标示装量	装量差异限度
≤1.0 g	±10%
1.0～1.5 g(含1.5 g)	±8%
1.5 g～6.0 g(含6.0 g)	±7%
>6.0 g	±5%

凡规定检查含量均匀度的颗粒剂,一般可不再进行装量差异的检查。

5. 装量　多剂量包装的颗粒剂,照最低装量检查法检查,应符合规定。

6. 微生物限度　照微生物限度检查,应符合规定。

四、举例 🅔

第三节　胶囊剂

一、概述

胶囊剂(capsule)系指将药物与适宜辅料装于空心胶囊或有弹性的软质空胶囊中制成的固体制剂。可分为硬胶囊剂(hard capsule)和软胶囊剂(soft capsule)两种。硬胶囊剂为将原料药物或加适宜辅料制成的均匀粉末、颗粒、小片、小丸、半固体或液体等填充于空心胶囊中的胶囊剂。软胶囊剂为将油类药物或对软质空胶囊无溶解作用的液体药物或混悬液密封于软质胶囊中形成的制剂。

根据药物释放速率和规律还可以制备成缓释胶囊、控释胶囊或肠溶胶囊。缓释、控释胶囊中的药物以缓慢速率释放,一般由药物与高分子材料组成的缓释、控释小丸填充而成(具体参见本教材第九章缓控释制剂)。肠溶胶囊中药物在胃中不释放,到达肠道之后开始释放药物,是通过采用溶解性随 pH 增加而增加的药用辅料达到这一目的。目前的肠溶胶囊主要由采用肠溶材料包裹的小丸填充普通胶囊而成,更早的方式是以甲醛处理的明胶制备成囊壳后填充药物制成,但这种囊壳的肠溶性质随甲醛比例、处理方式等不同而出现很大变化,目前已基本淘汰。

胶囊剂的特点有:①掩盖药物的臭味,提高药物的稳定性。胶囊壳能将药物与外界隔离,避开了光线、空气中水分和氧分子的作用,稳定性提高。对光敏感、遇湿热不稳定或具有不良嗅味的药物,如维生素、抗生素等,装入空胶囊后可在一定程度上具有遮蔽、保护与稳定作用。②药物在体内快速起效。胶囊剂中的药物是以粉末或颗粒状态直接填装于囊壳中,不受压力等因素的影响,所以在胃肠道中迅速分散、溶出和吸收,一般情况下其起效快于丸剂、片剂等剂型。但固体制剂胃肠道吸收速率之间的这种差异很少具有明显的临床意义。③药物形态可调适性。含油量高的药物或液态药物难以制成丸剂、片剂等,但可制成软胶囊剂,将液态药物以个数计量,服药方便。④缓释、控释、肠溶作用。将药物制成颗粒或小丸后,用不同性质的高分子材料包衣,使之有不同的释放度,再按不同比例混合装入空胶囊内,可起到缓释、控释、靶向释放、肠溶等作用。

由于胶囊壳主要是明胶组成的,胶囊剂内容物不能是水溶液或稀乙醇溶液,以防止囊壁溶化。易风干或易潮解的药物分别可使囊壳软化或脆裂,均不适合制备胶囊剂。此外,易溶性的刺激性药物因胃中溶解后能形成局部高浓度,对胃黏膜有刺激性,也不宜制备成胶囊剂。

二、空心胶囊与胶皮

胶囊壳主要以明胶为成膜材料,分为空心胶囊与胶皮两种。空心胶囊呈圆筒状,是由帽和体两节套合而成的质硬且有弹性的囊,分透明、半透明、不透明三种。胶皮是软胶囊剂的囊壁,液体药液被包裹于胶皮内,形成具有较大弹性的胶囊。此外,也有用羟丙甲纤维素、普鲁兰多糖、羟丙基淀粉等作为成膜材料。

(一)空心胶囊的制备与质量

1. 原材料的性质与要求 根据空心胶囊主要成膜材料的来源进行分类,可分为动物源的空心胶囊和非动物源的空心胶囊。动物源的空心胶囊是指空心胶囊主要成膜材料始源于动物,主要原料是明胶。明胶为动物的皮、骨、腱与韧带中胶原蛋白不完全酸水解、碱水解或酶降解后纯化得到的制品(由酸水解制得的明胶为 A 型明胶,等电点为 pH 7 ~ 9,由碱水解制得的明胶为 B 型明胶,等电点为 pH 4.7 ~ 5.2)。明胶的相对分子质量约为 175 000 ~ 450 000,分子中含有肽键,可因水解断键成低相对分子质量的水解明胶,最终成为 α– 氨基酸。明胶不溶于水,但能吸水膨胀呈胶体状态,具有较大黏度。明胶为两性化合物,在等电点时,明胶的黏度、表面活性、溶解度、透明度、膨胀度为最小,而胶冻的熔点最高。将明胶溶液冷却成胶冻后的硬度称为胶冻力,胶冻力愈大,制得的胶囊坚固而有弹性。明胶的黏度和胶冻力对空心胶囊质量有影响。一般而言,明胶相对分子质量越大,黏度越大,明胶的黏度控制在 4.3 ~ 4.7 mPa/s,黏度过大,制得的空胶囊厚薄不均,表面不光滑;黏度过小,干燥需时间长,壳薄而易破损。明胶的浓度与胶囊壁的厚薄相关,胶质的来源不同,明胶的物理性质各异,如以骨骼为原料制得的骨明胶质地坚硬,性脆而透明度差;以猪皮为原料制得的猪皮明胶,其可塑性、透明度好。为了兼顾囊壳的强度和塑性,采用骨、皮混合胶较为理想。

2. 胶液的组成 除明胶外,辅助材料也是胶液的重要组成成分。一般包括保湿剂、表面活性剂,必要时可加着色剂、遮光剂等其中的一种或几种辅助成分。明胶易吸湿或易脱水,通常使用甘油、聚乙二醇类等保湿剂,可增加空心胶囊的可塑性和弹性;加入十二烷基硫酸钠能增加空心胶囊的光泽;加入 2% ~ 3% 的二氧化钛可作遮光剂,制得的空心胶囊适于填充光敏药物。着色剂应使用应符合药用或食品要求的色素。原则上,配方中不使用抑菌剂。

3. 空心胶囊的制备 空心胶囊的生产过程大体分为溶胶、蘸胶、干燥、脱模、截割及整理六个工序,并可由自动化生产线来完成。通常采用胶囊膜法,即将不锈钢制成的胶囊模浸入胶液中而形成囊壁。由于空心胶囊制备工艺条件要求较高,一般由专门的工厂生产,操作环境的温度应为 10~25℃,相对湿度为 35%~45%,空气净化度应达到 10 000 级。

空心胶囊可在胶液中加入食用色素产生各种颜色或在空心胶囊上印字加以区别。在食用油墨中加入 8%~12%PEG 400 可以防止所印字迹被磨损。

4. 空心胶囊的规格与质量　空心胶囊的规格见表 6-3,还应做以下检查:

(1) 外观　应色泽均匀、囊壳光洁无异物,无纹痕、变形和破损,无砂眼、气泡,切口平整圆滑,无毛缺。

(2) 干燥失重　取本品 1 g,将帽、体分开,在 105 ℃干燥 6 h,减失质量应在 12.5%~17.5%。

(3) 脆碎度　取空心胶囊 50 颗,置(25±1)℃恒温 24 h,按《中国药典》2020 年版所载方法操作,破碎数不能超过 5 颗。

(4) 崩解时限　取本品 6 粒,于 37℃水中振摇,10 min 内应全部溶化或崩解,除破碎的囊壳外,应全部通过筛网。如有胶囊壳碎片不能通过筛网,但已软化、黏附在筛网及挡板上,可作符合规定论。如有 1 粒不符合规定,应另取 6 粒复试,均应符合规定。

(5) 炽灼残渣　透明空心胶囊残留残渣不得超过 2.0%;半透明空心胶囊应在 3.0% 以下,不透明空心胶囊应在 5.0% 以下。

(6) 铬　含铬不得过百万分之二。

(7) 重金属　取炽灼残渣项下遗留的残渣,依法检查(《中国药典》2020 年版所载方法操作),含重金属不得超过百万分之二十。

(8) 微生物限度　每 1 g 空心胶囊中需氧菌总数不得过 10^3 CFU,霉菌和酵母菌总数不得过 10^2 CFU,不得检出大肠埃希菌;每 10 g 空心胶囊中不得检出沙门菌。

表 6-3　空心胶囊长度和囊壁厚度的标准　　　　　　　　　　单位:mm

胶囊号	口径(外部)		长度		全囊长度	囊壁厚度
	帽节	体节	帽节	体节		
0	7.65±0.03	7.33±0.03	11.05±0.30	18.69±0.30	21.50±0.50	0.12~0.14
1	6.90±0.03	6.55±0.03	9.82±0.30	16.75±0.30	19.60±0.50	0.12~0.14
2	6.35±0.03	6.01±0.03	9.04±0.30	15.75±0.30	18.50±0.50	0.11~0.13
3	5.84±0.03	5.54±0.03	8.01±0.30	14.01±0.30	16.10±0.50	0.11~0.13

(二) 胶皮的处方组成

胶皮是软胶囊的外层部分,即囊壳。胶皮的原料组成、含水量、制备工艺等对胶皮的性质如可塑性、弹性、壁厚、崩解时限等有影响。与空心胶囊相似,胶皮以明胶为主要原料,根据需要可添加适量的增塑剂、抑菌剂、遮光剂、色素等组分。胶皮的主要特点是可塑性强、弹性大,其弹性与明胶、增塑剂和水的质量比例有关。如干明胶与干增塑剂的质量比为 1:0.3 时,制成的胶皮较硬;而质量比为 1:1.8 时,所制的胶皮较软。水的用量根据所用明胶种类不同对胶皮性质也会产生不同程度的影响。通常,胶液中明胶与增塑剂的用量为 1:(0.4~0.6),明胶与水用量比为 1:1 为宜。由于软胶囊在干燥过程中只损失水分,增塑剂与明胶的比例虽保持不变,但两者在胶皮内的百分比相应增大,从而影响胶皮的可塑性、弹性等。在制备中,还应考虑所填充的药物性质、药物与胶皮间的相互作用及对药物稳定性的影响,增塑剂通常应用甘油、山梨醇或两者混合,抑菌剂、遮光剂、色素等与空心胶囊相似。

三、内容物的性质与质量

(一) 硬胶囊的内容物

1. 药物的性质与质量　硬胶囊剂内容物通常是固态,如粉末、结晶,或制备成颗粒、小丸、小片等,也可以是半固态。复方胶囊剂可将两种药物与辅料混合或制粒后填充,也可将一种以粉末,另一种以其他形态如小丸、小胶囊、小片等装入空心胶囊中(图6-1),以解决药剂制备困难或配伍变化所带来的问题,满足临床各种治疗要求。

药物的理化性质直接影响胶囊剂的质量。粉末状药物的混合状态及流动性对填充效果影响较大,流动性不好的药物应加入适量的润滑剂或将其制成颗粒剂,以改善其流动性。结晶状药物及易吸湿药物填充较困难,可添加润滑剂,使休止角下降到40%以下。颗粒通常有较好的流动性,易填充,但应注意控制颗粒的大小,使含量均一。将药物制成小丸后装入胶囊内,既不存在流动性问题,也保证了含量的准确性。

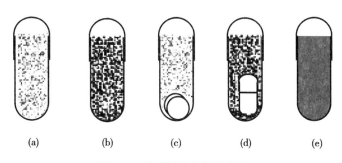

图6-1　胶囊剂填充物形式图
(a)粉粒状　(b)颗粒或小丸　(c)粉粒+片剂　(d)颗粒+胶囊　(e)半固体制剂

2. 辅料的性质与质量　硬胶囊剂的辅料有稀释剂(淀粉、微晶纤维素、乳糖、氧化镁),润滑剂(硬脂酸镁、滑石粉),助流剂(微粉硅胶)等,其用量可通过装填试验确定。辅料选择基本原则是:①不与主药发生物理、化学变化;②与主药混合后具有较好的流动性;③遇水后具有一定分散性,不会黏结成团而影响药物的溶出。通常,难溶性药物宜选用水溶性稀释剂,有益于药物的溶出和吸收。胶囊剂内容物含水量也是影响质量的因素之一,较多的水分易使内容物聚结成块,影响药物的溶出与吸收。液态药物可添加适宜的吸收剂制成固态或半固态后装入空心胶囊。要制得不同溶出速率,达到长效或定位释放的作用,可选用缓释或肠溶材料制备成缓释胶囊剂和肠溶胶囊剂等。

(二) 软胶囊的内容物

1. 药物性质与质量　胶皮可包裹各种油类或对明胶无溶解作用的液态药物、溶液或混悬液等。包裹具有吸湿性的药物或含有与水混溶的液体时(聚乙二醇、甘油、丙二醇、聚山梨酯80等),应注意吸湿性对胶皮的影响。通常用油作药物溶剂或混悬介质为宜。内容物为低分子水溶性和挥发性的有机药物时(如醇、酮、酸、胺、酯等),这些液体容易穿过明胶壁而使胶皮软化或溶解。

醛类药物也可使明胶变性。

2. 辅料性质与质量 在进行处方设计时,往往加入一些辅料,以改善软胶囊剂的性质。例如,维生素A胶囊往往加聚山梨酯80,以增加药物的吸收和生物利用度,加入5%~10%甘油或丙二醇可减少聚乙二醇对胶皮的硬化作用。在甾体药物的软胶囊剂中加入油或苯甲醇能改进药物的溶解度。此外在填充液态药物时,应避免使用pH小于2.5或大于7.5的药液,因为酸性药液在贮存中易使明胶水解而泄漏药液,碱性药液能使明胶变性而影响胶皮的溶解度,可根据药物性质选择适宜的缓冲液为溶剂。

向胶皮中装填混悬液时,混悬液必须有较好的流动性和微粒混悬稳定性,所含固体药物的粒度应控制在80目以下。制备混悬液的常用介质是植物油和PEG 400,混悬剂中应加入助悬剂。油状基质常使用10%~30%油蜡混合物(氢化大豆油:黄蜡:短链植物油1:1:4)。非油状基质常使用1%~15%的PEG 400或PEG 600。有时加入抗氧剂、表面活性剂可提高软胶囊剂的稳定性与生物利用度。

3. 软胶囊大小的选择 软胶囊剂形状有球形、椭圆形等,选用时体积一般要求尽可能小,但填充药物应达到治疗用剂量。用混悬液制备软胶囊时,可用"基质吸附率"来计算软胶囊的最小体积。基质吸附率是指将1 g固体药物制成填充软胶囊的混悬液后所需液体基质的质量(g)。影响固体药物基质吸附率的因素有:固体药物粒子大小、形态、物理状态、密度、含水量及亲水亲油性等。

四、胶囊剂的制备、工艺及影响因素

(一)硬胶囊剂的制备

硬胶囊剂的制备包括将药物和辅料制成的均匀粉末或粉粒等填充入空心胶囊中,套合,封口,包装等过程。其制备工艺流程通常为:

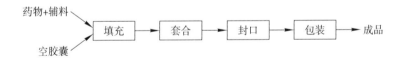

1. 空心胶囊的选用 如图6-2所示,目前市售的空心胶囊由普通型和锁口型两类,锁口型又分单锁口和双锁口两种。普通型由帽节和体节两部分组成,锁口型的囊帽、囊体有闭合用槽圈,套合后不易松开,以保证硬胶囊剂在生产、运输和贮存过程中不易漏粉。空心胶囊的颜色也各不同,帽与节颜色也可各异,以区别不同的硬胶囊剂。

空心胶囊的规格从大到小分为:000,00,0,1,2,3,4,5号共8种,0~5号为常用。胶囊规格的选择一般通过试装或凭经验来确定。通常选用一个剂量使胶囊装满的最小规格,也可从图6-3中找到所需空胶囊的号码。如果已知药物的堆密度(ρ)和质量(m),在密度和质量的刻度值之间作虚线连接,该虚线与斜线相交点所对应的胶囊号即为应选择的规格。例如,某固体药物0.7 g,密度为1.8 g/cm³,连接虚线与斜线的交点对应于应选择的2号胶囊。

由于药物填充多用体积控制,而药物的密度、晶态、颗粒大小等不同,所占的体积也不同,故应按药物剂量所占体积来选用适宜大小的空心胶囊。0~5号空心胶囊的容积见表6-4。

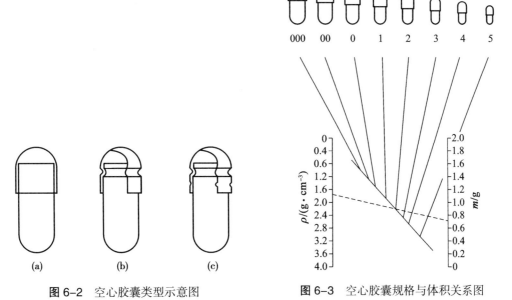

图 6-2 空心胶囊类型示意图
(a)普通型 (b)单锁口型 (c)双锁口型

图 6-3 空心胶囊规格与体积关系图

表 6-4 空心胶囊的号数与容积

空心胶囊号数	0	1	2	3	4	5
容积 /mL	0.75	0.55	0.40	0.30	0.25	0.15

2. **药物的填充** 填充药物有手工和自动填充机法两种。少量生产时,常用手工填充药物(图6-4)。先将固体药物平铺在适当的平面上,轻轻压紧,其厚度约为囊体高度的 1/4～1/3,然后带指套捏取体节,切口向下插入物料层,使药粉嵌入胶囊内,反复多次至体节装满,套上帽节即可。手工填充法药尘飞扬严重,装量误差大,生产效率低。

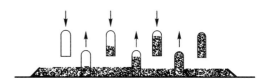

图 6-4 手工填充空心胶囊示意图

大量生产则采用自动填充机法。自动填充机样式很多,归纳有 a、b、c、d 四种类型(图6-5),a型为药粉自由流入,适合于流动性好的物料。b 型用栓塞上下往复将药物压进。c 型由螺旋钻压进药物。b、c 两型因有机械压力,可避免物料分层,适合于有较好流动性的药粉的填充。为改善其流动性,可加入 2% 以下的润滑剂如聚乙二醇、聚硅酮、硬脂酸、滑石粉、羟乙基纤维素、甲基纤维素及淀粉等。d 型由捣棒在填充管内先将药物压成一定量后再填充于胶囊中,适用于聚集性较强的针状结晶或吸湿性药物,可加入黏合剂如矿物油、食用油或微晶纤维素等在填充管内,将药物压成单位量后再填充于空心胶囊中。

3. **封口** 目前多使用锁扣式胶囊,密闭性良好,不必封口。使用平口套合的胶囊壳时须封口。封口的材料常用与制备空心胶囊时相同浓度的明胶液(如明胶 20%、水 40%、乙醇 40%)。

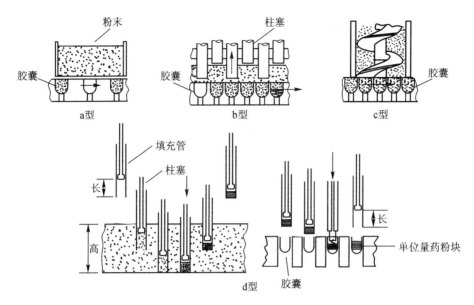

图 6-5 硬胶囊药物填充机示意图

保持胶液 50℃,将腰轮部分浸在胶液内,旋转时带上定量胶液,在帽节与体节套合处封上一条胶液,烘干后即得。

4. 整理与包装 填充后的硬胶囊剂表面往往沾有少量药物,应予清洁。实验室中可用喷有少许液体石蜡的纱布轻搓使之光亮,然后用铝塑包装机包装或装入适宜的容器中。生产上采用胶囊抛光机,可直接除去粉尘,提高胶囊光洁度。

(二) 软胶囊剂的制备

软胶囊剂的制备有滴制法和压制法两种。生产软胶囊剂时,成型与填充药物同时进行。

1. 滴制法 工作原理见示意图 6-6。分别盛装于贮液槽中的油状药物与明胶液按不同速率通过滴制喷头从同心管喷出,明胶液从管的外层流下,药液从中心管流出,在管的下端流出口处,明胶将一定药液包裹起来,并滴入到另一种不相混溶的冷却液体(如液体石蜡)中。由于表面张力作用,胶液接触冷却液后形成球状体,逐渐凝固成软胶囊,如浓鱼肝油软胶囊、亚油酸软胶囊的制备。本法生产的软胶囊具有成品率高、装量差异小、产量大、成本较低的优点。

滴制法制备软胶囊的影响因素有:

(1) 明胶的处方组成 以明胶:甘油:水为 1:(0.3~0.4):(0.7~1.4)为宜。

(2) 液体的密度 为了保证软胶囊在冷却液中有一定的沉降速率及足够的冷却成型时间,药液、胶液及冷却液三者应有适宜的密度,如鱼肝油软胶囊制备时,三者的密度分别为 0.9 g/mL、1.12 g/mL 和 0.86 g/mL。

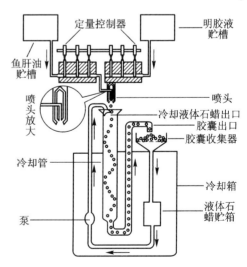

图 6-6 滴制法制备软胶囊工艺流程图

（3）温度　胶液和药液均应保持在 60℃，喷头处应保持在 80℃，冷却液为 13～17℃，软胶囊干燥温度应为 20～30℃，且配合鼓风条件。

2. 压制法　即将明胶、甘油、水等溶解后制成胶皮，再将药物置于两块胶皮之间，用钢模压制而成。其制备方法如图 6-7 所示。由机械自动制出的两张胶皮以连续不断的形式向相反的方向移动，在达到旋转模之前逐渐接近，经下部加压而结合，此时药液则从填充泵经导管由楔形注入管压入两胶皮之间。由于旋转模的不停转动，遂将胶皮与药液压入模的凹槽中，使胶带全部扎压结合，而将药液包于其中，形成软胶囊剂。剩余的胶皮自动被切割分离。药液的量由填充泵准确控制。本法可连续化自动生产，成品率较高，产量大，装量差异较小。

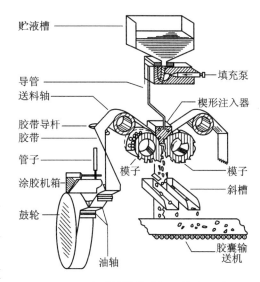

图 6-7　自动旋转扎囊机工艺流程图

（三）其他胶囊剂

胶囊剂通常口服给药。根据临床不同用途和作用，还可制备特殊类型的胶囊剂，如肠溶胶囊、缓释胶囊、泡腾胶囊、吸入用胶囊和供腔道用胶囊等。

1. 肠溶胶囊剂　多指硬、软胶囊经药用高分子处理或用其他方法加工而成，在肠液中崩解、熔化、释放的胶囊剂。适于一些具有辛臭味、刺激性、遇酸不稳定或需在肠内溶解后释放的药物的制备。肠溶胶囊剂的制备方法是通过配制胶液和包衣液，蘸胶、烘干后蘸包衣液、二次烘干、脱模、切割、套合，形成肠溶空心胶囊。肠溶包衣材料主要为纤维素酯类等。

2. 缓释胶囊剂　多指采用一定技术将药物制备成具有缓释作用的内容物，将其装入空心胶囊中的制剂。其方法有：①将药物与缓释材料制成骨架型缓释内容物（如颗粒、小丸等），胶囊壳溶解后，内容物最外层药物暴露在释放介质中，会先溶解，然后骨架内的药物逐渐向外扩散，直至释放完毕。②将药物制成包有缓释材料，能在胃或肠液中缓慢释放的微孔型包衣小丸，然后将其装入空心胶囊中，胶囊壳溶解后，不同性质的衣膜材料缓慢溶解或形成小孔，药物逐渐溶出和扩散，形成缓释作用。

3. 泡腾胶囊剂　系将药物与辅料混合后制成泡腾颗粒，用药时胶囊壳迅速溶解，内容物发泡，药物经泡腾作用而溶出和吸收，具有快速吸收的特点。

4. 吸入用胶囊剂　系将药物粉末装入胶囊后，放入特制的吸入装置内，使用前戳破囊壳供患者吸入囊内粉末的吸入用胶囊。

五、质量控制

1. 外观　胶囊应整洁，不得有黏结、变形和破碎现象，并应无异臭。

2. 装量差异　除主药含量测定外，药典还规定有装量差异检查。除另有规定外，取供试品 20 粒，分别精密称重后，倾出内容物（不得损坏空心胶囊或胶皮）；硬胶囊剂用小刷或其他适宜用具拭净，软胶囊剂用乙醚等易挥发性溶剂洗净，置于通风处自然挥尽溶剂；再分别精密称定空心胶囊或胶皮重量，求出每粒内容物的装量与平均装量，每粒的装量与平均装量相比较，超出装量差异限度的的胶囊不得多于两粒,并不得有一粒超出限度的一倍。平均装量为 0.3 g 以下,装量差异限度为 ±10%,0.3 g 或 0.3 g 以上应为 ±7.5%。

3. 崩解时限 取供试品 6 粒,胶囊剂采用 1 000 mL 水为崩解介质,若胶囊剂漂浮在液面,可加一块挡板。硬胶囊剂应在 30 min 之内崩解,软胶囊剂应在 1 h 内全部崩解。如有一粒不能完全崩解,则另取 6 粒重复实验,均应符合规定,凡规定检查溶出度或释放度的胶囊剂可不再进行崩解时限检查。

4. 溶出度测定 药物在规定介质中从胶囊剂中溶出的速率和程度。一般以一定时间内溶出药物的百分率为限度标准。详见《中国药典》2020 年版有关规定。

5. 释放度 肠溶胶囊应测定药物在规定介质中从胶囊剂释放的速率和程度。一般以一定时间内酸中释放量不大于 10%,缓冲液中释放量不低于 70% 为标准。

6. 微生物限度检查 《中国药典》2020 年版规定每 1 g 口服胶囊剂中需氧菌总数不得过 10^3CFU,霉菌和酵母菌总数不得过 10^2CFU,不得检出大肠埃希菌;每 10 g 含脏器提取物的胶囊剂中不得检出沙门菌。

六、举例 🅔

第四节 片 剂

一、概述

片剂(tablet)系指药物与适宜辅料混匀压制而成的圆片状或异形片状固体制剂。根据使用目的,采用不同的制备方法,可制得具有不同大小、形状、片重、硬度、崩解或溶出等特性的片剂。由于其使用方便、质量稳定、生产机械化程度高等特点,片剂已成为品种多、产量大、用途广的剂型之一,在中国及其他许多国家药典所收载的制剂中,均占 1/3 以上。

片剂始用于 19 世纪 40 年代。20 世纪 50 年代前,生产主要凭经验。20 世纪 50 年代初,Higuchi T 等人研究并科学地阐明片剂制造过程中的规律和机制,对片剂的研究日趋深入。20 世纪 60 年代创立的生物药剂学,为片剂及其他口服固体制剂提供更科学的标准,更保证了片剂应用于患者的安全性和有效性。同时片剂的生产技术、机械设备也有很大发展,如沸腾制粒、全粉末直接压片、薄膜包衣,以及新辅料、新工艺和生产联动化的发展等,对改善片剂的生产条件、提高片剂的质量和生物利用度等均起到重要的作用。

(一) 片剂的特点

片剂的优点:①能适应医疗预防用药的多种要求。②质量稳定,剂量准确,应用方便。③体积小,携带、运输、贮存方便。④便于识别,药片上可以压上主药名和含量的标记,也可以将片剂制成不同的颜色。⑤生产机械化、自动化程度高,成本较低。

片剂的缺点:①婴、幼儿和昏迷患者服用困难。②处方和工艺设计不妥容易出现溶出和吸收等方面的问题。

(二) 片剂的分类

按用途和用法的不同,片剂可分为口服片剂、口腔用片剂和其他应用途径的片剂,现分述如下:

1. 口服片剂 指供口服的片剂,此类片剂中的药物主要是经胃肠道吸收而发挥作用,也可在胃肠道局部发挥作用。

(1) 普通片(conventional tablet) 即普通压制片,是指将药物与辅料混合压制而成,一般用水吞服,应用最广。一般未包衣的片剂多属此类。

(2) 包衣片(coated tablet) 指在压制片(即素片或称片芯)外包衣膜的片剂,一般包衣的目的是增加片剂中药物的稳定性,掩盖药物的不良气味,改善片剂的外观等。包衣片可分为以下几种:①糖衣片(sugar coated tablet),主要用糖作为包衣材料包制而成的片剂。②薄膜衣片(film coated tablet),指外包高分子材料形成薄膜衣层的片剂。③肠溶片(enteric coated tablet),指外包在胃液中不溶而在肠液中可溶的衣层的片剂,目的是防止药物在胃内分解失效,减小对胃的刺激或控制药物在肠道内定位释放,治疗结肠部位疾病等。

(3) 多层片(multilayer tablet) 由两层或多层(配方或色泽不同)组成的片剂,制成多层片的目的系避免各层药物的接触,减少配伍变化,调节各层药物的释放、作用时间等,也有改善外观的作用。可上下分层或里外分层。

(4) 咀嚼片(chewable tablet) 系指于口腔中咀嚼后吞服的片剂,在胃肠道中发挥局部作用或经胃肠道吸收发挥全身作用。此类片剂较适合于儿童或吞咽困难的患者,常加入糖类及适宜香料以改善口感。一般应选用甘露醇、山梨醇、蔗糖等水溶性辅料做填充剂和黏合剂。其生产一般用湿法制粒,不需加入崩解剂,硬度应适宜。有些药物如维生素、解热镇痛药物以及治疗胃部疾病的氢氧化铝、三硅酸镁等制成咀嚼片应用,可加速药物溶出,提高疗效。而一些抗生素类药物如头孢羟氨苄,以及抗病毒药物如阿昔洛韦等的咀嚼片也显示与普通片剂或胶囊剂相同的疗效和生物利用度。

(5) 可溶片(soluble tablet) 系指临用前能溶解于水的非包衣片或薄膜衣片剂。可溶片应溶解于水中,溶液呈轻微乳光,可供口服、外用、含漱等。口服可溶片可达速效目的,如阿司匹林可溶片、阿莫西林可溶片等。其他特殊用途者,如氯化汞、季铵类杀菌用药物片剂,口服有毒,需加鲜明的标识,注明不得入口。

(6) 泡腾片(effervescent tablet) 指含有碳酸氢钠和有机酸,遇水可产生气体(二氧化碳)而呈泡腾状的片剂。泡腾片中的药物应是易溶的,加水产生气泡后应能溶解。有机酸一般用枸橼酸、酒石酸、富马酸等。如维生素C泡腾片。

(7) 分散片(dispersible tablet) 系指在水中能迅速崩解并均匀分散的片剂,如阿司匹林分散片、阿莫西林分散片。分散片中的药物应是难溶性的。与普通片相比,具有崩解迅速的特点。可加水分散后口服,也可含于口中吮服或吞服。分散片应进行溶出度和分散均匀性检查。

(8) 口崩片(orally disintegrating tablet) 指在口腔内不需要用水即能迅速崩解或溶解的片剂。一般适用于小剂量原料药物,常用于吞咽困难或不配合服药的患者。口崩片应在口腔内迅速崩解或溶解、口感良好、容易吞咽,对口腔黏膜无刺激性。如氯雷他定口崩片、对乙酰氨基酚口崩片、法莫替丁口崩片等。

2. 口腔用片剂

(1) 含片(buccal tablet) 又称口含片,是指含于口腔中缓慢溶化产生局部或全身作用的片剂。含片中的药物应是易溶性的,主要起局部抗炎、杀菌、收敛、止痛或局部麻醉作用。如西地碘含片、冰硼含片,一般硬度较大,不应在口中快速崩解。

（2）舌下片（sublingual tablet） 指置于舌下迅速溶化，药物经舌下黏膜吸收发挥全身作用的片剂。可防止经胃肠道给药时胃肠液 pH 及酶对药物的不良影响，并可避免肝的首过效应。舌下片中的原料药物应易于舌下黏膜直接吸收，主要适用于急症的治疗，如硝酸甘油舌下片。

（3）口腔贴片（buccal patch） 系指粘贴于口腔，经黏膜吸收后起局部或全身作用的片剂。如甲硝唑口腔贴片。

3. 其他应用途径的片剂

（1）阴道片（vaginal tablet） 指置于阴道内应用的片剂。在阴道内易溶化、溶散或融化、崩解并释放药物。主要起局部抗炎杀菌作用，也可给予性激素类药物。常制成泡腾片，以增大铺展面积，延长滞留时间等。具有局部刺激性药物，不得制成阴道片。

（2）植入片（implant tablet） 指植入（埋入）体内慢慢溶解并吸收，产生持久药效（长达数月至数年）的片剂。适用于剂量小并需长期应用的药物。

其他如注射用片剂现已很少应用。片剂虽有很多种类，但目前应用最广的是口服压制片，如未特指，本章讨论均为口服片的内容。

（三）片剂的质量要求

《中国药典》2020 年版对片剂的质量有明确规定，一般要求：①含量准确，质量差异小。②硬度适宜，应符合脆碎度的要求。③外观完整光洁，色泽均匀。④在规定贮藏期内不得变质。⑤溶出度、释放度、含量均匀度、微生物限度等应符合要求。对于某些片剂另有各自的要求，如分散片需检查分散均匀性，阴道泡腾片需检测发泡量，植入片应无菌，口含片、舌下片、咀嚼片应有良好的口感等。

二、片剂的常用辅料

片剂由药物和辅料（adjuvant）两部分组成。辅料为片剂中除主药外一切物质的总称，也称赋形剂，为非治疗性物质。

压片所用的药物一般应具有良好的流动性和可压性，有一定的黏结性，遇体液能迅速崩解、溶出、吸收而产生应有的疗效。实际上很少有药物能完全具备这些性能，因此必须另行加入辅料或适当处理后使之能基本达到上述要求。

制片剂所用辅料应具备的条件为：①化学性质稳定不与主药发生化学作用，不影响药效；②对人体无害，不影响主药的含量测定；③生产操作简单易行。辅料对片剂的质量甚至药效可能会产生较大的影响。例如，辅料能影响片剂的压缩成型性，从而影响片剂硬度；可影响片剂的崩解性、药物的溶出度和吸收度，从而影响药效。

（一）辅料的选用原则

片剂常用的辅料一般包括稀释剂、吸收剂、润湿剂、黏合剂、崩解剂和润滑剂等。辅料的选用原则一般有以下四方面。进行处方设计时，应注意综合各方面的因素，全面考虑，选用合适的辅料。

1. 根据主药的性质选用 例如，疏水性药物宜选用亲水性辅料，以有利于服用后与体液接触，分散于体液中，加快吸收；本身黏合性、可压性较好的药物，不需或少用黏性大的辅料。难溶性的弱酸性药物可选用一些碱性辅料，服用后在胃内形成碱性微环境而有利于药物的溶出等。

2. 根据用药目的选用 例如要求服用后迅速发挥疗效的药物，应选用可加快片剂崩解、溶出的辅料;用于慢性疾病治疗,要求延长药效,则采用能对药物释放起阻滞作用的辅料;制备口含片,要求含在口中,慢慢溶化,发挥局部治疗作用时,可采用增加片剂硬度的辅料。

3. 注意辅料与药物相互作用的影响　包括辅料对药物稳定性的影响,辅料对药物含量测定的干扰作用,辅料与药物形成特殊复合物的影响,辅料对药物溶出、吸收的影响等。

4. 其他　辅料的价廉易得性。

(二) 稀释剂和吸收剂

稀释剂(diluent)又称填充剂(filler),系指用于增加片剂的质量与体积,以利于成型和分剂量的辅料。片剂的直径一般不小于 6 mm,片重一般不小于 100 mg,而不少药物(如维生素、激素及毒剧药等)的剂量小于 50 mg,必须加入稀释剂,方能成型。

当片剂中的药物含有较多的挥发油或其他液体成分时,需加入适量的辅料将其吸收,使保持"干燥"状态,以利于成型,此种辅料称为吸收剂。

1. 淀粉(starch)　为片剂最常用的辅料,系良好的稀释剂和吸收剂。淀粉属于多糖类,系由支链淀粉和直链淀粉组成,为白色细微粉末,不溶于水和乙醇,在空气中稳定,能与大多数药物配伍,吸湿而不潮解,遇水膨胀。遇酸或碱、在潮湿或加热情况下,可逐渐水解而失去膨胀作用。其水解产物为还原糖,用还原法测定主药含量时对测定有干扰作用。淀粉的可压性差,不宜单独使用,常与适量糖粉或糊精等合用,以增加黏合性和片剂的硬度。按来源可分为玉米淀粉、小麦淀粉、马铃薯淀粉等,玉米淀粉杂质少、色泽好、吸湿性小、产量大、价格低,故被广泛应用。

2. 预胶化淀粉(pregelatinized starch)　又称可压性淀粉,是用化学法或机械法将淀粉颗粒部分或全部破裂,使淀粉具有流动性及可压性。本品为白色干燥粉末,无臭无味,性质稳定,不溶于有机溶剂,在冷水中有部分可溶性(约 20%),吸湿性、配伍性等与淀粉相似。由于本品具有良好的流动性、可压性和自身润滑性,制成的片剂具有较好的硬度、崩解性,释药速率快,有利于生物利用度的提高,故为片剂良好的稀释剂,还可作粉末直接压片的黏合剂(含量为 5% ~ 20%)和崩解剂。

3. 糊精(dextrin)　是淀粉不完全水解的产物,水解程度不同,黏度也不同。常用者为白色或类白色无定形粉末,无臭,味微甜。在沸水中易溶,其水溶液具较强黏性。作为片剂的稀释剂,应控制其用量,以防止颗粒过硬而造成片面出现麻点等现象和影响片剂的崩解。用于小剂量片剂时常用糊精、淀粉、糖粉适宜比例的混合物作稀释剂。本品对某些药物的含量测定有干扰,使用不当,常影响药物的溶出度等。

4. 蔗糖(sucrose)　系由甘蔗或甜菜的根提取制得的无色结晶或白色结晶性的颗粒;无臭,味甜,可改善口感。本品黏合力强,可增加片剂硬度,使片剂表面光洁、美观而不影响崩解度。多用于口含片、咀嚼片,也用于溶液片等。但糖粉吸湿性较强,其吸湿性与转化糖等杂质的含量有关,纯度差的糖粉吸湿性更强。

5. 乳糖(lactose)　系由牛乳乳清中提取而制得,由等分子葡萄糖及半乳糖组成。为白色结晶性颗粒或粉末,无臭,味微甜,易溶于水,难溶于醇。性质稳定,可与大多数药物配伍。无吸湿性,制成的片剂光洁美观,释放药物快,对药物含量测定影响较小,是一种优良的片剂稀释剂。

乳糖经过处理后具备不同的性质,得到功能性乳糖。例如,制粒用乳糖,将晶体状乳糖粉碎后再筛分得到粉末状乳糖,呈颗粒状态,具有较好的成型性;直接压片乳糖,用喷雾干燥法制得的乳糖,其粒子十分接近球形,有良好的流动性和黏合性,可供粉末直接压片。此外,还有胶囊剂/

颗粒剂直接填充用乳糖、干粉吸入乳糖等。

6. 甘露醇（mannitol）　为白色结晶性粉末，无臭，微甜，易溶于水，在乙醇和乙醚中几乎不溶。无吸湿性，化学性质稳定，适用于咀嚼片的稀释剂。近年来有报道用于速溶片。所制片剂表面光滑美观，味佳无沙砾感，甜度相当于蔗糖的 70% 左右。因溶解时吸热，故口腔中溶化有清凉感。

山梨醇是甘露醇的异构体，两者很多性质相似。近年来发展的速溶山梨醇（sorbitol instant）系喷雾干燥制备，具有较好的可压性和流动性。

7. 微晶纤维素（microcrystalline cellulose，MCC）　系纯棉纤维经水解制得，为白色或类白色、无臭、无味的细微结晶性粉末。不溶于水、稀酸和有机溶剂，在稀碱中部分溶解并溶胀。对药物有较大的容纳量，具有良好的流动性和可压性，适用于湿法制粒和粉末直接压片。除作为稀释剂外还兼有润滑、助流、崩解和黏合作用。本品具有吸水性，能迅速吸水，与淀粉混合使用能使片剂快速崩解。

8. 壳聚糖（chitosan）　为葡萄糖胺以 β-1,4- 糖苷键连接而成的线性碱性多糖，是甲壳素部分或完全 N-脱乙酰基的产物。壳聚糖来源广泛，性质稳定，生物相容性和可降解性好，毒性极小。可作为粉末直接压片的填充剂，改善淀粉、乳糖和甘露醇混合物的流动性和可压性，并具有一定的黏合效果；其用量可影响片剂的崩解、释放和生物利用度。

9. 无机盐类　一些无机盐类成分，如硫酸钙、碳酸钙、轻质氧化镁等，常用作片剂的稀释剂和挥发油的吸收剂。如硫酸钙常用其二水合物，无引湿性，对油类有极强的吸收能力。在使用时应控制湿颗粒的干燥温度，以 70℃ 为宜。本品适用于多种片剂的制备，但对某些药物（如四环素类药物）在胃肠道的吸收有干扰作用，不宜使用。

10. 3D 打印用稀释剂　3D 打印固体制剂的基本原理是熔融挤出，沉积成型，具有熔融性质、对人体食入无害并易于排泄的辅料可作为 3D 打印用稀释剂。常见的有共聚维酮、羟丙甲纤维素、聚己内酯、聚乙烯醇、聚乙烯醇 - 聚乙二醇共聚物和乙烯 - 醋酸乙烯共聚物等。如聚乙烯醇 - 聚乙二醇共聚物与药物混合可制备用于快速释药的 3D 打印片剂。

（三）润湿剂和黏合剂

润湿剂（wetting agent）系指可使物料润湿以产生足够强度的黏性，以利于制成颗粒的液体。润湿剂本身无黏性，但可润湿片剂物料并诱发物料本身的黏性，使其聚结成软材并制成颗粒。黏合剂（binder）指能使无黏性或黏性较小的物料聚集黏合成颗粒或压缩成型的具黏性的固体粉末或黏稠液体。

片剂生产中常用的润湿剂和黏合剂如下：

1. 润湿剂

（1）水　一般采用纯化水，水本身无黏性，当物料（如中药浸膏或其他含黏性成分的物料）中含有遇水能产生黏性的成分时，用水润湿即可诱发其黏性而制成适宜的颗粒。但用水作润湿剂时，因干燥温度较高，故对不耐热、遇水易变质或易溶于水的药物不宜应用。另外，由于水易被物料迅速吸收，难以分散润湿均匀，造成结块、溶解等现象，所制成的颗粒也松紧不匀而影响片剂的质量，因此很少单独使用，往往采用低浓度的淀粉浆或不同浓度的乙醇代替。

（2）乙醇　凡药物本身具有黏性，但遇水能引起变质或润湿后黏性过强以致制粒困难；或制成的颗粒干燥后变硬，片剂不易崩解或片面产生麻点等现象时，可选用适宜浓度的乙醇作润湿剂，如维生素 C 片等。乙醇的含量视药物的性质和温度而定，一般为 30% ~ 70% 或更高。药物的水溶性大、黏性强、气温高时,乙醇的浓度应稍高;反之则浓度可稍低。乙醇的浓度越高,润湿后产生的黏性越小,制得的颗粒比较松散,压成的片剂崩解较快。用乙醇作润湿剂时应迅速搅拌,立即制粒,以减少挥发。

2. 黏合剂

(1) 羟丙甲纤维素及其他纤维素衍生物 羟丙甲纤维素(hydroxypropyl methylcellulose,HPMC) 为白色或类白色纤维状或颗粒状粉末,无臭。对热、光、湿均有相当的稳定性,在无水乙醇、乙醚、丙酮中几乎不溶;在冷水中溶胀成澄清或微混浊的胶体溶液。加热和冷却可在溶液和凝胶两种状态中互相转化。HPMC 除已用作分散剂、增稠剂和薄膜衣等材料外,广泛用作片剂的黏合剂,压制的片剂外观、硬度好,崩解迅速,溶出度好,且在贮存期间也无变化;用法简便,适于多种不同片剂工艺;可用其干燥粉末、溶液或与淀粉浆合用。作为黏合剂常用含量为 2% ~ 5%,黏度为 5 ~ 50 Pa·s,用量一般为处方量的 1% ~ 4%。

除 HPMC 外,常用的纤维素衍生物如甲基纤维素(methyl cellulose,MC)、乙基纤维素(ethyl cellulose,EC)、羟丙基纤维素(hydroxypropyl cellulose,HPC)、羧甲基纤维素钠(sodium carboxy methyl cellulose,CMC-Na)等均可用作片剂的黏合剂。可用其水溶液,也可以用干燥的粉末加水润湿后制粒。

(2) 聚维酮 K30(povidone K30,PVP K30) 系 1- 乙烯基 -2- 吡咯烷酮均聚物,平均相对分子质量为 3.8×10^4。为白色至乳白色粉末;无臭或稍有特臭,无味。化学性质稳定,能溶于水和乙醇成为黏稠胶状液体,为良好的黏合剂,一般含量为 0.5% ~ 5%,用量为片剂总重的 3% ~ 5%。作为黏合剂,其水溶液、醇溶液或固体粉末都可应用。对于湿热敏感的药物,可用 PVP 的有机溶液(一般为乙醇溶液)制粒,既可避免水分的影响,又可在较低温度下干燥。3% ~ 15% 乙醇溶液常用于对水敏感的药物制粒,制成的颗粒可压性好。5%PVP 无水乙醇溶液可用于泡腾片中酸、碱混合粉末的制粒,可避免在水存在下发生化学反应。对疏水性药物,用 PVP 水溶液作为黏合剂,不但易于均匀湿润,还能使疏水性药物颗粒表面具有亲水性,有利于药物的崩解和溶出。PVP 干粉还可用作直接压片的干燥黏合剂。本品也为咀嚼片的优良黏合剂。此外,聚维酮 K25(PVP K25)也广泛用作片剂或颗粒剂的黏合剂。

(3) 淀粉浆 俗称淀粉糊,为常用的黏合剂或润湿剂之一。它是将淀粉混悬于冷水,加热使糊化,或用少量冷水混悬后,加沸水使糊化而制成。淀粉浆具有良好的黏合作用,适用于对湿热较稳定的药物,其浓度和用量应根据物料的性质作适当调节,一般常用含量为 5% ~ 30%,10% 者最为常用。

制粒时淀粉浆应控制浆温约 85℃ 加入较为适宜,温度太高不利于药物及淀粉等成分的稳定,太低则成块不易分散搅匀。在搅拌过程中逐渐冷却,黏性增大,使各组分黏合成软材,热不稳定的药物宜在 50℃ 以下加入。

(4) 糖浆 为蔗糖的水溶液,其黏性随浓度不同而改变,常用含量为 50% ~ 70%(m/m),适用于纤维性及质地疏松、弹性较强的植物性药物。对质地疏松和易失结晶水的化学药物也可应用。强酸或强碱性药物能引起蔗糖的转化而产生引湿性,不利于压片,故此类药物不宜采用。

(四) 崩解剂

崩解剂(disintegrating agent)是指能促进片剂在胃肠液中迅速崩解成小粒子的辅料。由于药物被较大压力压成片剂后,孔隙率很小,结合力很强,即使水中易溶的药物压成片剂后,其在水中崩解、溶解也需要一定时间。对于难溶性药物,虽然溶出常是其吸收的限速过程,但片剂的崩解一般是药物溶出的第一步。为使片剂能迅速崩解、溶出发挥药效,一般均需加入崩解剂。

1. 崩解剂的作用机制　　片剂的崩解机制因制片所用原辅料的性质不同而不同。用水溶性药物及辅料制成的片剂主要是溶解过程;含有可溶性成分的片剂,遇水可溶性成分溶解,形成很多溶蚀孔,同时水溶性固体桥被破坏,结合力瓦解,从而使片剂崩解。大多数片剂均需加入崩解剂促使其崩解。崩解剂的作用机制有如下几种:

(1) 毛细管作用　　这类崩解剂在片剂中能形成易于润湿的毛细管道,并在水性介质中呈现较低的界面张力。当片剂置于水中时,水能迅速地由毛细管进入片剂内部,使整个片剂润湿而崩解。属于此类崩解剂的有淀粉和纤维素衍生物等。

(2) 膨胀作用　　有些崩解剂除了毛细管作用外,自身还能遇水膨胀,瓦解片剂结合力促使片剂崩解。如羧甲基淀粉钠,在冷水中能膨胀,其颗粒的膨胀作用十分显著,致使片剂迅速崩解。这种膨胀作用还包括由润湿热所致片剂中残存空气的膨胀作用。

(3) 产气作用　　产生气体的崩解剂,主要用于那些需要迅速崩解或快速溶解的片剂,如泡腾片等。常用枸橼酸或酒石酸加碳酸钠或碳酸氢钠作为泡腾崩解剂,遇水产生二氧化碳气体,借助气体膨胀作用而使片剂崩解。

(4) 酶解作用　　有些酶对片剂中某些辅料有作用,当将它们配制在同一片剂中时,遇水即能使片剂迅速崩解,如以淀粉浆作黏合剂时,可将淀粉酶加入干颗粒中,由此压制的片剂遇水即能崩解。用酶作崩解剂的方法一般应用不多。

(5) 变形恢复　　指崩解剂粒子在压缩时发生形变,保存应力;当其遇湿后能够恢复到原来的形状,释放应力,从而造成片剂的瓦解。如片剂中使用交联聚维酮作为崩解剂,压制的交联聚维酮粒子在遇湿后可恢复至原来的形状,加速片剂的崩解。

2. 常用崩解剂

(1) 干淀粉　　是毛细管形成剂,为亲水性物质,可增加孔隙率而改善片剂的透水性,为最广泛应用的崩解剂。淀粉对不溶性或微溶性药物的崩解作用较可溶性药物显著,这是因为可溶性药物遇水溶解产生溶解压,使片剂外面的水不易通过此溶液层而进入片剂内部,阻碍了片剂内部淀粉吸水膨胀的缘故。有些药物,如水杨酸钠、对氨基水杨酸钠等遇水溶解,能使淀粉胶化而失去膨胀作用,故不宜采用。淀粉用前应在 100 ~ 105℃ 先行干燥,使含水量在 8% 以下,其用量一般为干颗粒的 5% ~ 20%。

(2) 羧甲基淀粉钠(sodium starch glycolate)　　为白色或类白色粉末,无臭,有引湿性。其特点是吸水性极强,吸水后可膨胀至原体积的 300 倍,是极好的崩解剂。既可用于粉末直接压片,又适用于湿法制粒压片,其用量一般为片剂质量的 1% ~ 6%,最常用量为 2%。

(3) 低取代羟丙基纤维素(low substituted hydroxypropyl cellulose,L-HPC)　　系低取代 2- 羟丙基醚纤维素,为白色或类白色粉末,无臭,无味。在水中溶胀成胶体溶液,在醇和醚中不溶。由于比表面积和孔隙率都很大,故具有较大的吸水速率和吸水量。吸水溶胀性较淀粉强,膨胀度随取代基百分比的增加而增加,取代百分比为 10% ~ 15% 时,其吸水膨胀度为 500% ~ 700%。用量一般为 2% ~ 5%。

(4) 交联羧甲基纤维素钠(croscarmellose sodium,CC-Na)　　为交联的、部分羧甲基化的纤维素钠盐。系白色或类白色粉末,有引湿性。由于交联键的存在,不溶于水,在水中能吸收数倍量的水膨胀而不溶化,具有较好的崩解作用和可压性。与羧甲淀粉钠合用崩解效果更好,但与淀粉合用崩解效果降低。对于用疏水性辅料压制的片剂,崩解作用更好,用量可为 0.5% ~ 5%。

(5)交联聚维酮(crospovidone,PVPP) 是 N- 乙烯 -2- 吡咯烷酮合成交联的不溶于水的均聚物。本品为白色或类白色粉末,几乎无臭,有引湿性。不溶于水,但在水中可以迅速溶胀,吸水膨胀体积可增加 150% ~ 200%,比表面积较大,吸水速率快,加上强烈的毛细管作用,水能迅速进入片剂中,促使其膨胀崩解。为性能优良的崩解剂,用量可为片剂的 2% ~ 5%。

(6)泡腾崩解剂 系一种遇水能产生二氧化碳气体达到崩解作用的酸、碱体系。最常用的酸、碱体系是由枸橼酸或酒石酸与碳酸氢钠或碳酸钠组成。泡腾崩解剂的作用很强,在生产和贮存过程中,要严格控制水分,一般在压片前临时加入,或将两种成分分别加于两部分颗粒中,临压片时混匀。

(7)表面活性剂 能增加片剂的润湿性,使水分易于渗入片剂,从而加速其崩解。一般疏水性或不溶性药物所制片剂或颗粒的孔隙不易为水所透入,加入适量表面活性剂则能较好地解决。常用的表面活性剂有聚山梨酯 80、泊洛沙姆、十二烷基硫酸钠等。但表面活性剂选择不当或用量不当时,也可能影响片剂的崩解。

(8)其他 研究和生产中使用的崩解剂还有多种,海藻酸盐,如海藻酸钠,具有较强的亲水性,是良好的崩解剂。黏土类如硅藻土、胶体硅酸镁铝,亲水作用较强,用于疏水性药片中崩解作用较好。另外,一些植物的粉末及天然的海绵粉末等,也有崩解作用。

不同崩解剂的特性见表 6–5。

表 6–5 不同崩解剂的特性对比

名称	作用机制	用量范围 /%	优点	缺点
干淀粉	毛细管作用 膨胀作用 变形恢复	5 ~ 20	价格低廉	用量大时可能影响颗粒流动性及可压性
CC–Na	毛细管作用 膨胀作用	0.5 ~ 5	应用范围广,与羧甲基淀粉钠合用时,崩解效果更好;与淀粉合用时,崩解作用降低	--
羧甲基淀粉钠	膨胀作用	1 ~ 6	价格较低	稀释后崩解作用无法还原
L–HPC	毛细管作用 膨胀作用	2 ~ 5	改善溶出,同时有黏合作用,易于压片	常与气压崩解剂合用
PVPP	毛细管作用 膨胀作用 变形恢复	2 ~ 5	分散性好,助溶出	吸湿性强

3. 崩解剂的加入方法

(1)内加法 将崩解剂与处方中其他成分混合均匀后制粒,崩解剂存在于颗粒内部,崩解虽较迟缓,但一经崩解便成细粒,有利于溶出。

(2) 外加法　崩解剂于整粒后加入,崩解剂存在于颗粒之外,水分透入后,崩解迅速,但因颗粒内无崩解剂,所以不易崩解成细粒,溶出稍差。

(3) 内、外加法　系将崩解剂分成两份,一份按内加法加入(一般为崩解剂的 50% ~ 75%),另一份按外加法加入(一般为崩解剂的 50% ~ 25%)。此法集中了前两种加入方法的优点,在相同用量时,崩解速率是外加法 > 内、外加法 > 内加法,但溶出速率是内、外加法 > 内加法 > 外加法。

(五) 润滑剂

压片时为了能顺利加料和出片,并减少黏冲及降低颗粒与颗粒、颗粒或药片与模孔壁之间的摩擦力,使片面光滑美观,在压片前一般需在颗粒(或结晶)中加入适宜的润滑剂(lubricant)。

润滑剂的作用机制较为复杂,一般认为主要有以下几方面的作用:①液体润滑作用。当在粗糙颗粒表面包裹一层液体润滑剂(如某些矿物油)的连续液层后,有可能降低颗粒与模孔壁之间的摩擦力,且颗粒自身的滑动性也有所增加。②边界润滑作用。固体润滑剂,特别是一些长链脂肪酸及其盐类的润滑剂,既能定向排列覆盖在颗粒表面形成薄层,填平粒子表面的微小凹陷,降低颗粒间的摩擦力,同时其极性端又能吸附于金属冲模表面,起到润滑、助流和抗黏附作用。③薄层绝缘作用。一些物料在压制过程中可能产生静电吸附,有绝缘作用的润滑剂形成薄膜可阻止静电荷的聚集,避免黏冲或流动性降低现象,从而具有助流和抗黏着作用。

润滑剂是一个广义的概念,按其作用不同,可分为以下三类,即:①主要用于增加颗粒流动性,改善颗粒的填充状态者,称为助流剂(glidant)。②主要用于减轻原辅料对冲模的黏附性者,称为抗黏着(附)剂(anti-adherent)。③主要用于降低颗粒间、颗粒或片剂与冲头及模孔壁间的摩擦力,可改善力的传递和分布者,称为润滑剂,即狭义概念的润滑剂。

润滑剂可以分为如下两类:

1. 水不溶性润滑剂

(1) 硬脂酸镁(magnesium stearate)　为白色疏松细粉,与皮肤接触有滑腻感,较少用量即能显示良好的润滑作用,且片面光滑美观,为广泛应用的润滑剂。因呈碱性反应,可降低某些维生素及多数有机碱盐的稳定性,故不宜使用。又因其为疏水性物质,用量过大片剂不易崩解或产生裂片,一般用量为 0.3% ~ 1%。

(2) 滑石粉(talcum powder)　其成分为含水硅酸镁($3MgO \cdot 4SiO_2 \cdot H_2O$),为白色结晶粉末,用后可减少压片物料黏附于冲头表面的倾向,且能增加颗粒的润滑性和流动性。本品不溶于水,但有亲水性,对片剂的崩解作用影响不大。与大多数药物合用不发生反应,且价廉易得。本品粒细而相对密度大,附着力较差,常用含量一般为 1% ~ 3%。国内经常将滑石粉与硬脂酸镁配合应用,兼具助流、抗黏作用。

(3) 氢化植物油(hydrogenated vegetable oil)　本品系由精制植物油经催化氢化制得,为白色或淡黄色的块状物或粉末。应用时,可将其溶于轻质液体石蜡喷于颗粒上,以利于均匀分布。

(4) 微粉硅胶(colloidal silicon dioxide)　本品系胶体二氧化硅,为轻质的白色粉末,无臭无味,不溶于水及酸,而溶于氢氟酸及热碱溶液中。化学性质很稳定,与绝大多数药物不发生反应。比表面积大,有良好的流动性,对药物有较大的吸附力。其亲水性较强,用量在 1% 以上时可加速片剂的崩解,有利于药物的吸收。常用作助流剂,用量一般为 0.15% ~ 3%。

2. 水溶性润滑剂

(1) 聚乙二醇(polyethylene glycol,PEG)　常用 PEG 4000 及 PEG 6000,制得片剂崩解溶出不

受影响。当可溶性片剂中不溶性残渣发生溶解困难时,为提高其水溶性往往也使用此类高分子聚合物。

(2) 十二烷基硫酸钠(sodium lauryl sulfate) 为水溶性表面活性剂,具有良好的润滑作用,也可用镁盐。本品能增强片剂的机械强度,并能促进片剂的崩解和药物的溶出作用。片剂中加入硬脂酸镁,往往使崩解延长,如加入适量十二烷基硫酸钠可加速崩解,但如果用量过多,则因过分降低介质表面张力,反而不利于崩解。

由于润滑剂或助流剂的作用效果与其比表面积有关,所以固体润滑剂的粒度应越细越好,润滑剂的用量在达到润滑作用的前提下,原则上用量越少越好,一般在 1% ~ 2%,必要时可增到 5%。

一般助流作用较好的辅料,其润滑作用往往较差,压片时往往既需在颗粒中加入润滑剂,又需加入助流剂,国内经常将滑石粉与硬脂酸镁配合应用,滑石粉能减轻硬脂酸镁疏水性的不良影响,但也能削弱硬脂酸镁的润滑作用。

(六) 其他辅料

1. 着色剂 片剂中常加入着色剂以改善外观和便于识别。着色剂以轻淡美观的颜色为最好,色深易出现色斑。使用的色素包括天然色素和合成染料,均应无毒、稳定,必须是药用级或食用级。可溶性色素虽能形成均衡的色泽,但在干燥过程中,某些染料有向颗粒表面迁移的倾向,致使片剂带有色斑,以使用不溶性色素较好。色淀(lake)又称铝色淀,是将色素吸附于某些惰性吸附剂上(常用氧化铝)制成的不溶性着色剂。可直接混合于片剂中。目前使用色淀的趋势有所增加。

2. 芳香剂和甜味剂 主要用于口含片及咀嚼片。常用的芳香剂有芳香油如薄荷脑等,可将其醇溶液喷入颗粒中或先与滑石粉等混匀后再加入。甜味剂一般不需另加,可在稀释剂选择时一并考虑,必要时可加入甜菊苷或阿司帕坦等。

(七) 预混辅料

常见的药用辅料多为单一化合物,性能和特点固定,所起到的作用也相对固定。随着制药技术的飞速进步,新设备和新的生产工艺出现,新法规对药物稳定性、安全性的要求等也在不断地提高,上述都对辅料的功能提出了更多、更高的要求。基于此,近年来多种预混辅料被开发应用于片剂的制备。

预混辅料是由特定配方组成的多种药用辅料混合物。目前已上市的预混辅料有片剂包衣、直接压片、缓控释制剂、矫味剂等多个品种。预混辅料具有以下特点:

1. 多种辅料的混合 预混辅料是由多种辅料经过一定的工艺混合在一起,成为一种具有特定功能且表观上均一的辅料。例如胃溶型薄膜包衣预混辅料,包含了成膜材料、增塑剂,和一定量的色素等,外观上是颜色一致的均匀粉末,而在使用时,也完全同单一辅料一样简单方便。

2. 多种功能的集合 预混辅料中每一种辅料都有其独自的功能,作为一个辅料整体在制剂中使用,集合多种功能发挥独特的作用。例如,低黏度 HPMC 可用作包衣材料,但单独使用存在附着力差,易出现裂缝等缺陷;PEG 常作为成膜材料的增塑剂,把 HPMC 与 PEG 按一定比例预先混合在一起使用,可成为一种简单易用且性能优良的预混包衣辅料。

3. 特定的配方组成 每一种预混辅料并不是几种单一辅料任意的混合,而是经过专业技术人员经大量的处方筛选,不断地调整辅料之间的比例,还需要通过严格的性能测试、稳定性考察,及其与各种活性药物的兼容性考察等,最终获得一个满足技术要求的完善配方。每一种预混辅料都由一个严格的配方组成,改变任何一种成分在其中的比例都会对预混辅料的性能产生影响。

4. 时间和成本的节约　直接使用预混辅料可减少相当一部分处方筛选工作。只需要了解某一种预混辅料的特点,并适当加以运用,就可达到原来使用多种辅料反复调配才能达到的效果,大大地缩短了研发周期,提高生产效率,降低生产成本。

预混辅料的种类大致可分为 3 种:多种药用辅料的物理混合、多种不同功能药用辅料的共加工复配、特定需求定制预混复配药用辅料。一些常用预混辅料见表 6-6。

表 6-6　常用预混辅料

商品名	成分	优势
Cellactose 80	75% 乳糖 +25% 纤维素	可压缩性好,可用于直接压片,价格低,所得片剂性能好
Ludipres	乳糖 +3.2%PVP 30+PVPCL	吸湿性低,流动性好,片剂硬度不依赖压片速度,可用于直接压片
RetaLac	50% 一水乳糖 +50% 羟丙甲纤维素	具有良好的流动性和可压性,可用于缓释产品的粉末直接压片
Avicel HFE-102	微晶纤维素 + 甘露糖	具有良好的流动性、可压性和崩解性,可用于粉末直接压片
Avicel DG	微晶纤维素 + 磷酸氢二钙	具有良好的流动性、初始压实性和再压实特性,用于干法制粒
Di-Pac(直接压片糖分)	97% 蔗糖 +3% 麦芽糖	可压性强、吸湿性差、片剂硬度好、流动性好、溶解性好、甜度适宜
DiPac	蔗糖 +3% 糊精	可用于粉末直接压片
Prosolv	MCC+ 二氧化硅	流动性好,片剂硬度好
ForMaxx	碳酸钙 + 山梨醇	颗粒粒径分布可控
StarLac	85%α- 乳糖一水化物 +15% 天然玉米淀粉	崩解性极好,适用于直接压片,压缩性和流动性好,片重差异低
Surelease	乙基纤维素 + 油酸 + 增塑剂 + 氨水	包衣用、工艺稳定、重现性好、可控释药特性、释药不随 pH 改变
Aquacoat	乙基纤维素 + 十二烷基硫酸钠 + 十六醇	增加包衣膜的亲水性和渗透性,从而加快释药
OPADRY	以羟丙甲纤维素、羟丙基纤维素、乙基纤维素等为主要成膜材料,辅以聚乙二醇、丙二醇等为增塑剂	配制简单,对包衣设备要求不高,可分为普通型、有机溶剂型、有机溶剂肠溶型

三、片剂的制备工艺

压制片的制备主要有湿法制粒压片、干法制粒压片、粉末直接压片和空白颗粒压片四种方法,图 6-8 为上述片剂制备方法的流程图。此外,近年来 3D 打印技术也用于片剂的制备,美国食品药物监督管理局(FDA)于 2015 年批准世界首例 3D 打印技术制备的左乙拉西坦片上市,此速溶片可在 5 s 内迅速崩解,临床用于治疗老人或儿童的癫痫发作。

如前所述,几乎所有药物制备片剂都需要加入多种不同的辅料,以制得合格、有效的片剂。

在片剂制备中,很重要的一点就是要求物料具有良好的可压性与流动性。粉末制成颗粒后可以获得压片所需的流动性,还可以增加物料的密度、均匀性、可压性。这样能使物料顺利地从压片机的饲料器中快速而均匀地流入和填满模孔便于压制成片。

(一)湿法制粒压片

湿法制粒压片是在原、辅料中加入黏合液后制粒压片的方法。由湿法制粒制成的颗粒经过表面润湿,表面性质较好,外形美观,耐磨性较强,压缩成型性好,因此,它是应用最广泛的一种制片方法,如图 6-8 所示,其涉及的步骤包括原、辅料的处理与混合,制软材,制湿颗粒,干燥,加润

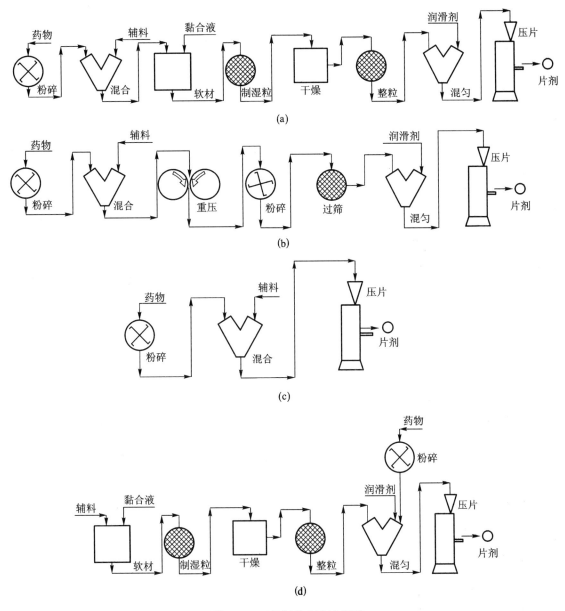

图 6-8 四种制片方法流程图
(a)湿法制粒压片 (b)干法制粒压片 (c)粉末直接压片 (d)空白颗粒压片

滑剂混匀,压片。

1. 原、辅料的处理与混合 制备片剂的所有原、辅料均应符合有关规定。片剂的疗效与药物的理化性质有关,如原料药的粒度、晶型、溶解度和溶出速率等,同时与辅料的性质有关,如粒度、黏度等,必要时应作检定,对辅料应选定型号与规格。

原、辅料一般均需经过粉碎、过筛或干燥处理,以利于混合均匀。一般细度以通过80~100目筛为宜。毒剧药、贵重药及有色原辅料宜更细一些,以易于混匀,保证含量准确,并可避免压片时产生裂片、黏冲、花斑现象。对于溶解度很小的药物,必要时可经微粉化处理减小粒径(如<5 μm),以提高溶出度。有时也可将药物与辅料共同研磨以提高粉碎效率。对于各组分用量差异大的处方,应采用递增稀释法或溶剂分散法,以保证混合均匀。对易受潮结块的原、辅料,必须经过干燥处理后再粉碎过筛。具体粉碎、过筛及混合操作有关内容可参见第五章。

2. 制粒 湿法制粒方法有挤压制粒、转动制粒、高速搅拌制粒、流化床制粒和喷雾制粒等,有关内容可参见第五章。

(1) 挤压制粒法

1) 制软材 详见第五章。

2) 制湿颗粒 将软材挤压通过适宜的筛网即成颗粒。小量生产时可用手将软材握成团块,用手掌压过筛网即得。由筛孔落下的颗粒如不呈粒状而呈长条状时,表明软材过湿,黏合剂或润湿剂过多;相反若软材通过筛孔后呈粉状,表明软材过干,应适当调整。

筛网常由尼龙丝、镀锌铁丝或不锈钢丝等制成。筛网的孔径可根据片剂直径来选择,表6-7中的数据可供参考。

表6-7 片剂的质量、筛目和冲头直径

片重/mg	筛目数		冲头直径/mm	片重/mg	筛目数		冲头直径/mm
	湿粒	干粒			湿粒	干粒	
50	20	18~20	5~5.5	200	16	14~18	8~8.5
100	18	16~20	6~6.5	300	14	12~18	9~10.5
150	18	16~20	7~8	500	12	12~14	12

通常软材只要通过一次筛网即可制成湿粒,但对有色的原料药及润湿剂或黏合剂用量不当而颗粒质量较差时可采用多次制粒,即先用较粗筛网通过1~2次,再用较细筛网通过1次,这样可使颗粒的质量提高,且黏合剂的用量可比单次制粒法约少15%。

3) 湿颗粒的干燥 湿颗粒制成后,应立即干燥,以免受压结块或变形。干燥温度由原料性质而定,一般50~60℃为宜。对湿热稳定的药物为缩短干燥时间,干燥温度可适当增高到80~100℃。含结晶水的药物干燥温度不宜高,时间不宜长,因为失去过多的结晶水可使颗粒松脆,影响压片及崩解。干燥时温度应逐渐升高,否则颗粒表面干燥后结成一层硬膜,影响内部水分的蒸发。

颗粒的干燥程度可通过测定含水量进行控制。颗粒一般应有适宜的含水量,含水量太多,易发生黏冲,太低则不利于压片,在生产中可用适宜的方法进行测定。最佳的含水量与药物及辅料性质有关,需经实验求得。干燥设备种类很多,生产中常用的有箱式干燥器(烘房、烘箱)、沸腾干燥器、微波干燥器或红外干燥器等加热干燥设备(详见第五章)。

(2) 转动制粒法 指在药物粉末中加入一定量的黏合剂,在转动、摇动、搅拌等作用下使粉末聚结成具有一定强度的球形粒子的方法(详见第五章)。

(3) 高速搅拌制粒法 是将药物粉末、辅料和黏合剂加入一个容器内,靠高速旋转的作用迅速完成混合并制成颗粒的方法。搅拌制粒的主要影响因素有:①黏合剂的种类、加入量、加入方式。②原、辅料粉末的粒度(粒度小有利于制粒)。③搅拌速率。④搅拌器的形状与角度、切割刀的位置等。改变搅拌桨的结构,调节黏合剂用量及操作时间,可制备致密、强度高的适用于胶囊剂的颗粒,也可制备松软的适合压片的颗粒,因此在制药工业中的应用非常广泛。但该设备的缺点是不能进行干燥,为了克服这个弱点,目前已研制出带有干燥功能的搅拌制粒机,即在搅拌制粒机的底部开孔,物料在完成制粒后,通热风进行干燥,可节省人力、物力,减少与物料的接触机会,适应于 GMP 管理规范的要求。

(4) 流化床制粒法 是将喷雾技术和流化技术综合运用的结果,将传统的混合、制粒、干燥在同一封闭容器内一次完成,实现一步法制粒。流化床制粒的影响因素较多,除黏合剂的种类、原料药与辅料粒度的影响外,操作条件的影响也较大。如进风压力和雾化空气压力均会影响物料的流化状态、粉粒的分散性,进风温度则影响物料表面的润湿与干燥,黏合剂的喷雾量影响粒径的大小(喷雾量增加粒径变大),喷雾速率影响粉体粒子间的结合速率及粒径的均匀性,喷嘴的高度影响喷雾均匀性与润湿程度等。

(5) 复合制粒法 复合制粒法是以流化床为母体,将搅拌制粒、转动制粒的制粒技能结合在一起的方法(详见第五章)。

(6) 喷雾制粒法 是将用于制粒的原料药、辅料与黏合剂混合,不断搅拌制成含水量为 70% ~ 80% 的均匀混悬液,再用泵将此混悬液通过高压喷嘴或甩盘输入到特殊的雾化器中,使在热气流中雾化形成细微的液滴,干燥后可得近似球形的细小颗粒。

此外,还有液相中晶析制粒法等(详见第五章)。

3. 压片前干颗粒的处理

(1) 过筛整粒 颗粒在干燥过程中,一部分湿粒彼此粘连结块,须过筛整粒,使成为适合压片的均匀颗粒。整粒可用摇摆式颗粒机进行,此时应选用质硬的金属筛网(如镀锌的铁丝网),由于颗粒干燥时体积缩小,故整粒时筛网的孔径一般比制粒时用的要小一级,选用时可根据干颗粒的性质灵活掌握,如干颗粒较疏松,宜用较粗的筛网,以免破坏颗粒和增加细粉;如干颗粒较粗硬,则可用较细的筛网。整粒常用的筛网一般为 12 ~ 20 目(表 6-7)。

(2) 挥发油或挥发性物质的加入 挥发油可加在润滑剂与颗粒混合后筛出的部分细粒中,或加入直接从干颗粒中筛出的部分细粉中,再与全部干颗粒混匀。若挥发性药物为固体(如薄荷脑)或量较少时,可用适量乙醇溶解,或与其他成分混合研磨共熔后喷入干颗粒中,混匀后,密闭数小时,使挥发性药物渗入颗粒,有时可制成包合物后加入干颗粒中。

(3) 润滑剂与崩解剂的加入 润滑剂常在整粒后用细筛筛入干颗粒中混匀。目前生产上大多数将润滑剂在使用前先干燥,通过 80 ~ 100 目筛后再加入颗粒中,充分混匀,使均匀分布在颗粒外层。混合时宜采用 V 形混合机,混合机内的装量一般不超过该机总容积的 3/4,以保证干颗粒混合均一的质量要求。

在进行压片操作时,常犯的错误是在同一混合步骤中加入崩解剂及润滑剂,这会导致崩解剂被润滑剂包裹,因为润滑剂通常会使崩解剂孔隙率减小,因而崩解效能变小,更好的方法为按顺序加入,先加入崩解剂,而不是同时加入崩解剂及润滑剂。

完成上述操作后抽样检查,测定主药含量,计算片重。

4. 压片

(1) 片重的计算

1) 根据颗粒中主药含量计算片重 由于药物在压片前经历了一系列的操作,其含量有所变化,应对颗粒中主药的实际含量进行测定,并按下式计算片重:

$$每片颗粒重 = \frac{每片所含主药的重量(标示量)}{测得颗粒中主药含量(\%)} \times 主药含量允许误差范围(\%)$$

$$+ 压片前每片加入的平均辅料的重量 \tag{6-1}$$

式(6-1)适用于投料时不考虑制粒过程中主药的损耗。

若片剂为复方制剂时,可按上式计算出每片各主药的重量合格范围,再在各主药合格范围内选择共同合格范围,然后计算其平均值,得理论片重。

2) 根据颗粒总重量计算片重 一些片剂(如中药片剂)生产中成分复杂,没有准确的含量测定方法,可按下式计算片重:

$$片重 = \frac{干颗粒重 + 压片前加入的辅料重}{预定的应压片数} \tag{6-2}$$

按照此公式计算片重,投料时应计入原料的损耗。计算结果再按式(6-3)和式(6-4)进行复核,如其含量在中限以内,不必调整片重,若含量高于或低于中限,则必须调整片重,以保证片剂含量符合规定。在生产中计算中限范围的公式如下:

$$中限低限 = 主药含量低限 + \frac{主药含量高限 - 主药含量低限}{4} \tag{6-3}$$

$$中限高限 = 主药含量高限 - \frac{主药含量高限 - 主药含量低限}{4} \tag{6-4}$$

(2) 压片机和压片过程 目前常用的压片机有撞击式单冲压片机和旋转式多冲压片机。其压片过程基本相同。在此基础上,根据不同的特殊要求尚有二步(三步)压制压片机、多层片压片机、异形片压片机和压制包衣机等。

1) 单冲压片机 主要构造如图6-9所示,一般为手动和电动兼用。片重调节器可调节下冲在模孔中下降的深度,借以变动模孔的容积而调节片重;出片调节器调节下冲上升的高度,使下冲表面恰与冲模的上缘相平,以使靴形饲粉器推片;连接在上冲杆上的压力调节器用以调节上冲下降的深度,如上冲下降深度大,则上、下冲头在冲模中的距离小,颗粒受压大,压出的片剂薄而硬。反之,则受压小,片剂厚而松。

单冲压片机的压片过程如图6-10所示:①上冲升起,饲粉器移动到模孔上;②下冲下降到适宜的深度(使容纳颗粒质量恰好等于片重),振动使饲粉器内的颗粒填满模孔;③饲粉器由模孔上部移开,使模孔中的颗粒与模孔的上缘相平;④上冲下降将颗粒压成片剂;⑤上冲升起,下冲随之上升到与模孔上缘相平时,饲粉器又移到模孔之上,将药片推开进入接收器中,同时下冲又下降,使模孔内又填满颗粒,如此反复进行。

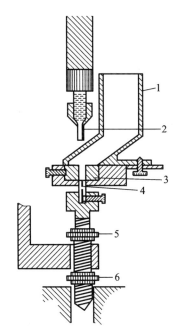

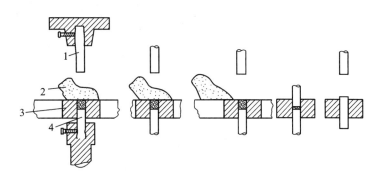

图 6-9　单冲压片机主要构造示意图

1. 加料斗　2. 上冲　3. 模圈　4. 下
冲　5. 出片调节器　6. 片重调节器

图 6-10　单冲压片机压片流程

1. 上冲　2. 颗粒　3. 模圈　4. 下冲

　　单冲压片机的产量一般约 100 片 /min,适用于新产品试制或小量生产。由于压片时是上
冲加压,所以压力分布不均匀,易出现裂片,且噪声较大。近年来研制的新型单冲压片机如
FlexiTab,采用分布式直驱技术,较好地克服了上述缺点,提高了压片可控性。同时,可以对其生
产过程实行全程监控,对各项生产数据进行调整与记录,从而实现 24 h 无人自动生产。此外,通
过提高压制吨位,单冲压片机不仅可用来压制普通片剂,也可用于一些需要较大的压力才能压制
成形的片剂,如安全气囊的产气药片、催化剂药片等。

　　2) 旋转式压片机　是目前生产中应用较广的多冲压片机,如国产 ZP-33 型压片机。主要由
动力部分、传动部分和工作部分组成。动力部分以电动机作为动力;传动部分的第一级是皮带轮,
第二级是由蜗轮蜗杆带动压片机的机台(也称中盘);工作部分包括:装冲头冲模的机台、压轮、片
重调节器、压力调节器、加料斗、饲粉器、吸尘器和保护装置。机台装于机座的中轴上,机台的上
层为上冲转盘,上冲插入此盘内可以升降;中间为固定冲模的模盘,构成一个有多个模孔的转盘;
下层是下冲转盘,下冲插于此盘内,沿下冲轨道可以升降;上冲转盘之上,有一个与之垂直的上压
轮,在机台下面对应的位置上有一个下压轮,机台旋转一次,对应于上、下压轮处,上、下冲头在模
孔内将颗粒压制成型。模盘上有一固定的饲粉器与之紧密相连,加料斗位于其上部,颗粒源源不
断地加到饲粉器中。模盘转动一圈,每副冲模便经过刮粉器一次,加一次料,压一次片。压力调
节器调节下压轮的位置,当下压轮升高时,上下压轮间的距离缩短,上下冲头的距离也缩短,压力
加大,反之压力降低。片重调节器装在下轨道上,能使下冲上升或下降,借以调节模孔内颗粒的
充填量,多余的颗粒由刮粉器刮去,以保证片重准确。

　　旋转式压片机的压片过程如图 6-11 所示。①充填:下冲在加料斗下面时,颗粒填入模孔中,

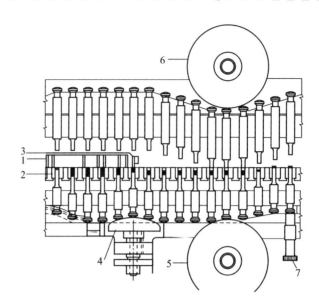

图 6-11 旋转式压片机压片过程（充填→压片→推片）示意图

1. 充填架 2. 模圈 3. 刮粉器 4. 片重调节器 5. 下压轮 6. 上压轮 7. 出片调节器

当下冲行至片重调节器上面时略有上升,刮粉器将多余的颗粒刮去;②压片:当下冲行至下压轮的上面,上冲行至上压轮的下面时,两冲间的距离最小,将颗粒压制成片;③推片:压片后,上、下冲分别沿轨道上升和下降,当下冲行至出片调节器的上方时,将片剂推出模孔并被刮粉器推开导入容器中,如此反复进行。

旋转式压片机有多种型号,按冲数分为 17 冲、19 冲、27 冲、33 冲、55 冲、75 冲等多种。按流程分为单流程及双流程等。单流程如国产 ZP-19 压片机仅有一套压轮,旋转一周每个模孔压制出 1 片。双流程压片机如国产 ZP-33 型压片机。每旋转一圈,可进行二次压制工序,即每一副冲模在中盘旋转一周时,可压制出 2 片。旋转压片机的加料方式合理,片重差异较小,压力分布均匀,能量利用合理,生产效率较高,目前国内使用较多的 ZP-33 型双流程压片机,每分钟可生产 900~1 600 片。

近年来,国内外制片机械发展较快,具有以下特点:①单机产量大,如 Manesty MK Ⅳ 双转盘75 冲压片机产量可达 10 000 片/min;②压片室全封闭防尘,或压片机全封闭或局部封闭防尘;③已有用计算机控制的全自动制药设备。系统可自动称量配方中各成分,然后混合、制粒、干燥、加润滑剂,制备出按预定大小分布的均匀颗粒。计算机还控制将颗粒填充入模圈,压出精确厚度、重量和硬度规格的片剂,还可进行薄膜包衣。此外,现已有能制造多层片的旋转式压片机,这种机器能生产一层、二层或三层的片剂。一些多层压片机(又称干压包衣机),可接受预先已压制好的片剂,并在其周围压上一层其他颗粒。

压片机的冲头通常是圆形的,具有不同片面凹形弧度,也有方形、椭圆形、三角形、环形和条形等。冲头的直径有多种规格,供不同片重的片剂压片时选用。冲头凹面上也可刻有片剂的名称、重量及等分、四等分线条等,便于识别和分剂量。

(3) 压片操作 在确认设备系统完好后,进行试压(试车),此时着重于压力、片重、硬度等的调节,待符合要求后,再正式压片。

压片过程中,采用 ZP-33 型双流程压片机时,由于机械振动和加料斗中物料量及其流动情况等的变化,常会使填入模孔中物料的量发生改变,致使片重差异变大,必须定时检查,及时调整片重。加料斗中应保持足够的颗粒量(一般为加料斗容积的 1/3 以上)。

(二)干法制粒压片

在药物对水、热不稳定及有吸湿性或采用直接压片法流动性差的情况下,多采用干法制粒压片。即将药物原粉与适量粉状填充剂、润滑剂或黏合剂等混合均匀后,用适宜的设备压成块状或大片状,然后再将其破碎成大小适宜的颗粒进行压片。干法制粒压片可分为滚压法和重压法。

1. 滚压法(roller compaction) 系将药物与辅料混匀后用特殊的重压设备将其压成硬度适宜的薄片,再碾碎、整粒、压片。如图 6-12 所示,两个滚筒上都有槽并作相对运动,物料用推进器由饲粉器中连续地送入两滚筒之间,滚筒间的距离可以调节。由于强力作用可产生较多的热,故最好有冷却装置。

用本法压块时,粉体中空气易排出,产量较高但压制的颗粒有时不够均匀。目前国内已有滚压、碾碎、整粒的整体设备可供选用。

2. 重压法(double compression) 系将药物与辅料混合物在较大压力的压片机上用较大的冲模压成大片(冲模直径一般为 20 ~ 50 mm,不计较其外形是否完整),然后碎解(可用摆式颗粒机)成适宜的颗粒压片。本法操作简单,但生产效率低,冲模等因压力较大致使机械的损耗率也较大。

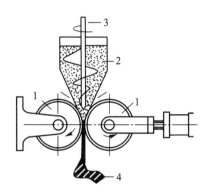

图 6-12 滚压制粒过程
1. 滚筒 2. 饲粉器 3. 推进器 4. 块状物(供碾碎、整粒用)

(三)粉末直接压片法

粉末直接压片法系指药物粉末与适宜的辅料混匀后,不经制粒而直接压片的方法。近十几年来,由于一些新型辅料的相继出现,进一步促进了粉末直接压片工艺的发展。

粉末直接压片法的工艺过程比较简单,有利于片剂生产的连续化和自动化。其优点是省去了制粒、干燥等工序;节能、省时,适于对湿热不稳定的药物;产品崩解或溶出较快。目前各国的直接压片品种不断上升,有些国家高达 60% 以上。但本法在生产上还存在一些问题,如绝大多数药物粉末或辅料并不具有良好的流动性和可压性,造成片重差异大、裂片等结果。这些缺陷一般可从以下两个方面考虑改进:

1. 改善压片用物料的性能 在大剂量片剂中,药物性状的影响比较突出,一般可通过适当手段如重结晶法、喷雾干燥法等,通过改变药物粒子大小及分布或改变形状等来改善其流动性和可压性,但实际应用尚有不少困难。对于一些小剂量片剂(指主药含量在 10 mg 以下或主药含量小于片重 5%),由于药物在整个片剂中所占的比例不大,若选用流动性和可压性良好的辅料,则可弥补药物性状的不足。直接压片的辅料应符合下列基本条件:①有良好的流动性和可压性;②对空气、湿、热稳定;③能与多种药物配伍,有较大的"容纳量",即能与较高百分比的药物配合而不影响压片性能,也不影响主药的生物利用度;④粒度与大多数药物相近等。目前应用的辅料主要有:微晶纤维素、喷雾干燥乳糖、甘露醇、山梨醇、磷酸氢钙二水物、蔗糖、葡萄糖和淀粉的一些加工产品等。近年来,具有良好流动性和可压性等优点的预混辅料,如 50% 一水乳糖和 50% 羟丙甲纤维素混合制备的预混辅料等,被广泛用于粉末直接压片。

2. 压片机械的改进　为适应粉末直接压片的需要,对压片机可从三方面加以改进:

(1) 改善饲粉装置　因粉末的流动性较颗粒差,为防止粉末在饲粉器内出现空洞或流动时快时慢,生产时可在饲粉器上加振荡器或其他适宜的强制饲粉装置,使粉末能均匀流入模孔,以减小片重差异。

(2) 增加预压装置　因粉末中存在的空气比较多,压片时易产生顶裂现象,可增加预压过程(即改为二次压制),第一次为初步压制(预压),第二次最终压成药片。由于受压时间延长,可以克服可压性不足的困难,并有利于排出粉末中的空气,减少裂片,同时还可增加片剂的硬度。

(3) 改进除尘设备　粉末直接压片时,产生的粉尘较多,有时有漏粉现象,可安装吸粉器加以回收。另外,还可安装自动密闭加料设备,以克服药粉加入料斗时的飞扬,改善生产环境,以符合 GMP 管理要求。

(四) 空白颗粒压片

空白颗粒压片是指将药物粉末和预先制好的辅料颗粒(空白颗粒)混合进行压片的方法。该法实际上是上述三种压片法的综合应用,适用于对湿热敏感不宜制粒、且压缩成型性差的药物。

(五) 3D 打印制片

3D 打印技术又称三维打印,为一种基于三维数字模型,根据离散、堆积成型的原理,采用“逐层打印,层层叠加”的形式将材料结合起来的工艺。该技术融合了计算机辅助设计、数控技术、新材料技术等当代高新技术,具有成形速度快、能够实现多种材料精确成形和局部微细控制、原料无浪费、生产更加精准、重复性好等特点。3D 打印技术制备的片剂具有速释效果,被越来越多地应用于心血管药物的制备。

3D 打印制片的技术包括粉末层喷头打印、熔融沉积成型打印、压力挤出成型打印等。粉末层喷头打印为一种非撞击、点阵式打印技术,由打印喷头、铺粉辊、步进电动机和操作台等构成,工作原理见图 6-13。铺粉辊将粉末平铺于操作台或上一层已固化的粉末层中,打印喷头程序控制喷出黏结剂与粉末进行黏结,操作台下移,并如此循环,直至制备出三维产品。熔融沉积成型打印技术是一种新颖的多功能制造技术,原理是将载药高分子材料熔化并由微细热熔喷嘴喷出,在计算机软件控制下按设计参数沉积在操作台或已固化材料上,逐渐形成有特定轮廓的 3D 药物。压力挤出成型打印的原理是原辅料粉末和黏合剂混合均匀后制成半固体(凝胶或糊剂),通过程序控制挤出于操作台上,最终获得 3D 打印药片。

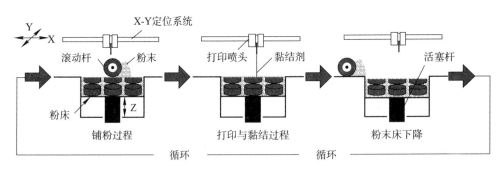

图 6-13　粉末层喷头打印的工作原理

四、片剂制备过程中可能出现的问题

片剂的成型是由于药物和辅料的颗粒(粉末)在压力作用下产生足够的内聚力及辅料的黏结作用而紧密结合的结果。为了改善药物的流动性,克服压片时成分的分离,常需将药物制成颗粒后压片,因此,颗粒(或结晶)的压制固结是片剂成型的主要过程。压片过程中经常出现的问题及其原因主要有以下几方面:

(一) 松片

松片是指虽然用较大压力,但片剂硬度小,松散易碎;有的药物初压成时有一定硬度,但放置不久即变松散。松片的原因:

1. 原药与辅料的压缩成型性不好 原药与辅料有较强的弹性时,如酵母粉在较大压力下虽可成型,但一经触动即发生松片。遇此情况,应在处方中增加具有较强塑性的辅料,如可压性淀粉、微晶纤维素、乳糖等,也可选用更优良的黏合剂如 HPMC 等。弹性也与原料药的晶态有关,如针状或片状结晶不易压片,必要时可粉碎。

2. 含水量的影响 压片的颗粒中一般应有适宜的含水量,过分干燥的颗粒往往不易压制成合格的片剂。原药与辅料在完全干燥状态时,弹性较大,含适量水,可增强其塑性;颗粒有适量的水,压缩时有降低颗粒间摩擦力的作用。另外含水有利于形成固体桥,从而提高片剂的压制固结,有利于增加其硬度。

3. 润滑剂的影响 硬脂酸镁为国内最常用的润滑剂,但本品对一些片剂的硬度有不良影响。例如,磺胺噻唑片中加入硬脂酸镁等润滑剂,对其硬度的不良影响极为显著。另据报道,硬脂酸镁对用可压性淀粉为辅料的片剂硬度影响大,但硬脂酸及硬脂醇的不良影响较小,其原因有待研究。

4. 压缩条件 压力大小与片剂的硬度密切相关,压缩时间也有重要影响。塑性变形的发展需要一定的时间,如压缩速度太快,塑性很强的物料的弹性变形趋势也将增大,使易于松片,压片机中加有预压装置对压片有利。压缩时间对片剂硬度等的影响仍是研究热点。

5. 其他 如原药、辅料的粒度,不同种类辅料的选用,原药、辅料的熔点等。

(二) 裂片

裂片又称顶裂,是指片剂由模孔中推出后,易因振动等而使面向上冲的一薄层裂开并脱落的现象;有时甚至由片剂腰部裂为两片。裂片的重要原因是颗粒的压缩行为不适宜,颗粒有较强弹性,压成的药片弹性复原率高,又因压力分布不均匀等引起。用单冲压片机压片时,片剂只有上表面压力较大;用旋转式压片机压片时,片剂的上、下表面的压力均较大;由于弹性复原率与压力大小有关,所以在片剂上表面或上、下表面的弹性复原率均高;通常物料产生塑性变形的趋势与受压时间有关,片剂的上表面受压时间最短并首先移出模孔而脱离模孔的约束,所以易于顶部裂开。可以通过调整处方,增加塑性强的辅料,改善颗粒的压缩成型性,如氨酚伪麻美芬片生产时易裂片,加入适量的微晶纤维素可以解决此问题。适当降低压力可以防止裂片,是因压力小,弹性复原率也小;增加压缩时间可增大塑性变形的趋势从而防止裂片;颗粒中含有适量水分,可增强颗粒的塑性并有润滑作用,因而改善压力分布,可防止裂片。另外,加入优质润滑剂和助流剂以改善压力分布也是克服裂片问题的有效手段。

裂片的其他原因有模孔变形、磨损,压片机的冲头受损及推片时下冲未抬到与模孔上缘相平的高度等。

(三) 黏冲

药片表面的物料会黏结在冲头表面,以致片剂的表面有缺损,不能继续压片。产生黏冲的原因:①冲头表面光洁度不够,表面已磨损或冲头表面刻有图案或其他标志易黏冲;②原、辅料的熔点低,易因压缩时产生热,发生熔融而黏冲;③颗粒中含水量多也易黏冲。应采取针对性措施,例如,冲头应抛光,以保持高光洁度;调节处方,必要时可增加辅料量;颗粒中的含水量应控制,应研究并确定每一处方的最佳含水量范围,并在生产中控制;使用优质的防止黏冲的辅料,如微粉硅胶。

(四) 崩解迟缓

片剂不能在药典规定的时限内完全崩解或溶解。其原因如:①崩解剂选择不当,用量不足或干燥不够。②黏合剂的黏性太强,用量太多;润滑剂的疏水性太强或用量过多。③压力过大和片剂硬度过大。④颗粒过硬过粗。选用黏合剂的浓度或用量不当,所制成的颗粒往往过硬过粗。如滚压法制的颗粒往往太硬。如遇此情况,可将粗粒粉碎成 20~40 目颗粒,并增加崩解剂的用量和适当减少压片的压力来解决。

(五) 片重差异过大

片重差异超过药典规定的限度,其原因可能是颗粒大小不均匀、下冲升降不灵活、加料斗装量时多时少等因素,应及时处理解决。

(六) 变色或色斑

片剂表面的颜色发生改变或出现色泽不一的斑点,导致外观不符合要求,其主要原因有颗粒过硬、混料不匀,接触金属离子,压片机污染油污等,需针对原因进行处理。

(七) 麻点

片剂表面产生许多小凹点,其原因可能是润滑剂和黏合剂用量不当、颗粒引湿受潮、颗粒大小不均匀、粗粉或细粉量多、冲头表面粗糙或刻字太深、有棱角及机器异常发热等,可针对原因处理解决。

(八) 叠片

两个药片叠压在一起的现象,其原因有出片调节器调节不当、上冲黏片及加料斗故障等,如不及时处理,因压力过大,易损坏机器,故应立即停机检修。

五、片剂的包衣

(一) 概述

片剂包衣是指在片剂(素片或称片芯)表面包上适宜衣料的工艺过程。根据衣层材料以及溶解特性不同,常分为糖衣片、薄膜衣片及肠溶片。另外还有膜控释片等,将在其他章节介绍。

包衣工艺始于我国的丸剂,欧洲在 19 世纪中叶研制出糖衣片,至今已有一百五十余年的历史。片剂包衣的目的概括如下:①改善片剂的外观。包衣层中可着色,最后抛光,可显著改善片剂的外观。②增强片剂中药物的稳定性。有的药物易吸湿,有的药物易氧化变质,有的药物对光敏感,选用适宜的隔湿、遮光等材料包衣后,可显著增强其稳定性。③掩盖片剂中药物的臭味。④控制药物的释放部位。有些药物在胃液中因酸性或胃酶等因素易被破坏,或对胃有刺激性,在制备片剂时可考虑包肠溶衣,使其在胃中不溶,而在肠中溶解。近年还用包衣法定位给药,如结肠给药。⑤可将两种有化学配伍禁忌的药物分别置于片芯和衣层等。

(二) 包衣材料

1. **糖包衣**(sugar coating) 是指用蔗糖为主要包衣材料的包衣,具有包衣材料价廉易得、无毒等优点,但存在辅料用量过多(包衣材料占片重的 30%~50%)、包衣时间长、防潮性能差等缺点,有逐步被薄膜包衣取代的趋势,目前较多用于化药传统片剂和中药片剂的包衣。其包衣过程(图 6-14)及材料介绍如下。

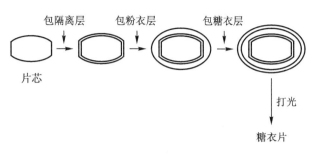

图 6-14 糖包衣过程

(1) **隔离层**(sealing coat) 是指在片芯外包的一层起隔离作用的衣层,其作用是防止包衣溶液中的水分透入片芯。隔离层材料常选用防水性能好的水不溶性材料,常用者有Ⅳ号丙烯酸树脂和玉米朊等。也可用 HPMC、HPC 等的有机溶剂溶液包隔离层。还可用明胶等水溶液包隔离层,但其防潮性能不强。

操作时,将片剂置包衣锅中滚动,加入适宜温度的隔离材料液使其均匀黏附于片面上,吹热风干燥。为防止药片相互粘连或黏附在包衣锅上,可加入适量的粉衣料(如滑石粉)到不粘连为止,40~50℃热风干燥,重复操作若干次,一般包 3~5 层,要求达到对水有隔绝作用,又不影响片剂的崩解度。

(2) **粉衣层**(sub-coat) 是将片芯边缘的棱角包圆的衣层,即将已包隔离层的片芯用适宜的润湿黏合剂均匀润湿后,加入适量撒粉,使其黏附在片剂表面,继续滚动并吹风干燥,重复以上操作若干次,直到片芯棱角消失。

常用的润湿黏合剂为明胶、阿拉伯胶或蔗糖的水溶液,也可用上述材料的混合水溶液。撒粉则常用滑石粉、蔗糖粉等,有时还用白陶土、糊精等。

(3) **糖衣层**(sugar coat) 片剂包被粉衣层后,表面比较粗糙、疏松,因此,应再包糖衣层,使其表面光滑、细腻。常用适宜的蔗糖水溶液,逐次减少用量,一般包 10~15 层。

(4) **有色糖衣层**(coloring coat) 即在已包完糖衣层、表面已平整光滑的片剂外,用含适宜色素的蔗糖溶液润湿黏附于表面,干燥形成有色糖衣层。应选用食用色素。因可溶性色素易在片面产生色斑,最好选用不溶性色素,如"色淀"、某些铁的化合物等。

(5) **光亮层**(polishing) 是指在糖衣外涂上极薄的蜡层,以增加其光泽,兼有防潮作用,一般用四川产的米心蜡,也可用其他蜡。

2. **薄膜包衣**(film coating) 是指在片芯之外包一层高分子聚合物,形成薄膜。与糖衣比较,薄膜衣有以下优点:①操作简便,节约材料、劳力等;②片重仅增加 2%~4%,节约包衣材料;③对崩解及药物溶出的不良影响较糖衣小;④压在片芯上的标志,例如片剂名称、剂量等在包薄膜衣后仍清晰可见。自 20 世纪 50 年代初发展以来,薄膜包衣技术已成为除口腔崩解片外所有片剂生产的常规工艺。薄膜包衣需用形成薄膜的材料、增塑剂、释放速率调节剂、增光剂、固体物料、色料和溶剂等。成膜材料又分为胃溶性、肠溶性、缓释性三类,其共同要求是应有良好的成膜性,有良好的机械强度,防潮性好而透气性小等。这里重点介绍胃溶性和肠溶性成膜材料。

(1) **胃溶性成膜材料** 指在胃液中可以溶解的材料,常用的有以下几种:

1) 纤维素衍生物　羟丙甲纤维素(HPMC)、羟丙基纤维素(HPC)、羧甲基纤维素钠(CMC-Na)等均可做成膜材料。目前应用最广泛的是羟丙甲纤维素,其优点是可溶于某些有机溶剂和水,易在胃液中溶解,对片剂崩解和药物溶出的不良影响小;成膜性较好,形成膜的强度适宜,不易脆裂等。近年来发展的胃溶型薄膜包衣预混剂是以 HPMC 为主的多种药用辅料组成的混合物,具有成膜后细腻光滑,颜色鲜艳稳定,拉伸强度高,黏度高,混悬液的均匀性、稳定性高,沉降速率低等优点。包衣操作简便,可用水或乙醇为溶剂,用量一般为片芯重的 2% ~ 3%。

2) 聚乙烯醇　本品性质稳定、无毒,能溶于水及多种溶剂。以 PVA 为成膜材料的包衣配方可以提高片剂表面标识的清晰度;其黏度低于 HPMC,可以提高包衣液的固含量至 20% ~ 25%,提高包衣效率,降低综合成本;包衣膜具有更低的水汽 / 氧气通透率,可以提供更好的防潮 / 隔氧性能。

3) 聚丙烯酸树脂　是一大类共聚物,常用甲基丙烯酸二甲氨基乙酯与甲基丙烯酸酯共聚物。胃溶性聚丙烯酸树脂国产品名为丙烯酸树脂Ⅳ号。本品可溶于乙醇、丙酮、异丙醇、氯仿等有机溶剂,在水中的溶解度与 pH 有关,溶解度随 pH 下降而升高,在胃液中可快速溶解,为良好的胃溶性包衣材料。本品的成膜性能较好,膜的强度较大;可包无色透明薄膜衣,也可加入二氧化钛、色料及必要的增塑剂后进行包衣。

4) 聚乙烯乙醛二乙胺乙酯(简称 AEA)　本品无味无臭,可溶于乙醇、甲醇、丙酮,不溶于水,但可溶于酸性水溶液中,化学性质稳定,防潮性能好。可在胃中快速溶解,对药物溶出的不良影响较小,包衣时一般用 5% ~ 7% 的乙醇溶解。

5) 其他　如聚乙二醇可溶于水及胃肠液,其性质与相对分子质量有关,一般在 4000 ~ 6000 者可成膜,包衣时用其 25% ~ 50% 的乙醇液,形成的衣膜对热敏感,温度高时易熔融,故常与其他薄膜衣料如 HPMC 等混合使用。

(2) 肠溶性成膜材料　指在胃液中不溶,但可在 pH 较高的水及肠液中溶解的成膜材料,用量一般为片芯重的 6% ~ 10%。

1) 纤维醋法酯(cellacefate,CAP)　为白色或灰白色的无定形纤维状或细条状或粉末,不溶于水和乙醇,可溶于丙酮或乙醇与丙酮的混合液。包衣后的片剂不溶于酸性溶液,能溶于 pH 5.8 ~ 6.0 的缓冲液,胰酶能促进其消化。本品是目前应用较广泛的肠溶性包衣材料,包衣时一般用 8% ~ 12% 的乙醇丙酮混合液,成膜性能好,操作方便。本品为酯类,应注意贮存,否则易水解,水解后产生游离酸及醋酸纤维素,在肠液中也不溶解。

2) 聚丙烯酸树脂　肠溶性的聚丙烯酸树脂是甲基丙烯酸与甲基丙烯酸甲酯的共聚物,因两者比例不同而分为Ⅱ号(Eudragit L100 型)和Ⅲ号(Eudragit S100 型)。在胃中均不溶解,但在 pH 6 ~ 7 以上缓冲液中可以溶解,调整两者用量比例,可获得不同溶解性能的材料。本品安全无毒,玻璃化转变温度高,形成的膜脆性较强,应添加适宜的增塑剂。

3) 羟丙甲纤维素邻苯二甲酸酯(Hydroxypropyl methylcellulose phthalate,HPMCP)　本品不溶于酸性溶液,但可溶于 pH 5 ~ 5.8 或以上的缓冲液中。成膜性能好,膜的抗张强度大;安全无毒。本品也为酯类化合物,但其稳定性较 CAP 好,可在小肠上端溶解。

4) 醋酸羟丙甲纤维素琥珀酸酯(Hydroxypropyl methylcellulose acetate succinate,HPMCAS)　为优良的肠溶性成膜材料,稳定性较 CAP 及 HPMCP 好。

(3) 缓释性成膜材料　指可控制药物缓慢释药的材料,常用的有以下几种:

1) 乙基纤维素　是纤维素的乙基醚,无毒、无刺激性,不溶于水,作为不溶性的包衣材料,具有防潮、避光、掩味、缓释剂改善流动性的作用。乙基纤维素成膜性较好,具有良好的抗张性和弹性,但缺乏柔性,常加入增塑剂或软化剂合并使用。

2) 山嵛酸甘油酯　由山嵛酸与甘油经酯化而得,主要为山嵛酸单甘油酯、山嵛酸二甘油酯和山嵛酸三甘油酯。为白色或类白色粉末或硬蜡块,在水或乙醇中几乎不溶,可作为片剂包衣材料,控制药物的释放。

3) 玉米朊　为不含赖氨酸或色氨酸的蛋白衍生物,为黄色或淡黄色薄片,无臭、无味,在水或无水乙醇中不溶,主要作为片剂的包衣材料(一般使用浓度为 15%),隔离层(一般使用浓度为 20%)等。

(4) 增塑剂　是指能增加成膜材料可塑性的物料。一些成膜材料在温度降低以后,物理性质发生变化,其大分子的流动性变小,使衣层硬而脆,缺乏必要的柔韧性,因而容易破碎,例如聚丙烯酸树脂类。加入增塑剂的目的是降低玻璃转变温度,增加衣层柔韧性。常用的增塑剂多为无定形聚合物,相对分子质量较大,并与成膜材料有较强亲和力。不溶于水的增塑剂有利于降低衣层的透水性,从而增加制剂的稳定性。

常用的水溶性增塑剂有甘油、聚乙二醇、甘油三醋酸酯,后者在丙烯酸树脂的包衣处方中经常应用;常用的水不溶性增塑剂有蓖麻油、乙酰单甘油酸酯类等。增塑剂的用量根据成膜材料的刚性而定,刚性大,增塑剂用量应多,反之则少。

(5) 释放速率调节剂　又称释放速率促进剂或致孔剂。在薄膜衣材料中加入蔗糖、氯化钠、表面活性剂、PEG 等水溶性物质时,一旦遇到水,水溶性物质迅速溶解,形成多孔膜作为扩散屏障。薄膜材料不同,调节剂的选择也不同,如吐温、司盘、HPMC 作为乙基纤维素薄膜衣的致孔剂;黄原胶可作为甲基丙烯酸酯薄膜衣的致孔剂。

(6) 固体物料、色料及避光剂　在包衣过程中有些聚合物的黏性过大时,适当加入固体粉末以防止颗粒或片剂的粘连。如聚丙烯酸酯中加入滑石粉、硬脂酸镁,乙基纤维素中加入胶态二氧化硅等。

这里所说的色料常用色淀,其应用主要是为了便于鉴别、防止假冒,并且满足产品美观的要求,也有遮光作用,但色淀的加入有时会降低薄膜的拉伸强度、减弱薄膜柔性。

避光剂是为了提高片芯内药物对光的稳定性,一般选散射率、折射率较大的无机染料,应用最多的是二氧化钛(钛白粉),避光的效果与其粒径有关,粒径小于可见光波长的效果较好。在包衣时,一般将避光剂悬浮于包衣液中应用。

(7) 溶剂　溶剂的作用是将成膜材料均匀分布到片剂的表面,溶剂挥发,在片剂上成膜。常用的溶剂有乙醇、异丙醇、甲醇、丙酮、氯仿等,必要时使用混合溶剂;对肠溶性材料可以考虑用纯化水为溶剂,并用氨水调 pH,使成膜材料溶解;水溶性成膜材料可用水为溶剂。

(8) 水分散体　一些成膜材料不溶于水,一般需用有机溶剂溶解。有机溶剂多有显著的药理作用,并多为易燃物,且回收麻烦,成本高。故力求用水作为成膜材料的分散介质,将成膜材料以极小粒子(<1 μm)分散于水中,制成水分散体,并添加其他材料如增塑剂、色料、遮光材料等,用于薄膜包衣。国内已有丙烯酸乙酯 – 甲基丙烯酸甲酯共聚物(Eudragit E30D)的水分散体;国外将多种水不溶性成膜材料制成水分散体应用,例如含乙基纤维素的水分散体,含 CAP 的水分散体等。

(三) 包衣方法及设备

1. 锅包衣法(pan coating)　应用时间久。包衣锅的基本结构见图 6-15,一般用不锈钢或紫铜衬锡等性质稳定、具有良好导热性能的材料制成。包衣锅有莲蓬形和荸荠形等;包衣锅的轴与水平的夹角为 30°~45°,以使片剂在包衣过程中既能随锅的转动方向滚动,又有沿轴向的运动,使混合作用更好。包衣锅的转动速度应适宜,以使片剂在锅中能随着锅的转动而上升到一定高度,随后作弧线运动而落下为度,使包衣材料能在片剂表面均匀地分布,片与片之间又有适宜的摩擦力。

近年多采用可无级调速的包衣锅,可随包衣需要灵活调节。包衣锅应有加热装置以加热片剂,使溶剂快速蒸发,可用电热丝等由包衣锅下部加热,另外应吹入干热空气。为了防止粉尘飞扬,应加除尘设备。近年来,开发了埋管包衣锅(图 6-16),系在普通包衣锅的底部装有通入包衣溶液、压缩空气和热空气的埋管。包衣时,该管插入包衣锅中翻动着的片床内,包

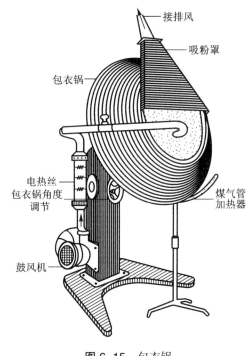

图 6-15　包衣锅

衣材料浆液由泵打出经气流式喷头连续雾化,直接喷洒在片剂上,干热空气也伴随雾化过程同时从埋管吹出,经集尘滤过器滤过后排出。此法既可包薄膜衣也可包糖衣,可用有机溶剂溶解衣料,也可用水性混悬浆液为衣料。由于雾化过程是连续进行,故包衣时间缩短,且可避免包衣时粉尘飞扬,适用于大生产。同时已设计制成全自动包衣锅机,用电脑程序控制包衣的全过程。此外,近年来发展的连续运行薄膜包衣机采用全密闭式结构(图 6-17),包衣锅的隔板可移动,以实现素片的运输;装有升降式喷雾装置,并配有定量泵。可根据包衣要求装入不同包衣液,喷雾装置根据操作人员的设置进行自动供气供液。

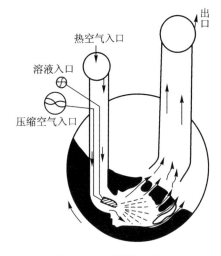

图 6-16　埋管包衣锅

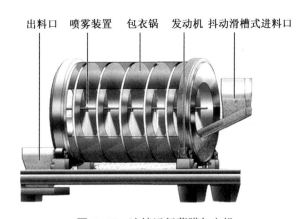

图 6-17　连续运行薄膜包衣机

用包衣锅包糖衣时,将适量的片剂置锅内,包衣锅始终按适宜速度转动,按包糖衣的顺序依次加入隔离层液、黏合剂液及撒粉、蔗糖溶液等,每次加入液体均应充分转动,必要时辅以搅拌,使均匀分散于全部片剂的表面,随后加热鼓风使干燥;如需撒粉则于黏合剂已均匀分布后撒入,包衣锅转动(辅以搅拌)使撒粉均匀黏附于片面,然后通风干燥。在包衣全过程中应注意:每次加入液体或撒粉均应使其分布均匀,充分干燥后才能进行下一次加料;液体黏度不宜太大,否则不易分布均匀。生产中包粉衣层等经常采用混浆法,即将撒粉混悬于黏合剂液体中,加入转动的片剂,这样可以减少粉尘和简化工序。

用包衣锅包薄膜衣时,应注意将成膜材料溶液均匀地分布在片面,可适当调节包衣锅的转速或加挡板等,防止片剂在锅中滑动。包衣锅应有良好的排气设备,以利于有机溶剂排出或回收。

2. 流化床包衣法(fluidized bed coating) 原理与流化喷雾制粒相似,即将片芯置于流化床中,通入气流,借急速上升的空气流使片剂悬浮于包衣室的空间上下翻动处于流化(沸腾)状态时,另将包衣材料的溶液或混悬液雾化输入流化床,使片芯的表面黏附一层包衣材料,继续通入热空气使干燥,同法包若干层,至达到规定要求。

3. 压制包衣法(compression coating) 也称干法包衣。常用的包衣机是将两台旋转式压片机用单传动轴配成套,如图 6-18。

压制包衣过程如图 6-19 所示。包衣时,先用压片机压成片芯后,由一台专门设计的传递机将片芯传递到另一台压片机的模孔中,在传递过程中需用吸气泵将片外的粉末除去,在片芯到达第二台压片机之前,模孔中已填入部分包衣物料作为底层,然后将片芯置于其上,再加入包衣物料填满模孔并第二次压制成包衣片。该设备还采用一种自动控制装置,可以检查出不含片芯的空白片并自动将其抛出,如果片芯在传递过程中被黏住不能置于模孔中时,装置也可将它抛出。另外,还附有一种分路装置,能将不符合要求的包衣片与大量合格的包衣片分开。

(四) 包衣中易出现的问题及其原因

1. 糖衣片

(1) 糖衣片的吸湿 糖衣片有时防潮性不好,在空气相对湿度高时易吸湿、发霉等。改善隔离层的防潮性能是关键,一般认为玉米朊等水不溶性材料包隔离衣效果较好,但需用量适宜,否

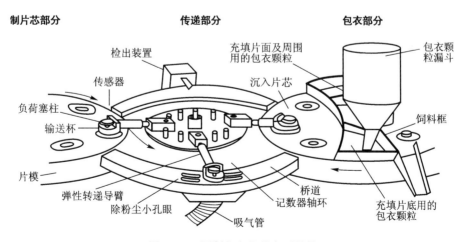

图 6-18 压制包衣机的主要结构

◎ 压制包衣片

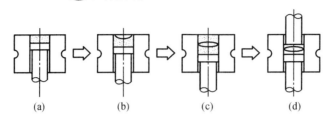

(a)　　　　　(b)　　　　　(c)　　　　　(d)

图 6-19　压制包衣过程示意图

(a) 充填粉末　(b) 加入片芯　(c) 充填粉末　(d) 压缩

则影响崩解。用丙烯酸树脂IV号在有色糖衣外包一层透明衣层可改善糖衣片的吸湿问题。

(2) 糖衣层龟裂　糖衣片因气温变化等出现糖衣层龟裂现象,可能是衣层太脆而缺乏韧性,必要时应调节配方,例如加入塑性较强的材料或适宜增塑剂。糖衣层龟裂多发生在北方严寒地区,可能因片芯和衣层的膨胀系数有较大差异,衣层脆性强,低温时衣层收缩所致。

(3) 有色包衣片出现色斑　色斑是指片剂表面的色泽不均匀,原因为片面色素分布不均匀,系可溶性色素的迁移而造成,选用不溶性色素即可防止;有时因配方不当,不溶性色素在包衣液中分散不均匀或有聚结现象;少数情况下,由于片剂的某一组分影响色素的稳定性,使变色等。

2. 薄膜衣片

(1) 起泡　薄膜衣下有气泡表明衣层与片芯表面黏合力不足,调整片芯或包衣液的配方,或调整干燥速率可以防止此现象的发生。

(2) 包衣片表面粗糙　多由于喷浆不当,包衣液在片剂表面分布不均匀等造成,调整喷浆方式和降低干燥速率,防止液滴尚未喷到片剂表面或刚到片剂表面尚未铺展开即已干燥。

(3) 衣层剥落　衣层以片状或块状剥落,此现象与片芯和包衣材料的理化性质有关,两者黏着力弱;也可能因包衣全过程由多次喷浆并多次干燥完成,层与层间结合力受某些因素的影响而降低所致。

3. 肠溶衣片

(1) 不能安全通过胃部　包衣材料选择时,衣层与药物结合强度低、衣层厚度不够或分布不均匀,应重新选择适宜的包衣材料。

(2) 排片(随粪便排出完整的片子)　包衣材料由于久贮变性,或衣层过厚,或选用的包衣材料不当,包衣片服用后不能在小肠 pH 环境下溶解或崩解。

六、片剂的质量控制与评价

片剂质量直接影响其药效和用药的安全性。因此,在片剂的生产过程中,除了对原料药、辅料的选用,处方工艺的制订,包装和贮存条件的确定等方面采取适宜的技术措施外,还必须按有关质量标准的规定,进行检查,合格后方可供临床使用。片剂的质量检查主要分以下几方面:

(一)外观、硬度与脆碎度

1. 外观　应片形一致,表面完整光洁,边缘整齐,色泽均匀,字迹清晰。

2. 硬度　片剂的硬度是指片剂抵抗外来硬物冲击或挤压的能力,常用 kg 或 N 表示。不仅与片剂在包装、运输过程中的稳定性有关,也与片剂的崩解、溶出密切相关。《中国药典》虽未作统一规定,但各生产单位都有各自的内控标准。对于硬度现已用仪器代替了以往的指压和坠落的经验测定法,如孟山都(Monsanto)硬度计,系采用弹簧推动压板对片剂加压,由片剂开始破碎时弹簧的长度变化反映压力的大小。现常用片剂四用测定仪测定片剂的崩解度、溶出度、硬度和脆碎度,其中测定硬度的装置和方法原理与孟山都硬度计相似。

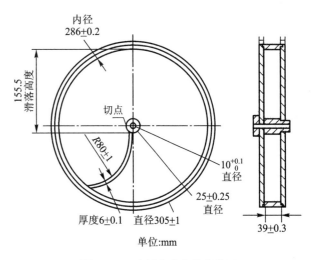

图 6-20 片剂脆碎度检查装置

3. 脆碎度 片剂因磨损和震动往往引起碎片、顶裂或破裂等,常用 Roche 脆碎度测定仪测定。《中国药典》2020 年版规定了片剂脆碎度检查法,其检查装置见图 6-20。

片剂脆碎度检查装置为内径 286 mm,深度 39 mm,内壁抛光,一边可打开的透明耐磨塑料圆筒,筒内有一自中心轴套向外壁延伸的弧形隔片[内径为(80 ± 1)mm,内弧表面与轴套外壁相切],使圆筒转动时,片剂产生滚动。圆筒固定于同轴的水平转轴上,转轴与电动机相连,转速为(25 ± 1)r/min。每转动一圈,片剂滚动或滑动至筒壁或其他片剂上。

检查时,片重为 0.65 g 或以下者取若干片,使其总重约为 6.5 g;片重大于 0.65 g 者取 10 片。用吹风机吹去脱落的粉末,精密称量,置圆筒中,转动 100 次。取出,同法除去粉末,精密称量,减失重量不得超过 1%,且不得检出断裂、龟裂及粉碎的片。本试验一般仅作 1 次。如减失重量超过 1%,应复检 2 次,3 次的平均减失重量不得超过 1%,并不得检出断裂、龟裂及粉碎的片。

(二)片重差异与含量均匀度

1. 片重差异 《中国药典》2020 年版规定片剂重量差异限度如表 6-8 所示。测定方法:取供试品 20 片,精密称定总重量,求得平均片重后,再分别精密称定每片的重量。每片重量与平均片重相比较(凡无含量测定的片剂,每片重量应与标示片重比较),按表中的规定,超出重量差异限度的不得多于 2 片,并不得有 1 片超出限度 1 倍。

表 6-8 片剂重量差异限度

平均片重	重量差异限度
< 0.30 g	± 7.5%
≥ 0.30 g	± 5%

糖衣片的片芯应检查重量差异并符合规定,包糖衣后不再检查重量差异。薄膜衣片应在包薄膜衣后检查重量差异并符合规定。

2. 含量均匀度 系指小剂量片剂中每片含量偏离标示量的程度。主药含量较小的片剂,因加入的辅料相对较多,药物与辅料不易混合均匀,而含量测定方法是测定若干片的平均含量,易掩盖小剂量片剂由于原、辅料混合不均匀而造成的含量差异。药典规定片剂每片标示量小于 25 mg 或主药含量小于片重 25% 者,应检查含量均匀度。

凡检查含量均匀度的片剂,一般不再检查重量差异;当全部主成分进行含量均匀度检查时,复方片剂一般亦不再检查重量差异。

检查时,除另有规定外,取供试片 10 片,照各药品项下规定的方法,分别测定每片以标示量为 100 的相对含量 X,求其均值 $\overline{X}$ 和标准差 S,以及标示量与均值之差的绝对值 $A(A = |100 - \overline{X}|)$。如

$A+2.2S \leqslant 15.0$，表示供试品的含量均匀度符合规定；如果 $A+2.2S > 15.0$，则不符合规定；若 $A+2.2S > 15.0$，且 $A+S \leqslant 15.0$，则应另取 20 片复试。根据初、复试结果，计算 30 片的均值 $\bar{X}$、标准差 S 和标示量与均值之差的绝对值 A。当 $A \leqslant 0.25$ L 时，若 $A^2+S^2 \leqslant 0.25$ L^2，则供试品的含量均匀度符合规定；若 $A^2+S^2 > 0.25$ L^2，则不符合规定。当 $A > 0.25L$ 时，若 $A+1.7S \leqslant 15$，则供试品的含量均匀度符合规定；若 $A+1.7S > 15$，则不符合规定。

(三) 崩解时限与溶出度

1. 崩解时限　除咀嚼片不需检查崩解时间外，一般内服片剂都应在规定的条件和时间内在规定介质中崩解，即片剂崩解成能通过直径 2 mm 筛孔的颗粒或粉末。《中国药典》2020 年版四部崩解时限检查法，规定了崩解仪的结构、试验方法和标准。

测定时，除另有规定外，取供试品 6 片，分别置于有吊篮的玻璃管中，启动崩解仪进行检查，一般压制片均应在 15 min 内全部崩解。如有 1 片崩解不完全，应另外取 6 片按上述方法复试，均应符合规定。

糖衣片按上述装置与方法检查，应在 1 h 内全部崩解。如有 1 片不能完全崩解，应另取 6 片复试，均应符合规定。

薄膜衣片按上述装置与方法检查，并可改在盐酸溶液 (9→1 000 mL) 中进行检查，应在 30 min 内全部崩解。如有 1 片不能完全崩解，应另取 6 片复试，均应符合规定。

肠溶衣片，按上述装置与方法，先在盐酸溶液 (9→1 000 mL) 中检查 2 h，每片均不得有裂缝、崩解或软化现象；然后将吊篮取出，用少量水洗涤后，每管加入挡板 1 块，再按上述方法在磷酸盐缓冲液 (pH 6.8) 中进行检查，1 h 内应全部崩解。如有 1 片不能完全崩解，应另取 6 片复试，均应符合规定。

对于含片、舌下片、泡腾片、可溶片等均另有规定。

此外，分散片需检查分散均匀性，《中国药典》2020 年版有如下规定：取供试品 6 片，置于 250 mL 烧杯中，加 15～25℃的水 100 mL，振摇 3 min，应全部崩解并通过 2 号筛。

2. 溶出度　是指活性药物从片剂 (或其他口服固体制剂) 在规定条件下溶出的速率和程度。凡规定检查溶出度、释放度的片剂，不再进行崩解时限检查。

片剂等固体制剂口服后一般都应崩解，药物从崩解形成的细粒中溶出后，才能被吸收而发挥疗效。对于难溶性药物来说，溶出通常是其吸收的限速过程。片剂的崩解时限与体内的吸收并不都存在直接联系，生物利用度的测定又不可能用作质量检查的常规方法。实验证明，很多药物的片剂体外溶出与吸收有相关性，因此溶出度测定法作为反映或模拟体内吸收情况的试验，对于片剂质量的评定有重要意义。在片剂中除规定有崩解时限外，对以下情况还要进行溶出度测定以控制或评定其质量：①含有在消化液中难溶的药物。②含有与其他成分容易发生相互作用的药物。③含有久贮后溶解度降低的药物。④剂量小、药效强、副作用大的药物片剂。

目前测定溶出度的方法有：篮法、桨法及小杯法等数种，现将《中国药典》2020 年版收载的第一法 (篮法)、第二法 (桨法) 和第三法 (小杯法) 简介如下。

(1) 第一法 (篮法)　图 6-21 为篮法测定片剂溶出度的示意图。转篮分篮体与篮轴两部分，均为不锈钢或其他惰性材料制成，篮体 (A) 由方孔筛网制成，呈圆柱形。篮轴 (B) 的末端连一圆盘，作为转篮的盖。

操作容器为 1 000 mL 的底部为半球形的杯状容器，溶出杯配有适宜的盖子，防止溶剂蒸发；

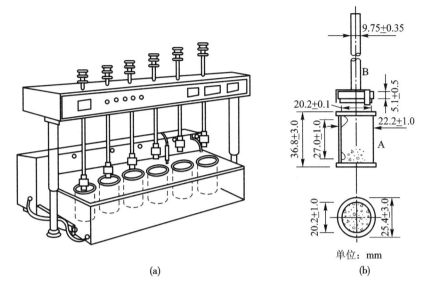

图 6-21 篮法测定片剂溶出度示意图
(a)溶出仪 (b)转篮

盖上有适当的孔,中心孔为篮轴的位置,其他孔供取样或测量温度用。外套水浴的温度应能使容器内溶剂的温度保持在(37 ± 0.5) ℃,电动机与篮轴相连,转速可任意调节在 50 ~ 200 r/min。

测定时,除另有规定外,量取经脱气处理的溶出介质 900 mL,置于各溶出杯内,加温,待溶出介质温度恒定在(37 ± 0.5) ℃后,取供试品 6 片,分别投入 6 个干燥的转篮内,将转篮降入溶出杯中,自供试品接触溶出介质起,立即计时。除另有规定外,到 45 min 时,在规定取样点吸取溶出液适量,立即经 0.8 μm 微孔膜滤过,取滤液,按照《中国药典》各品种项下规定的方法测定,算出每片溶出量。均应不低于规定限度 Q(限度 Q 为标示含量的70%)。如 6 片中有 1 ~ 2 片低于 Q,但不低于 Q-10%,且其平均溶出量不低于 Q,也可判为符合规定。如 6 片中有 1 ~ 2 片低于 Q,其中仅有 1 片低于 Q-10%,但不低于 Q-20%,且其平均溶出量不低于 Q 时,应另取 6 片复试。初、复试的 12 片中仅有 1 ~ 3 片低于 Q,其中仅有 1 片低于 Q-10%,但不低于 Q-20%,且其平均溶出量不低于 Q 时,应判为合格。

(2) 第二法(桨法) 除将转篮换成搅拌桨外,其他装置和要求与篮法相同。搅拌桨的形状如图 6-22 所示,旋转时搅拌桨摆动幅度 A、B 不得超过 ± 0.5 mm,具体操作及结果判断方法同转篮法。

(3) 第三法(小杯法) 搅拌桨形状如图 6-23 所示。操作容器为 250 mL 的圆底烧杯,转速可任意调节在 25 ~ 100 r/min。测定时,量取经脱气处理的溶剂 100 ~ 250 mL,置于各溶出杯内,以下操作及结果判断与第一法相同。

近年来,溶出曲线相似性比较在普通口服固体制剂仿制药质量一致性评价中广泛采用。由于固体制剂口服给药后,药物的吸

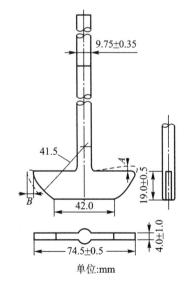

图 6-22 搅拌桨形状、尺寸示意图

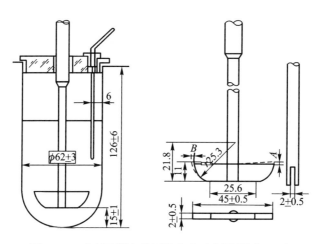

图 6-23　小杯法测定片剂溶出度示意图(单位:mm)

收取决于药物从制剂中的溶出或释放、药物在生理条件下的溶解以及在胃肠道的渗透等,因此,药物的体内溶出和溶解对吸收具有重要影响。采用比较仿制制剂与参比制剂体外多条溶出曲线相似性的方法,可用于评价仿制制剂的质量。溶出曲线的相似并不意味着两者一定具有生物等效,但该法可降低两者出现临床疗效差异的风险。

在普通口服固体制剂仿制药质量一致性评价中,溶出试验推荐使用桨法、篮法,一般桨法选择 50~75 r/min,篮法选择 50~100 r/min。推荐选择不少于 3 种 pH 的溶出介质进行溶出曲线考察,如选择 pH 1.2、4.5 和 6.8 的溶出介质。溶出曲线相似性的比较,通常采用非模型依赖法中的相似因子(f2)法。该法溶出曲线相似性的比较是将受试样品的平均溶出量与参比样品的平均溶出量进行比较,平均溶出量应为 12 片(粒)的均值。一般情况下,当两条溶出曲线相似因子(f2)数值不小于 50 时,可认为溶出曲线相似。此外,当受试样品和参比样品在 15 min 的平均溶出量均不低于 85% 时,可认为溶出曲线相似。

(四) 微生物限度检查

微生物限度检查系指非规定灭菌制剂及其原、辅料受到微生物污染程度的一种检查方法,包括染菌量及控制菌的检查。《中国药典》2020 年版规定片剂不得检出大肠埃希菌;细菌每克不得超过 1 000 CFU(细菌菌落总数);真菌和酵母菌每克不得超过 100 CFU。

(五) 包衣片的质量评价

1. 衣膜物理性质的评价

(1) 测定片剂直径、厚度、重量及硬度　在包衣前后进行对比,以检查包衣操作的均匀程度,比较偏差,一般用供试品变异系数表示。

(2) 残存溶剂检查　对非水溶剂包衣,须从安全方面进行有机溶剂残留量的检查;若以水为分散介质,也应检查包衣片中含水量,因为残留水分可影响药物稳定性和包衣片的质量。

(3) 冲击强度试验　可用测定片剂脆性强度或破坏强度的方法来测定包衣片上的衣膜对冲击的抵抗程度。

(4) 被覆强度的测定　系指薄膜耐受来自片剂内部压力的程度。测定时,可将片剂内部插入一个压入计,借压入计将压缩空气通入片内,以片剂破碎时的压力表示被覆强度。或将包衣片放入试管内加热,把此时气体发生的压力变化记录在示波器上,测定片剂破裂的时间,求出片剂中的水分和包衣强度的相对关系。

(5) 耐湿耐水试验 将包衣片置恒温、恒湿装置中,经过一定时间,以片剂增重为指标表示其耐湿性。

2. 稳定性试验 可将包衣片剂于室温长期保存或进行加热(40~60℃)、加湿(40%、80%RH)、冷热(−5~45℃)及光照试验等,观察片剂内部、外观变化,测定主药含量及崩解、溶出性质的改变,以作为评价包衣片的主药稳定性、预测包衣片质量及包衣操作优劣的依据。

3. 药效评价 由于包衣片比一般片剂增加了一层衣膜,而且包衣片的片芯较坚硬,崩解时限指标较一般口服片剂延长4倍。如果包衣不当会严重影响其吸收,甚至造成排片。因此,必须重视崩解时限和溶出度的测定,此外还应考虑生物利用度的问题,以确保包衣片的药效。

七、片剂的包装与贮存

(一) 片剂的包装

片剂的包装一般有多剂量和单剂量两种形式。

1. 多剂量包装 指几十、几百片合装在一个容器中。常用的容器有玻璃瓶(管)、塑料瓶(盒)及由软性薄膜、纸塑复合膜、金属箔复合膜等制成的药袋。

(1) 玻璃瓶(管) 玻璃瓶(管)为应用最多的包装容器,密封性好,不透水汽和空气,具有化学惰性,不易变质,价格低廉,有色玻璃有避光作用。缺点是重量较大、容易破碎。

(2) 塑料瓶(盒) 为广泛应用的包装容器,主要原料为聚乙烯、聚氯乙烯和聚苯乙烯等。其主要特点是质地轻,不易破碎,易制成各种形状。但对环境的隔离作用不如玻璃制品,在化学上也并非完全惰性,组分中的某些成分(如稳定剂、增塑剂等)有可能溶出进入药品,或与片剂中某些成分(如挥发性物质或油类)发生化学反应或对这些成分有吸附作用。另外,塑料容器可因高温、水汽及药物的作用等变形或硬化。

2. 单剂量包装 系将每一片剂分别包装,可以提高对产品的保护作用,使用方便,外形亦美观。①泡罩式是用底层材料(无毒铝箔)和热成型塑料薄板(无毒聚氯乙烯硬片)经热压形成的水泡状包装。泡罩透明,坚硬而美观。②窄条式是由两层膜片(铝塑复合膜、双纸塑料复合膜等)经黏合或加压形成的带状包装,较泡罩式简便,成本稍低。

(二) 片剂的贮存

片剂宜密封贮存,防止受潮、发霉、变质。除另有规定外,一般应将包装好的片剂放在阴凉(20℃以下)、通风、干燥处贮存。对光敏感的片剂,应避光;受潮后易分解变质的片剂,应在包装容器内放入干燥剂(如干燥硅胶等)。

有些片剂的硬度在贮存期间可能逐渐改变而影响片剂的崩解和溶出,这往往是由片剂中黏合剂等辅料固化所致。此类片剂久贮后,必须重新检查崩解时限、溶出度,合格后再使用。

某些含挥发性物质(如硝酸甘油等)的片剂,贮存期间挥发性成分可能在片剂间转移或被包装材料吸附而影响片剂含量的均一性,这类片剂应用前也应再作含量检查。

糖衣片受到光和空气作用易变色,在高温、高湿环境中易发生软化、熔化和粘连,所以在包装容器中,应尽量减少空气的残留量,贮存时一般应避光、密封、置干燥阴凉处。

八、片剂新产品的试制 🅔

第五节 滴丸剂和膜剂

一、滴丸剂

(一) 概述

滴丸系指原料药物与适宜的基质加热熔融混匀,滴入不相混溶、互不作用的冷凝介质中制成的球形或类球形制剂。滴丸主要供口服,亦可供外用和局部如眼、耳、鼻、直肠、阴道等使用。

滴制法制丸始于 1933 年丹麦药厂制备的维生素 AD 丸,国内始于 1968 年。近年,合成、半合成基质及固体分散技术的应用使滴丸剂有了迅速的发展,《中国药典》1977 年版率先收载滴丸剂型。

滴丸剂具有以下几个优点:①发挥药效迅速,对于难溶性药物来说,还可能通过提高其在肠胃的溶解度而提高生物利用度;②液体药物可制成固体滴丸,便于服用和运输;增加药物的稳定性,因药物与基质熔合后,与空气接触面积减小,不易氧化和挥发,基质为非水物,不易引起水解;③生产设备简单、操作容易,重量差异较小,成本低,无粉尘,有利于劳动保护;④根据需要可制成内服、外用、缓释、控释或局部治疗等多种类型的滴丸剂。

(二) 滴丸剂的基质和冷凝液

1. 基质和冷凝液的选择原则 滴丸中除主药以外的赋形剂均称为"基质"。基质与滴丸的形成、溶散时限、溶出度、稳定性、药物含量等有密切关系。基质应具有良好的化学惰性,与主药不发生化学反应,也不影响主药的药效和检测,对人体无害且熔点较低,在 60~100℃条件下能熔化成液体,遇冷又能立即凝成固体(在室温下仍保持固体状态)。

2. 常用基质 滴丸基质包括水溶性基质和非水溶性基质两大类。水溶性基质常用的有聚乙二醇类(如 PEG 4000、PEG 6000 等)、泊洛沙姆(poloxamer)、硬脂酸聚烃氧(40)酯(Polyoxyl 40 stearate,S-40)、尿素、甘油明胶等。脂溶性基质常用的有硬脂酸、十八醇、鲸蜡醇(十六醇)、单硬脂酸甘油酯、氢化植物油、虫蜡等。

在实际应用时也常采用水溶性与非水溶性基质的混合物作为滴丸的基质。混合基质的特点是可增加药物在基质中的溶解量。两种溶解性各异的基质,具有不同的极性和介电常数,可相互调节成与药物相近的极性和介电常数,从而增加药物的溶解量。混合基质还可用以调节溶出速率或溶散时限,如国内常用 PEG 6000 与适量硬脂酸配合调整熔点,可得到较好的滴丸。

3. 冷凝液 滴丸冷凝介质必须安全无害,且与原料药物不发生作用。冷凝液也分两类:一是水性冷凝液,常用的有水或不同浓度的乙醇等,适用于非水溶性基质的滴丸;二是油性冷凝液,常用的有液体石蜡、二甲硅油、植物油、汽油或它们的混合物等,适用于水溶性基质的滴丸。

(三) 滴丸剂的制备

1. 滴丸制造工艺 制备滴丸过程可以简单分为熔融基质和药物制备药液、滴制、冷却成形、洗丸和干燥等几个步骤。滴丸制备机械由滴管、保温设备、控制冷却液温度设备、冷却液容器等组成。实验用的滴丸制备装量如图 6-24。

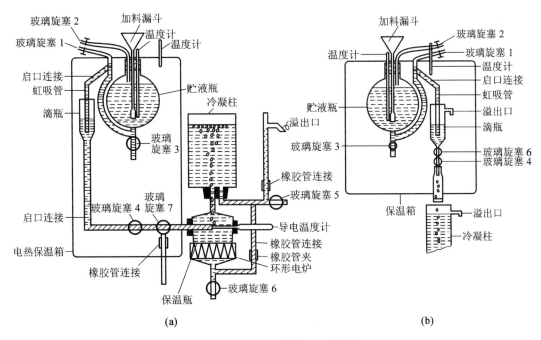

图 6-24 滴丸制备装置示意图
(a) 由下向上滴 (b) 由上向下滴

滴制时,将保温箱调至适宜温度,开启旋塞 1 和 2,将熔化的药物和基质加入加料漏斗 1 中,滤入贮液瓶中。然后关闭旋塞 1,通过旋塞 1 所在的通气管通气加压,使药液进入滴瓶内。到液面淹没虹吸管的出口为止。再通过旋塞 1 所在的通气管吸气,使管路中充满药液。调节滴出口旋塞,控制滴出速率,滴入冷凝柱内的冷却液中。最后收集得丸。

目前国内滴丸机有:单品种滴丸机、多品种滴丸机、定量泵滴丸机、向上滴丸机和全自动脉冲滴丸机等多种。冷凝方式有静态冷凝与流动冷凝两种。熔化方式可在滴丸机中或熔料锅中进行,这些都可根据生产的实际情况选择。国内尚有处于研制开发阶段的异型滴丸机,可生产圆柱形丸。这种生产工艺,不采用冷凝剂,可弥补常规滴丸生产工艺的某些不足,具有工艺条件易于选择控制,降低能耗,提高成品率,降低成本等优点,适用于复方中药滴丸。

由下向上滴制的方法只适用于药液密度小于冷凝液的品种,如芳香油滴丸。由于该油的相对密度小,含量又高,致液滴的相对密度小于冷凝液而不下沉,需将滴出口浸入在冷凝液底部向上滴出,这类滴丸的丸重可以比一般滴丸大。

2. 影响滴丸剂制备的因素

(1) 成形 滴丸是否能够成形,主要取决于药液的内聚力(W_c)和药液与冷却液间的黏附力(W_A)的大小。内聚力是将药液分离为两部分所需要的力,即 $W_c = 2\sigma A$。药液与冷却液间的黏附力为分离这两种液体所需要的力,即

$$W_A = \sigma A + \sigma B - \sigma AB$$

式中,σA 为药液的表面张力,σB 为冷却液的表面张力。σAB 为所冷凝药液与冷却液间界面张力。

形成滴丸的成形力为:

$$成形力 = W_c - W_A = \sigma A + \sigma AB - \sigma B$$

当成形力大于零时,滴丸才能成形、成形力小于零时,药液在冷却液中铺展,不能成形。选择 σB 小的冷凝液则成形力大,如二甲硅油的表面张力比液体石蜡表面张力小,成形性就好。也可在冷凝液中加入适量的表面活性剂,如聚山梨酯类或脂肪酸山梨坦醇类,以降低 σB,改善成形。

(2) 圆整度 影响圆整度的因素很多,液滴在冷凝液中的移动速率越快,就越容易碰成扁形,调节液滴移动速率可以控制球形的扁度。液滴与冷凝液的相对密度和冷凝液的黏度都能影响圆整度,如用高沸点的石油醚可以降低液体石蜡的黏度和相对密度;用苯二甲酸乙酯(相对密度为 1.124)可增加植物油的相对密度;也可通过提高冷凝柱上部的温度以降低黏度,而且冷凝柱上部温度低,会使液滴中带入的一些气泡在溢出时产生空洞或在溢出气泡时所带药液尚未缩回而形成尾巴。

(3) 丸重 片剂、胶囊、散剂和注射剂等都采用容量法进行分剂量的,但滴丸不同,滴丸是通过控制药液液滴大小来分剂量的。滴丸的丸重可以由下面的公式来估计:

$$理论丸重 = 2\pi r\sigma$$

式中,r 为滴管口的半径;σ 为药液的表面张力(由上向下滴)或药液对冷却液的界面张力(由下向上滴)。滴丸的实际丸重与理论丸重有一定的差距,采用由上向下的滴制法时,从滴出口滴下的部分只是滴出口处药液总量的 60% 左右,因此,采用这种方法滴制的滴丸的丸重只是理论丸重的 60%。采用由下向上滴制法时,实际丸重要比理论丸重大。

(4) 溶散时限 有些滴丸在贮存过程中会出现溶出速率变慢的情况,其原因是在熔融状态时药物在基质中形成过饱和溶液,在放置过程中药物由原来的分子或无定形状态逐渐析出结晶而使溶出变慢,一般可以采用降低药物浓度的方法来解决。有文献报道,灰黄霉素固体分散体在浓度不超过 5% 时,贮存期间不会转变成溶出速率慢的结晶形。

(四) 滴丸剂的质量控制

1. 外观 应圆整,大小、色泽应均匀,无粘连现象。表面应无冷凝介质黏附。

2. 重量差异 除另有规定外,按照重量差异检查法(《中国药典》2020 年版通则 0108)检查,因符合规定:平均丸重 ≤0.03 g 时,重量差异限度 ±15%;平均丸重介于 0.03～0.1 g 时,重量差异限度 ±12%;平均丸重介于 0.1～0.3 g 时,重量差异限度 ±10%;平均丸重 >0.3 g 时,重量差异限度 ±7.5%。

3. 溶解时限 除另有规定外,按照《中国药典》2020 年版丸剂通则 0108 项下检查,均应符合规定。滴丸剂不加挡板检查,应在 30 min 内全部溶散,包衣滴丸应在 1 h 内全部溶散。

(五) 举例

例 1 布洛芬滴丸

【处方】 布洛芬　　　　　　　40.0 g
　　　　 羧甲基淀粉钠　　　　 10.0 g

【制备】 将适量布洛芬在水浴上加热熔融,加入羧甲基淀粉钠加热搅匀后,用 2 mm 滴头滴入已预冷却的介质(甲基硅油)中冷凝,待收缩成丸后,收集,吸去表面黏附的冷却介质,放入干燥器干燥,即得滴丸。

【注解】 布洛芬是一种高效非甾体抗炎药,但该药溶解度小,口服片剂常存在起效慢、生物利用度低等问题。而难溶性药物制成的滴丸具有溶出快、生物利用度高、疗效好、用药量小和副作用低等优点。

例2 复方丹参滴丸

【处方】　丹参　　　　　　　450 g　　　　　三七　　　　　　120 g

　　　　　冰片　　　　　　　4 g　　　　　　PEG 6000　　　4 050 g

　　　　　95% 乙醇　　　　　适量

【制备】　①制备丹参浸膏：向丹参中加入 9 倍丹参量的 95% 的乙醇，加热回流 1.5 h，过滤，药渣再加 9 倍丹参量的 95% 的乙醇，加热回流 1.5 h，过滤，合并两次滤液并在 60℃ 的温度条件下浓缩至相对密度为 1.18，并同时回收乙醇，得到一次浓缩液备用。然后再将药渣加 9 倍丹参量的水煎煮 2.5 h，煎煮液过滤，然后将煎煮的滤液在 60℃ 的温度条件下浓缩至相对密度为 1.18，得到二次浓缩液。合并两次浓缩液，并继续浓缩至相对密度为 1.34，得到丹参浸膏。②原料混合制药：将三七、冰片研磨粉细，并过 80 目筛，首先将三七、冰片在槽形混合机中干混 18 min，然后向其中加入丹参浸膏和 95% 的乙醇，湿混 18 min 后，得到混合软材。③制备滴丸：在 60℃ 水浴保温的条件下，将步骤②所述的混合软材加入 PEG 6000 的熔融液中，搅拌混合均匀，直至乙醇完全挥发，然后继续静置保温 35 min，待气泡除尽。然后将复方丹参 –PEG 6000 混匀熔融液转入滴丸机的贮液筒内，在保温 82℃ 的条件下，控制滴速，一滴滴地滴入温度为 –2℃ 的二甲基硅油冷凝液中，待冷凝完全，倾去冷凝液，收集滴丸，沥净和用滤纸除去滴丸上的冷凝液，然后干燥得到复方丹参滴丸。

【注解】　制备的复方丹参滴丸属于固态分子分散体系，药物有效成分呈分子状态直接分散于基质中，进入体内可迅速释放，有利于充分吸收而发挥疗效，克服了传统中药起效慢、药效低的不足，具有速效、高效的特点，且除口服外还可舌下含服，药物通过舌下丰富的毛细血管直接吸收入血，迅速起效；同时避免了肝的首过效应，提高了药物的利用率。

二、膜剂

(一) 概述

膜剂 (film) 系指原料药物与适宜的成膜材料经加工制成的膜状制剂。膜剂可供口服、口含、舌下给药，也可用于眼结膜囊内或阴道内，外用可作皮肤和黏膜创伤、烧伤或炎症表面的覆盖。膜剂的形状、大小和厚度等视用药部位的特点和含药量而定。一般膜剂的厚度为 0.1～0.2 μm，面积为 1 cm² 的可供口服，0.5 cm² 的供眼用。膜剂仅适用于剂量很小的药物，目前临床有 30 余种膜剂在使用，如用于口腔溃疡的复方甲硝唑膜，复方氯己定地塞米松膜，阴道内给药的聚维酮碘膜剂等。

膜剂的生产工艺简单，成膜材料用量较小，药物吸收快，体积小，重量轻，应用、携带及运输方便。根据需要还可以制备不同释药速率的膜剂，有速释膜剂和缓释、恒释膜剂之分。缺点是载药量小，只适合于小剂量的药物，膜剂的重量差异不易控制，收率不高。

(二) 成膜材料

理想的成膜材料应具有生理惰性，无毒、无刺激、成膜、脱膜性能好等特点，还应不降低主药药效，不干扰含量测定，无不适臭味。用于皮肤、黏膜、创伤、溃疡或炎症部位，不妨碍组织愈合。用于口服、腔道、眼用膜剂的成膜材料应具有良好的水溶性，能逐渐降解、吸收或排泄，外用膜剂应能迅速、完全释放药物。

天然的成膜材料包括虫胶、阿拉伯胶、琼脂等，此类成膜材料多数可降解或溶解，但成膜性能较差，故常与其他成膜材料合用。人工合成的成膜材料有聚乙烯醇、乙烯 – 醋酸乙烯共聚物、聚乙烯醇缩醛、甲基丙烯酸酯 – 甲基丙烯酸共聚物、羟丙基纤维素、羟丙甲纤维素、聚维酮等。其中聚乙烯醇和乙烯－醋酸乙烯共聚物是最常用的。

1. 聚乙烯醇(polyvinylalcohol, PVA) 是由聚醋酸乙烯酯经醇解而成的结晶性高分子材料。为白色或黄白色粉末状颗粒。其聚合度和醇解度不同则有不同的规格和性质。国内采用的 PVA 有 05-88 和 17-88 等规格,平均聚合度分别为 500 ~ 600 和 1700 ~ 1800,分别以"05"和"17"表示。两者醇解度均为 88% ± 2%,以"88"表示。均能溶于水,PVA05-88 聚合度小,水溶性大,柔韧性差;PVA17-88 聚合度大,水溶性小,柔韧性好。两者以适当比例(如 1:3)混合使用则能制得很好的膜剂。经验证明,成膜材料中在成膜性能、膜的抗拉强度、柔韧性、吸湿性和水溶性等方面,均以 PVA 为最好,是目前国内最常用的成膜材料。PVA 对眼黏膜和皮肤无毒、无刺激,是一种安全的外用辅料。口服后在消化道中很少吸收,80% 的 PVA 在 48 h 内随大便排出。PVA 在体内不分解亦无生理活性。

2. 乙烯－醋酸乙烯共聚物(EVA) 是乙烯和醋酸乙烯在过氧化物或偶氮异丁腈引发下共聚而成的水不溶性高分子聚合物,为透明、无色粉末或颗粒。EVA 的性能与其相对分子质量及醋酸乙烯含量有很大关系。随相对分子质量增加,共聚物的玻璃化温度和机械强度均增加。在相对分子质量相同时,则醋酸乙烯比例越大,材料溶解性、柔韧性和透明度越大;相反材料的醋酸乙烯量下降,则其性质向聚乙烯转化。EVA 无毒,无臭,无刺激性,对人体组织有良好的相容性,不溶于水,能溶于二氯甲烷、氯仿等有机溶剂。本品成膜性能良好,膜柔软,强度大,常用于制备眼、阴道、子宫等控释膜剂。

(三) 附加剂

膜剂的附加剂主要有:①着色剂(如色素、二氧化钛)。②增塑剂(如甘油、山梨醇、丙二醇)。③填充剂(淀粉、糊精、碳酸钙、二氧化硅)。④表面活性剂(聚山梨酯-80、十二烷基硫酸钠、卵磷脂)⑤脱膜剂(如液体石蜡、甘油、硬脂酸)等附加剂。

(四) 膜剂的制备工艺

1. 膜剂的一般组成 主药 0 ~ 70%(m/m),成膜材料(PVA 等)30% ~ 100%。

2. 制备方法

(1) 匀浆制膜法 本法常用于以 PVA 为载体的膜剂,其工艺过程为:将成膜材料溶解于水,过滤,将主药加入,充分搅拌溶解。不溶于水的主药可以预先制成微晶或粉碎成细粉,用搅拌或研磨等方法均匀分散于浆液中,脱去气泡。小量制备时倾于平板玻璃上涂成宽厚一致的涂层,大量生产可用涂膜机(图 6-25)涂膜。烘干后根据主药含量计算单剂量膜的面积,剪切成单剂量的小格。

(2) 热塑制膜法 将药物细粉和成膜材料,如 EVA 颗粒相混合,用橡皮滚筒混炼,热压成膜,或将热熔的成膜材料,如聚乳酸、聚乙醇酸等在热熔状态下加入药物细粉,使溶入或均匀混合,在冷却过程中成膜。

(3) 复合制膜法 以热塑性成膜材料(如 EVA)为外膜,制成具有凹穴的底外膜带和上外膜带,另用水溶性成膜材料(如 PVA 或海藻酸钠)用匀浆制膜法制成含药的内膜带,剪切后置于底外膜带的凹穴中。也可用易

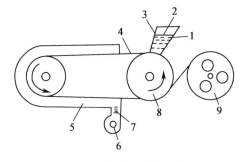

图 6-25 涂膜机涂膜示意图
1. 含药浆液 2. 流液嘴 3. 控制板 4. 不锈钢循环带 5. 干燥箱 6. 鼓风机 7. 电热丝 8. 转鼓 9. 卷膜盘

挥发性溶剂制成含药匀浆,以间隙定量注入的方法注入底外膜带的凹穴中。经干燥后,盖上外膜带,热封即成。这种方法一般用机械设备制作。此法一般用于缓释膜的制备,如眼用毛果芸香碱膜剂(缓释一周)即用此法制成。复合膜的简便制备方法是先将PVA制成空白覆盖膜后,将覆盖膜与药膜用50%乙醇粘贴,加压(60±2)℃烘干即可。

(五) 质量控制

膜剂可供口服或黏膜外用,在质量要求上,除要求主药含量合格外,应符合下列质量要求:①成膜材料及其辅料应无毒、无刺激性、性质稳定、与药物不起作用。常用的成膜材料有聚乙烯醇、丙烯酸树脂类、纤维素类及其他天然高分子材料。②药物如为水溶性,应与成膜材料制成具有一定黏度的溶液;如为不溶性药物,应粉碎成极细粉,并与成膜材料等混合均匀。③膜剂外观应完整光洁,厚度一致,色泽均匀,无明显气泡。多剂量的膜剂,分格压痕应均匀清晰,并能按压痕撕开。④膜剂所用的包装材料应无毒性,易于防止污染,方便使用,并不能与药物或成膜材料发生理化作用。⑤除另有规定外,膜剂应密封贮存,防止受潮、发霉、变质。⑥除另有规定外,按照《中国药典》2020年版通则0125膜剂项下非无菌产品微生物限度检查,应符合规定。

此外,膜剂的重量差异应符合要求,按《中国药典》2020年版通则项下规定进行检查:除另有规定外,取膜片20片,精密称定总重量,求得平均重量,再分别精密称定各片的重量。每片重量与平均重量相比较,超出重量差异限度(表6-9)的膜片不得多于2片,并不得有1片超出限度的1倍。

表6-9　膜剂的重量差异限度

平均重量/g	重量差异限度/%
≤0.02	±15
0.02~0.2	±10
≥0.2	±7.5

(六) 举例

例3　复方替硝唑口腔膜

【处方】

替硝唑	0.2 g	氧氟沙星	0.5 g
聚乙烯醇(17-88)	3.0 g	羧甲基纤维素钠	1.5 g
甘油	2.5 g	糖精钠	0.05 g
稀醋酸	适量	蒸馏水加至	100 g

【制备】　先将聚乙烯醇、羧甲基纤维素钠分别浸泡过夜,溶解,加甘油混匀。将替硝唑溶于15 mL热蒸馏水中,氧氟沙星加适量稀醋酸溶解后加入,加糖精钠、蒸馏水补至足量。放置,待气泡除尽后,涂膜,干燥分格,每格含替硝唑0.5 mg,氧氟沙星1 mg。

例4　聚维酮碘膜

【处方】

聚维酮碘	27 g	PVA05-88	61 g
甘油	13 g	蒸馏水	300 mL

【制备】　在蒸馏水中加入聚维酮碘,搅拌加热至约60℃,使其溶解,再加入PVA05-88、甘油,于90℃搅拌加热0.5 h,溶解混匀,然后降温至50~60℃,缓慢搅拌0.5 h,趁热将其涂布于洁净的玻璃板上,于90℃烘0.5 h,起膜,将膜切割成每张4 cm×4 cm大小,在洁净工作台上分装,即得。

【用途】　可用于细菌性、真菌性、滴虫性阴道炎等妇科疾病。

(山东大学　张　娜　西南民族大学　何黎黎)

思考题

1. 散剂处方中含有少量挥发性液体及流浸膏时应如何制备？
2. 干颗粒中含有的少量水在压片时有哪些作用？
3. 软胶囊和硬胶囊的内容物有何不同？
4. 片剂的定义是什么？片剂有什么特点？
5. 举例说明片剂常用的辅料有哪几类？其作用是什么？
6. 简述湿法制粒压片的工艺流程。
7. 简述片剂包衣的目的、种类和方法。
8. 片剂的质量检查项目有哪些？
9. 滴丸剂和软胶囊剂在概念和制备方法上有何区别？
10. 膜剂的成膜材料应如何选择？

数字课程学习……

▶ 章小结　　📥 教学PPT　　◆ 推荐阅读　　📝 自测题

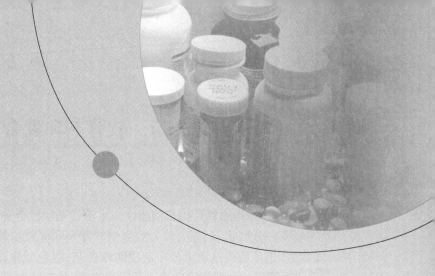

第七章

半固体制剂

第一节　软膏剂和乳膏剂

一、概述

软膏剂(ointment)系指原料药物与油脂性或水溶性基质混合制成的均匀的半固体外用制剂。因原料药物在基质中分散状态不同,分为溶液型软膏剂和混悬型软膏剂。溶液型软膏剂为原料药物溶解(或共熔)于基质或基质组分中制成的软膏剂;混悬型软膏剂为原料药物细粉均匀分散于基质中制成的软膏剂。软膏剂可铺展或黏附于皮肤,使药物在局部发挥治疗作用,要求药物能作用于表皮或渗入到皮下组织,并维持一定时间,同时也具有润滑皮肤、保护创面的作用。如临床上用于局部皮肤保护和疾病治疗的防裂软膏、激素软膏、癣净软膏等。新型药物载体如脂质体、传递体等的应用,促进了药物进入角质层,增加药物在皮肤局部累积作用,从而达到持续释放。某些药物借助新基质、高效皮肤渗透促进剂能通过皮肤吸收进入体循环,产生全身治疗作用。如治疗心绞痛的硝酸甘油软膏等。

乳膏剂(cream)系指原料药物溶解或分散于乳状液型基质中形成的均匀半固体制剂。由于基质不同,可分为水包油(O/W)型乳膏剂和油包水(W/O)型乳膏剂。

糊剂(paste)系指大量的原料药物固体粉末(一般25%以上)均匀地分散在适宜的基质中所组成的半固体外用制剂。可分为含水凝胶性糊剂和脂肪糊剂,主要起收敛与局部保护作用。

软膏剂和乳膏剂的质量要求有:①均匀、细腻,涂于皮肤或黏膜上无刺激性;②黏稠度适当,易涂布,不融化,随季节变化很小;③无酸败、异臭、变色、变硬等变质现象,无油水分离和胀气现象;④用于烧伤、严重创伤或临床必须无菌的软膏剂应无菌;⑤符合微生物限度要求。

二、基质与附加剂

软膏剂主要由药物和基质组成,此外还可根据需要加入保湿剂、抑菌剂、增稠剂、稀释剂、抗氧剂及透皮促进剂等附加剂。

基质是软膏剂的赋形剂和药物的载体,对软膏剂的质量与药物的疗效有重要影响,能影响药物从软膏剂中的释放及其在皮肤内的扩散。理想的软膏基质应满足以下条件:①性质稳定,与主药或附加剂等不发生配伍变化;②无刺激性和过敏性,无生理活性,不妨碍皮肤的正常生理功能;③细腻,稠度适宜,易于涂布;④有吸水性,能吸收伤口的分泌物;⑤容易清洗,不污染衣服;⑥具有良好的释药性能。在实际应用中,一种基质难以达到上述所有要求,应根据药物性质及用药目的,合理选择或混合使用各种基质,调制成较为理想的软膏基质。

常用的软膏剂基质有油脂性基质、水溶性基质和乳膏基质三类。

(一) 油脂性基质

油脂性基质是一大类强疏水性物质,包括烃类、类脂类、油脂类和硅酮类等。该类基质的特点是:①无刺激,涂于皮肤上能形成封闭性油膜,减少水分的蒸发,促进皮肤水合作用,软化皮肤,防止干裂;②释药性能差,疏水性强,不易洗除,不适于有渗出液的创面;③主要用于遇水不稳定的药物,一般不单独使用,常加入表面活性剂或制成乳膏基质以克服其疏水性。

1. 烃类　系指从石油中得到的多种烃的混合物,其中大部分为饱和烃。

（1）凡士林（vaseline）　又称软石蜡（soft paraffin），是由多种性状不同、相对分子质量不同的烃类组成的半固体混合物，熔程为38～60℃，有黄、白两种，后者是由前者漂白而得。凡士林无刺激性，性质稳定，能与多种药物配伍，特别适用于遇水不稳定的抗生素等药物。凡士林具有适宜的黏稠性和涂展性，可单独用作软膏基质。但由于其油腻性大、吸水性差，故不适用于急性且有多量渗出液的患处。单独的凡士林仅能吸收其质量5%的水分，可通过加入适量的羊毛脂或鲸蜡醇、硬脂醇等改善其吸水性能，如加入15%的羊毛脂，可使凡士林吸收水分增至50%。凡士林通常作为乳膏剂基质的油性成分，加入适量非离子型表面活性剂制成乳膏基质以增加其吸水性。

（2）石蜡（paraffin）与液体石蜡（liquid paraffin）　石蜡是固体饱和烃混合物，熔程为50～65℃。液体石蜡是液体饱和烃混合物，在制备软膏的过程中常用于药物粉末的加液研磨，以利于药物与基质的混合。两者均能与多数脂肪油或挥发油混合，主要用于调节软膏稠度。

2. 类脂类　系指高级脂肪酸与高级脂肪醇化合而成的酯及其混合物，其物理性质与脂肪类似，但化学性质比脂肪稳定，具有一定的吸水性，常与其他油脂性基质合用，以改善油脂性基质的吸水性能。

（1）羊毛脂（lanolin，wool fat）与羊毛醇　通常指无水羊毛脂，系指羊毛上脂肪性物质，是混合物，主要成分是胆固醇类和其他脂肪醇。羊毛脂为淡黄色黏稠的半固体，熔程为36～42℃，具有较强的吸水性，能与2倍量的水均匀混合，形成W/O型乳膏基质。羊毛脂的性质与皮脂接近，有利于药物渗透进入皮肤，但因黏性太大而不宜单独作为基质，常与凡士林合用（1∶9），以改善凡士林的吸水性和渗透性。含30%水分的羊毛脂称为含水羊毛脂，黏性低，便于使用。羊毛脂经皂化分离后可得到羊毛醇，其成分为含胆固醇与三萜醇的混合物，进一步分离可得纯净的W/O型乳化剂胆固醇。在凡士林中加入5%的羊毛醇后其吸水性大大增加，且使软膏具有抵抗弱酸破坏的能力，加入鲸蜡醇和硬脂醇后可进一步提高软膏的稳定性。

（2）蜂蜡（bees wax）与鲸蜡（spermaceti wax）　蜂蜡有黄、白之分，后者是由前者精制而成。蜂蜡的主要成分为棕榈酸蜂蜡醇酯，熔程为62～67℃。鲸蜡的主要成分为棕榈酸鲸蜡醇酯，熔程为42～50℃。两者均含有少量游离的高级脂肪醇，为弱的O/W型乳化剂，通常用于O/W型乳膏基质中增加基质的稳定性与调节稠度。

3. 油脂类　指从动植物中得到的高级脂肪酸甘油酯及其混合物。常用的植物油如麻油、花生油和棉籽油的主要成分是不饱和脂肪酸甘油酯，在长期贮存过程中易氧化、酸败，需加油溶性抗氧剂和抑菌剂。植物油在常温下为液体，常用于调节蜡类基质的稠度。氢化植物油是指植物油在催化作用下加氢而成的饱和或近饱和的脂肪酸甘油酯，比植物油稳定，可作为软膏基质。

4. 二甲硅油（dimethicone）　又名硅油或硅酮（silicone），为无色或淡黄色透明油状液体，无臭、无味，系有机硅氧化物的聚合物，黏度随相对分子质量增大而增强。本品化学性质稳定，对皮肤无毒性，无刺激性，易于涂布，不妨碍皮肤的正常生理，不污染衣物。本品优良的疏水性和较小的表面张力使其具有良好的润滑作用，常在乳膏中作润滑剂及用于制备防护性乳膏来保护皮肤免受水溶性刺激物（如酸、碱等）的刺激。

二甲硅油对药物的释放和穿透性较豚脂、羊毛脂及凡士林快和好。本品对眼睛有刺激性，不宜作为眼膏基质。

(二) 水溶性基质

水溶性基质主要由天然或合成的水溶性高分子物质溶解于水中而制成的半固体软膏基质。此类基质易于涂布,对皮肤无刺激性,无油腻性,易洗除,释药较快,可吸收组织分泌液,适用于湿润或糜烂的创面,有利于分泌物的排除;也常用于腔道黏膜或作为防油保护性软膏的基质。缺点是润滑性较差,水分容易蒸发导致基质变硬,且容易霉变,必须加入保湿剂和抑菌剂。

目前常见的水溶性基质主要是聚乙二醇(polyethylene glycol,PEG)。原用于软膏剂水溶性基质的甘油明胶、纤维素类衍生物等,由于具有凝胶的性质而纳入了凝胶剂的范畴。聚乙二醇是用环氧乙烷与水或乙二醇逐步加成聚合得到的水溶性聚醚,PEG 后的数字表示高分子的平均相对分子质量,药剂中常用的平均相对分子质量为 300 ~ 6 000。PEG 随着相对分子质量的增大,黏度也增大,由液体逐渐过渡到蜡状固体。PEG 700 以下是液体,PEG 1000 和 PEG 1500 是半固体,平均相对分子质量在 2000 ~ 6 000 是固体。固体 PEG 和液体 PEG 按照适当比例混合可得到稠度适宜的半固体的软膏基质。此类基质易溶于水,化学性质稳定,不易霉变,容易洗除;但因吸水性强,对皮肤有刺激感,长期使用可引起皮肤脱水干燥。PEG 不适用于遇水不稳定药物的基质,且与山梨糖醇、季铵盐类、羟苯酯类及某些酚类药物有配伍变化。

(三) 乳膏基质

《中国药典》2020 年版将乳膏剂从软膏剂中单列出来,乳膏基质作为乳膏剂的专用基质。与乳剂相似,乳膏基质由油相、水相、乳化剂三部分组成。乳膏基质应稠度适宜,易于涂布,对皮肤或黏膜无刺激,能与水或油混合,易于洗除,不妨碍皮肤分泌物的分泌和水分的蒸发,对皮肤的正常功能影响较小。

乳膏基质的形成原理与乳剂相似,在一定温度下,加热熔融的油相与水相借助乳化剂的作用形成乳剂,最后在室温下形成半固体基质。乳膏基质类型分为水包油(O/W)型与油包水(W/O)型。O/W 型乳膏基质与雪花膏类护肤品类似,含水量较高,油腻性小,容易涂布和洗除,在日用化妆品行业应用广泛。此类基质药物的释放与对皮肤的渗透性比 W/O 型基质或油脂性基质快,但由于外相为水,贮存时容易霉变,常需加抑菌剂;同时为了防止水分挥发而使软膏变硬,常需加入保湿剂。W/O 型乳膏基质与冷霜类护肤品相似,油腻性比油脂性基质小,比 O/W 型基质大,而且水分从皮肤表面蒸发时有缓和的冷却作用。选用乳膏基质需要注意的是,遇水不稳定的药物(如金霉素、四环素)不宜使用乳膏基质。当 O/W 型乳膏基质用于分泌物较多的病灶(如湿疹)时,其吸收的分泌物可重新进入皮肤而使炎症恶化。通常乳膏基质适用于亚急性、慢性、无渗出液的皮肤破损和皮肤瘙痒症,忌用于糜烂、溃疡、水疱和脓疮。

乳膏基质中常用的油相成分为固体或半固体,如硬脂酸、石蜡、蜂蜡、高级脂肪醇以及用于调节稠度的凡士林、液体石蜡和植物油等。常用的乳化剂多为表面活性剂,能促进药物与表皮的作用,如 O/W 型乳化剂有钠皂、三乙醇胺皂类、脂肪醇硫酸(酯)钠类(十二烷基硫酸钠)和聚山梨酯类;W/O 型乳化剂有钙皂、单硬脂酸甘油酯、脂肪醇等。

1. O/W 型乳化剂

(1) 一价皂   系一价金属离子钠、钾、铵的氢氧化物、硼酸盐、碳酸盐或三乙醇胺等有机碱与脂肪酸(如硬脂酸、油酸等)反应生成的新生皂,HLB 值一般为 15 ~ 18,为 O/W 型基质的乳化剂。一价皂的乳化能力与脂肪酸的碳原子数有关。碳原子数在 12 ~ 18,乳化能力随碳原子数的增加而增加,碳原子总数大于 18,乳化能力反而均降低。因此最常用的是含 18 个碳原子数的硬脂酸,用量为基质总量的 10% ~ 25%,其中的一部分(15% ~ 25%)与碱反应形成新生皂,未反应的部分作为油相,被乳化分散成乳粒,凝固后增加基质的稠度。单用硬脂酸为油相制成的乳膏基质黏性差、润滑作用小,故常加入适量凡士林、液体石蜡等油脂性原料调节基质的稠度和涂展性。

参与皂化反应的一价碱性化合物对乳膏基质的质量有一定的影响,如以新生钠皂为乳化剂制成的乳膏基质较硬,以钾皂制成的基质较软(有软肥皂之称),以三乙醇胺参与反应生成的有机铵皂为乳化剂的基质较为细腻、有光泽。此类基质在使用时应避免与酸、碱类药物制备软膏,特别是忌与含钙、镁、锌等离子类药物配伍,以免形成不溶性皂类而破坏其乳化作用。另外,一价皂为阴离子型乳化剂,忌与阳离子型表面活性剂及阳离子型药物(如硫酸新霉素、硫酸庆大霉素、盐酸丁卡因、醋酸氯己定等)配伍。

例1 有机胺皂为主要乳化剂的 O/W 型乳膏基质

【处方】

硬脂酸	120 g	单硬脂酸甘油酯	35 g
凡士林	10 g	羊毛脂	50 g
液体石蜡	60 g	三乙醇胺	4 g
甘油	50 g	羟苯乙酯	1.5 g
纯化水加至	1 000 g		

【制法】 取硬脂酸、单硬脂酸甘油酯、凡士林、液体石蜡、羊毛脂,在水浴上加热至75℃使熔化(作为油相);另取羟苯乙酯、三乙醇胺、甘油加入纯化水溶解,加热至相同温度(作为水相),搅拌下将水相缓缓加入油相中,直至乳化完全,冷凝即得。

【注解】 ①本处方中的部分硬脂酸与三乙醇胺反应生成硬脂酸胺皂,作为 O/W 型阴离子型乳化剂。1 份三乙醇胺可以中和 1.9 份硬脂酸。未皂化的硬脂酸作为油相被乳化成乳滴,可增加基质的稠度。②单硬脂酸甘油酯能增加油相的吸水性,作为 O/W 型乳膏基质的稳定剂。③羊毛脂可增加油相的吸水性和药物的穿透性。④液体石蜡、凡士林用来调节基质的稠度。⑤甘油为保湿剂,羟苯乙酯为抑菌剂。

(2) 十二烷基硫酸钠(sodium lauryl sulfate) 又称月桂硫酸钠,外观白色或淡黄色结晶,为 O/W 型阴离子型乳化剂,在处方中的常用量为 0.5% ~ 2%。本品 HLB 值为40,常与其他 W/O 型辅助乳化剂(如鲸蜡醇、硬脂醇、单硬脂酸甘油酯等)合用以调整适当的 HLB 值。与新生皂类乳化剂相似,本品不宜与阳离子型表面活性剂及阳离子药物合用,但可与酸碱性药物、钙镁离子配伍。本品用作乳化剂时,最适 pH 为 6 ~ 7,且不宜与氯化钠同用,否则将使之失去乳化作用。

例2 十二烷基硫酸钠为主要乳化剂的 O/W 型乳膏基质

【处方】

硬脂醇	220 g	白凡士林	250 g
十二烷基硫酸钠	10 g	丙二醇	120 g
羟苯甲酯	0.25 g	羟苯乙酯	0.15 g
纯化水加至	1 000 g		

【制法】 取硬脂醇和白凡士林,在水浴上加热至75℃使熔化(作为油相),保温;另将十二烷基硫酸钠、丙二醇、羟苯甲酯与羟苯乙酯溶于纯化水中,加热至与油相同一温度(作为水相);搅拌下将水相缓缓加入油相中,搅拌至冷凝,得 O/W 型乳膏基质。

【注解】 ①本处方中十二烷基硫酸钠为主要乳化剂;②硬脂醇既是油相,可调节基质的稠度,又起辅助乳化剂和稳定的作用;③白凡士林为油相,在皮肤上形成的油膜能促进角质层水合,同时防止基质水分蒸发,而产生润滑作用;④丙二醇为保湿剂,羟苯甲酯、羟苯乙酯为抑菌剂。

(3) 聚山梨酯(吐温,Tween)类　属非离子型表面活性剂,HLB 在 10.5～16.7,为 O/W 型乳化剂。本品可单独用作乳膏基质的乳化剂,也可与其他乳化剂合用以调节 HLB 值,使基质更加稳定。本品对黏膜和皮肤的刺激性比离子型乳化剂小,且可与酸性药物、电解质配伍,但其与碱类、重金属盐、酚类及鞣质均有配伍变化,还可抑制某些抑菌剂(如羟苯酯类、季铵盐类、苯甲酸等)的活性,但可通过适当增加抑菌剂的用量予以克服。

例3　聚山梨酯为主要乳化剂的 O/W 型乳膏基质

【处方】
硬脂酸	120 g	白凡士林	120 g
单硬脂酸甘油酯	85 g	聚山梨酯 80	30 g
油酸山梨坦	16 g	山梨酸	2 g
甘油	75 g	纯化水加至	1 000 g

【制法】　取硬脂酸、白凡士林、单硬脂酸甘油酯、油酸山梨坦,在水浴上加热至75℃使熔化(作为油相),80℃保温;另将聚山梨酯80、甘油、山梨酸溶于纯化水中,加热至相同温度(作为水相);在搅拌下将油相加入水相,搅拌至冷凝即得。

【注解】　①处方中聚山梨酯80为主要乳化剂,油酸山梨坦用以调节适宜的HLB值,起稳定作用;②单硬脂酸甘油酯作为油相,为弱的 W/O 型乳化剂,可增加基质稳定性;③硬脂酸、白凡士林为油相,可调节稠度;④甘油为保湿剂,山梨酸为抑菌剂。

(4) 聚氧乙烯醚类　常用的有平平加 O 和乳化剂 –OP,两者均为非离子型表面活性剂,HLB分别为 15.9 和 14.5,属 O/W 型乳化剂,单独使用不能制成稳定的乳膏基质,常与其他乳化剂或辅助乳化剂配合使用。

1) 平平加 O(peregal–O)　系脂肪醇聚氧乙烯醚类,其溶解度在冷水中大于热水,1% 水溶液的 pH 为 6～7,一般用量为油相量的 5%～10%。本品性质稳定,耐酸、碱和电解质的能力强,对皮肤无刺激性。与羟基、羧基化合物形成络合物导致基质破坏,不宜与酚类、水杨酸、苯甲酸等配伍。

例4　平平加 O 为主要乳化剂的 O/W 型乳膏基质

【处方】
硬脂醇	100 g	白凡士林	100 g
液体石蜡	100 g	平平加 O	25 g
羟苯乙酯	1 g	甘油	50 g
纯化水加至	1 000 g		

【制法】　分别取硬脂醇、白凡士林、液体石蜡(作为油相)加热至75℃使熔化,另取平平加 O、甘油、羟苯乙酯溶于水中(作为水相),加热至相同温度,将油相加入水相中,搅拌至冷凝即得。

【注解】　处方中平平加 O 作为 O/W 型乳化剂,硬脂醇作为油相,为弱的 O/W 型乳化剂,两者经常混合使用组成非离子型复合乳化剂,可增加乳膏的稳定性和稠度。

2) 乳化剂 –OP　系烷基酚聚氧乙烯醚类,性质稳定,对皮肤无刺激性,用量一般为油相量的5%～10%,但水溶液中如有大量的金属离子(如铁、锌、铜离子等)时,会使其表面活性作用降低,同时本品不宜与酚羟基类化合物(如苯酚、水杨酸、间苯二酚等)配伍使用。

例5　乳化剂 –OP 为主要乳化剂的 O/W 型乳膏基质

【处方】
硬脂酸	114 g	蓖麻油	100 g

液体石蜡	114 mL	三乙醇胺	8 mL
乳化剂–OP	3 g	羟苯乙酯	1 g
甘油	160 mL	纯化水加至	1 000 mL

【制法】　分别将油、水两相加热至75℃，逐渐混合搅拌即得O/W型乳膏基质。

【注解】　①处方中少量硬脂酸与三乙醇胺反应生成有机胺皂，与乳化剂–OP共同作为O/W型乳化剂；②硬脂酸、蓖麻油和液体石蜡为油相，甘油、乳化剂–OP、三乙醇胺溶于水中作为水相，甘油起保湿作用。

2. W/O型乳化剂

(1) 多价皂　指钙、镁、锌、铝等二、三价的金属氧化物与脂肪酸反应生成的皂类，如硬脂酸钙、硬脂酸镁、硬脂酸铝等。此类乳化剂HLB值小于6，为W/O型乳化剂。W/O型乳膏基质中油相的比例大，新生多价皂较易生成，与一价皂制成的O/W型乳膏基质相比，稳定性更高。

例6　多价皂为主要乳化剂的W/O型乳膏基质

【处方】
硬脂酸	12.5 g	单硬脂酸甘油酯	17 g
白凡士林	67 g	液体石蜡	410 mL
蜂蜡	5 g	地蜡	75 g
双硬脂酸铝	10 g	氢氧化钙	1 g
羟苯乙酯	1 g	纯化水加至	1 000 g

【制法】　取硬脂酸、单硬脂酸甘油酯、白凡士林、液体石蜡、蜂蜡、地蜡、双硬脂酸铝混合后在水浴上加热熔化，保温至75℃（作为油相）；另将氢氧化钙、羟苯乙酯溶于纯化水中，加热至相同温度（作为水相）；搅拌下将水相缓缓加入油相中，直至冷凝。

【注解】　处方中的氢氧化钙与部分硬脂酸反应生成的钙皂和双硬脂酸铝一起作为W/O型乳化剂，单硬脂酸甘油酯起到辅助乳化的作用。

(2) 脂肪酸山梨坦(Span)类　商品名称为司盘类，属非离子型表面活性剂，HLB在4.3～8.6，为W/O型乳化剂。本品可单独用作乳化剂，也常与其他乳化剂，如吐温类合用以调节适宜的HLB值，增加乳膏基质的稳定性。与吐温类乳化剂相似，本品对皮肤、黏膜的刺激性小，一般用作酸性药物基质，与碱类、重金属盐、酚类等均有配伍反应。

例7　脂肪酸山梨坦为主要乳化剂的W/O型乳膏基质

【处方】
单硬脂酸甘油酯	120 g	白凡士林	50 g
蜂蜡	50 g	石蜡	50 g
液体石蜡	250 g	油酸山梨坦	20 g
聚山梨酯80	10 g	羟苯乙酯	1 g
纯化水加至	1 000 g		

【制法】　取单硬脂酸甘油酯、白凡士林、蜂蜡、石蜡、液体石蜡、油酸山梨坦，在水浴上加热至75℃使熔化（作为油相）；另将聚山梨酯80、羟苯乙酯溶于蒸馏水中，加热至相同温度或略高（作为水相）；搅拌下将水相缓缓加入油相中，直至冷凝即得。

【注解】　①处方中油酸山梨坦用量较大，为主要的W/O型乳化剂，聚山梨酯为O/W型乳化剂，用以调节基质至适宜的HLB值至7左右，起稳定作用。而且处方中油相的量大于水相，因此基质为W/O型乳膏基质。②单硬脂酸甘油酯起辅助乳化和增稠作用，使制得的乳膏光亮细腻。③蜂蜡、石蜡用以调节基质稠度。

（3）鲸蜡醇（十六醇,cetylalcohol）与硬脂醇（十八醇,stearylalcohol） 均为不溶于水的白色固体,为弱的 W/O 型乳化剂,前者熔程为 45～50℃,后者熔程为 56～60℃。两者均有一定的吸水能力,吸水后形成 W/O 型乳剂型基质。鲸蜡醇与硬脂醇用于 O/W 型乳膏基质中作为油相,同时起辅助乳化作用,可增加乳膏的稳定性和稠度。

（4）单硬脂酸甘油酯（glyceryl monostearate） 本品为白色蜡状固体,熔点不低于 55℃,不溶于水,可溶于热乙醇、液体石蜡及脂肪油中,HLB 值为 3.8,是较弱的 W/O 型乳化剂,用量约为 15%。在 O/W 型乳膏基质中起到辅助乳化剂的作用,可增加乳膏的稳定性及稠度,用单硬脂酸甘油酯替代硬脂酸而制成的基质更加细腻光洁。

（四）附加剂

软膏剂中除药物和基质外,还可以根据需要加入附加剂,包括抗氧剂、抑菌剂、保湿剂、增稠剂、透皮吸收促进剂等。本章节中主要介绍用于软膏剂的保湿剂、抑菌剂和抗氧剂。

1. 保湿剂 含水量较高的 O/W 型乳膏剂和水溶性软膏剂,由于水分易蒸发而导致软膏变硬,通常需要加入保湿剂,如甘油、丙二醇、山梨醇等,一般用量为 5%～20%。

2. 抑菌剂 软膏剂的基质通常由多种物质组成,易受外界环境污染,而且水溶性软膏和乳膏基质中的水分,往往为制剂受到细菌或真菌等微生物污染提供条件。添加抑菌剂能有效地防止因微生物污染而导致的制剂变质。选择抑菌剂时应了解抑菌剂的抗菌谱、最低抑菌浓度、应用范围,在乳膏剂中使用时,应了解抑菌剂在油 / 水两相中的分配比例等,可根据需要使用一种或选用几种抑菌剂混合使用。软膏剂对抑菌剂的要求是:与处方中的成分不存在配伍禁忌,对热稳定,在较长的贮存时间及使用环境中仍稳定,对皮肤无刺激性,无毒性,无过敏性。软膏剂中常用的抑菌剂有对羟基苯甲酸酯类、苯甲酸、山梨酸、苯扎氯铵、溴化烷基三甲基铵、三氯叔丁醇等。

3. 抗氧剂 在贮存过程中,软膏剂中的某些成分容易被氧化而使软膏变质,因此常需加入抗氧剂。软膏剂中常用的抗氧剂分为两类:第一类水溶性抗氧剂,如适用于偏酸性环境的有亚硫酸氢钠、焦亚硫酸钠、维生素 C,适用于偏碱性环境的有硫代硫酸钠和亚硫酸钠,还有半胱氨酸、甲硫氨酸等。第二类是油溶性抗氧剂,如维生素 E、叔丁基对羟基茴香醚（BHA）和二丁甲苯酚（BHT）等,适用于可能发生酸败的油脂性基质和易氧化的脂溶性药物。在乳膏剂中应考虑抗氧剂在油 / 水两相中的分配比例,为提高防止氧化的效果也可以混合应用两种以上的抗氧剂,如 BHA 和 BHT 结合使用,或将水溶性抗氧剂和油溶性抗氧剂结合使用。除此之外,辅助抗氧剂通常和抗氧剂联合使用以增强抗氧化效果,如金属络合剂依地酸（EDTA）、枸橼酸、酒石酸、二巯基乙基甘氨酸等,此类物质能与金属离子络合,抑制金属离子对氧化反应的催化作用。

三、处方设计

临床上使用的软膏剂主要用于治疗皮肤局部疾病,如抗感染、消毒、止痒、止痛和麻醉等。软膏剂处方设计的目标是使药物能顺利地从基质中释放,然后到达局部治疗部位发挥疗效,同时避免药物通过皮肤吸收入体内。药物的性质、软膏基质的选择及附加剂的应用均对药物的吸收产生很大影响。

（一）基质的性质

1. 基质与药物的亲和力 药物与基质的亲和力和药物释放速率成反比。药物必须从基质中释放,才能透过皮肤角质层吸收并发挥疗效,因此,基质对药物的亲和力不应太大,否则药物将滞留于基质中,影响药物向皮肤的转移。如醋酸氟轻松软膏,由于醋酸氟轻松不溶于水,处方中以丙二醇作为溶剂制成 O/W 型乳膏,当药物完全溶解及其浓度近于饱和时,药物的释放速率最大。增大丙二醇的用量,可加大丙二醇与药物的亲和力,则药物的释放速率降低。在不同类型的基质中,脂溶性药物释放的快慢一般为 O/W 型 > W/O 型 > 类脂类 > 烃类。

2. 基质类型的选择　　使用不同类型的基质,对于皮肤水合作用有较大的影响,从而影响药物透过皮肤。皮肤水合作用能引起角质层细胞的膨胀,使角质层结构变得疏松,提高药物在角质层的可通透性,从而大大增加药物通过皮肤的穿透力,提高透皮速率。角质层含水量由 10% 增加到 50% 以上时,渗透性可增加 4 ~ 5 倍。通常基质对角质层的水合作用大小为烃类 > 类脂类 > W/O 型 > O/W 型,水溶性基质的封闭性最差,由于其强亲水性,无法阻止皮肤水分蒸发,反而可使角质层脱水。

选择基质还应考虑疾病的要求。油脂性基质能在皮肤上形成封闭的油膜,对皮肤有较好的保护和润滑作用,但不易洗除;水溶性基质易洗除,能与水性物质或渗出液混合,药物释放快,可用于湿润的或糜烂的创面,但因其吸湿作用,不宜用于肥厚、苔藓化的皮肤疾患,以免疾患处更加干燥。而对于释药快,易洗除的乳膏剂,因为会使吸收的分泌液重新透入皮肤而产生"反向吸收"导致症状恶化,所以不适用于分泌物较多的皮肤疾病。

(二) 药物的性质

药物从基质释放后能否停留在皮肤表面发挥疗效,与药物的性质,如溶解度、相对分子质量、油水分配系数等均有很大关系。①药物溶解度。药物的透皮过程是被动扩散过程,因此药物在基质中的溶解度决定其在吸收部位的浓度。浓度越高,则药物释放及透皮速率越快。②药物相对分子质量。通常认为,药物吸收速率和相对分子质量之间存在反比关系。经皮给药宜选用相对分子质量小、药理作用强的小剂量药物。研究表明,药物的油水分配系数的对数 $\lg P \geqslant 1$,相对分子质量 < 500 易透过角质层,而 $\lg P \geqslant 3$ 时药物则有较好的皮肤贮留性。③油水分配系数。人表皮细胞膜具有类脂质膜的特点,因此脂溶性大的药物更易于穿透皮肤。油、水中均难溶的药物很难透皮吸收,而亲油性强的药物可能聚积在角质层而不被吸收。如油、水均溶的有机磷农药在喷洒时很容易透皮吸收而造成中毒。

(三) 乳化剂的选择原则

选择适宜的乳化剂是配制稳定的乳膏的重要因素,在选择时应根据药物的性质、基质的类型和需要配制的乳膏类型及稳定性等综合考虑。最主要的是乳化剂的亲水亲油平衡值(HLB 值)与乳化剂类型的关系。通常情况下,乳化剂的 HLB 值可决定乳化剂的种类,即要制备 O/W 型乳膏通常选用 HLB 值 8 ~ 18 的乳化剂,制备 W/O 型乳膏通常选用 HLB 值 3 ~ 8 的乳化剂。

处方中的油脂类基质要求选用适宜 HLB 值的乳化剂才能形成稳定的乳膏,应根据油相乳化的需要选择适宜的 HLB 值,通常为了达到油相所需的 HLB 值,可将几种乳化剂混合使用。混合乳化剂的 HLB 值与油相乳化所需 HLB 值接近时,乳膏基质较为稳定。乳膏基质的稳定性还与处方中乳化剂的浓度及油水比例等多种因素有关。因此,常采用正交设计或均匀设计等优化处方,通过实验最终确定处方。乳膏基质中各种油相乳化所需 HLB 值见表 7-1。

表 7-1　各种油相乳化所需 HLB 值

油脂性原料	W/O 型	O/W 型	油脂性原料	W/O 型	O/W 型
鲸蜡醇	—	15	鲸蜡	—	13
硬脂醇	—	16	蜂蜡	5	10 ~ 16
硬脂酸、油酸	7 ~ 11	17	硅油	—	10.5
凡士林	4	10.5	棉籽油	—	7.5
液体石蜡(轻质)	4	10	蓖麻油、牛油	—	7 ~ 9
液体石蜡(重质)	4	10.5	巴西棕榈蜡	—	12
无水羊毛脂	8	12	氢化石蜡	—	12 ~ 14

(四) 透皮吸收促进剂的作用

透皮吸收促进剂(penetration enhancer)能够通过不同的作用机制,协助药物扩散进入皮肤,明显提高透过皮肤的药物量及透皮速率,广泛应用于经皮给药制剂。透皮吸收促进剂可分为:①有机溶剂类:乙醇、丙二醇、二甲基亚砜等;②月桂氮䓬酮及其同系物;③挥发油:樟脑、薄荷醇、柠檬烯等;④脂肪酸:油酸、亚油酸等。在使用过程中,应注意长期使用会对角质层有破坏作用或对皮肤有刺激性等副作用。详见第十章经皮给药制剂中的相关介绍。

四、制备与处方举例

(一) 制备方法

软膏剂的制备一般采用研和法和熔和法,乳膏剂的制备方法为乳化法。应根据药物与基质的性质、制备量及设备条件选择具体方法。

1. 研和法　半固体或液体油脂性基质在常温下通过研磨即能与药物均匀混合则可直接采用研和法。该法适于小量制备,适用于不耐热和不溶于基质的药物。制备时,先将药物研细过筛后,与部分基质或适量液体研磨成细腻糊状后,递加其余基质研匀至涂于皮肤上无颗粒感为止。小量制备时可采用软膏板与软膏刀研和;当有液体组分时可采用研钵研和,大量生产时采用机械研和法。

2. 熔和法　处方中基质熔点较高,常温下不能均匀混合的软膏剂的制备可采用熔和法。该法适于油脂性基质软膏剂的大量生产。制备时先将熔点最高的基质加热熔化,然后按熔点高低顺序依次加入其余基质,最后加入液体成分。基质全部熔化混匀后,用多层纱布趁热过滤去除杂质。将药物溶解或混悬于其中,并不断搅拌直至冷凝。也可通过胶体磨或三滚筒软膏研磨机进行研磨,使软膏均匀、细腻、无颗粒感。采用熔和法时还需注意:①冷却速度不能太快,以免基质中高熔点组分呈块状析出;②冷凝成膏状后应停止搅拌,以免带入过多气泡;③对热不稳定或挥发性成分应在低于其分解或挥发的温度时加入。

3. 乳化法　本法适用于制备乳膏,制备过程如图 7-1 所示。油水两相混合时,多数情况下将连续相逐渐加入分散相相,如制备 O/W 型乳膏时,将水相加入油相中,开始混合时水相的量小于油相,形成 W/O 型乳状液,随着水相的加入,乳状液的黏度增加,当水相的量达到一定量时,发生相转变,乳状液逐渐形成 O/W 型乳状液,黏度开始降低。此法制得的乳膏均匀细腻。制备 W/O

型乳膏,两相加入的顺序正好相反。在机械化大批量生产中,两相同时加入,可借助机械外力使乳化完全。采用乳化法需要注意的是,搅拌时尽量防止带入空气,否则产品中残留有气泡,不仅使容积增大,而且可导致贮存中出现分离、变质。

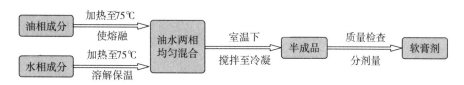

图 7-1 乳化法制备乳膏剂的工艺流程

(二) 基质的处理

对于油脂性基质,需进行加热过滤及灭菌处理。通常将基质加热熔融后通过数层细布(绒布或绸布)或 120 目铜丝筛网趁热过滤,对于需灭菌的基质,可再加热至 150℃灭菌 1 h 以上,并除去水分。忌用直火加热,多用蒸汽夹层锅加热。

(三) 药物加入的一般方法

为了使制得的软膏剂细腻均匀,降低对用药部位的机械性刺激,提高药物在基质中的分散度、均匀度,制备过程中常按以下方法对药物进行处理。

1. 可溶性药物的加入 油溶性药物可直接溶解在熔化的油脂性基质中,水溶性药物可直接加入水溶性基质中,也可用少量水、甘油等适宜溶剂溶解后,以羊毛脂吸收后再与其他的油脂性基质混合。制备乳膏时,则将药物溶于相应的水相或油相中。

2. 不溶于基质中任何组分药物的加入 研细后过 100~120 目筛,先与少量基质研匀成糊状,再逐渐递加其余基质混合均匀,或将药物细粉加到不断搅拌下的熔融基质中,继续搅拌至冷凝。

3. 易氧化、水解或挥发性药物的加入 在基质稍稍冷凝成型后(40℃左右)加入混匀。

4. 半固体黏稠性药物的加入 直接与基质混合,如含有极性成分的药物,不易于油脂性基质混匀,可先用等量羊毛脂或蓖麻油与之混匀,再与凡士林基质混匀。如煤焦油可加少量聚山梨酯 80 促使其与基质混合。

5. 共熔组分的加入 含有樟脑、薄荷、麝香等挥发性低共熔成分时,可先使其共熔,再与基质混匀。

6. 液体中药浸出物的加入 当中药浸出物为液体时,如流浸膏,则先浓缩至稠膏状再与基质混匀。固体浸膏可与少量水或稀醇等研成糊状,再与基质混匀。

(四) 软膏剂处方举例及临床应用

1. 油脂性基质软膏处方举例

例 8 鞣酸软膏

【处方】
鞣酸	200 g	甘油	200 g
焦亚硫酸钠	2 g	司盘 60	10 g
乙醇	20 mL	凡士林	适量

【制法】 取鞣酸细粉置于研钵中,加适量乙醇湿润研磨,加入甘油继续研磨均匀;取焦亚硫酸钠加少量纯化水溶解后加入鞣酸甘油中;然后将上述混合液加入已熔化的软膏基质中,搅拌至冷凝即得。

【用途】 用于烫伤、褥疮及防止婴儿尿布疹及臀红等。

【注解】 ①鞣酸为主药,其分子结构中含酚羟基,有强烈的还原性,处方中加入焦亚硫酸钠作为抗氧剂,同时本品应避免与酸碱氧化剂、铁、铅、银等重金属物质接触;②鞣酸与凡士林亲和性很差,因此利用其易溶于乙醇的特性,先用少量乙醇溶解鞣酸,使之与甘油混合均匀,再加入软膏基质中,成品均匀细腻、无颗粒感;③本品中加入司盘60可以提高凡士林吸收甘油的能力,增强制剂的稳定性。

例9 醋酸地塞米松软膏

【处方】

醋酸地塞米松	15 g	樟脑	20 g
薄荷脑	20 g	白凡士林	945 g

【制法】 醋酸地塞米松粉碎过100目筛,备用。取薄荷脑和樟脑研磨使共熔;称取白凡士林,加热使熔化,在不断搅拌下,加入醋酸地塞米松粉末;待接近冷凝时,加入薄荷脑和樟脑的共熔物,搅拌至冷凝,即得。

【注解】 薄荷脑和樟脑一起研磨形成共熔物后再与软膏基质混合。除熔和法外,还可用研和法制备;也可制成乳膏剂,将白凡士林改为乳膏基质,药物加入搅拌均匀即可。

【用途】 治疗各种荨麻疹、湿疹、皮炎、瘙痒等。

2. 水溶性基质软膏处方举例

例10 复方酮康唑软膏

【处方】

酮康唑	20 g	依诺沙星	3 g
无水亚硫酸钠	2 g	聚乙二醇4000	300 g
聚乙二醇400	605 g	丙二醇	50 g
纯化水	20 g		

【制法】 取酮康唑和依诺沙星,用丙二醇调成糊状,备用;将无水亚硫酸钠溶于纯化水中,备用;将聚乙二醇4000和聚乙二醇400在水浴上加热至85℃使熔化,待冷至40℃以下时,加入上述糊状物和亚硫酸钠溶液,搅匀即得。

【用途】 治疗浅表及深部真菌、细菌引起的各种皮肤感染和各种皮炎。

3. 乳膏基质软膏处方举例

例11 O/W型乳膏例:达克罗宁乳膏

【处方】

盐酸达克罗宁	20 g	单硬脂酸甘油酯	50 g
硬脂酸	100 g	白凡士林	50 g
液体石蜡	150 mL	甘油	100 g
十二烷基硫酸钠	4 g	三乙醇胺	2 mL
羟苯乙酯	1 g	纯化水加至	1 000 g

【制法】 将单硬脂酸甘油酯、硬脂酸、白凡士林、液体石蜡(作为油相)混合后水浴加热熔化至75℃,将十二烷基硫酸钠、三乙醇胺、羟苯乙酯、甘油溶于水中(作为水相)加热至相同温度,加入盐酸达克罗宁使溶解;将水相缓缓加入到油相中,不断搅拌至冷凝。

【用途】 止痒、止痛、杀菌。用于皮肤瘙痒症。

【注解】 ①盐酸达克罗宁为主药,大量制备可直接溶于水相中,如少量制备则用乙醇浸润,加甘油研磨使分散均匀再加入乳膏基质中。②硬脂酸和三乙醇胺反应生成的有机胺皂和十二烷基硫酸钠共同作为乳化剂,有机胺皂乳化能力强,碱性小,一般pH 7.5~8,十二烷基硫酸钠在pH 8以下范围内稳定,不受硬水的影响,能与肥皂类表面活性剂配伍。③单硬脂酸甘油酯用作乳膏基质的稳定剂和增稠剂,起辅助乳化作用,一部分硬脂酸参与皂化反应,未被皂化部分被分散后增加稠度和基质的润滑性。

例 12　O/W 型乳膏例:硝酸咪康唑乳膏

【处方】

硝酸咪康唑	20 g	单硬脂酸甘油酯	120 g
硬脂醇	50 g	液体石蜡	50 g
聚山梨酯 80	30 g	丙二醇	150 g
羟苯乙酯	1 g	纯化水加至	1 000 g

【制法】　取硝酸咪康唑与适量丙二醇研成糊状,备用。将单硬脂酸甘油酯、硬脂醇、液体石蜡在水浴上加热至75℃左右使熔化(作为油相);另将聚山梨酯 80、丙二醇、羟苯乙酯溶于水,加热至与油相温度相近(作为水相),不断搅拌下,将水相加入油相中,制成乳膏基质。加入上述糊状物,搅匀即得。

【用途】　用于足癣、体癣、股癣、手癣、花斑、外耳炎、细菌性皮肤感染等。

【注解】　聚山梨酯 80 为 O/W 型乳化剂,丙二醇为保湿剂,羟苯乙酯为抑菌剂。

例 13　W/O 型乳膏例:硼酸乳膏

【处方】

硼酸	40 g	单硬脂酸甘油酯	50 g
液体石蜡	100 g	甘油	54 g
司盘 80	5 g	纯化水	50 mL
羟苯乙酯	1 g	凡士林	适量

【制法】　取单硬脂酸甘油酯、液体石蜡和凡士林加热熔化至75℃保温,加水、羟苯乙酯和司盘 80 的混合液研和。另取甘油与硼酸研匀后,分次加入,研匀即得。

【用途】　有保护皮肤及抑菌作用。用于皮肤溃疡及手足皲裂。

【注解】　①油酸山梨坦为 W/O 型乳化剂,单硬脂酸甘油酯用作乳剂基质的稳定剂和增稠剂;②液体石蜡主要用以调节软膏的稠度;③羟苯乙酯往往分配入油相而使水相中的浓度不足,故需增加用量。

4. 糊剂处方举例

例 14　氧化锌糊

【处方】

氧化锌	250 g	淀粉	250 g
羊毛脂	250 g	凡士林加至	1 000 g

【制法】　取氧化锌研细与淀粉混合,加入已熔化且冷却至60℃的羊毛脂与凡士林,研匀即得。

【用途】　适用于有少量渗出液的亚急性皮炎、湿疹。

【注解】　①淀粉的糊化温度为 68～72℃,在制备过程中,淀粉加入时应控制温度不超过60℃,以免淀粉糊化;②处方中的羊毛脂穿透能力比凡士林强,可增强糊剂对皮肤的渗透性;③处方中的淀粉、氧化锌含量达 50%,能迅速吸收患处分泌物,保持皮肤干燥。

5. 软膏剂的临床应用　软膏剂作为皮肤科外用药的主体,临床应用广泛,如抗炎类、抗真菌类、抗病毒类、抗生素类、角质剥脱剂等。油脂性基质软膏剂适用于慢性皮炎或无溢液者及溃疡,为了避免污染衣物和保护患处,通常用药方法为用压舌板或刮板,将药涂到患处,或将药摊到纱布上,再敷于患处。有时为提高疗效,做密封包扎。临床上常用的有:10% 硼酸软膏有软化痂皮,抑菌杀菌作用;复方苯甲酸软膏有抗菌止痒,溶解角质作用,适于治疗皲裂、角化型脚癣;红霉素软膏用于预防和治疗伤口感染;10% 鱼肝油软膏用于皮肤营养剂,治疗手足皲裂症及鱼鳞病;硫黄软膏用于治疗疥疮、体癣、痤疮等;氧化锌软膏具有保护、收敛及滋润皮肤作用,常与其他治疗用软膏配合使用。

乳膏剂渗透作用强,使用时感觉优于油脂性软膏剂,用药方法是将手洗净,蘸乳霜涂搽患处,并轻轻按摩,药物更易吸收。①含皮质类固醇激素的药物乳膏种类较多,按作用强度可分为弱效(如醋酸氢化可的松乳膏)、中效(如氟轻松乳膏、醋酸地塞米松乳膏)和强效(如氯氟舒松乳膏、倍他米松乳膏)。强效制剂不能长期使用,儿童和老年人宜选择弱效或中效制剂。②抗菌药也常用于软膏剂防治原发性或继发性皮肤细菌感染。如克霉唑乳膏、莫匹罗星软膏。③预防和保护性的乳膏剂,如复方二氧化钛乳用于防止紫外线对皮肤的伤害,维生素 E 乳膏主要用于皮肤干燥及因季节变化所引起的皮肤瘙痒症等。软膏剂虽为局部用药,但也要考虑成分的透皮吸收和毒性。如糖皮质激素引起的停药反应和激素依赖性皮炎;四环素类抗菌药引起的肝肾毒性和牙齿骨骼的发育不良;氨基糖苷类抗菌药的耳肾毒性;喹诺酮类抗菌药引起的皮肤过敏或光敏反应。特别是用药对象为婴幼儿、哺乳妇、孕妇或需要大面积、长期使用软膏剂的患者,更需谨慎用药。

五、质量检查

(一) 质量检查

1. 主药含量测定　通常先用适宜的溶剂将药物从软膏中提取出来,再测定药物含量,注意必须考虑并排除基质对含量测定的干扰。

2. 基质物理性能的评价

(1) 熔程　一般软膏剂的熔点以接近凡士林的熔点(45 ~ 60℃)为宜。可采用熔点测定法《中国药典》2020 年版通则 0612 测定。

(2) 黏度与稠度　用锥入度表示测定稠度。锥入度指利用自由落体运动,在 25℃条件下,将一定质量的锥体由锥入度仪向下释放,测定锥体释放后 5 s 内刺入被测样品的深度。锥入度的单位以 0.1 mm 表示,如锥入深度 30 mm 即锥入度为 300。一般黏稠度大的样品锥入度小,黏稠度小的样品锥入度大。O/W 型乳膏基质的锥入度应介于 200 ~ 300 为宜。

(3) 酸碱度　油脂性基质精制时需用酸碱处理,以免产生刺激。一般软膏剂的酸碱度以近中性为宜。O/W 型乳膏基质 pH 不大于 8.3,W/O 型乳膏基质要求 pH 不大于 8.5。

3. 刺激性　软膏剂涂于皮肤或黏膜时,不得引起疼痛、红肿或产生斑疹等不良反应。刺激性试验可在动物及人体上进行。动物实验是将软膏涂于剃毛后家兔的背部皮肤或眼黏膜上,24 h 后观察有无发红、起疱、充血、流泪、畏光及骚动不安等现象;人体实验是将软膏涂在手臂、大腿内侧的皮肤上,24 h 后观察皮肤的反应。

4. 稳定性　由于基质易受环境温度的影响,软膏剂稳定性试验须进行性状、均匀性、含量、粒度、有关物质检查,乳膏剂还需考察分层现象。稳定性检查可采用加速实验法,将软膏装入包装容器中,置于(30 ± 2) ℃,相对湿度 65% ± 5% 的条件下贮存 6 个月,定时检查上述项目变化情况。

5. 其他检查项目　按照《中国药典》2020 年版四部制剂通则 0109 规定,软膏剂与乳膏剂应进行以下检查。

(1) 粒度　除另有规定外,混悬型软膏剂、含饮片细粉的软膏剂取供试品适量,置于载玻片上涂成薄层,薄层面积相当于盖玻片面积,共涂 3 片,照粒度和粒度分布测定法(通则 0982 第一法)测定,均不得检出大于 180 μm 的粒子。

(2) 装量　照最低装量检查法(通则 0942)检查,应符合规定。

(3) 无菌　用于烧伤[除程度较轻的烧伤(I° 或浅 II° 外)]、严重创伤或临床无菌的软膏剂与乳膏剂,照无菌检查法(通则 1101)检查,应符合规定。

(4) 微生物限度　除另有规定外,照非无菌产品微生物限度检查:微生物计数法(通则 1105)和控制菌检查法(通则 1106)及非无菌药品微生物限度标准(通则 1107)检查,应符合规定。

(二) 药物释放度及吸收的测定

除对软膏剂进行物理性状、稳定性等检查外,还应对药物的释放进行评价,尤其对需要通过角质层或透皮产生治疗作用的药物。常用的方法有体内法和体外法。

1. 体外试验法　包括离体皮肤法、凝胶扩散法、半透膜扩散法和微生物扩散法。其中以离体皮肤法较为接近药物释放的实际情况。

(1) 离体皮肤法　将人或动物的皮肤固定于扩散池中,将软膏置于供给池的皮肤上,皮肤另一侧放置接受液,整个系统保持 37℃恒温。隔一定时间测定接受液中药物含量,绘制出由供给池穿透到接受液中的药物量与时间的曲线,计算药物对皮肤的渗透率。

(2) 半透膜扩散法　与离体皮肤法类似,即将半透膜替代皮肤置于扩散池中进行试验,也可将软膏填于玻璃管中进行。

(3) 凝胶扩散法　利用含指示剂的琼脂凝胶(含 $FeCl_3$)与软膏剂中的药物(如水杨酸乳膏)发生显色反应的原理。以琼脂凝胶作为扩散介质,软膏与凝胶面密切接触,隔一定时间测定凝胶中显色区高度。此法可用于比较不同软膏或基质的释药性能,但对释药速率的评价并不能反映药物经皮吸收的实际情况。

(4) 微生物扩散法　适用于抑菌药物软膏。将对药物敏感的细菌接种于琼脂平板培养基上,在培养基中填入一定量的软膏,通过测定抑菌圈大小评价药物释放。相对于体内法而言,体外法较为简单易行。

2. 体内试验法　软膏剂大多用于治疗皮肤局部疾病,透过皮肤的药物量少,体内法要求有灵敏性高、精密度好的检测方法,如高效液相色谱与质谱联用法、放射性核素法等。体内试验法通常将软膏涂于人或动物的皮肤上,经一定时间测定血浆或其他生物样品中的药物浓度或生理反应,估计药物通过皮肤的速率或被吸收量。

第二节　凝　胶　剂

一、概述

凝胶剂(gel)系指原料药物与能形成凝胶的辅料制成的具凝胶特性的稠厚液体或半固体制剂。药物以溶液型、混悬型或乳剂型存在于凝胶基质中,按分散体系可分为单相凝胶和双相凝胶。小分子无机药物(如氢氧化铝)凝胶剂是由分散的药物小粒子以网状结构存在于液体中,属两相分散体系,称为混悬型凝胶剂。混悬型凝胶剂可有触变性,静止时形成半固体而搅拌或振摇时成为液体。乳状液型凝胶剂又称为乳胶剂。乳胶剂和混悬型凝胶剂均为双相凝胶剂。由高分子基质如西黄蓍胶制成的凝胶剂也可称为胶浆剂。

凝胶剂基质属于单相分散体系,有水性与油性之分。水性凝胶基质一般由水、甘油或丙二醇与纤维素衍生物、卡波姆和海藻酸盐、西黄蓍胶、明胶、淀粉等构成;油性凝胶基质由液体石蜡、聚乙烯或脂肪油与胶体硅或铝皂、锌皂构成。本节主要介绍临床上应用较多的水溶性凝胶剂。水溶性凝胶剂主要由药物和基质组成,根据需要可加入保湿剂、抑菌剂、抗氧剂、乳化剂、增稠剂和透皮促进剂等。基质是水溶性凝胶剂的重要组成部分,大多数基质在水中溶胀成水溶性凝胶而不溶解。

《中国药典》2020 年版四部制剂通则 0114 规定,凝胶剂限局部用于皮肤及体腔,如鼻腔、阴道和直肠等。凝胶剂已广泛应用于临床:①皮肤科用凝胶剂,在医院应用较多,主要用于皮肤真菌、病毒感染的治疗,由于凝胶剂释药快,无油腻性,易涂展,对皮肤及黏膜无刺激性,能与水溶液混合并能吸收组织渗出液,有利于分泌物的排除,特别适宜治疗脂溢性皮肤病。②外科用凝胶剂,目前应用较多的是非甾体抗炎药类凝胶。此外,用于皮肤创伤愈合的表皮生长因子,局麻的利多卡因、丁卡因等均可采用凝胶剂应用于临床。③牙科用凝胶剂,如甲硝唑凝胶用于牙病治疗时减少牙龈炎症。④凝胶剂还可以用作医用超声耦合剂及阴道用凝胶、眼用凝胶。

新型外用凝胶剂包括以下类型:①包合物凝胶剂。包合物技术的应用能增加药物溶解度、提高稳定性、防止挥发性成分分散、掩盖不良气味、使液体成分固态化。包合物凝胶剂在持久释放药物的同时可降低药物的副作用,具有增加药物局部聚集,限制药物全身吸收的优点,适于长期给药。②脂质体凝胶剂。将脂质体技术应用于以卡波姆为基质的凝胶剂中,对脂质体起到立体稳定作用,减少脂质体的凝聚而增加稳定性;同时使外用凝胶剂具有皮肤组织靶向性,使药物具有较大的角质层透过量,进入血液循环的药量少,对皮肤组织表现出相对靶向作用。③壳聚糖凝胶剂。壳聚糖具有良好的生物相容性和生物降解性,以壳聚糖包裹脂质体制备的麻黄碱凝胶剂可提高脂质体制剂的黏度,提高局部药物浓度,减少药物的全身吸收,减少给药频率,延长药物透过时间,达到长效缓释的效果;还能提高脂质体的稳定性。与卡波姆合用制成外用凝胶剂,成型性好、生物黏附性强。

二、基质与附加剂

水溶性凝胶基质无油腻感,易涂布;能吸收组织渗出液而不妨碍皮肤正常功能;稠度小,利于药物释放。但润滑性较差,易失水和霉变,常需加入较大量的保湿剂和抑菌剂。常用的水溶性凝胶基质可分为天然高分子材料类,如淀粉、海藻酸盐、阿拉伯胶、西黄蓍胶、琼脂和明胶等;半合成高分子材料类,如纤维素类等;合成高分子材料类,如卡波姆、聚丙烯酸树脂、聚乙烯醇等。

1. 卡波姆(carbomer) 系丙烯酸与丙烯基蔗糖的高分子共聚物,按黏度不同分为 934、940、941 等多种规格。本品为吸湿性强的白色疏松粉末。分子中由于存在大量羧酸基团,具亲水性,可吸水迅速溶胀,但不溶解。卡波姆的水分散液呈酸性,1% 水分散液的 pH 为 2.5 ~ 3.0,黏度较低。当加入碱中和时,卡波姆易于与碱反应成生树脂盐使溶解度增大,随着大分子不断溶解,黏度逐渐上升,在低浓度时形成透明溶液,浓度较大时则形成半透明凝胶,pH 6 ~ 11 时黏度最大、最稳定。中和剂可用氢氧化钠、氢氧化钾、碳酸氢钠、硼砂、碱性氨基酸类及有机胺类(如三乙醇胺),通常中和 1 g 卡波姆约需 0.4 g 氢氧化钠或 1.35 g 三乙醇胺。强电解质、强酸可使卡波姆凝胶的黏性下降,碱土金属离子及阳离子型聚合物等均可与之结合成不溶性盐。卡波姆基质无油腻性,易涂布,尤其适宜于脂溢性皮肤病。

例 15 卡波姆基质

【处方】
卡波姆 940	10 g	乙醇	50 g
甘油	50 g	聚山梨酯 80	2 g
氢氧化钠	4 g	羟苯乙酯	1 g
纯化水加至	1 000 g		

【制法】 取卡波姆 940、甘油、聚山梨酯 80 与适量纯化水混匀,使卡波姆充分分散;另取氢氧化钠溶于 100 mL 纯化水,逐渐加入卡波姆液中;将羟苯乙酯溶于乙醇中逐渐加入,最后加纯化水至全量,搅匀即得。

【注解】 氢氧化钠为 pH 调节剂,使卡波姆形成凝胶;聚山梨酯 80 为表面活性剂,有助于卡波姆分散;甘油为保湿剂,羟苯乙酯为抑菌剂。

2. 纤维素类衍生物 常用的有甲基纤维素(MC)、羧甲基纤维素钠(CMC-Na)和羟丙甲纤维素(HPMC),三者常用含量为 2% ~ 6%。此类高分子化合物遇水溶胀或溶解为胶性溶液,随着相对分子质量、取代度、介质的不同,表现出不同的黏度。因此可以选择不同规格的高分子材料,采用不同的介质条件调节适宜的稠度以形成凝胶基质。甲基纤维素和羟丙甲纤维素溶于冷水,不溶于热水,羧甲基纤维素钠在任何温度下均可溶解于水。羧甲基纤维素钠是阴离子型化合物,在 pH 小于 5 或大于 10 时黏度下降,遇强酸、多价金属离子和阳离子型药物均可形成沉淀,应予以避免。甲基纤维素在 pH 2 ~ 12 中均稳定,但能与羟苯酯类形成复合物,且与氯甲酚、鞣酸及硝酸银有配伍禁忌。羟丙甲纤维素为多用途药用辅料,可作为增稠剂、黏合剂、分散剂和成膜剂等。

例 16 羧甲基纤维素钠基质

【处方】
羧甲基纤维素钠	60 g	甘油	150 g
羟苯乙酯	2 g	纯化水加至	1 000 g

【制法】 将羧甲基纤维素钠与甘油混匀,然后加入适量热的纯化水,放置待溶胀成凝胶后,再加入羟苯乙酯水溶液,并加纯化水至足量,搅匀即得。

【注解】 增加甘油的量可调节基质的稠度,得到高黏度的基质。

3. 甘油明胶 系由甘油(10% ~ 30%)、明胶(1% ~ 3%)与水加热制成。将一定量的明胶于适量水中浸泡 1 h 后,沥去水分,加入甘油,置水浴上加热至明胶溶解,过滤放冷至凝胶即可。本品具有弹性,温热后易于涂布,在皮肤上形成一层保护膜,有舒适感。本品也常用作栓剂的水溶性基质。与之相似的还有淀粉甘油,由 10% 淀粉、2% 苯甲酸钠、70% 甘油与水加热制成。

除此之外,以聚乙烯吡咯烷酮(PVP)、聚乙烯醇(PVA)和聚环氧乙烷(PEO)等高分子聚合物制备的外用凝胶剂常作为伤口敷料,具有良好的透明性和生物相容性。

三、制备与处方举例

通常水溶性凝胶剂的制备方法为:药物先溶解或研磨分散于部分水或甘油中,再与水溶性凝胶基质混合均匀并加水至全量即得。

例 17 甲硝唑凝胶

【处方】
甲硝唑	10 g	甘油	80 g

| 卡波姆940 | 8 g | 三乙醇胺 | 10.8 g |
| 三氯叔丁醇 | 1 g | 纯化水加至 | 1 000 g |

【制法】 将甲硝唑及三氯叔丁醇加入处方量蒸馏水中溶解,混匀,加入卡波姆940,充分溶胀,备用。另取三乙醇胺、甘油,混匀,缓缓加入上述备用液中,搅匀,即得凝胶。

【用途】 用于治疗痤疮、毛囊虫病、酒糟鼻等。

四、质量检查 e

第三节 眼膏剂和眼用凝胶

一、概述

眼用半固体制剂按基质不同可分为眼膏剂、眼用乳膏剂和眼用凝胶剂。眼膏剂(eye ointment)系指原料药物与适宜基质均匀混合,制成溶液型或混悬型膏状的无菌眼用半固体制剂。眼用乳膏剂系指原料药物与适宜基质均匀混合,制成乳膏状的无菌眼用半固体制剂;眼用凝胶剂系指原料药物与适宜辅料制成的凝胶状无菌眼用半固体制剂。

眼膏剂与滴眼剂相比黏度大,在眼中保留时间长,并能减轻眼睑对眼球的摩擦,有助于角膜损伤的愈合,因此眼膏剂常用于眼科术后用药及眼部感染。眼膏剂的缺点是有油腻感,易模糊视野,影响视力。眼用凝胶剂具有良好的生物相容性,无异物感,易清洗,具有良好的生物黏附性,可延长药物与角膜上皮或结膜的接触时间,增强药物的眼部吸收,提高药物的生物利用度。

眼膏剂常用基质由8份黄凡士林、1份羊毛脂和1份液体石蜡混合而成。基质中羊毛脂有一定的表面活性作用,具有较强的吸水性和黏附性,使眼膏剂和泪液容易混合,并易附着于眼部黏膜上,增加药物与黏膜的作用时间,使基质中药物容易穿透眼膜。

临床上使用的眼用凝胶剂多为水溶性凝胶剂。常用水性凝胶基质为泊洛沙姆(poloxamer)、卡波姆及纤维素类衍生物等。泊洛沙姆为乙烯氧化物和丙烯氧化物的嵌段聚合物,低温时为液体,体温下成为凝胶,可用于制备温度敏感型原位凝胶。卡波姆含大量羧基,可溶于水而形成低黏度的液体,当pH增大时,羧基解离,负电荷间的排斥作用导致分子链膨胀、黏度增大可形成凝胶,增加药物与眼接触时间和面积,减少用药次数,增强药物疗效。

二、制备与处方举例

眼膏剂的制备过程与软膏剂基本相同,但更加严格。制备眼膏剂应在无菌环境中制备,所用的器具、容器等必须用适宜的方法清洁、灭菌,注意防止微生物的污染;制备眼膏剂的油脂性基质应加热熔化后用适宜滤材过滤,并在150℃干热灭菌1~2 h。配制眼膏剂时,若药物易溶于水且性质稳定,可用少量灭菌纯化水溶解,加入适量基质研合吸收,再逐步递加其余基质混匀;对不溶性药物,应预先将其粉碎成可通过九号筛的极细粉,加少量灭菌的液体石蜡或基质研成糊状,再加入其余基质直至混合均匀。用于眼部手术或创伤的眼膏剂应灭菌或按无菌操作配制,且不得加抑菌剂或抗氧剂。

眼用凝胶剂的制备与水溶性凝胶剂的制备基本相同,但必须在净化条件下进行,通常在净化操作台或净化操作室中配制,以防止微生物污染。配制眼用水溶性凝胶剂时,可直接将高分子聚合物溶解制成凝胶基质,并直接加入水溶性药物,再加足量水搅拌均匀即得;脂溶性药物可先用少量水或甘油研细分散后再与基质混匀而得。

2020 年版药典中收录的眼膏剂有妥布霉素地塞米松眼膏、杆菌肽眼膏、盐酸金霉素眼膏、醋酸泼尼松眼膏、醋酸氢化可的松眼膏。2019 年版医保目录中收录的眼用凝胶剂有更昔洛韦眼用凝胶剂、左氧氟沙星眼用凝胶剂、加替沙星眼用凝胶剂(限二线用药)、毛果芸香碱眼用凝胶剂、阿托品眼用凝胶剂、维生素 A 棕榈酸酯眼用凝胶剂、重组牛碱性成纤维细胞生长因子眼用凝胶剂。

例 18　金霉素眼膏

【处方】
盐酸金霉素	5 g
液体石蜡	5 mL
眼膏基质加至	1 000 g

【制法】　取盐酸金霉素置于灭菌的乳钵中,加灭菌的液体石蜡研成极细腻的糊状,再分次递加眼膏基质,研磨均匀,即得。

【用途】　用于治疗沙眼、急性结膜炎、角膜炎及眼睑炎。

【注解】　①液体石蜡主要用来调节眼膏的硬度,如制成的基质过稀时,可适当减少液体石蜡的用量,以凡士林替代。②盐酸金霉素在水溶液中不稳定,不宜加水研磨,故加液体石蜡研细。另外盐酸金霉素受热易分解,因此所用眼膏基质灭菌以后需放冷后再使用。

例 19　妥布霉素地塞米松眼膏

【处方】
妥布霉素	9 g	地塞米松	3 g
眼膏基质(凡士林等)加至	3 000 g	共制	1 000 支

【制法】　主药和眼膏基质分别灭菌,混合均质至粒度检验合格,进行无菌灌装,分装至每支 3 g。

【用途】　用于对肾上腺皮质激素敏感的眼部疾患及外眼部细菌感染。

例 20　重组牛碱性成纤维细胞生长因子眼用凝胶

【处方】
重组牛碱性成纤维细胞生长因子	1 600 000 IU	人血白蛋白	0.08 g
甘露醇	0.10 g	卡波姆	0.78 g
羟丙甲纤维素	0.21 g	氢氧化钠	适量
注射用水加至	400 mL	共制	1 000 支

【制法】　将卡波姆、羟丙甲纤维素用适量注射用水溶胀,调 pH 值使形成透明凝胶,并在 121℃热压灭菌,冷却后备用;将重组牛碱性成纤维细胞生长因子、人血白蛋白和甘露醇溶于适量的注射用水中,用 0.22 μm 滤膜过滤除菌;在无菌条件下将上述的透明凝胶和滤液混合均匀,分装即得。

【用途】　重组牛碱性成纤维细胞生长因子可治疗各种原因引起的角膜上皮缺损和点状角膜病变、复发性浅层点状角膜病变、轻中度干眼症、大泡性角膜病变、角膜擦伤、轻中度化学烧伤、角膜手术及术后愈合不良、地图状(或营养性)单疱性角膜溃疡等。

【注解】　人血白蛋白和甘露醇为蛋白质保护剂;羟丙甲纤维素和卡波姆为凝胶基质;氢氧化钠为 pH 调节剂。

三、质量检查

眼膏剂、眼用乳膏剂、眼用凝胶剂应均匀、细腻、无刺激性,并易涂布于眼部,便于原料药物分散和吸收,除另有规定外,每个容器的装量不得超过 5 g。按照《中国药典》2020 年版四部制剂通则 0105 规定,眼膏剂应进行粒度、金属性异物、装量差异、装量及无菌检查。除另有规定外,眼用凝胶剂还应符合凝胶剂的规定。

第四节 栓 剂

一、概述

栓剂(suppository)系指原料药物与适宜基质等制成供腔道给药的固体制剂。栓剂在常温下为固体,塞入人体腔道后能迅速软化、熔化或溶解于分泌液中,逐渐释放药物而产生局部或全身作用。栓剂因施用腔道的不同可称为直肠栓、阴道栓和尿道栓。直肠栓为鱼雷形、圆锥形或圆柱形等,成人用每枚重约 2 g,长 3～4 cm,儿童用重约 1 g。直肠栓塞入肛门后,由于括约肌的收缩使栓剂抵向直肠内。阴道栓为鸭嘴形、球形、卵形等。尿道栓为棒状。栓剂的形状见图 7-2。

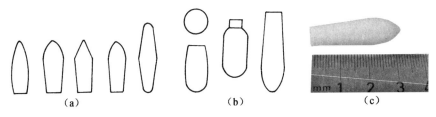

图 7-2 栓剂的形状
(a)直肠栓 (b)阴道栓 (c)栓剂产品

栓剂按作用部位分为局部作用栓剂和全身作用栓剂。在腔道起局部作用的栓剂主要有收敛、润滑、抗菌抗炎、杀虫、止痒、局麻等作用;药物经腔道(多为直肠)吸收至血液而起全身作用,主要有镇痛、镇静、兴奋、扩张支气管和血管、抗菌等作用。早期,栓剂主要用于局部疾病治疗,后来发现栓剂可通过直肠吸收而发挥全身治疗作用,且表现出良好的药动学过程,因此全身作用的栓剂日益受到重视。

用以全身治疗作用的栓剂具备以下特点:①药物不受胃肠道 pH 或酶的破坏;②可避免药物对胃肠道的刺激;③药物经直肠给药后,可避免肝的首过效应;④对口服片剂、丸剂及胶囊剂有困难的患者,尤其是婴幼儿,腔道给药较为有效。栓剂的缺点是使用不如口服方便,生产成本较片剂和胶囊剂高,生产效率低;另外直肠表面积较胃肠道小,不是药物吸收的理想部位。

二、基质与附加剂

栓剂基质不仅赋予药物成型,而且对药物的释放有重要影响。用于制备栓剂的基质应符合以下要求:①室温时有适宜的硬度,塞入腔道时不致变形和破碎,体温下易软化、熔化或溶解;②具有润湿或乳化能力,水值较高;③不因晶型转化而影响栓剂的成型;④基质的熔点与凝固点间距不宜过大,油脂性基质的酸价在 0.2 以下,皂化值在 200～245,碘值低于 7;⑤适用于热熔法及冷压法制备栓剂。常用基质分为油脂性基质和水溶性基质两大类。

(一) 油脂性基质

1. 可可豆脂(cocoa butter)　系由梧桐科植物可可树的果仁得到的固体脂肪,主要为硬脂酸、棕榈酸、油酸和月桂酸的混合甘油酯。本品天然无刺激,常温下为黄白色蜡状固体,可塑性好,性质稳定,熔距为 31～34℃,加热至 25℃ 即开始软化,在体温下能迅速熔化,10～20℃ 时易粉碎成粉末,是良好的栓剂基质。

2. 半合成或全合成脂肪酸甘油酯　系由天然植物油(如椰子油或棕榈油等)水解、分馏得到的 C_{12}～C_{18} 游离脂肪酸,经部分氢化再与甘油酯化而成的三酰甘油、二酰甘油、单酰甘油的混合物,称为半合成脂肪酸甘油酯。本品化学性质稳定,具有适宜的熔点,不易酸败,有油脂臭,已逐渐取代天然的油脂性基质。国内已生产的有以下几种:

(1) 椰油酯　系椰子油加硬脂酸与甘油酯化而成,为乳白色块状物,熔点为 35.7～37.9℃,吸水能力大于 20%,抗热能力较强,刺激性小。

(2) 混合脂肪酸酯　系由月桂酸及硬脂酸与甘油酯化而得,为白色或类白色蜡状固体,在水或乙醇中几乎不溶,根据熔点等不同分为四种型号:34 型(33～35℃)、36 型(35～37℃)、38 型(37～39℃)及 40 型(39～41℃),其中 36 型最为常用。

(3) 棕榈油酯　系由棕榈仁油加硬脂酸与甘油酯化而成,为乳白色或微黄色蜡状固体,化学性质稳定,抗热能力强,对腔道黏膜刺激性小。

(4) 硬脂酸丙二醇酯　系由硬脂酸和丙二醇酯化而成,为乳白色或微黄色蜡状固体,熔点为 36～38℃,不溶于水,遇热水可膨胀;对腔道黏膜无明显的刺激性,安全、无毒。

部分国外常用的半合成脂肪酸酯栓剂基质见表 7-2。

表 7-2　部分国外常用的半合成脂肪酸酯栓剂基质

名称	组成	熔距或凝固点 /℃	皂化值	碘值	水值	适用性
Massa Estarinum A	饱和脂肪酸(C_{11}～C_{17})的单、双、三酰甘油的混合物	33～35/29～31	225～240	<1	30～40	乳化水溶液,延长局部作用时间
Massa Estarinum B		33.5～35.5/31.5～33.5	225～246	<1	20～30	体温以下熔化,通用基质
Massa Estarinum C		36～38/33～35	225～235	<1		用于降低熔点的药物,热带气候适用
Massa Mf13	饱和脂肪酸的单、双、三酯的混合物	36～37/33～35	225～235	2～3		脂溶性
Massuppol 15	饱和脂肪酸的单、双、三酯的混合物	35～37/31～33	220～230	<3	50～100	大量生产用,脂溶性
Wecobee W	二酰甘油椰子油及棕榈仁油的高熔点部分(可另加 0.25% 磷脂酰胆碱)	31.7～32.8/30～31	242～252	<4	30～40	熔距短
Wecobee R		33.9～35/31～32	236～246	<4	30～40	熔距短
Wecobee S		38～40.5/32～34	236～246	<4	30～40	熔距宽,超过体温

续表

名称	组成	熔距或凝固点/℃	皂化值	碘值	水值	适用性
Witepsol W35	饱和的植物脂肪酸的三酰甘油	33.5～35.5/29～32	225～230	<7		适用于急冷及小量生产
Witepsol S55	混有单酰甘油的饱和植物脂肪酸的三酰甘油	33.5～35.5/29～32	220～230	<7		用于阴道栓剂,分散性好

(二) 水溶性基质

1. 甘油明胶(gelatin glycerin)　本品系由明胶、甘油和水组成,通常组成为水:明胶:甘油(10:20:70),弹性好,不易折断,塞入腔道后在体温下不熔化但能软化且缓慢溶于分泌液中使药物缓慢释放。其溶解速率与明胶、甘油、水三者的比例有关,甘油与水含量越高越易溶解,基质中甘油能防止栓剂干燥变硬。本品通常作为阴道栓剂基质,使药物在局部起作用。需要注意的是,此类基质在贮存时应注意失水性和微生物的污染。凡能与蛋白质产生配伍禁忌的药物(如鞣酸、重金属盐等)均不能使用此类基质。

2. 聚乙二醇(PEG)类　本类基质遇体温不熔化,但能缓缓溶于体液中而使药物缓慢释放,为难溶性药物的常用载体。通过将不同平均相对分子质量的 PEG 以一定比例加热熔融可制得硬度适宜的栓剂基质。通常液体 PEG 含量为 30%～50% 时,其硬度与可可豆脂接近,较为适宜。本品易溶于水,吸湿性较强,对黏膜有一定刺激性,可在纳入腔道前先用水润湿或在表面涂一层鲸蜡醇或硬脂醇薄膜以减轻刺激。需要注意的是 PEG 基质不宜与鞣酸、水杨酸、乙酸水杨酸、奎宁、苯佐卡因、氯碘喹啉、磺胺类等配伍。

3. 聚氧乙烯(40)单硬脂酸酯(polyoxyl 40 stearate)类　系聚乙二醇的单硬脂酸酯、双硬脂酸酯的混合物,属表面活性剂基质,为白色或黄白色蜡状固体,无臭或稍有脂肪臭味。熔程为39～45℃,可溶于水、乙醇、丙酮,不溶于液体石蜡。与 PEG 合用可制得崩解、释放性能较好的稳定栓剂。

4. 泊洛沙姆(poloxamer)　系聚氧乙烯、聚氧丙烯的嵌段聚合物,属于非离子型表面活性剂。常用型号是 poloxamer 188 或 Pluronic F68,为蜡状固体,熔点为52℃;本品易溶于水,能促进药物的吸收并起到缓释与延效作用。

(三) 附加剂

1. 硬度调节剂　加入适当的硬化剂(如白蜡、鲸蜡醇、硬脂酸、巴西棕蜡等)改善栓剂在贮存或使用时过软的情况;在栓剂中加入增稠剂(如氢化蓖麻油、单硬脂酸甘油酯、硬脂酸铝等)可增加基质稠度,调节药物释放,促进药物与基质的机械混合。

2. 吸收促进剂　对于起全身治疗作用的栓剂,可通过加入吸收促进剂促进药物的吸收。常用的吸收促进剂有非离子型表面活性剂、氮酮、脂肪酸、脂肪醇和脂肪酸酯类,以及尿素、水杨酸钠、苯甲酸钠、羧甲基纤维素钠、环糊精类衍生物等。

3. 其他

(1) 乳化剂　处方中如含有较高量(>5%)的与基质不相混合的液相,则需加入乳化剂使之乳化后混合。

(2) 抗氧剂　对于易氧化的药物应加入抗氧剂(如叔丁基羟基茴香醚、叔丁基对甲酚、没食子酸酯类等)。

(3) 抑菌剂　对于易受微生物污染的基质,处方中含有植物浸膏或水性溶液时,可在栓剂中加入抑菌剂(如羟苯酯类)。

三、处方设计

(一) 影响栓剂吸收的因素

1. 全身作用的栓剂　影响全身作用的栓剂吸收有下列因素:

(1) 药物的影响　药物的溶解度、粒径、油水分配系数均影响栓剂的药物吸收。①溶解度:由于直肠中的体液量少,对于溶解度小的药物,溶解受限,吸收量较少;溶解度较大的药物,吸收相对较多。因此可以将难溶性药物制成溶解度大的盐类或衍生物再制备栓剂,从而提高药物的吸收。②粒径:当药物以不溶性固体粒子分散在基质中时,其粒子大小将影响吸收,粒径越小越易溶解,吸收越快。③脂溶性与解离度:脂溶性好、非解离型药物容易透过直肠黏膜吸收。通常 pK_a 大于 4 的酸性药物和 pK_a 小于 8.5 的碱性药物可被直肠黏膜迅速吸收。可应用缓冲液调节直肠的 pH,以利于药物吸收。

(2) 基质种类的影响　全身作用的栓剂要求药物迅速释放,一般应选择与药物溶解性相反的基质,有利于药物释放,增加吸收。如脂溶性药物应选择水溶性基质,水溶性药物则应选择油脂性基质。如吲哚美辛栓为水不溶性药物,分别以可可豆脂、半合成脂肪酸酯及聚乙二醇 1000 三种基质制成栓剂,进行溶出速率测定,结果药物从聚乙二醇基质中溶出的速率比其他两种基质快 10 倍,体内动物试验也表明以聚乙二醇为基质的吲哚美辛栓剂血浆平均峰值为 1.35 μg/mL,达峰时间为 60 min;而半合成脂肪酸酯栓和可可豆脂栓的血药峰值则分别为 1.12 μg/mL 和 1.17 μg/mL,达峰时间均为 90 min,这说明水溶性基质更易释放水不溶性药物。

(3) 基质的老化　栓剂的基质在贮存过程中可能发生老化的现象而变质,如油脂性基质的酸值、皂化值、碘值等发生改变,有可能导致药物吸收发生改变。因此,在栓剂的制备、贮存过程中要注意对基质进行质量控制。

(4) 吸收促进剂　栓剂处方中为了增加药物的释放和吸收,常加入非离子型表面活性剂起作用:①适量的表面活性剂能增加药物的亲水性;②对覆盖在直肠黏膜上的连续的水性黏液层具有溶胶和洗涤作用,造成有孔隙的表面,从而增加药物的穿透性;③降低界面张力,有助于体液与油脂性基质的乳化。如在克仑特罗栓剂的基质半合成椰油酯中加入 2% 的聚山梨酯 80 后,在家兔体内的相对生物利用度比不加聚山梨酯 80 增加约 50%。不同的表面活性剂在不同的基质中促进吸收的程度是不同的,需要进行实验考察。脂肪酸、脂肪醇和脂肪酸酯,如油酸酯、乳酸酯等,与黏膜表皮磷脂具有较好的生物相容性且可作为多种药物的良好溶剂;氮酮可直接与黏膜发生作用,改变生物膜的通透性,因此有利于药物吸收。将不同量的氮酮和表面活性剂基质 S-40 混合后,含氮酮的栓剂均有促进直肠吸收的作用。

(5) 栓剂塞入的部位　直肠给药后,栓剂的吸收途径有三条:①通过直肠上静脉经门静脉进入肝,经肝代谢后再进入体循环;②通过直肠中、下静脉进入髂内静脉,绕过肝进入下腔静脉,直接进入体循环;③通过直肠淋巴系统进入胸导管,再进入体循环。栓剂塞入距肛门口约 2 cm 处,可有 50% ~ 75% 的药物不经过肝而通过直肠中、下静脉吸收而达到全身作用的目的。因此,以栓剂塞入距肛门口约 2 cm 处为宜。

2. 局部作用的栓剂　对于局部作用的栓剂,要求药物从基质中缓慢释放,且尽可能减少吸收,应选择熔化或溶解慢的基质。局部作用通常在 0.5 h 内开始,最少持续约 4 h。栓剂若在 6 h 内不熔化,则有可能导致药物释放不完全,患者会有不适感,药物大部分排出体外。由于腔道中的液体量有限,水溶性基质的溶解速率受限,可使药物缓慢释放,比油脂性基质更利于发挥局部药效。

(二) 处方设计考虑因素

栓剂的处方设计应根据药物的药理作用,首先考虑以下问题:①用药目的:局部治疗还是全身作用;②用药部位:用于肛门、尿道或阴道;③希望药物快速作用,还是发挥缓慢或持久作用。然后根据药物、基质和附加剂的性质对栓剂中药物释放和吸收的影响,确定处方,选择合适的制备工艺。

四、制备与处方举例

(一) 制备方法

栓剂的制备方法有冷压法与热熔法两种,可按基质的类型选择制法,油脂性基质栓剂两种方法均可使用,水溶性基质栓剂多采用热熔法。

1. 药物的加入方式　油溶性药物可直接加入油脂性基质中溶解;水溶性药物先制成少量浓溶液,用适量羊毛脂吸收后再与其他基质混匀;油、水均不溶的药物则研成细粉后再与基质混匀。

2. 冷压法 (cold compression method)　将药物与基质粉末置于冷容器内混匀,用手工搓捏或通过模具挤压制成一定形状的栓剂。

3. 热熔法 (fusion method)　是生产栓剂最常用的方法。制备过程如下:用水浴加热使计算量的基质锉末熔化(温度不能过高),然后加入药物混匀,注入涂有润滑剂的栓剂模具中,至稍溢出模口为度。放冷至完全凝固后削去溢出部分,开模取出。

栓模内所涂的润滑剂分为两类:①油溶性润滑剂,如液体石蜡或植物油等,用于水溶性基质栓剂的脱模;②水溶性润滑剂,对于油脂性基质栓剂,常用软肥皂、甘油与 95% 乙醇(1:1:5)的混合物,用于油脂性基质栓剂的脱模。

目前的工业化生产中采用的是自动化栓剂灌装机组,能自动完成栓剂的制壳、灌注、冷却成形、封口全部工序。制壳材料为塑料或铝箔,既作为包装材料又作为栓剂的模具。成卷的包装材料经过栓剂制带机正压吹塑成形,自动进入灌注工位,已搅拌均匀的药液通过高精度计量装置自动灌注到空壳内后,连续进入冷却工位,经过一定时间的低温定型,实现液态到固态的转化,变成固体栓剂。通过封口、打批号、计数剪切等工序制成成品栓剂。这种栓剂包装生产方便,且不需要冷藏保存,即使是在高温下栓剂熔化,但冷却后仍能保持原来的形状,便于贮存。

4. 基质的用量　制备栓剂时需要确定基质的用量。通常栓剂模具的容积是固定的,不同的栓剂处方,用同一模具制出的栓剂容积是一定的,但由于基质与药物密度不同,栓剂的质量会不同。药物会在栓剂基质中占有一定体积,为了保持栓剂原有体积,需引入置换价(displacement value,DV)的概念。置换价指栓剂中药物的质量与同体积基质质量的比值。根据置换价可以计算出为了保持栓剂原有体积,不同的药物需添加多少基质的量。置换价以可可豆脂及半合成脂肪酸酯作为标准基质,质量定为1,一些常用药物的置换价见表 7-3。置换价 DV 的计算公式为:

$$DV = \frac{W}{G-(m-W)} \qquad (7-1)$$

式中,W 为每个栓剂的平均含药量,G 为纯基质栓剂的平均质量,m 为含药栓剂的平均质量,$m-W$ 表示含药栓中基质的质量,$G-(m-W)$ 表示栓剂中与药物占相同体积的基质的质量。应用置换价可以用下式方便地计算出制备某种含药栓所需基质的质量 X,其中 n 为拟制备的栓剂枚数,y 为处方中的药物剂量。

$$X = (G-y/DV) \times n \qquad (7-2)$$

表 7-3　常用药物的可可豆脂及半合成脂肪酸酯的置换价

药物	可可豆脂	半合成脂肪酸酯		药物	可可豆脂	半合成脂肪酸酯	
		Witepsol	Suppocire			Witepsol	Suppocire
盐酸吗啡	1.6			磺胺	1.7		
盐酸乙基吗啡		0.71		磺胺噻唑	1.6		
阿司匹林		0.63		薄荷脑	0.7	1.53	1.53
鱼石脂	1.1	0.91		秘鲁香		0.83	
苯佐卡因		0.68		苯巴比妥	1.2	0.84	
巴比妥	1.2	0.81		苯巴比妥钠		0.62	
硼酸	1.5	0.67		普鲁卡因		0.8	
磷酸可待因		0.8		茶碱		0.63	0.88
樟脑	2.0	1.49	1.49	氨茶碱	1.1		
氨基比林	1.3			盐酸奎宁	1.2		
水合氯醛	1.3			甘油	1.6		
盐酸可卡因	1.3			鞣酸	1.6		
阿片粉	1.4			次没食子酸铋	2.7	0.37	

(二)栓剂处方举例

例21 乙酰水杨酸栓

【处方】　乙酰水杨酸　　　　　300 g　　　　　聚山梨酯80　　　　24.3 g
　　　　　半合成脂肪酸甘油酯　适量　　　　　制成栓剂　　　　　1 000 粒

【制法】　取半合成脂肪酸甘油酯,置于水浴上加热熔化,待温度降至50℃,加入聚山梨酯80搅匀,分次加入乙酰水杨酸细粉,搅匀后迅速注入冷却并涂有润滑剂的栓模中,凝固后刮去多余基料,脱模即得。

【用途】　用于发热、头痛、神经痛等。

【注解】　本品是油脂性基质制成的起全身作用的白色栓剂。聚山梨酯80作为吸收促进剂,可提高本品的生物利用度。乙酰水杨酸制成栓剂,可减少其对胃肠道的不良反应。

例 22 克霉唑阴道栓

【处方】 克霉唑　　　　　　150 g　　　　　　甘油明胶　　　　适量

制成栓剂　　　　　1 000 粒

【制法】 取甘油明胶，置于水浴中加热熔化，待温度降至50℃时，加入克霉唑细粉，搅拌均匀，灌模，取出即得。

【用途】 用于治疗由白念珠菌或其他念珠菌属所引起的阴道炎。

【注解】 本品采用甘油明胶作水溶性基质，起局部治疗作用。克霉唑呈弱碱性，在酸性水溶液中遇热迅速分解。

(三) 新型栓剂介绍

栓剂的疗效确切，不易受体内其他因素的影响，随着新剂型和新技术的发展，在传统普通栓剂 (conventional type suppository) 的基础上，出现了一些新型栓剂，改善了栓剂作用缓慢、作用时间较短等缺点。

1. 中空栓剂 (hollow type suppository，HTS) 外壳为空白或含药基质，固体或液体药物填充在中空部分 (图 7-3a)。当栓剂进入体内后，外壳基质熔融破裂后中心药物一次性释放，达峰值时间短，起效快；还可通过将药物与适当赋形剂 (如 PVP 或环糊精) 混合或制成固体分散体以达到速释或缓释的目的。此类栓剂将药物与基质相对分开，不存在普通栓剂释药困难的问题，增加了药物的稳定性，水溶性和脂溶性药物均可选用适宜的基质制成 HTS。将胰岛素制成中空栓剂，当 pH 为 4，氮酮作为吸收促进剂时，胰岛素中空栓的降糖效果与皮下注射相当。

例 23 氧氟沙星中空栓

【处方】 氧氟沙星　　　　　100 g　　　　　　PEG 6000　　　　6 000 g

PEG 400　　　　　5 000 g　　　　　蜂蜡　　　　　35 g

卡波姆 940　　　　250 g　　　　　　制成　　　　　1 000 粒

【制法】 取 PEG 6000、PEG 400 和卡波姆 940，水浴加热熔融，倒入栓模中，待自然凝固后取出栓子即得。按一定比例将氧氟沙星加入熔融的蜂蜡中，混匀，迅速冷却，粉碎后转移到中空腔内，熔封尾部，启模，即得。

【注解】 处方中卡波姆质轻、吸湿性强，在制备中宜采用"少量多次"原则溶于 PEG 400 中，既可防止粉尘飞扬，又可使混合均匀；卡波姆具有良好的缓释作用，且为水溶性，无油腻性，易涂展，对皮肤及黏膜无刺激。加蜂蜡及卡波姆作缓释剂的氧氟沙星中空栓具有奏效快、释放时间延长等优点。

2. 双层栓剂 可分为上、下双层栓剂和内、外双层栓剂。前者由上、下两层构成，有以下几种形式：①药物分散于上、下两层，下层采用水溶性基质，起速效作用，上层采用油脂性基质，起缓释作用，可使血药浓度在较长时间保持平稳 (图 7-3c)；②上层为空白基质，下层为含药基质，空白基质吸水膨胀后可避免塞入的栓剂自动进入深部，且可阻止药物向上扩散，减少肝首过效应 (图 7-3d)。内、外双层栓剂是由含有不同药物的内、外两层组成，进入腔道后可先后释药，达到特定的治疗目的 (图 7-3b)。

3. 缓释、控释栓剂

(1) 微囊或包合物栓剂 将药物制成微囊或环糊精包合物后再与基质混合制成栓剂，利用微囊或包合物控释 (图 7-3e)。其优点来自于微囊 (微球) 和栓剂两方面，能够延缓药物吸收，延

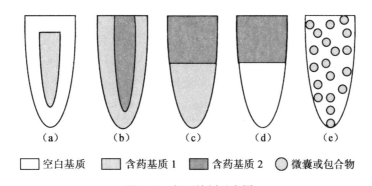

图 7-3　新型栓剂示意图
(a)中空栓剂　(b)内、外双层栓剂　(c)(d)上、下双层栓剂　(e)微囊或包合物栓剂

长作用时间,减少用药次数,提高药物稳定性等。有人将微囊栓剂与中空栓剂技术结合起来,即外壳为含药基质起速释作用,中心为药物的微囊溶液起缓释作用,形成含速释、缓释两部分的盐酸曲马朵缓释栓,是一种较为理想的栓剂新剂型。

(2) 渗透泵栓剂(osmotic pump suppository)　是利用渗透泵原理制成的一种控释栓剂,最外层为一层不溶性微孔膜,药物可由微孔中慢慢释出,维持较长时间的疗效。

(3) 缓释栓剂　药物包合于可塑性的不溶性高分子材料制成的栓剂。该类栓剂在直肠内不溶解,不崩解,吸收水分后逐渐膨胀,缓慢释药。

(4) 凝胶栓剂(gel suppository)　是利用具有亲水性、生物黏附性和生物学惰性的乙烯氧化物为药物载体制成的。去掉水分后,有一定硬度,可注模、成形,当吸收水分时,体积膨胀为原来的2～4倍,柔软而富有弹性,可避免普通栓剂纳入体腔后产生的异物感。一些凝胶基质(如壳聚糖等)具有特殊的生物黏附性,可延长药物的滞留和释放时间,从而提高生物利用度。

(四) 栓剂的临床应用

栓剂在临床的广泛应用:①抗炎杀菌类,如用于治疗阴道炎症的克霉唑栓和复方甲硝唑栓;用于治疗葡萄球菌、链球菌感染的红霉素栓;用于痔疮复发或术后抗炎止痛的中药痔疮栓;用于消毒防腐的醋酸氯己定栓;②解热镇痛类,多用于儿科用药,如用于解热止痛的对乙酰氨基酚栓,用于治疗外感风热引起的小儿病毒性肺炎、上呼吸道感染的双黄连栓等。

五、质量检查 🄔

（重庆医科大学　张景勋）

思考题

1. 简述常用乳膏剂基质的种类和特点。
2. 简述软膏剂处方设计时应考虑的因素。
3. 简述凝胶剂的种类及组成。
4. 何谓眼膏剂？常用的水溶性凝胶基质有哪些？
5. 栓剂的常用基质如何分类？举例说明。

6. 栓剂基质应具备哪些条件?

7. 简述直肠给药后栓剂的吸收途径。

8. 简述栓剂的置换价定义及意义。

9. 简述软膏剂、凝胶剂、眼膏剂、栓剂的质量要求。

数字课程学习……

▶▶ 章小结   ⤓ 教学 PPT   ◈ 推荐阅读   ✎ 自测题

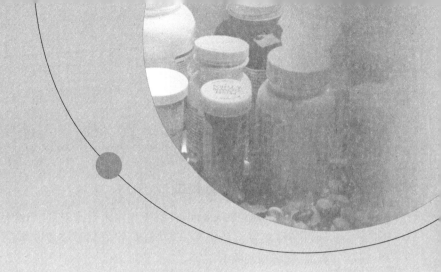

第八章

雾 化 剂 型

第一节 概　述

一、雾化剂型的定义与类型

雾化剂型（aerosolized dosage form）系指利用来自抛射剂、压缩气体或依据空气动力学原理产生的气流，通过特殊装置将药物递送至肺部、腔道黏膜或皮肤等部位发挥局部或全身作用的剂型，包括气雾剂、粉雾剂和喷雾剂等。

根据临床给药途径，雾化剂型可分为吸入雾化剂与非吸入雾化剂。前者为用于呼吸道深部和肺部的雾化剂，如沙丁胺醇气雾剂、布地奈德粉雾剂等；后者常为皮肤、口腔或鼻腔黏膜等部位用的雾化剂，如硝酸益康唑喷雾剂、硝酸异山梨酯喷雾剂、盐酸羟甲唑啉喷雾剂等。根据雾化主体的形态，雾化剂型又可分为液体雾化剂与固体雾化剂。液体雾化剂系指用于雾化的药物主体为溶液、乳状液或混悬液，主要指气雾剂和喷雾剂，广义上也包括加至热水后可产生供吸入用蒸气的制剂。固体雾化剂的雾化主体为固体粉末，主要指粉雾剂。

二、雾化剂型的临床应用

雾化剂型最早可追溯至 3500 年前印度人通过吸入莨菪叶子的蒸气治疗气喘。第一个公开发表的吸入装置设计图见于 1654 年英国医生 Bennet 的木刻画，1778 年英国医生 Mudge 首先引入"吸入器（inhaler）"一词，19 世纪 40 年代末期开始使用干粉吸入，1956 年美国的 Riker 实验室首先开发了压力定量吸入剂 Medihaler-Epi™（含肾上腺素）和 Medihaler-Iso™（含异丙肾上腺素），开启了现代吸入疗法。

雾化剂型既可用于治疗局部病变，又可吸收发挥全身作用，在治疗呼吸系统疾病方面具有独特优势，目前是肺部给药和鼻黏膜给药最常用的剂型。其临床应用主要集中于：①病灶在局部的治疗，如色甘酸钠气雾剂用于预防和治疗支气管哮喘、过敏性哮喘及鼻炎，氨曲南雾化吸入溶液用于铜绿单胞菌感染的囊性纤维化，硝酸益康唑气雾剂用于皮肤抗真菌治疗；②临床上要求快速缓解症状的治疗，如亚硝酸异戊酯吸入剂用于心绞痛急性发作，沙丁胺醇气雾剂可迅速缓解哮喘患者支气管痉挛，急性肺水肿时使用二甲硅油气雾剂可消除肺泡内泡沫而改善气体交换；③递送胃肠道不能吸收和／或首过效应显著的药物，如在胃肠道环境不稳定且难以透膜吸收的胰岛素、鲑降钙素经呼吸道雾化给药可产生良好疗效，口服首过效应显著的硝酸甘油气雾剂可经口腔黏膜吸收起效。

三、吸入制剂与药物肺部吸收影响因素

（一）吸入制剂的定义与特点

吸入制剂（inhalation preparation）系指原料药物溶解或分散于合适介质中，以气溶胶或蒸气形式递送至肺部发挥局部或全身作用的液体或固体制剂。根据制剂类型，处方中可能含有抛射剂、共溶剂、稀释剂、抑菌剂、助溶剂和稳定剂等，所用辅料应不影响呼吸道黏膜或纤毛的功能。吸入制剂包括吸入气雾剂、吸入粉雾剂、吸入喷雾剂、吸入液体制剂和可转变成蒸气的制剂。吸入制剂的优点主要有：①可将药物直接递送至作用部位维持较高浓度；②可避免肝的首过效应和

胃肠道降解作用,降低给药剂量,减少全身不良反应;③可迅速起效,缓解患者症状;④肺部巨大的表面积、丰富的血流及单层肺泡细胞有利于药物吸收,发挥全身作用;⑤多为便携式装置,携带、使用方便,患者顺应性好。吸入制剂也存在一些不足,如:①由于呼吸道多级分支及吸入装置的限制,可吸入至肺中的有效剂量不高,仅为给药剂量的 12% ~ 40%;②患者使用时需雾化与呼吸同步,否则大量药物会沉积于上呼吸道;③气道内的黏液(特别是感染时大量分泌)会阻碍药物在下呼吸道沉积;④制剂可能存在物理稳定性问题;⑤需要特殊装置,成本相对较高。

(二) 呼吸系统的结构与生理

呼吸系统是人体与外界空气进行气体交换的一系列器官总称,包括鼻、咽、喉、气管、支气管,以及由大量肺泡、血管、淋巴管、神经构成的肺及胸膜等组织。临床上常将鼻、咽、喉称为上呼吸道,喉以下的气管、主支气管及肺内的各级支气管称为下呼吸道。人的支气管(第 1 级)反复分支至肺泡约有 24 级,又称为气管树。呼吸道上皮细胞主要由杯状细胞和纤毛细胞组成。杯状细胞分泌的黏液构成黏液毯,可湿润吸入空气和捕获外来粒子起保护作用,如 > 10 μm 可被阻挡在鼻腔,< 0.5 μm 可悬浮于吸入气体中被重新呼出,而介于两者之间者则沉积于不同级段气道黏液毯。黏液毯又分凝胶上层和浆液下层。凝胶层黏稠似固体,浆液层较稀薄,有利于纤毛向上节律性运动将凝胶层及外来粒子运送至喉部后清除。肺泡是人体进行气 – 血交换的场所,也是药物吸收的主要部位。成人肺泡数目约 3 亿 ~ 4 亿个,总表面积达 70 ~ 100 m^2;肺泡壁由单层上皮细胞构成,外面包绕着丰富的毛细血管网;肺泡腔与毛细血管腔的距离仅约 1 μm。上述特点可使药物经肺部给药后迅速吸收,并可避免肝的首过效应。

(三) 药物在呼吸道的沉积

雾化制剂吸入后必须有一定的粒子沉积率才能产生药理作用,即药物沉积于所需部位(如治疗哮喘应沉积于支气管,全身作用应沉积于肺泡吸收)对于发挥疗效至关重要。药物粒子从口或鼻向下经历多级气道分支,随着气流方向会发生系列改变。充分了解吸入过程中粒子在呼吸道内的沉积机制及影响沉积的因素,有助于优化吸入制剂设计、指导患者正确使用和认识吸入制剂的毒性风险。

药物粒子在气道内沉积(deposition)有多重机制,如图 8–1 所示:①惯性碰撞(inertial impaction):动量较大的粒子(> 5 μm)在气流方向改变时由于不受调节而沿原方向运动,与气道壁发生碰撞而沉积;②重力沉降(gravitational sedimentation):质量较大的粒子(1 ~ 5 μm)在气道内停留会因重力作用发生沉积;③布朗扩散(Brownian diffusion):较小的粒子(< 0.5 μm)在气道中可发生布朗扩散而沉积;④拦截沉降(interception sedimentation):由于粒子的几何特征与气道表面发生物理接触,或因进入宽度小于粒子的气道而发生拦截作用;⑤静电沉降(electrostatic sedimentation):荷电粒子由于与气道表面电荷相反发生静电吸引而沉积。惯性碰撞、重力沉降与布朗扩散为粒子呼吸道内沉积的主要机制,拦截沉降与静电沉降影响相对较小。

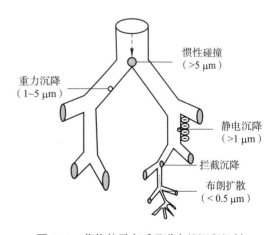

图 8–1 药物粒子在呼吸道中的沉积机制

影响粒子呼吸道沉积的主要因素如下。

1. 制剂因素

(1) 粒子大小 雾化粒子大小是决定肺沉积与疗效的关键因素。雾化粒子形状、大小各异,可能不符合正态或对数正态分布,因此粒子大小常用空气动力学直径(aerodynamic diameter)表示。其系指在静息状态下与密度为 1 g/cm³ 的球体具有相同沉降速率的粒子直径。计算公式如下:

$$d_a = d_e \sqrt{\frac{\rho}{\rho_0 \chi}} = d_s \sqrt{\frac{\rho}{\rho_0}} \tag{8-1}$$

式中,d_a 为空气动力学直径,d_e 为体积等价粒径,d_s 为有效径;χ 为动态形状因子,球形时为 1;ρ 为粒子密度;ρ_0 为 1 g/cm³。空气动力学直径决定了粒子在呼吸道中沉积,>5 μm 的大粒子易发生惯性碰撞而沉积于上呼吸道;对大多数直径介于 1~5 μm 的粒子主要通过重力作用沉积于细支气管及肺泡表面;<0.5 μm 的粒子可通过布朗扩散沉积于气道不同部分,未沉积的粒子则会随气流呼出,即扩散不是吸入制剂肺部有效沉积的主要机制。因此,肺部沉积的最适宜空气动力学雾滴(粒)粒径应在 0.5~5 μm。

雾滴(粒)分布(particle-size distribution,PSD)和微细粒子剂量(fine particle dosage,FPD)是评价吸入制剂质量的重要参数。在生产过程中可以采用合适的显微镜法或光阻、光散射及光衍射法测定;但产品的雾滴(粒)分布,则应采用其空气动力学直径分布表示。《中国药典》2020 年版附录 0951 收录了双级撞击器(装置 1)、安德森级联撞击器(装置 2,Andersen cascade impactor,ACI)和新一代撞击器(装置 3,next generation impactor,NGI)测定吸入制剂微细粒子空气动力学特性的方法。质量中值空气动力学直径(mass median aerodynamic diameter,MMAD)和几何标准偏差(geometric standard deviation,GSD)常用于表示雾滴(粒)的大小与分布。MMAD 指小于某一空气动力学直径的各粒度粒子质量占全部颗粒质量 50% 时的直径。MMAD 大小与肺部沉积部位具有相关性,1~3 μm 的粒子主要沉积于肺深部(肺泡),而 >5 μm 的粒子主要沉积于上呼吸道(细支气管)。FPD 一般是空气动力学粒径在 <5 μm 粒子的剂量,通常用微细粒子分数(fine particle fraction,FPF)表示。FPF 指喷出微细粒子的剂量占喷出总剂量的分数。

(2) 液体黏度和密度 一般雾化粒子大小随黏度和密度增加而增大,影响药物沉积。

(3) 固体粒子吸湿性 呼吸道中的湿度可达 99%,吸入粒子因亲水/亲脂性不同影响水分吸附。亲水性雾化粒子可持续吸附水分直至表面水蒸气分压与环境相近,粒子易发生聚集而沉积于呼吸道较上部位;亲脂性粒子则与水分的亲和力弱而受呼吸道高湿环境的影响较小。

(4) 给药装置性质 不同构造的给药装置可影响雾化粒子喷出的初速率,速率愈大者在咽喉部滞留愈多。配合使用储雾器(spacer)吸入气雾剂可有效降低初速率,增加药物在肺部的沉积。

此外,制剂的处方组成、灌装及剩余液体的体积等均会影响雾化粒子的肺部沉积。

2. 患者因素 患者的肺部生理病理变化和吸入方式也会对粒子沉积产生重要影响。如气道阻塞性疾病显著减少药物向肺部递送;当患者使用特定吸入剂时,控制肺通气参数(如吸入气体流速、吸气体积、呼吸频率等)会显著影响肺部沉积。如加快吸气速度可增加药物粒子通过惯性碰撞沉积于大气道;增加吸气体积可增加药物在肺呼吸性气道中的沉积;吸气后屏住呼吸可通过沉降和扩散机制增加粒子沉积。因此,临床使用吸入制剂时应采用缓慢深吸入并在缓缓呼气前屏住呼吸约 5 ~ 10 s 的方式以增加肺部沉积率。

(四) 药物肺部吸收的影响因素

除上述影响粒子沉积的因素外,吸入制剂肺部吸收还受以下生理因素和剂型因素影响。

1. 生理因素 影响药物肺部吸收的生理因素较复杂,主要包括:

(1) 黏液层 固体药物粒子吸收前需先溶解,而呼吸道黏膜表面黏稠的黏液层可能是难溶性药物吸收的主要屏障之一。此外,黏液中还富含荷负电的唾液酸残基,影响荷正电药物分子的转运。

(2) 纤毛 呼吸道黏膜纤毛可通过向上节律性运动将黏液和外来粒子在数小时内清除,故需要通过支气管上皮细胞起效的药物吸收必须相对迅速。

(3) 巨噬细胞 存在于呼吸道、肺泡及肺泡隔内的肺巨噬细胞可吞噬呼吸道和肺泡中的颗粒状异物,并移至呼吸道或经肺泡间隙进入淋巴系统后被排出体外。吸入制剂中药物粒子的清除也与该过程有关,且在感染和炎症状态下,巨噬细胞数量增多,对肺部沉积粒子的吞噬作用也随之增强。

(4) 药物代谢酶 肺部存在少量药物代谢酶,主要为细胞色素 P450 酶(CYP450)、肽酶等,可导致底物药物被代谢,影响药物生物利用度。

2. 剂型因素 因大多数药物在肺部以被动扩散方式吸收,药物的脂溶性和相对分子质量大小直接影响肺部吸收。一般脂溶性大、相对分子质量小的药物较易吸收。制剂处方中成分,如表面活性剂可通过增溶、润湿、乳化等作用,加快难溶性药物溶出,有利于肺部吸收。此外,将药物制成脂质体、微球或固体脂质纳米粒等微粒给药系统,通过改善溶解性、增加渗透性及延长滞留时间增加药物肺部吸收。

第二节 气 雾 剂

一、概述

(一) 定义

气雾剂(aerosol)系指原料药物或原料药物和附加剂与适宜的抛射剂共同装封于具有特制阀门系统的耐压容器中,使用时借助抛射剂的压力将内容物呈雾状物喷至腔道黏膜或皮肤的制剂。内容物喷出后如呈泡沫状或半固体状,则称之为泡沫剂或凝胶剂 / 乳膏剂。

(二) 分类

1. 按分散体系分类 分为溶液型、混悬型和乳剂型气雾剂。

(1) 溶液型气雾剂 固体或液体药物溶解于抛射剂中形成均匀溶液,喷出后抛射剂挥发,药物以固体或液体微粒状态达到作用部位。

(2) 混悬型气雾剂 固体药物以微粒状态分散于抛射剂中形成混悬液,喷出后抛射剂挥发,药物以固体微粒状态达到作用部位。

(3) 乳剂型气雾剂 药物水溶液与抛射剂(油相)混合形成 O/W 型或 W/O 型乳剂。O/W 型乳剂分散相中的抛射剂喷出时迅速汽化膨胀而呈泡沫状;W/O 型乳剂喷出时外相中抛射剂汽化后喷出物仍呈液流状。

2. 按处方组成分类 分为二相气雾剂和三相气雾剂。

(1) 二相气雾剂 一般指溶液型气雾剂,由气相和液相组成。气相为抛射剂所产生的蒸气,液相为药物与抛射剂所形成的均相溶液。

(2) 三相气雾剂 主要指混悬型和乳剂型气雾剂,由气相、液相、固相或液相三相组成。气相是抛射剂所产生的蒸气;不溶性固体药物以微粉状态分散于抛射剂中形成混悬剂,喷出时呈细粉状,又称粉末气雾剂;乳剂型气雾剂中两种互不混溶的液体形成两相(O/W 型或 W/O 型)。

3. 按给药途径分类 分为吸入气雾剂与非吸入气雾剂。

4. 按给药定量与否分类 分为定量气雾剂和非定量气雾剂。

(1) 定量气雾剂 采用定量阀门系统的气雾剂,包括口腔、鼻腔和吸入气雾剂。采用定量阀门吸入的气雾剂又称为压力定量吸入剂(pressured metered-dose inhaler, pMDI)。

(2) 非定量气雾剂 未采用定量阀门系统的气雾剂,主要用于皮肤、空间消毒等。

5. 按医疗用途分类 主要有以下三类。

(1) 肺部吸入用气雾剂 主要经呼吸道吸入肺部发挥局部或全身治疗作用,又称吸入气雾剂(inhalation aerosol),系指原料药物或原料药物和附加剂与适宜抛射剂共同装封于具有定量阀门系统和一定压力的耐压容器中,形成溶液、混悬液或乳液,使用时借助抛射剂的压力,将内容物呈雾状物喷出而用于肺部吸入的制剂。

(2) 皮肤和黏膜用气雾剂 皮肤用气雾剂主要起创面保护、清洁消毒、局部麻醉及止血等作用;鼻黏膜用气雾剂主要用于治疗过敏性鼻炎或肽类药物经鼻黏膜吸收起全身作用;舌下黏膜用气雾剂适用于临床需要迅速吸收起效的药物;阴道黏膜用气雾剂,常为 O/W 型泡沫气雾剂,主要用于治疗微生物、寄生虫等引起的阴道炎或避孕等局部作用。

(3) 空间消毒用气雾剂 喷出的粒子直径一般不超过 50 μm,常在 10 μm 以下,可在空气中悬浮较长时间,主要用于杀虫、驱蚊及室内空气消毒。

(三) 特点

气雾剂的优点主要包括:①具有速效和定位作用;②密闭于容器内,可增加药物的稳定性;③使用方便,一揿(吸)即可;④可避免药物在胃肠道降解和肝的首过效应;⑤使用定量阀门,可准确控制剂量;⑥外用气雾剂使用时不直接接触创面,机械刺激性小;⑦与某些类型吸入装置相比,体积小巧、私密性好,价格便宜,适用药物较广。

气雾剂也存在一些不足,如:①需要耐压容器、阀门系统和特殊生产设备,生产成本较高;②抛射剂具有高度挥发性,可产生制冷效应,多次使用会引起刺激或不适;③气雾剂遇热或受撞击后易发生爆炸;④抛射剂的泄漏可导致制剂失效;⑤ pMDI 大多没有剂量计数器,不方便患者掌握剩余可使用次数;⑥药物吸入不是由患者呼吸触发,肺部沉积量通常较低;⑦由于 pMDI 释放的气溶胶具有较快速率和较大惯性,患者使用时需掌握药物喷射同时吸气的技巧,否则给药 – 呼吸不协调易造成肺部剂量较低或不均一。应用前需对患者进行用药全面培训,对于老年人、儿童及难以协调喷药和深呼吸动作的患者,可将气溶胶药物先喷入储雾器,再经口缓慢吸入。

(四) 雾化原理

典型的 pMDI 结构如图 8-2 所示,气雾剂喷射的动力来自高压抛射系统。当阀门激发后,定量室(25 ~ 100 μL)中抛射剂的气压与大气压相平衡造成压力迅速下降,抛射剂急剧汽化,推动药液快速通过喷雾口引起剪切,形成 MMAD 约 40 μm 的雾滴进入口腔;由于压力消失,液相抛射剂继续汽化,雾滴进一步减小为固体药物粒子沉积于呼吸道所需部位;气雾剂容器内因喷出而减小的体积可由液态抛射剂气化补充,如此不断循环直至所有药液喷尽。气雾剂液滴的形成及性质除受抛射剂压力影响外,还受药液中所含固形物、表面活性剂、助溶剂等组成的影响。这些因素又被称为气雾剂的关键质量属性(critical quality attribute,CQA),主要是指影响气雾剂特性的处方和生产工艺中的重要参数,具体包括:①混悬剂处方中微粉化粒子的大小与分布;②处方组成包括抛射剂、共溶剂、表面活性剂等的种类与用量;③容器、阀门及激发装置的性质。

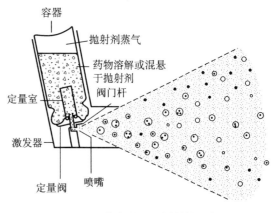

图 8-2　压力定量吸入剂结构示意图

二、气雾剂的组成

气雾剂由抛射剂、药物与附加剂、耐压容器和阀门系统组成。

(一)抛射剂

抛射剂(propellant)是气雾剂的喷射动力源,可兼做药物溶剂或分散介质。抛射剂多为液化气体,在常压下沸点低于室温,因此需要装入耐压容器内,由阀门系统控制。在阀门开启时,借抛射剂汽化的压力将容器内药液以雾状喷出到达用药部位。抛射剂一般应满足以下要求:①常温下的蒸气压大于大气压;②无毒、无刺激性及无致敏性;③应为惰性气体,不与药物发生反应;④不易燃、不易爆;⑤无色、无臭、无味;⑥价廉易得。通常一种抛射剂难以同时满足以上所有要求,可将两种或几种抛射剂以适宜比例混合使用。抛射剂的喷射能力受其种类和用量影响,在气雾剂研发时应根据用药目的进行合理选择。如吸入气雾剂中雾滴多需控制在 1 ~ 5 μm 范围,抛射剂用量较大,可达 99.5%(m/m);局部用气雾剂常含 50% ~ 90%(m/m)抛射剂,雾滴可在 50 ~ 100 μm 之间变化。

抛射剂一般可分为氯氟烷烃、氢氟烷烃、二甲醚、碳氢化合物及压缩空气几类。其中,氯氟烷烃类(chlorofluorocarbons,CFCs)又称氟利昂(freon),因具有沸点低、易控制(常温下蒸气压略高于大气压)、性质稳定、毒性较小、可用作脂溶性药物的溶剂等特点,三个氟利昂品种(F_{11}、F_{114} 和 F_{12})曾作为抛射剂广泛应用。但由于 CFCs 可破坏大气臭氧层,我国已于 2015 年 12 月 31 日全面停止 CFC-MDIs 的生产。下面主要介绍其他类型抛射剂。

1. 氢氟烷烃类(hydrofluoroalkanes,HFAs 或 hydrofluorocarbons,HFCs)　HFAs 不含氯,不破坏大气臭氧层,温室效应明显低于 CFCs,且在人体内残留少、毒性低、惰性,也不具可燃性,在室温和大气压下与空气混合不会发生爆炸,被认为是 CFCs 最合适的替代品。四氟乙烷(HFA-134a)和七氟丙烷(HFA-227)已被 FDA 批准用于定量吸入气雾剂中,主要性质见表 8-1,其中以四氟乙烷较为常用。由于 HFAs 对水分溶解性较大,且在药物及附加剂溶解性、与密封材料的相容性方面与 CFCs 差异较大,在 pMDI 处方设计、生产工艺上仍存在较大挑战。《中国药典》2020 年版(四部)药用辅料首次收录了四氟乙烷和七氟丙烷,但规定两者供外用气雾剂用。

2. 二甲醚(dimethyl ether,DME)　常温常压下为无色气体或压缩液体,具有轻微醚香味,主

表 8-1　常用 HFAs 抛射剂的性质

名称	四氟乙烷	七氟丙烷
代号	HFA–134a	HFA–227
分子式	CF_3CFH_2	CF_3CFHCF_3
沸点 /℃	−26.5	−17.3
冰点 /℃	−108	−131
液态密度 /（g·cm⁻³）(20℃)	1.23	1.41
蒸气压 /kPa(20℃)	572	389
温室效应*	0.22	0.7
大气生命周期 / 年	15.5	33

注:以氯仿为参照*

要优点有:①常温下稳定,液态时不易氧化;②压力适宜,易液化;③具有良好的溶解性能,对极性和非极性物质的溶解性均较好,尤其适用于水溶性药物,兼具抛射剂和溶剂双重功能,可以简化气雾剂的处方;④与不燃性物质混合可改善易燃性;⑤毒性低,无致癌性。但由于其易燃性问题,目前仍主要用作非定量气雾剂的抛射剂。

3. 碳氢化合物　主要有丙烷（A–108）、正丁烷（A–17）和异丁烷（A–31）。此类抛射剂毒性较低、密度小于 1 g/cm³、惰性且对环境影响小,但易燃、易爆。目前常单用或混合用作外用气雾剂的抛射剂。

4. 压缩气体　主要品种有二氧化碳（CO_2）、氮气（N_2）和氧化亚氮（N_2O）等。压缩气体化学性质稳定,不与药物发生反应,不易燃烧。但液化后沸点较低,常温时蒸气压过高,对容器耐压性能要求高;若在常温下充入该类非液化压缩气体,则压力容易迅速降低;此外,膨胀比小,O/W 气雾剂喷雾时较湿且形成的泡沫不如其他液化气体抛射剂稳定。由于具有良好的安全性,目前常用于消毒、肛肠、阴道、鼻腔、局部止痛等各类医用气雾剂中。

（二）药物与附加剂

1. 药物　液体与固体药物均可制备气雾剂,目前应用较多的药物有呼吸系统用药、心血管系统用药、消炎镇痛药、皮肤用抗真菌药及消毒用药等。

2. 附加剂　根据需要可加入溶剂、助溶剂、抗氧剂、抑菌剂、表面活性剂等附加剂。表面活性剂在不同分散体中可用作增溶剂、润湿剂、助悬剂或乳化剂等,还具有抗静电、润滑、减少药物吸附于容器壁和阀门等作用。常用的表面活性剂有磷脂、油酸及三油酸山梨坦等,含量一般为 0.1% ~ 2%（m/m）。

（三）耐压容器

气雾剂的容器,应能耐受气雾剂所需的压力,各组成部件均不得与药物或附加剂发生理化作用,其尺寸精度与溶胀性必须符合要求,吸入制剂的容器各组件还应采用无毒、无刺激性和稳定的材料。

1. 玻璃容器　化学性质稳定,耐腐蚀及抗渗透性强,易于加工成型,价廉易得。但耐压和耐撞击性差,质量大,运输成本高,常需在外壁加一厚塑料保护层,且一般仅用于压力较低的气雾剂。

2. 金属容器　包括铝、不锈钢等容器,其中铝在 pMDI 中使用最广泛。金属容器坚固、不易碎、耐压性强,易于机械化生产。但成本较高,对某些药液不稳定或影响药物稳定性,需涂聚乙烯或环氧树脂等。

3. 塑料容器　一般由热塑性好的聚丁烯对苯二甲酸树脂和乙缩醛共聚树脂等制成。塑料容器易于生产、质地轻,具有良好的抗撞击性和抗腐蚀性。但塑料通透性较高,且易与药物发生相互作用。

(四) 阀门系统

阀门系统应具有控制药物与抛射剂喷出和控制剂量大小的功能,分为供吸入用的定量阀门系统和供腔道或皮肤等外用的特殊阀门系统。阀门系统应坚固、密封、耐压,且必须对内容物惰性。阀门系统一般由封帽、阀杆、密封圈、弹簧、定量室、定量浸入管和推动钮等组成。根据药液向上或向下输送分有浸入管和无浸入管阀门系统,两种阀门启闭时的工作状态见图 8-3 和图 8-4。

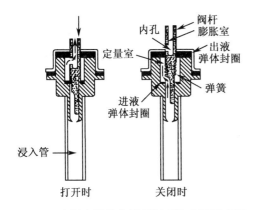

图 8-3　有浸入管的定量阀门系统启闭示意图

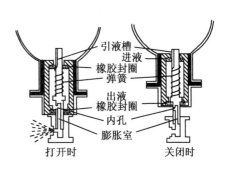

图 8-4　倒置阀门系统启闭示意图

三、气雾剂的制备与处方举例

(一) 气雾剂的制备

气雾剂的一般制备过程分为:药物浓缩液的配制,容器、阀门系统的处理,灌装,质量检查及包装。其中药液配制和灌装为制备的关键环节,生产环境、用具和整个操作过程应注意避免微生物的污染。

1. 药物浓缩液的配制　按气雾剂类型及各自处方组成配制药物浓缩液,经检验合格后备用。溶液型应配成澄清溶液;混悬型应将药物微粉化并与附加剂充分混合制成混悬液;乳剂型将药物与附加剂混合后充分乳化形成乳液。在微粉化工艺中,对微粉化过程(饲料速度、空气压力、空气流速、粉碎循环时间、粉末粒度等)应进行考察;对微粉化过程中可能导致的引湿、高温降解、晶型转变以及微生物污染均应进行详细研究。

2. 灌装　为气雾剂制备过程中最关键工艺,直接影响产品的质量。灌装过程一般包括药物浓缩液的填充、顶空抽气、阀的插入和压接、抛射剂灌装。气雾剂灌装在大生产中采用自动化灌装设备,通常集洗罐、整理、轧盖、灌装于一体,灌装效率高,日常可达数万罐。生产过程中采用的灌装方法主要有以下几种:

（1）冷灌法　先将药物浓缩液与抛射剂混合并借助冷却装置（常为丙酮和干冰的混合物）冷却至抛射剂沸点以下至少5℃，定量灌入预冷的容器中，装上阀门并轧紧，热水浴中检查泄漏与抗压强度，容器干燥后盖帽、贴标签即得。

冷灌法速度快，对阀门无影响，适合具定量阀容器的气雾剂灌装；浓缩药液与抛射剂的预先混合适合溶液型与混悬型气雾剂的生产；冷却过程有利于控制产品重结晶与药物粒子大小。但是抛射剂易损失，需制冷设备和低温操作。另外，冷却的容器壁易凝结水分，可能使非水体系产品中带入部分水分。

（2）压灌法　分一步压灌法和二步压灌法。一步法是指先将阀门装好、轧紧，再将混合好的药液和抛射剂通过阀门进行灌装。该法易造成容器内初始空气截留，如药物稳定性不受影响则可忽略，否则应在灌装前除去罐内空气。二步压灌法则是将药物浓缩液先分装于敞口容器内，装上阀门并轧紧，然后在压力下通过压装机将抛射剂通过阀门压入容器。

压灌法的特点有：设备简单，不需低温操作，抛射剂耗损较少；该法水分污染的风险较小；此外，多数处方并不适合冷却至很低的温度。因此，压灌法比冷灌法更常用。

（3）压缩气体灌装　先将药物浓缩液分装于容器内，装好阀门，轧紧，倒置，用真空泵抽走容器内空气，然后通过气瓶的减压阀将压缩气体压入，当容器内压力与输送压力相等时气流停止，气雾剂阀门关闭，灌装完成。

（二）处方举例

1. **溶液型气雾剂**　药物可溶于抛射剂及共溶剂者，常配成溶液型气雾剂。为使药物和抛射剂混溶成均相溶液，常需加入适量乙醇或丙二醇作为共溶剂，乙醇在pMDI中最为常用。使用共溶剂可能改变抛射剂的蒸气压进而影响雾滴大小，也可能对呼吸道产生刺激性。抛射剂在处方中的比例会影响雾滴大小。抛射剂用量增加，分散度增大，雾滴变细。

例1 丙酸倍氯米松气雾剂

【处方】　丙酸倍氯米松　　0.082%

　　　　　无水乙醇　　　　8.0%

　　　　　HFA-134a　　　　91.9%

【制法】　按处方比例将丙酸倍氯米松加至无水乙醇中，搅拌下溶解后分装于17 mL铝罐容器中，装上50 μL定量阀门并轧紧，然后在压力下将抛射剂通过阀门压入容器中，检漏、包装、成品检验即得。

【注解】　本品用于缓解哮喘症状和过敏性鼻炎的治疗，规格为200喷，每喷50 μL中含50 μg主药丙酸倍氯米松，无水乙醇为共溶剂，HFA-134a为抛射剂。

2. **混悬型气雾剂**　药物不溶于抛射剂或共溶剂者，可以微细粒子分散于抛射剂中。为使分散均匀并稳定，常需加入表面活性剂作为润湿剂、分散剂或助悬剂。混悬型气雾剂处方设计的关键是提高分散体系的稳定性。此外，在制备时还需控制以下环节：①药物进行微粉化处理，粒径控制在5 μm以下，不得超过10 μm；②控制水分含量在0.03%以下，通常控制在0.005%以下，以免药物微粒遇水聚结；③添加适当的助悬剂；④调节抛射剂和（或）混悬固体的密度，使两者密度尽可能相等；⑤在不影响药理活性的前提下，选用在抛射剂中溶解度最小的药物衍生物，以防止药物微晶在贮存过程中变大而沉降。

例2 沙丁胺醇气雾剂

【处方】

硫酸沙丁胺醇	0.374%	无水乙醇	14.4%
油酸	0.03%	HFA-134a	85.2%

【制法】 先用气流粉碎机将硫酸沙丁胺醇粉碎至 MMAD 2 μm,再将处方中各成分在线高压均质 (13 500~17 500 r/min)混合 1 h,采用一步压灌法灌装于 17 mL 带 28 μL 定量阀的铝罐中,检漏、包装、成品检验后即得。

【注解】 本品用于治疗和预防支气管哮喘或支气管痉挛等呼吸道疾病,规格为 200 喷,每喷含 100 μg 主药。无水乙醇为分散介质;油酸为稳定剂,可防止药物粒子的聚集或结晶的增长,还兼有润滑和封闭阀门系统的作用。

3. 乳剂型气雾剂 该类气雾剂在容器内以抛射剂为内相,药液为外相形成乳剂。当乳剂经阀门喷出后,分散相中的抛射剂立即膨胀气化,使乳剂呈泡沫状态喷出。乳化剂应使罐内各成分在振摇时完全乳化成细小乳滴,在 1~2 min 内不发生分层,并能保证抛射剂与药液同时喷出。

例3 硫酸沙丁胺醇气雾剂

【处方】

硫酸沙丁胺醇	25 mg	HFAs	适量
磷脂	适量	PEG 300	200 mg
乙酸乙酯	适量	纯化水	适量

【制备】 将适量磷脂超声分散于 0.8 mL 纯化水中,加入硫酸沙丁胺醇与 PEG 300 混合液中形成溶液,再加入一定量乙酸乙酯超声乳化形成 W/O 型乳剂。将 HFAs 加入上述乳剂形成 2 mg/mL 混合液,超声乳化,装于容器并轧紧阀门。

【注解】 磷脂为乳化剂;PEG 300 为共溶剂,兼有增加乳剂稳定性和提高微细粒子百分比的作用;乙酸乙酯为油相分散介质;水为药物溶剂兼作乳剂内水相。

四、气雾剂的质量评价

气雾剂的质量应符合《中国药典》2020 年版通则 0133 规定,吸入气雾剂还应符合通则 0111 吸入制剂中规定的要求。气雾剂在生产期间应符合的规定主要有:①气雾剂中所有附加剂(溶剂、助溶剂、抗氧剂、抑菌剂、表面活性剂等)均应对皮肤或黏膜无刺激性,处方中含有抑菌剂的应符合抑菌效力检查法(通则 1121)规定;②二相气雾剂应为澄清溶液,三相气雾剂应混悬或乳化均匀;③吸入制剂中原料药物粒度大小通常应控制在 10 μm 以下,其中大多数应在 5 μm 以下;④定量气雾剂释出的主药含量应准确、均一,喷出的雾滴(粒)应均匀;⑤制成的气雾剂应进行泄漏检查,确保使用安全。

根据《中国药典》2020 年版,气雾剂的质量检查包括每罐总揿次、递送剂量均一性、每揿主药含量、喷射速率(非定量气雾剂)、喷出总量(非定量气雾剂)、每揿喷量、粒度(混悬型气雾剂)、装量(非定量气雾剂)、无菌或微生物限度等;吸入气雾剂应进行递送剂量均一性、每罐总揿次、每揿主药含量、微细粒子剂量、微生物限度等检查。在研发吸入气雾剂时,递送剂量均一性和微细粒子剂量则是其中最重要的评价指标。

1. 每罐总揿次 定量气雾剂照吸入制剂(通则 0111)相关项下方法检查,应符合规定。

取气雾剂 1 罐,揿压阀门,释放内容物到废弃池中,每次揿压间隔不少于 5 s。每罐总揿次应不少于标示总揿次(此检查可与递送剂量均一性测定结合)。

2. 递送剂量均一性　从装置中释放出来的剂量为递送剂量;多次测定的递送剂量与平均值的差异程度则为递送剂量均一性。定量气雾剂应照吸入制剂(通则 0111)相关项下方法检查,需分别检查罐内和罐间递送剂量均一性。

罐内递送剂量均一性:取供试品 1 罐,振摇 5 秒,按产品说明书规定,弃去若干揿次,将吸入装置插入吸嘴适配器内,揿射 1 次,抽气 5 秒,取下吸入装置。重复上述过程收集产品说明书中的临床最小推荐剂量,采用适宜方法分别测定标示总揿次前(初始 3 个剂量)、中(n/2 揿起 4 个剂量,n 为标示总揿次)、后(最后 3 个剂量)共 10 个递送剂量。除另有规定外,符合下述条件之一者,结果可判为符合规定。① 10 个测定结果中,若至少 9 个测定值在平均值的 75% ~ 125%,且全部在平均值的 65% ~ 135%;② 10 个测定结果中,若 2 ~ 3 个测定值超出 75% ~ 125%,另取 2 罐供试品测定。若 30 个测定结果中,超出 75% ~ 125% 的测定值不多于 3 个,且全部在平均值的 65% ~ 135%。除另有规定外,平均值应在递送剂量标示量的 80% ~ 120%。

罐间递送剂量均一性:取 10 罐供试品,按罐内递送剂量均一性方法操作,其中 3 罐测定说明书中规定的首揿、4 罐测定中间(n/2)揿次、3 罐测定末揿。除另有规定外,符合下述条件之一者,结果可判为符合规定。① 10 个测定结果中,若至少 9 个测定值在平均值的 75% ~ 125%,且全部在平均值的 65% ~ 135%;② 10 个测定结果中,若 2 ~ 3 个测定值超出 75% ~ 125%,但全部在平均值的 65% ~ 135%,另取 20 罐供试品测定。若 30 个剂量中,超出 75% ~ 125% 的测定值不多于 3 个,且全部在平均值的 65% ~ 135%。除另有规定外,平均值应在递送剂量标示量的 80% ~ 120%。

3. 每揿主药含量　定量气雾剂或吸入气雾剂应检查每揿主药含量。

取供试品 1 罐,依法操作,每揿主药含量应为每揿主药含量标示量的 80% ~ 120%。凡规定测定递送剂量均一性的气雾剂,一般不再进行每揿主药含量的测定。

4. 微细粒子剂量　除另有规定外,照吸入制剂微细粒子空气动力学特性测定法(附录 0951)检查,照各品种项下规定的装置及相应方法,依法测定,计算微细粒子剂量。除另有规定外,微细药物粒子百分比应不少于标示剂量的 15%。

5. 喷射速率与喷出总量　非定量气雾剂检查此项。

喷射速率:取供试品 4 罐,分别喷射数秒后,擦净,精密称定,将其浸入恒温水浴(25℃ ±1℃)中 30 min,取出,擦干,连续喷射 5 s,擦净,分别精密称重,然后放入恒温水浴中,按上法重复操作 3 次,计算每罐的平均喷射速率(g/s),均应符合各品种项下的规定。

喷出总量:取供试品 4 罐,依法操作,每罐喷出量均不得少于标示装量的 85%。

6. 粒度　除另有规定外,混悬型气雾剂应作粒度检查。

取供试品 1 罐,依法操作,在具有测微尺的 400 倍或以上倍数显微镜下检视,检查 25 个视野,计数,应符合各品种项下规定。

7. 装量　非定量气雾剂照最低装量检查法(通则 0942)检查,应符合规定。

8. 无菌或微生物限度　除另有规定外,用于烧伤[除程度较轻的烧伤(Ⅰ度或浅Ⅱ度外)]、严重创伤或临床必须无菌的气雾剂,照无菌检查法(通则 1101)检查,应符合规定。其他气雾剂照非无菌产品微生物限度检查:微生物计数法(通则 1105)和控制菌检查法(通则 1106)及非无菌药品微生物限度标准(通则 1107)检查,应符合规定。

第三节 粉雾剂

一、概述

(一) 定义

粉雾剂(inhalation powder)系指固体微粉化原料药物或与合适载体混合后,以胶囊、泡囊或多剂量贮库形式,采用特制的给药装置,将药物递送至肺部、腔道黏膜或皮肤等的制剂。随着生物技术和基因工程的发展,使得越来越多的多肽和蛋白质类药物用于临床治疗,鼻黏膜和肺部给药成为此类药物重要的非注射给药途径,而粉雾剂则是最具潜力和竞争力的剂型之一。

(二) 分类

粉雾剂按用途可分为吸入粉雾剂、非吸入粉雾剂和外用粉雾剂。吸入粉雾剂系指固体微粉化原料药物单独或与合适载体混合后,以胶囊、泡囊或多剂量贮库形式,采用特制的干粉吸入装置,由患者吸入雾化药物至肺部的制剂。非吸入粉雾剂系指固体微粉化原料药物或与合适载体混合后,以胶囊、泡囊或多剂量贮库形式,采用特制的干粉吸入装置,将雾化药物喷至腔道黏膜的制剂;外用粉雾剂则是借助外力将药物喷至皮肤或黏膜的制剂。

本节主要介绍吸入粉雾剂,也称干粉吸入剂(dry powder inhaler,DPI)。DPI按吸入部位不同,可分为经鼻 DPI 和经口 DPI;根据吸入剂中干粉的计量形式,可分为单剂量胶囊型 DPI 和多剂量泡囊型或贮库型 DPI;按装置激发方式,分为被动式 DPI(passively actuated DPI)和主动式 DPI(actively actuated DPI)。被动式 DPI 的装置不提供能量,由患者通过吸气将药物粉末雾化;主动式 DPI 通过装置加载弹簧的动能、压缩空气或电池提供的电能将药物粉末雾化。

(三) 特点

与 pMDI 相比,DPI 具有以下优点:①利用患者吸入气流递送药物,可避免气雾剂给药 – 吸气协同困难;②无需抛射剂,可避免因抛射剂带来的环境和刺激性影响;③不使用耐压容器及特制阀门,装置安全性更好;④以胶囊、泡囊形式给药,计量准确;⑤不受药物溶解度的影响,可实现剂量较大药物的给药;⑥不含乙醇、抑菌剂等附加剂,对病变黏膜无刺激性;⑦便于患者使用与携带。DPI 存在的不足有:①剂量变异性较大,呼吸峰气流影响递送粒子大小和到达作用部位的剂量;②对湿度敏感,高湿易引起粒子聚集导致粒径增大;③受吸入装置性质影响较大,不同装置内在阻力、药物荷载及启动方式均会影响吸入效果。

(四) 雾化原理

如图 8-5 所示,当气流通过静态粉末床时粒子(药物和 / 或载体混合物)被流化,流化后的粒子经湍气流分散或在吸入装置内发生碰撞后分散,即患者的呼吸气流必须克服药物粒子之间或药物与载体之间的黏附力使粉末雾化。装置内粉末的流化及细小粒子的再分散与粒子大小及粒子间吸引力(包括范德华力、静电力、毛细管力、机械嵌合作用及固体桥接力)密切相

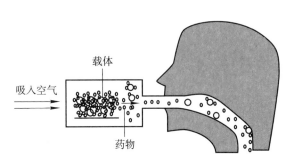

图 8-5 粉雾剂雾化原理示意图

关,进入肺部的药物量还取决于装置的内在阻力、患者使用时的吸气方式(吸气速度、吸气量)等。

二、粉雾剂的组成

粉雾剂主要由填充粉体和吸入装置组成。粉体分装于胶囊或泡囊中,经干粉吸入装置给药。

(一)填充粉体

填充粉体是细药物粒子的聚集体或细药物粒子和粗载体粒子的混合物。一般认为,肺部给药的药物空气动力学粒径为 1～5 μm,小于 2 μm 的粒子易包埋于肺泡中。但微粉化药物粒子的表面能大,易荷电和引湿发生聚集,影响粉体分散性。因此,粉雾剂通常由微粉化药物和适宜载体(平均粒径为 30～150 μm)组成黏附混合物(adhesive mixture)以改善粉体流动性与分散性。α-单晶乳糖是最常用的载体,其他载体还有甘露醇、氨基酸和磷脂。给药时,在吸力作用下混合物粒子分散于气流中,小粒径药物与载体粒子发生分离后进入下呼吸道,而载体大粒子由于较大动量沉积于口咽部。配制粉雾剂时,为改善粉末流动性,可加入适宜润滑剂、助流剂等附加剂。所加辅料应为生理可接受物质,且对呼吸道黏膜和纤毛无刺激性和毒性。填充粉体根据药物与辅料组成,有以下 3 种形式:①仅含微粉化的药物;②药物与载体的均匀混合物;③药物、适宜润滑剂、助流剂、抗静电剂及载体的混合物。

(二)吸入装置

干粉吸入装置是粉雾剂设计的关键部分,良好的装置应有利于药物－载体粉末气流化,并在碰撞内壁后发生解聚。根据递送药物是否需要能量,DPI 装置分被动式和主动式两种。被动式 DPI 利用患者吸入的气流将药物微粒分散,为气流依赖型装置,存在用药个体的差异性。主动式 DPI 则利用外力将药物与附加剂先递送至带推进器的药仓中,再喷出药物随气流进行递送,较少依赖患者呼吸能力,递送剂量较均匀。目前市场上仍以被动式应用为主。不同装置吸入时阻力不同,要求的气流速率也有差异,一些市售吸入装置的特性见表 8-2。为取得理想临床治疗效果,使用前先测定患者最大吸入气流量,选择与其吸气能力相匹配的吸入装置,并对患者进行用药训练。

表 8-2　不同吸入装置特性

阻力	装置(商品名)	计量包装	要求气流速率/(L·min^{-1})
低	Aerolizer® Diskhaler®	胶囊 泡囊	＞90
中	Spinhaler® Diskus®/Accuhaler® Novolizer®	胶囊 泡囊 贮库	60～90
中/高	Clickhaler® Pulvinal® Turbuhaler®	贮库 贮库 贮库	50～60
高	Easyhaler® Handihaler® Twisthaler®	贮库 胶囊 贮库	＜50

被动式 DPI 根据计量形式又分为胶囊型、泡囊型和贮库型。

1. **胶囊型** 为单剂量装置,使用时将胶囊置于装置底部,待两侧针刺破胶囊后,利用吸入气流将药物递送至呼吸道。此类装置具有简单可靠、便于携带、可清洗和直观的优点;缺点是每次使用前须装药,哮喘急症患者使用不便,另防潮性能较差,药粉易受潮凝结而影响气流雾化。第一代吸入装置均为胶囊型,如 1967 年由 Fisons 公司推出的第一个吸入装置 Spinhaler® 用于色甘酸钠,Glaxo 于 1977 年推出 Rotahaler® 先后用于沙丁胺醇和倍氯米松二丙酸酯,其他还有 ISFhaler®、Inhalator Ingelheim®、Handihaler® 等。

2. **泡囊型** 为预计量多剂量装置,将药物微粉密封于铝箔制盘状输送带的囊泡内,缠绕于塑料转盘中,刺破囊泡后,药粉被患者吸入肺部。优点是每个剂量单元单独密封包装,防潮性能好,具有计数窗可准确提示剩余次数,内在阻力较低,适用年龄范围广,特别方便老人和儿童使用。典型的泡囊型装置有 Diskhaler®、Accuhaler® 等。

3. **贮库型** 为多剂量装置,每次使用时按体积进行分剂量,药物粉末通过定量转盘或转槽进入吸入腔,在湍气流作用下药物粒子分散并沉积于肺部。优点是装置内阻力较大,易形成湍气流而利于药物粒子分散,可增加微细粒子输出,获得较高肺部沉积效率。但该装置对粉末流动性要求高,贮库内干粉对渗入水分敏感,装置内常需加入干燥剂。

三、粉雾剂的制备与处方举例

(一) 粉雾剂的制备

粉雾剂一般的制备工艺为:主药微粉化、药物与辅料混合、灌装、贴标签、包装与质量检查。

1. **主药微粉化** 为了有效递送药物至肺部,通常需要通过粉体工程学技术将其微粉化至空气动力学粒径为 $1 \sim 5 \ \mu m$ 范围。常用的工程学技术有微粉化技术(球磨粉碎、气流粉碎)、结晶控制技术、喷雾干燥技术、冷冻干燥技术以及超临界流体技术等。因粒子间作用力受粒径分布、粒子密度、形态、表面粗糙度、表面能、水分等影响,而粒子间黏附与凝聚作用显著影响粉雾剂的微细粒子分数。因此,药物微粉化后常需对粉体学特性进行表征,如测定粉体的粒径及分布、比表面积、临界相对湿度、堆密度、空隙率、流动性等。

2. **药物与辅料混合** 由于药物微粉化后表面能大,流动性差,常加入一些粒径较大的载体(乳糖、甘露醇或氨基酸)或辅料改善流动性。药物与载体的比例会影响有效部位沉积量。载体的粒径大小和表面粗糙度对微粉化药物的吸附与解聚能力也具有重要影响,如图 8-6 所示。如载体太细、表面粗糙度大,与药物粒子吸附力过强,既不利于药物与载体分离,载体进入肺部又可能导致安全性隐患。但如果载体表面太光滑,在填充和分剂量时两者又容易离析。因此,辅料

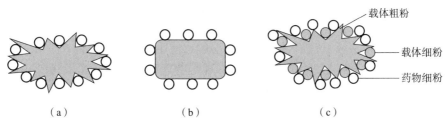

(a)   (b)   (c)

图 8-6 载体表面粗糙度与药物细粉混合示意图
(a)药物与粗糙载体混合 (b)药物与光滑载体混合 (c)载体细粉与粗粉预混后再与药物混合

的粉碎粒度与表面粗糙度需要进行优化,以满足粉末流动性和给药剂量均匀性的要求。对于表面粗糙度大的载体可先用微粉化载体填充其大裂缝,然后与药物微粉混合,有利于吸入时药物与载体顺利分离。此外,生产过程中药物与载体的混合方式、混合时间均可能对产品质量产生影响。

3. 灌装 灌装时分剂量通常有直接称重法和容量法。前者效率低下,大生产一般采用容量法将药物与辅料混合物灌装于胶囊、泡囊或储库型容器中。较高的水分含量会直接导致粉体的流动性降低,粒度增大。因此,除控制原辅料水分含量外,在混合和灌装过程中,应控制环境湿度在临界相对湿度以下;对于易吸湿的成分,容器内还应采用一定的措施保持其干燥。

(二) 处方举例

例4 沙美特罗替卡松粉吸入剂

【处方】 沙美特罗昔萘酸盐 72.5 mg

   丙酸氟替卡松   100 mg

   乳糖   12.5 mg

【制备】 将主药微粉化使沙美特罗昔萘酸盐体积中位粒径(D_{50})为 1.5 μm、丙酸氟替卡松 D_{50} 为 2.2 μm,空气动力学粒径分布 $(D_{90}-D_{10})/D_{50}$ 控制在 2 以下,将吸入用乳糖细粉(占乳糖总量约 15%)与乳糖粗粉(D_{50} 约 60 μm,PSD 为 2)预先混合,再加入微粉化主药混匀,灌装于铝箔泡囊中即得。

【注解】 本品为联合用药治疗哮喘与慢性阻塞性肺疾病。乳糖为载体,有细粉和粗粉两种规格,加入适量细粉约 15%(m/m)可填充粗粉的缝隙,除增加粉体的流动性外,还有利于吸入时药物与载体顺利分离。

四、粉雾剂的质量评价 𝓮

第四节 喷 雾 剂

一、概述

(一) 定义

喷雾剂(spray)系指原料药物或与适宜辅料填充于特制的装置中,使用时借助手动泵的压力、高压气体、超声振动或其他方法将内容物呈雾状物释出,直接喷至腔道黏膜或皮肤等的制剂。用于肺部给药的喷雾剂通常制成吸入液体制剂(liquid preparation for inhalation),即通过雾化器(nebulizer)产生连续供吸入用气溶胶的溶液、混悬液或乳液,包括吸入溶液、吸入混悬液、吸入用溶液(需稀释后使用的浓溶液)或吸入用粉末(需溶解后使用的无菌药物粉末)。吸入液体制剂通常应为无菌制剂。吸入用溶液使用前采用说明书规定溶剂稀释至一定体积;吸入用粉末则采用规定量的无菌稀释液溶解稀释成供吸入用溶液。

(二) 分类

喷雾剂按内容物组成分为溶液型、乳状液型或混悬型。按用药途径分为吸入喷雾剂、鼻用喷雾剂及用于皮肤、黏膜的喷雾剂;按给药定量与否,分为定量喷雾剂和非定量喷雾剂。定量喷雾剂系指通过定量雾化器产生供腔道黏膜及皮肤用气溶胶的溶液、混悬液或乳液。按给药装置不同,分为手动泵喷雾剂和雾化器喷雾剂。

(三) 特点

常用的喷雾剂采用手动泵产生的压力进行喷雾给药,主要优点有:①不含抛射剂,无大气污染;②对黏膜刺激性小;③生产工艺和处方简单,生产成本较低;④使用方便,较小触动即可产生喷雾所需压力。不足是喷出的雾滴粒径较大,一般大于 10 μm,多用于皮肤、鼻腔、口腔或上呼吸道等部位给药。

采用雾化器进行喷雾的优点有:①起效迅速,疗效确切,适合如哮喘、慢性阻塞性肺疾病(chronic obstructive pulmonary disease,COPD)、急性喉梗阻、重症肺炎等疾病;②无需抛射剂,安全性好;③不受药物性质和剂量的限制,还可按需递送混合药物;④患者顺应性好,可以潮式呼吸,适用于绝大多数患者,尤其是儿童、老年、机械通气、意识障碍或无法使用其他吸入装置的患者。缺点有:①雾化治疗时间较长;②雾化器体积较大,需要外部电源,非便携式吸入器,相对容易污染;③雾化器较昂贵,装配和治疗准备耗时。

(四) 雾化原理

揿压式手动泵的泵头多数采用压力雾化的原理。揿压时弹簧腔内的容积减小,压力升高,液体经阀芯孔进入喷嘴腔,再经喷嘴小孔呈雾状物喷出;松开时,弹簧腔容积增大,腔体内产生负压将容器内药液吸入等待下次喷射。雾化器的雾化原理主要有气流雾化和超声雾化,工作原理见图8-7。气流雾化利用伯努利(Bernoulli)原理,流体流速大时压强小,外加高速气流时会使液体自动从高压区流向低压区,经小孔时高速气流将液体分散成小液滴而雾化。超声雾化则是利用超声探头压电晶片高速震荡的能量引起分子振动,使液体界面破裂分散成雾滴而形成气溶胶。超声雾化由于是依赖分子振动形成气溶胶,故只能雾化溶液,而难以雾化混悬液和黏稠液体。

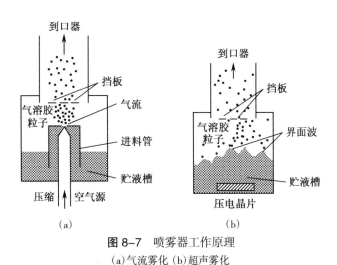

图 8-7 喷雾器工作原理
(a)气流雾化 (b)超声雾化

二、喷雾剂的组成

(一) 药液

喷雾器中可填充的药液包括药物的溶液、混悬液及乳状液。根据需要可加入溶剂、助溶剂、抗氧剂、抑菌剂和表面活性剂等附加剂,除另有规定外,在制剂确定处方时,该处方的抑菌效力应符合抑菌效力检查法(通则1121)的规定。所加的附加剂应对皮肤或黏膜无刺激性。吸入液体制剂的配方中包括溶于注射用水的药物,也可含有低浓度的添加剂。如添加氯化钠调节渗透压,用酸、碱或缓冲体系调节pH于3～10范围。多剂量水性雾化溶液中常需加入适宜浓度抑菌剂(如苯扎氯铵),但吸入时可能会引起支气管收缩,也可采用单剂量包装以避免使用抑菌剂。

(二) 喷雾装置

应采用无毒、无刺激性、性质稳定、与原料药物不起作用的材料制备装置的各组成部件。

1. 手动泵喷雾装置　该装置由手动泵喷射用阀门系统和容器组成。手动泵阀门系统为主要结构,主要由泵杆、支持体、密封垫、固定杯、弹簧、活塞、泵体、弹簧帽、活动垫或舌形垫、钢珠或玻璃珠及浸入管等构成。容器有塑料瓶和玻璃瓶两种。前者一般由不透明的白色塑料制成,强度高,质轻,便于携带;后者一般由不透明的棕色玻璃制成,化学稳定性好,但易碎。也有将不稳定药液封装于特制安瓿中,使用前装上安瓿泵进行喷雾给药。普通的手动泵在喷出药液的同时会有等量气体进入容器,通常需要加入抑菌剂防止污染。为了避免使用抑菌剂,发展了带有无菌滤膜的手动泵和无空气泵(airless pump)。前者空气经滤膜过滤后进入容器,后者喷出药液后无空气进入。还有一种注射针筒与雾化头组合装置,当针杆向前推进时,药液从雾化头喷出,可喷出空气动力学粒径约30 μm的气溶胶。

2. 雾化器装置　雾化器的设计在于更好地控制雾化程度,使雾化粒子的粒径更多地分布于理想粒径范围。根据工作原理不同,雾化器主要有三种类型:①喷射雾化器:利用压缩气体雾化药物溶液或混悬液,可喷射直径小于10 μm的雾滴,大多数雾化器为此类型。喷射雾化器的不足在于部分液体与内壁黏附,残留体积较大,通常药液的体积应不小于2 mL,但体积增大也将延长雾化时间,患者顺应性降低。喷射雾化器又分为定速释放型、呼吸增强型和呼吸驱动型。定速释放型可持续雾化,但患者呼气时无法利用雾化器中产生的气溶胶,吸入时间<50%。呼吸增强型由于在定速释放雾化器上增加一单向阀,在吸气时才打开使空气进入装置,产生气溶胶并输出。呼吸驱动型则仅在患者吸气时才产生气溶胶,雾化药液的利用率进一步提高。②超声雾化器:利用超声波能量将水溶性药物雾化成1～5 μm的微小雾粒,释放量大,可缩短雾化时间,且体积小、更安静。但由于会升高药液温度,不适合蛋白质类和热敏感性药物;另外,也难以使黏性溶液和含有微粉化药物的混悬液雾化形成气溶胶。③振动筛孔雾化器:是利用超声振动和挤压技术使药液穿过微小筛孔形成细小药雾的装置。该装置雾化时间短,残余容积小,在目前雾化效率最高。但对于混悬液需加大筛网孔径微粉才能通过,药物雾化的变异性较大。

三、喷雾剂的制备与处方举例

(一) 喷雾剂的制备

喷雾剂的主要制备过程包括药液配制、灌装、装配泵阀、贴签、质量检查与包装。溶液型喷雾剂的药液应澄清。如果药物水溶性较低,如糖皮质激素布地奈德、丙酸倍氯米松等,可先将药物微粉化,并与附加剂充分混匀、研细,制成稳定的混悬液。乳状液型喷雾剂的液滴在液体介质中应分散均匀。如需采用超声雾化器,也可将药物先制成亚微米粒子的混悬液或采用共溶剂如乙醇和丙二醇或加入环糊精增加药物水溶性。

(二) 处方举例

例 5 布地奈德鼻喷雾剂

【处方】

布地奈德	0.128%	聚山梨酯 80	0.1%
胶体微晶纤维素 Avicel®	1.5%	无水葡萄糖	5%
依地酸二钠	0.06%	山梨酸钾	0.12%
盐酸	适量	纯化水	适量

【制备】 将聚山梨酯 80 溶于适量纯化水后加入主药分散均匀得混合物 Ⅰ,将微晶纤维素在搅拌下加入纯化水中得混合物 Ⅱ,无水葡萄糖、依地酸二钠和山梨酸钾溶于纯化水中得溶液 Ⅲ,在搅拌下将 Ⅲ 加入 Ⅱ 中,再加入 Ⅰ 均质 15 min,加入纯化水至足量,盐酸调节 pH 在 4.0~4.8 范围,灌装、装配定量喷雾器阀门系统即得。

【注解】 本品用于治疗鼻炎和鼻息肉,每瓶 120 揿,每揿含主药 64 μg。聚山梨酯 80 为润湿剂;胶体微晶纤维素为助悬剂,在水中分散后可形成胶体凝胶;无水葡萄糖为渗透压调节剂;依地酸二钠为金属离子螯合剂,可提高药物稳定性;山梨酸钾为抑菌剂;盐酸为 pH 调节剂;纯化水为分散介质。

四、喷雾剂的质量评价 🅔

(华中科技大学 斯陆勤 张志平)

思考题

1. 简述雾化剂型的分类、特点与临床应用。
2. 试述粒子在呼吸道沉积的主要机制以及影响肺部药物吸收的主要因素。
3. 试比较气雾剂与粉雾剂的雾化原理及优缺点。
4. 简述抛射剂选用的一般要求、常用的抛射剂种类及适用范围。
5. 如何制备混悬型气雾剂? 在制备过程中应特别关注哪些方面?
6. 请从吸入粉雾剂的组成和制备两个方面分析影响该类制剂质量的主要因素。
7. 试比较气雾剂与粉雾剂质量评价内容的异同点。
8. 简述喷雾装置的类别及其特点。

数字课程学习……

▶️ 章小结　　📥 教学 PPT　　📑 推荐阅读　　📝 自测题

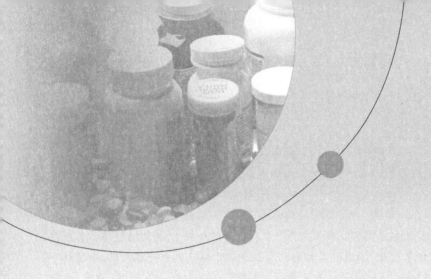

第九章

缓控释制剂

第一节 概 述

随着对疾病认识的不断深入及制剂新技术、新材料、新工艺的发展，近几十年来药物制剂研究得到了飞速发展，向"精确给药、定向定位给药、按需给药"的方向发展，其中缓控释制剂的发展较为迅速。缓控释制剂是在普通制剂的基础上发展起来的，我国古代医学典籍中记载了丸剂的用药特征："欲速用汤，稍缓用散，其缓者用丸""丸者，缓也，不能速去之，其用药之舒缓而治之意也"，可以看做是缓控释制剂的雏形。与新化学实体的研发相比，缓控释制剂具有研发成本低、周期短、见效快等优点，一直是学术界与工业界关注的焦点。检索美国橙皮书（Orange Book，收录经由 FDA 审批的药品），截至 2018 年底，经 FDA 批准的缓控释制剂已达 2 500 种以上（含同一品种的不同剂型），部分中国没有批文的缓控释制剂见表 9-1。

表 9-1 美国 FDA 批准且在中国没有批文的部分缓控释制剂

序号	药品名称	适应证
1	盐酸可乐定缓释片	注意缺陷多动障碍（ADHD）
2	盐酸美金刚缓释胶囊	中度至重度阿尔茨海默病
3	雷诺嗪缓释片	慢性稳定型心绞痛
4	琥珀酸去甲文拉法辛缓释片	重性抑郁障碍（MDD）
5	盐酸左米那普仑及缓释胶囊	重度抑郁症
6	乙酰唑胺缓释胶囊	辅助治疗：慢性单纯性（开角型）青光眼；继发性青光眼；急性闭角型青光眼术前降眼压
7	奥卡西平缓释片	癫痫
8	双丙戊酸钠缓释片	双相障碍躁狂发作或混合发作
9	左乙拉西坦缓释片	癫痫患者部分性发作的辅助治疗
10	美沙拉嗪缓释胶囊	溃疡性结肠炎、节段性回肠炎
11	米拉贝隆缓释片	成年膀胱过度活动症（OAB）患者尿急、尿频和／或急迫性尿失禁的对症治疗
12	盐酸氢吗啡酮缓释片	缓解中度到重度疼痛
13	盐酸他喷他多缓释片	术后镇痛
14	愈创木酚甘油醚缓释片	祛痰镇咳

一、缓控释制剂的概念

缓释制剂（sustained-release preparation）是指在规定的释放介质中，按要求缓慢地非恒速释放药物，与相应的普通制剂比较，给药频率比普通制剂减少一半或有所减少，且能显著增加患者依从性的制剂。

控释制剂（controlled-release preparation）是指在规定的释放介质中，按要求缓慢地恒速释放药物,与相应的普通制剂比较,给药频率比普通制剂减少一半或有所减少,血药浓度比缓释制剂更加平稳,且能显著增加患者用药依从性的制剂。

迟释制剂(delayed-release preparation)是指给药后不立即释放药物的制剂,包括肠溶制剂、结肠定位制剂和脉冲制剂等。

国外对缓控释制剂的概念没有明确区分,《美国药典》中将缓控释制剂名称统一为调释制剂(modified-release preparation)。在我国,较长时间以来通常将缓释制剂和控释制剂统称为缓控释制剂,最新的《中国药典》2020 年版为规范统一,引入了"调释制剂"的概念作为总名称,即:与普通制剂相比,通过技术手段调节药物的释放速率、释放部位或释放时间的一大类制剂称为调释制剂。调释制剂可分为缓释、控释和迟释制剂等。

缓释和控释制剂之间的差别主要体现在以下两个方面。

1. 释药特征不同　缓释制剂中药物的释放速率,在一定时间内随时间变化先快后慢非恒速释放,在药动学上往往体现为一级动力学;而控释制剂中药物的释放速率在一定时间内不随时间的推移而变化,保持恒定,在药动学上体现为零级或接近零级动力学。

2. 体内药动学特征不同　控释制剂药物的血药浓度在一定时间内能维持在一个恒定的水平,"峰谷"波动更小,直至药物基本吸收完全,而缓释制剂一般达不到这种效果。

二、缓控释制剂类型与临床应用特点

1. 缓控释制剂类型　①按给药途径分类,主要有口服、腔道黏膜、注射、植入、经皮吸收等几类。②按单元分类,可分为由一个制剂单元组成的单元剂型(如片剂、胶囊剂、颗粒剂等)和由多个制剂单元组成的多单元剂型(如微丸、微囊、小丸、微球等)两大类。③按照制备技术分类,主要有骨架型、膜控型、渗透泵、脉冲式、自调式等。④按照现代药剂学给药系统予以定义和划分,可以分为速率控制型、方向控制型、时间控制型(应答式)等。

(1) 速率控制型制剂　系指采用化学、物理或者机械等方法,控制药物进入人体中央室或者直接进入有关组织的速率的制剂。

(2) 方向控制型制剂　系指控制药物在体内特定的部位或者组织释放的制剂,如定位释放、靶向给药等。

(3) 时间控制型制剂　速率控制型和方向控制型制剂中,药物的疗效只与血药浓度或者靶组织浓度有关,而与时间无关。由于一些疾病的发作呈现出生理、病理节奏的变化,因此,需要一种能够根据生理或者病理变化而定量释放药物的制剂。时间控制型制剂又称为应答式脉冲给药制剂(response pulsatile administration preparation),包括外调式(stimuli-response)和自调式(self-regulation)。

2. 缓控释制剂的特点　与普通制剂相比,缓控释制剂的主要特点在于药物释放缓慢,入血后可维持较长时间的有效治疗浓度。典型的血药浓度(c)经时曲线如图 9-1 所示。

缓控释制剂的优点:①使用方便:对半衰期短或需要频繁给药的药物,可以减少服药次数,使用方便,大大提高了患者的顺应性。如普通制剂每天 3 次,制成缓释或控释制剂可改成每天 1 次,特别适用于需要长期服药的慢性疾病患者,如心血管疾病、心绞痛、高血压、哮喘等。②释药徐缓:使血药浓度平稳,避免峰谷现象,对治疗指数低的药物尤为重要。③毒副作用小:由于减少了血药浓度的峰谷现象,故可减少某些药物的毒副作用,减少耐药性的发生。④疗效好:缓控释制剂

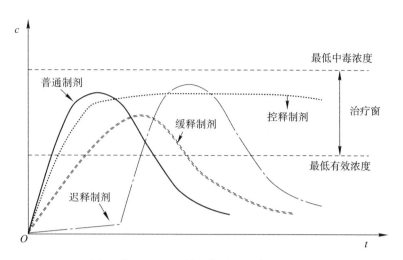

图 9-1　缓释、控释、迟释和普通制剂的血药浓度经时曲线比较

可发挥药物的最佳治疗效果。⑤可定时、定位释药：某些缓控释制剂可以按要求定时、定位释放，更加适合疾病的治疗。

　　缓控释制剂也具有其局限性：①临床应用中剂量调节的灵活性较低，口服缓控释制剂一般不能掰开或嚼碎后服用，而且如遇到某种特殊情况（如出现较大的副作用），往往不能立刻停止治疗。这种情况通常可通过增加剂量规格来解决，如硝苯地平缓释片就有 10 mg、20 mg、30 mg 和 40 mg 等规格。②缓控释制剂往往是基于健康人群的群体药动学参数而设计的，当药动学参数受疾病状态的影响而有所改变时，往往难以灵活调节给药方案。③缓控释制剂的制备工艺较为复杂，而且所含的药量比相应的普通制剂多，制剂若出现技术缺陷会使药物的释放速率不符合设计要求，甚至出现药物突释风险，产生毒副反应。④缓控释制剂的生产设备和辅料成本较普通制剂昂贵。

　　3. 缓控释制剂的临床意义　与普通口服制剂比较，缓控释制剂能够满足特定的临床需要：①在保持药物疗效的同时降低不良反应。口服缓控释制剂，药物通过缓慢释放，减少药物浓度在体内的"峰谷"波动，从而避免由于药物浓度过高产生的不良反应，同时药物浓度保持在有效治疗浓度范围，保证了药物疗效。②对一些酸不稳定或者对胃刺激性大的药物，将其制备成迟释制剂，延迟到肠内释放，能够避免药物被酸降解，保证药物疗效，同时减少不良反应。③将药物设计成定位释放，如结肠等部位的定位释放制剂，药物能够较长时间滞留，通过肠道黏膜吸收，能够起到局部或者全身治疗作用。④采用注射缓控释制剂，经皮下或者肌内注射给药，能够避免肝肠循环的首过效应，药物缓慢释放，起到长期治疗作用。

第二节　口服缓控释制剂

一、口服缓控释制剂设计原理

（一）药物选择

1. 理化因素

（1）药物理化性质　药物的溶解度、解离常数（pK_a）和油/水分配系数均是剂型设计时必须充分考虑的因素。

由于缓控释制剂一般为固体制剂,在胃肠道的释药将受到溶出的限制,所以,溶解度很低(<0.01 mg/mL)的药物本身即具有潜在的缓释作用,其溶出为药物在胃肠道中吸收的限速步骤,如地高辛、灰黄霉素等。设计缓释制剂时,药物溶解度的下限要求一般为 0.1 mg/mL。一些溶解度很差的药物可采用固体分散等适当方式改善其溶解度后制成缓释制剂。

大部分药物为弱酸或弱碱,在溶液中以解离型和非解离型两种形式存在,一般解离型水溶性大,非解离型脂溶性大,而非解离型药物容易通过脂质生物膜。从胃至结肠,生理环境 pH 非连续变化,胃中呈酸性,十二指肠趋近于弱碱性,小肠趋向于中性,结肠呈弱碱性。因此,了解药物的 pK_a 与吸收环境(如消化道 pH 改变等)之间的关系非常重要。

油 / 水分配系数(oil-water partition coefficient)是指药物在油相(通常为正辛醇)和相邻水相中溶解并达到平衡时浓度的比值,油 / 水分配系数较高的化合物具有较大的脂溶性和透膜性。口服药物进入胃肠道后必须转运,通过各种脂质生物膜才能发挥治疗作用,因此,药物的油 / 水分配系数是确定药物是否有效透过生物膜的重要参数,分配系数过高的药物其脂溶性太大,会与脂质膜产生强结合力而不能进入血液循环中;分配系数过小的药物亲水性强,不易透过生物膜,生物利用度差,因此只有分配系数适中的药物才能既容易透过生物膜,又可以进入血液循环中。

(2) 剂量 口服制剂的剂量大小有一个上限,一般认为 0.5~1.0 g 是普通制剂单次给药的最大剂量,这同样适用于缓控释给药系统。通常认为,单次给药剂量过大的药物不宜设计成缓控释剂型,但随着制剂技术的发展和异形片的出现,目前上市的口服片剂中已有很多超过此限。有时可采用一次服用多片的方法降低每片含药量。另外,剂量需要精确控制的药物一般也不适合制成缓释或控释制剂。

(3) 胃肠道稳定性 口服药物易受胃肠道酸碱水解、酶促降解及菌群分解的影响。对于在胃中不稳定的药物可以制成肠溶型制剂,以提高药物稳定性。如果药物在小肠段不稳定,制成缓释制剂会降低生物利用度,这是因为较多的药物由于缓释作用在小肠段释放,药物被降解量增加,导致生物利用度降低,代表药物有溴丙胺太林等。

2. 生物因素

(1) 药物半衰期 口服缓控释制剂设计的主要目标通常是要在较长时间内使血药浓度维持在有效范围之内,因此,最理想的缓控释制剂应保持药物进入血液循环的速率与其在体内的消除速率相同,以维持体内稳定的血药浓度水平。半衰期在 2~8 h 的药物,较为适合制成缓控释制剂。半衰期很短(如小于 1 h)的药物如呋塞米制成缓控释制剂可以减少用药次数,但要维持其缓释作用,单位给药剂量必须很大,必然使剂型本身增大,不方便给药;当药物半衰期很长(例如 10 h 以上),制成缓控释制剂增加在体内蓄积的可能性,但仍能延长作用时间和减少某些副作用。个别情况例外,如半衰期很短的硝酸甘油(半衰期小于 1 h)和半衰期很长的地西泮(半衰期为 32 h)也已经被制成缓控释制剂。

此外,大多数药物在胃肠道(从口腔到回盲肠)的运行时间为 8~12 h,因此药物的释放和吸收时间不宜设计为 12 h 以上。如果在结肠部位可以吸收,则可以使药物释放时间增至 24 h,从而制备成一日一次的缓控释制剂。

(2) 吸收 药物的吸收特性对缓控释制剂的设计影响极大。制备缓释制剂的目的是对制剂的释药行为进行控制,从而控制药物的吸收,故释药速率必须低于吸收速率。制剂在胃肠道吸收部位的运行时间为 8 ~ 12 h,则吸收的最大半衰期应接近 3 ~ 4 h,这样可以吸收 80% ~ 95% 的药物。如果吸收半衰期长于 3 ~ 4 h,则药物还未吸收完全,制剂已经离开吸收部位。而药物的最小表观吸收速率应为 $0.17 ~ 0.23 h^{-1}$,实际相当于药物从制剂中释放的速率常数,因此,缓控释制剂的释放速率常数最好在 $0.17 ~ 0.23 h^{-1}$,本身吸收速率常数非常低的药物不适宜制成缓控释制剂。

上述内容均是假定药物在整个小肠以相当均匀的速率吸收的。而事实上,有许多药物的吸收情况并非如此。如果药物为主动转运吸收,或其吸收局限于小肠某一特定部位,则不利于制成缓释制剂。如维生素 B_2 只在十二指肠上部吸收,而硫酸亚铁在十二指肠和空肠上端吸收,因此,药物应该通过这一区域前释放,否则不利于吸收。对此类药物的制剂设计应尽量延长其在吸收部位前的停留时间,如胃部滞留制剂,可制成生物黏附制剂或胃漂浮制剂。在体内特定部位(如小肠上端)吸收的药物制成缓释制剂,宜采用适当方式延长制剂在该部位的滞留及释放药物的时间,以保证药物吸收完全。

对于吸收较差的药物,除了延长其在胃肠道的滞留时间外,还可以使用吸收促进剂。吸收促进剂的作用原理在于短暂地干扰或改变生物膜的性质,促进药物的跨膜吸收,但该方法需要重视的问题是生物膜特性改变同时可能出现的毒性,应开展具有针对性的体内安全性研究。

(3) 代谢　吸收前有代谢作用的药物制成缓释制剂后,生物利用度将会降低。大多数肠壁酶系统对药物的代谢作用具有饱和性,当药物缓慢地释放到这些部位时,由于酶代谢未达饱和,将使药物转化成代谢物。例如,阿普洛尔缓释制剂经服用时,药物在肠壁代谢程度增加,生物利用度降低。多巴—脱羧酶在肠壁浓度高,对左旋多巴产生酶代谢。如果将左旋多巴与能够抑制多巴—脱羧酶的化合物制成缓释制剂,既能增加吸收,又能够延长其治疗作用。

(4) 具有较宽安全窗　衡量药物安全性的常用指标为治疗指数(therapeutic index,TI),即半数中毒量(TD_{50}) / 半数有效量(ED_{50})或半数致死量(LD_{50}) / 半数有效量(ED_{50})。TI 越大越安全。通常药效强 TI 较小。因此,TI 小的药物不宜制备成缓控释制剂,否则,可能因为"突释"(dumping 或 burst effect)而导致严重不良反应。

(5) 血药浓度与药理作用具有相关性　血药浓度与药理作用需要存在相关性,不存在相关性的药物,将无法通过实验证明其在体内是否长效。

3. 生理学性质

(1) 吸收部位　口服药物的主要吸收部位在小肠的上部和中部,有些药物的吸收部位仅是很短的一段区域。故在设计缓释、控释系统时应了解释放的药量有多少能被小肠吸收。有些药物(如抗酸剂)须在胃中发挥作用,则可考虑设计成胃滞留型制剂。

(2) 吸收时间　人的小肠长度为 300 ~ 400 cm,一般认为药物通过小肠的时间为 3 ~ 4 h,对于药效要求达 12 h 以上的缓释、控释系统来说,这段时间太短。另外胃排空时间一般仅 2 h,特别在空腹或少量饮食后给药,大约 3 h 便可到达直肠,导致大部分药物在非最佳部位释放,除非药物在结肠也有很好的吸收。大多数缓释剂型的吸收时间为给药后 9 ~ 12 h,最大吸收应当在 3 ~ 4 h 内。

(3) 昼夜节律　人体生理功能存在显著的日内差异,如体温、心率、血压及内源性物质(如肾素、醛固酮和其他激素)水平等均随时间作周期性波动,肝、肾、肺等器官的功能,如首过效应、肾小球滤过、pH、尿量、电解质分泌、肺呼吸量等与药动学参数紧密相关的功能均有昼夜节律。

因此,释药系统在体内的运行及吸收因昼夜节律而明显改变,这一因素对定时释放系统的设计至关重要,如果使药物在患者最需要的时候脉冲式释放,对于改善症状和治疗无疑有更好的效果。例如雷尼替丁,恒速静脉滴注24 h,药效并不恒定;茶碱晚间给药比白天给药产生的c_{max}要小,t_{max}延长,而哮喘患者在晚间却病症加重,故夜间给药剂量应比白天多。可见某些药物在治疗中采用恒速给药未必适宜,"血药浓度最好平稳"的观点也并非适合所有药物。

(4) 药物的运行状态 药物与食物在胃和小肠中的运动取决于胃肠道生理状态。胃的生理状态分为消化期和消化间歇期。在消化期,大于2 mm的食物粒或固体滞留在胃中,而较小的颗粒以一级速率通过幽门排出;在消化间歇期,胃停止活动,周期最长为30~40 min,并和小肠以相等的静息周期协调,该周期后发生蠕动收缩,接着是强烈的"清理收缩",将所有食糜从胃送入小肠,大的颗粒只有在清理收缩期才能被送入肠中。所以,在消化期或消化间歇期给药,药物的运行状况并不相同,消化期内给药,药物可以在胃中停留几个小时,停留时间与食物种类和数量相关,在消化间歇期给药,药物可能被迅速送入小肠。

(5) 食物对药物吸收的影响 一般有以下几个方面:①改变胃肠道pH;②改变胃肠蠕动;③食物、药物或制剂相互作用;④血流状况改变;⑤胃排空速度改变;⑥影响药物首过效应等。

食物产生的这些影响均可改变药物的吸收速率和程度,尤其对一些溶蚀型缓释、控释系统的影响更为明显。但这些影响及其程度迄今仍不能准确预测。例如,食物能显著促进普萘洛尔和美托洛尔普通制剂的吸收,但制成缓释制剂后则没有这种现象,这可能与食物对首过效应的改变有关。

(二) 设计要求

1. 生物利用度 缓控释制剂的相对生物利用度一般应在普通制剂80%~120%的范围内。若药物吸收部位主要在胃与小肠,宜设计每12 h服一次,若药物在结肠也有一定的吸收,则可考虑每24 h服一次。为了保证口服缓控释制剂的生物利用度,应根据药物在胃肠道中的吸收速率调整药物在制剂中的释放速率,从而对剂型进行设计。

2. 峰浓度与谷浓度之比 缓控释制剂稳态时的峰浓度与谷浓度之比(也可用波动百分数表示)应小于或等于普通制剂。根据此项要求,一般半衰期短、治疗指数窄的药物,可设计每12 h服一次,而半衰期长或治疗指数宽的药物则可24 h服一次。若设计成零级释放剂型如渗透泵,其峰谷浓度比可显著小于普通制剂。

要达到以上要求,对材料及制剂工艺的依赖性很高,缓控释制剂中的药物会因为二者的差别而具有不同的释药特性。因此,应根据药物性质、临床治疗要求,采用不同的辅料及制剂技术进行缓控释制剂的设计。

(三) 缓控释制剂的剂量

缓控释制剂的剂量一般是根据普通制剂的剂量和用法来设定的。如每日三次,每次服用10 mg的普通制剂,可以设计成每24 h给药一次,剂量30 mg的缓控释制剂。有些药物根据临床需要,会设计成多种规格或不同剂型的缓控释制剂,如硝苯地平缓释片就有10 mg、20 mg等规格。但是,许多心血管类药物和内分泌类药物往往存在最低起始剂量,因此制成缓控释制剂时,往往将最低起始量设定为制剂的剂量,具体用药时可视病情酌情添加服用剂量。剂量也可以根据特定药物的药动学参数进行精确计算,但由于涉及因素太多,药动学参数受性别、年龄、种族、生理状态等的影响,剂量计算结果仅作为参考,相关计算方法可参考相关文献,在此不予详述。

二、口服缓控释制剂释药原理

缓控释制剂主要有骨架型和贮库型。药物以分子或微晶、微粒的形式均匀分散在各种载体材料中,则形成骨架型缓控释制剂,药物骨架起到调控药物释放的作用;药物被包裹在高分子聚合物膜内,则形成贮库型缓控释制剂,聚合物膜起到调控药物释放的作用。目前,缓控释制剂所涉及的释药原理主要有溶出、扩散、溶蚀、渗透压、离子交换作用等机制。这些释药原理不仅适合于口服给药系统,也适用于如植入剂、微球等给药系统。

(一)溶出原理

由于药物的释放受溶出速率的限制,溶出速率慢的药物显示出缓释的性质。根据 Noyes-Whitney 溶出速率公式:

$$\frac{dc}{dt} = k_D A \ (c_s - c_t) \tag{9-1}$$

式中,dc/dt 为溶解速率,k_D 为溶解速率常数,A 为表面积,c_s 为药物的饱和浓度,c_t 为药物的浓度。

如果 A 保持恒定,$c_s \gg c_t$,药物在骨架中均匀分散,则溶出过程将是恒速的,符合零级释放过程。但是在实际过程中,A 往往会逐渐减小,因而会偏离零级释放。如果要维持恒速释放状态,则应尽可能使 A 不变。为了达到缓慢释放,通常有下列几种方法:

1. 制成溶解度小的盐或酯 通过化学反应使药物成盐或成酯,从而达到减小其溶解度与溶出速率的目的。例如青霉素普鲁卡因盐的药效比青霉素钾(钠)盐显著延长。醇类药物经酯化后水溶性减小,药效延长,如睾丸素丙酸酯、环戊丙酸酯等,并以油注射液供肌内注射,药物由油相扩散至水相(液体),然后水解为活性药物而产生治疗作用,药效约延长 2 ~ 3 倍。

2. 制成药物—高分子化合物难溶性盐 通过与高分子化合物形成难溶性的盐控制药物的溶出速率。例如鞣酸与许多生物碱类药物可形成难溶性盐,使其药效明显延长,如丙米嗪鞣酸盐、N- 甲基阿托品鞣酸盐;胰岛素注射液每日需注射 4 次,与鱼精蛋白结合成溶解度小的鱼精蛋白胰岛素,加入锌盐成为鱼精蛋白锌胰岛素,药效可维持 18 ~ 24 h 或更长。

3. 控制粒子大小 药物的比表面积减小,溶出速率减慢,故增加难溶性药物的颗粒直径可使其吸收减慢。例如超慢性胰岛素中所含胰岛素锌晶粒甚大(大部分超过 10 μm),故其作用可长达 30 h;含晶粒较小(不超过 2 μm)的半慢性胰岛素锌,作用时间只有 12 ~ 14 h。

4. 将药物包埋于溶蚀性骨架中 以脂肪、蜡类等疏水性阻滞剂材料为主要基质制成的缓释片,称为溶蚀性骨架片。药物一般溶于或混悬于骨架材料中,其释放速率受基质溶蚀速率控制,与脂肪酸酯被水解的难易程度有关。例如三棕榈酸甘油酯最不易水解,因此由棕榈酸甘油酯作为溶蚀材料制成的磺胺骨架片,磺胺的释放速率依单、双、三酯的顺序而降低。

5. 将药物包藏于亲水性高分子材料中 以亲水性高分子材料为骨架制成的片剂,在体液中逐渐吸水膨胀,形成高黏度的凝胶屏障层,药物必须首先通过该屏障层,才能进一步逐渐扩散到表面而溶于体液中,由于高黏度凝胶的存在,药物释放速率降低。常用的亲水性高分子材料有甲基纤维素、羧甲基纤维素钠、羟丙甲纤维素、聚维酮、卡波姆、海藻酸钠等。

(二)扩散原理

药物释放以扩散为主的系统可分为通过包衣膜扩散(贮库型,reservoir device)与通过骨架扩散(骨架型,matrix device)。贮库型缓控释给药系统主要是依赖于半透膜的控释作用,药物首先溶解成溶液后,再从制剂中扩散出来进入体液。骨架型缓控释给药系统则主要依赖骨架本身的控释作用,通常骨架在释放过程中可保持结构的相对稳定性,当水进入骨架后,药物溶解并通过骨架中错综复杂的孔道向外扩散。

1. 贮库型　贮库型缓控释给药系统的制剂形式主要是包衣的片剂或微丸等。根据包衣膜的特性分为水不溶性包衣膜和含水溶性孔道包衣膜两种贮库,给药系统中药物的释放取决于包衣膜的性质。贮库型扩散缓控释系统示意图见图9-2。

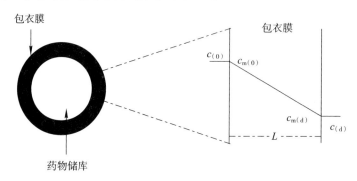

图9-2　贮库型扩散缓控释系统的示意图
$c_{m(0)}$和$c_{m(d)}$是膜内表面的药物浓度;$c_{(0)}$和$c_{(d)}$是邻近膜区域的药物浓度

(1) 水不溶性包衣膜　药物组成的芯即贮库,周围由聚合物膜包围,如乙基纤维素(EC)包衣的片剂或小丸。其释放速率符合 Fick 第一定律:

$$\frac{dQ}{dt} = \frac{ADK\Delta c}{L} \tag{9-2}$$

式中,dQ/dt 为释放速率;A 为比表面积;D 为扩散系数;K 为药物在膜与囊心之间的分配系数;L 为包衣层厚度;Δc 为膜内外药物的浓度差。分配系数 K 为膜内表面和外表面药物浓度之比。

若 A、L、D、K 与 Δc 保持恒定,则释放速率就是常数,系零级释放过程。若其中一个或多个参数改变,就是非零级过程。实际上保持上述所有参数不变是很困难的。

该系统的优点是可以达到零级释放,并可以通过改变聚合物膜的特性来控制药物的释放动力学,以达到临床治疗需要。

(2) 含水溶性孔道包衣膜　在包衣液中掺入致孔剂,如乙基纤维素与甲基纤维素混合组成的膜材,当包衣片进入胃肠液中,致孔剂甲基纤维素迅速溶解,导致包衣膜表面出现大量的细小孔道,形成孔径范围 0.01 ~ 0.05 μm 的微孔膜。胃肠道中的体液通过微孔渗入膜内溶解药物,形成膜内外浓度差,药物通过微孔向膜外扩散释放,导致膜内的渗透压下降,水分继续进入膜内溶解药物。其释放速率可用公式表示:

$$\frac{dQ}{dt} = \frac{AD\Delta c}{L} \tag{9-3}$$

式中,各项参数的意义同前,与上式比较,少了 K,这类药物制剂的释放接近零级过程。

膜控型缓控释制剂可获得零级释药,其释药速率可通过不同性质的聚合物膜加以控制。其缺点是贮库型制剂中所含药量比常规制剂大得多,因此,任何制备过程的差错都可使药物贮库破裂而导致毒副作用。

2. 骨架型 骨架型缓控释制剂是指药物均匀分散在骨架材料中所制成的制剂。释放介质向骨架核心方向扩散,骨架最外层的药物暴露在释放介质中,会首先溶解,然后扩散到骨架外。这个过程在溶液与固体药物之间的界面持续进行,使药物不断溶出,直至释放完毕。不过,随着扩散路径的不断增大,药物的释放速率呈递减趋势。骨架内药物颗粒的溶出速率多数情况下大于溶解的药物离开骨架的扩散速率。基于以下几点假设:①药物释放时保持准稳态(pseudo steady state);② $c_0 \gg c_s$,即存在过量的溶质;③理想的漏槽条件(sink condition);④药物颗粒比骨架小得多;⑤ D_m 保持恒定,药物与骨架材料没有相互作用。

释放行为可以描述如下:

$$\frac{\mathrm{d}Q}{\mathrm{d}h} = c_0 \mathrm{d}h - \frac{c_s}{2} \tag{9-4}$$

式中,$\mathrm{d}Q$ 为单位面积释放药物的变化量;$\mathrm{d}h$ 为释放完药物的骨架区域厚度变化;c_0 为单位体积骨架内含药物的总量;c_s 为在骨架内药物的饱和浓度。

根据扩散理论,$\mathrm{d}Q$ 与扩散系数 D_m 和 c_s 成正比,因此,

$$\mathrm{d}Q = \left(\frac{D_m c_s}{h} \right) \mathrm{d}t \tag{9-5}$$

结合式(9-4)式(9-5)得到,

$$Q = \left[D_m c_s (2c_0 - c_s)t \right]^{1/2} \tag{9-6}$$

当药物的量远远超过药物的饱和浓度时,则有,

$$Q = (2D_m c_s c_0 t)^{1/2} \tag{9-7}$$

表明药物释放量和时间的平方根成正比,式(9-7)即为 Higuchi 方程。而对于孔状以及颗粒骨架型缓控释系统,根据上述方法,由 Higuchi 推导出了以下方程:

$$Q = \left[D_s c_a \frac{p}{\lambda} (2c_0 - pc_a)t \right]^{1/2} \tag{9-8}$$

式中,p 为骨架的孔隙度,λ 为骨架中的弯曲因子,c_a 为药物在释放介质中的溶解度,D_s 为药物在溶出介质中的扩散系数,其他参数与前述含义相同。当式(9-8)方程右边除 t 外都保持恒定,则可化简为:

$$Q = k_H t^{1/2} \tag{9-9}$$

式中,k_H 为常数,即药物的释放量与 $t^{1/2}$ 成正比,骨架的孔隙越多,药物释放越快,孔道弯曲越大,分子扩散所经路程越长,释药量减少。制备扩散控制型骨架缓释系统,应控制好以下参数:①骨架中药物的初始浓度;②孔隙率;③骨架中的弯曲因素;④形成骨架的聚合物系统组成;⑤药物的溶解度。

3. 基于扩散机制的缓控释方法

(1) 包衣 将药物小丸或片剂用阻滞材料包衣,可以通过采用不同性质的衣膜材料、调节包衣厚度、多层包衣等来调节释药速率,达到缓释的目的。如厚度不等的衣膜层可形成不同的释药速率的内芯,将包衣厚度不等的内芯按不同的比例混合后装入胶囊,可达到缓释的目的;使用不同性质的阻滞材料多层包衣,将药物分为速释层和缓释层,从而达到双重效果。

（2）制成微囊　微囊膜是一种半透膜,在胃肠道中,水分可渗透进入囊内,溶解药物,形成饱和溶液,然后扩散于囊外的消化液中而被机体吸收。囊膜厚度、微孔孔径及其弯曲度等决定药物的释放速率。

（3）制成不溶性骨架片　以水不溶性材料,如聚乙烯、聚乙烯乙酸酯、聚甲基丙烯酸酯、硅橡胶等为骨架材料制备缓控释制剂。影响其释药速率的主要因素为药物的溶解度、骨架的孔率、孔径和孔的弯曲程度。这类制剂适用于水溶性药物,难溶性药物从骨架中释放速率太慢,造成生物利用度过低。药物释放完后,骨架随粪便排出体外。

（4）制成植入剂　植入剂为固体灭菌制剂,一般是将药物与载体共熔后倒入模型中形成,一般不加赋形剂。主要通过外科手术埋藏于皮下,药效可长达数月甚至数年,如孕激素植入剂。也可将其制成微球、纳米粒等,注射至皮下延长释药,如乙交酯丙交酯共聚物微球植入剂。

（5）增加黏度以减慢扩散速率　将明胶、羧甲基纤维素钠、阿拉伯胶、聚维酮(PVP)等高分子辅料加入注射剂中,增加溶液黏度,从而延长药物作用时间,提高药效,主要用于缓释注射液或其他缓释液体制剂。例如,明胶用于肝素、维生素 B_{12} 注射液、局部麻醉剂、水杨酸钠和抗组胺类药物注射剂等,均有延长药效的作用。羧甲基纤维素钠(CMC –Na)(1%)用于盐酸普鲁卡因注射液(3%)可使作用延长至约 24 h。

（6）制成经皮吸收制剂　经皮吸收制剂可以分为贮库型和骨架型,基本上都是以扩散的形式释放到皮肤表面,药物的释放与浓度梯度、骨架或膜的孔隙率等有关。通常,膜控型经皮吸收制剂符合零级释放过程,药物释放速率小于经皮吸收速率;骨架型经皮吸收制剂的药物释放符合 Higuchi 方程,经皮吸收为限速过程。

（7）制成乳剂　水溶性药物可制成 W/O 型乳剂。以精制羊毛脂和植物油为油相,临用时加入溶解药物的水溶液,猛力振摇即成 W/O 型乳剂型注射剂。乳剂给药进入机体后,水相中的药物先向油相扩散,再由油相分配至体液中,以此发挥缓释作用。

（8）制成药树脂　阳离子交换树脂与有机胺类药物的盐交换,或阴离子交换树脂与有机羧酸盐或磺酸盐交换,即成药树脂。干燥的药树脂制成口服胶囊剂或片剂,在胃肠道中,药树脂与 Na^+、H^+、K^+、Cl^- 等离子发生交换,药物缓慢释放于胃肠液中。维生素 C、维生素 B 族、烟酸、叶酸和麻黄碱、阿托品等均可制成药树脂。离子交换树脂的交换容量较小,故剂量大的药物不适于制备药树脂。

（三）溶蚀、扩散与溶出结合模式

缓控释制剂中,药物的释药机制往往以多种方式并存,释药系统的机理很少单独包括溶出或扩散的一种,只是因为其释药机制大大超过其他过程,以致可以归类于溶出控制型或扩散控制型。某些骨架型制剂,如生物溶蚀型骨架系统、亲水凝胶骨架系统,不仅药物可从骨架中扩散出来,而且骨架本身也处于溶蚀的过程。当聚合物溶解时,药物扩散的路径长度改变,这一复杂性则形成移动界面扩散系统。此类系统的优点在于骨架材料具有生物溶蚀性能,释药后不会形成空骨架,缺点则是由于影响因素多,其释药动力学较难控制。溶蚀是溶出限速和扩散限速相结合的过程,其释放特性用数学方程描述很复杂。可用 Pappas 方程来描述其释药机制：

$$\frac{Q_t}{Q_\infty} = kt^n \tag{9-10}$$

式中,Q_t、Q_∞ 分别为 t 和 ∞ 时间的积累释放量;k 为骨架结构和几何特性常数;n 为释放指数,用以表示药物释放机制。

当 $n=1$ 时,释药速率与时间无关,即符合零级动力学(zero order kinetics);对于片状系统,零级释放又被称为Ⅱ相转运(case Ⅱ transport)。当 n 取极端值 0.5 和 1.0 时,是 Pappas 方程应用的两个特例,分别表示扩散控制和溶蚀控制的释放规律。n 值介于 0.5 和 1.0 之间时,表示释放规律是扩散和溶蚀综合作用的结果,为不规则转运(anomalous transport)。此外,极端值 0.5 和 1.0 仅适用于片状骨架,对于圆柱状和球状骨架,n 值是不同的(表 9-2)。

表 9-2 不同几何形状骨架药物的释放指数 n 及释放机制

释放指数(n)			释放机制
薄片状	圆柱状	球体	
0.5	0.45	0.43	Fick 扩散
$0.5 < n < 1.0$	$0.45 < n < 0.89$	$0.43 < n < 0.85$	不规则转运
1.0	0.89	0.85	Ⅱ相转运

Pappas 和 Sahlin 将扩散和溶蚀机制分隔开,推导出:

$$\frac{Q_t}{Q_\infty} = k_1 t^m + k_2 t^{2m} \tag{9-11}$$

假设 $F=k_1 t^m$,$R=k_2 t^{2m}$,则 $\dfrac{R}{F} = \dfrac{k_2 t^m}{k_1}$

上式中,m 为 Fick 扩散指数,k_1、k_2 为常数,$k_1 t^m$ 为 Fick 扩散项,$k_2 t^{2m}$ 为溶蚀项。可以通过 R/F 值的大小来确定主要的释放机制。R/F 值较大时,溶蚀对释放贡献较大;R/F 值较小时,扩散对释放贡献大。

(四)渗透压原理

渗透作用(osmosis)是指两种不同浓度的溶液隔以半透膜(允许溶剂分子通过,不允许溶质分子通过的膜),水分子或其他溶剂分子从低浓度的溶液通过半透膜进入高浓度溶液中的现象。施加于高浓度一侧,阻止溶剂流动的最小额外压强称为渗透压(osmotic pressure)。利用渗透压原理制成的控释制剂,能均匀恒速地释放药物,比骨架型缓释制剂更为优越。以口服渗透泵片剂为例:片芯包括含药层和助推层及渗透活性物质,含药层常用的材料为相对分子质量为 100 000~300 000 的聚氧乙烯(PEO),助推层一般用膨胀性材料如相对分子质量 5 000 000~7 000 000 的 PEO,吸水后膨胀提供很大的释药动力,渗透活性物质常用无机盐如 NaCl,以增大膜内外渗透压差。外面用水不溶性聚合物(如醋酸纤维素、EC 或乙烯-醋酸乙烯共聚物等)包衣,成为半渗透膜壳。一端壳顶用适当方法(如激光)开一细孔。当片剂与水接触后,水即通过半渗透膜进入片芯,使药物溶解成为饱和溶液,由于膜内外渗透压的差别,药物饱和溶液由细孔持续流出,直到片芯内的药物溶解殆尽为止。

渗透压释药原理可进一步用下式说明:

$$\frac{dv}{dt} = \frac{KA}{L}(\Delta\pi - \Delta P) \tag{9-12}$$

式中,dv/dt 为水渗透进入膜内的流速,K、A 和 L 分别为膜的渗透系数、面积和厚度,$\Delta\pi$ 为渗透压差,ΔP 为流体静压差。渗透泵片片芯的吸水速率决定于膜的渗透性能和片芯的渗透压。从小孔中流出的溶液与通过半透膜的水量相等,片芯中药物未被完全溶解,则释药速率按恒速进行;当片芯中药物逐渐低于饱和浓度,释药速率逐渐以抛物线式徐徐下降。

当小孔的孔径足够大时,$\Delta \pi \gg \Delta P$,则流体静压差可以忽略,上式可以简化为:

$$\frac{\mathrm{d}v}{\mathrm{d}t} = \frac{KA}{L}\Delta\pi \qquad (9-13)$$

如以 $\mathrm{d}Q/\mathrm{d}t$ 表示药物通过细孔释放的速率,c_s 为膜内药物饱和溶液含量,则:

$$\frac{\mathrm{d}Q}{\mathrm{d}t} = c_s\frac{\mathrm{d}v}{\mathrm{d}t} = c_s\frac{KA}{L}\Delta\pi \qquad (9-14)$$

在 K、A、L 和 $\Delta\pi$ 不变的情况下,膜内药物维持饱和溶液状态(c_s 不变),释药速率恒定,即以零级速率释放药物。

胃肠液中的离子不会渗透进入半透膜,故渗透泵型片剂的释药速率与 pH 无关,在胃中与在肠中的释药速率相等。

渗透泵系统有三种类型,如图 9-3 所示,A 型为片芯中含有固体药物和促渗透剂,遇水即溶解,促渗透剂形成高渗透压差。B 型为药物以溶液形式存在于不含药的渗透芯弹性囊中,此囊膜外周围为促渗透剂,高渗透压差使内膜产生压力而将药物溶液排出。C 型为推拉型(push-pull type),属于多室渗透泵(multi-compartment osmotic pump),片芯上层由药物、具渗透压活性的亲水聚合物和其他辅料组成,下层由遇水溶胀的促渗透聚合物和其他辅料组成,在外层包衣并打孔,药物的释放是上层的渗透压推动力和下层聚合物吸水膨胀后产生的推动力同时作用的结果。上述三种类型渗透泵片的释药孔均可为单孔或多孔。

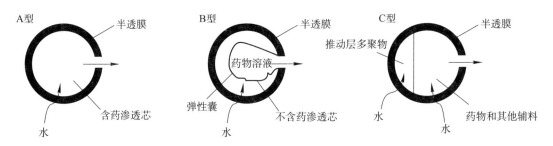

图 9-3　三种类型的渗透泵系统示意图

渗透泵系统的优点在于其载药量较大,理论上,药物的释放与药物的性质和环境无关,缺点是生产设备要求高,造价高,质控指标严格,另外对溶液状态不稳定的药物不适用。

(五) 离子交换作用

离子交换技术作为一种缓控释技术日臻完善和成熟,如以 Amberlite GC120 型树脂为载体制备的氢溴酸右美沙芬控释混悬剂已上市,用于治疗干咳、上呼吸道感染、支气管炎等引起的咳嗽。

离子交换系统是由水不溶性交联聚合物组成的树脂,其聚合物链的重复单元上含有成盐基团,带电荷的药物可结合于树脂上。当带有适当的离子与离子交换基团接触时,通过交换将药物游离释放出来:

$$树脂^+ - 药物^- + X^- \longrightarrow 树脂^+ - X^- + 药物^-$$

$$树脂^- - 药物^+ + Y^+ \longrightarrow 树脂^- - Y^+ + 药物^+$$

药物与离子交换树脂通过离子键结合而形成复合物,即为药物-树脂,离子 X⁻ 和 Y⁺ 为消化道中的离子,交换后,游离的药物从树脂中扩散出来。药物从树脂中的扩散速率不仅受扩散面积、扩散路径长度和树脂的刚性(为树脂制备过程中交联剂用量的函数)的控制,而且还受释药环境中的离子种类、强度和温度的综合影响。阳离子交换树脂与有机胺类药物的盐交换;阴离子交换树脂与有机羧酸盐或磺酸盐交换,即制成药树脂。干燥的药树脂制成胶囊剂或片剂供口服用,在胃肠液中,药物再被交换而释放于消化液中。药树脂也可以用乙基纤维素包衣,最后可制成混悬型缓释制剂。

通过离子交换作用释放药物也可以不采用离子交换树脂,如多柔比星羧甲基葡聚糖微球,以 RCOO⁻NH₃⁺R′ 表示,在水中不释放,置于 NaCl 溶液中,则释放出多柔比星阳离子 R′NH₃⁺,并逐步达到平衡。

$$RCOO^-NH_3^+R' + Na^+Cl^- \longrightarrow R'NH_3^+Cl^- + RCOO^-Na^+$$

该制剂可用于动脉栓塞治疗肝癌,栓塞到靶组织后,多柔比星羧甲基葡聚糖微球在体内与体液中的阳离子进行交换,多柔比星缓慢释放而达到长效缓释的目的。

只有解离型的药物才适用于制成药树脂。离子交换树脂的交换容量甚少,故剂量大的药物不适于制备药树脂。

三、口服缓控释制剂辅料

辅料是调节药物释放速率的关键。使用适当辅料,使制剂中药物的释放速率和释放量达到设计要求,确保药物以一定速率输送到病患部位并在组织或体液中维持一定浓度,获得预期疗效,减小药物的毒副作用。缓控释制剂中多以高分子化合物作为阻滞剂(retarder)控制药物的释放速率。根据不同的阻滞方式,阻滞剂主要分为骨架型、包衣膜型和增稠型等。

1. 骨架型阻滞材料 ①亲水性凝胶骨架材料:是指遇水或消化液后能够膨胀,形成凝胶屏障,从而控制药物释放的材料。主要包括天然胶类,如海藻酸钠、琼脂等;纤维素类,如羟丙甲纤维素(HPMC)、甲基纤维素(MC)等;非纤维素多糖类,如壳聚糖等;乙烯聚合物和丙烯酸树脂类,如卡波姆、聚乙烯醇等。②生物溶蚀性骨架材料:指本身不溶解,但是在胃肠液环境下可以逐渐溶蚀的惰性蜡质、脂肪酸及其脂类等物质。这类骨架片由于固体脂肪或蜡的逐渐溶蚀,通过孔道扩散与溶蚀控制药物的释放。主要有蜡质类,如蜂蜡、巴西棕榈蜡、硬脂醇等;脂肪酸及其酯类,如硬脂酸、氢化植物油、单硬脂酸甘油酯等。③不溶性骨架材料:是指不溶于水或水溶性极小的高分子聚合物或无毒塑料等。胃肠液渗透入骨架孔隙后,药物溶解并通过骨架中错综复杂的孔道缓慢向外扩散。在药物整个释放过程中,骨架几乎不变,最终随大便排出体外。常见的有纤维素类,如乙基纤维素等;聚烯烃类,如聚乙烯、乙烯-醋酸乙烯共聚物(EVA)等;聚丙烯酸酯类,如聚甲基丙烯酸甲酯等。

2. 包衣膜阻滞材料 ①不溶性高分子材料:是一类不溶于水或难溶于水,但水分子可以穿透,无毒,不受胃肠液的干扰,具有良好的成膜性能和机械性能的高分子聚合物。主要有乙基纤维素、醋酸纤维素(CA)等。②肠溶性高分子材料:是指在胃中不溶,但在小肠偏碱性的环境下可溶解的高分子材料。常用的有纤维素脂类,如醋酸纤维素钛酸酯(CAP,pH 5.8~6.0 溶解);丙烯酸树脂类,如丙烯酸树脂 L 型(pH > 5.5 溶解)等。可以根据具体的设计要求选择合适的材料,使其在适当的胃肠部位溶解而释放药物。

3. 增稠剂　是指一类水溶性高分子材料,溶于水后,其溶液黏度随浓度而增大,根据药物被动扩散吸收规律,增加黏度可以减慢扩散速率,延缓其吸收,主要用于液体药剂。常用的有明胶、PVP、羧甲基纤维素(CMC)、聚乙烯醇(PVA)、右旋糖酐等。

随着材料科学的发展,同类材料会根据其相对分子质量,或者不同的生产工艺、粒径大小等而有不同的型号规格。如 HPMC,就有高黏度(K100M)、中等黏度(K4M)及低黏度(K100)等不同型号,聚甲基丙烯酸酯也有很多的型号规格,并且具有不同的特性和应用范围。在进行处方设计时,可以根据要求筛选和配合使用。

此外,为使缓控释片剂也能够采用简单稳定、批间差异小的直接压片工艺生产,辅料生产企业将常用于缓控释制剂的辅料共同加工(co-processed)制成复合型产品,称为预混辅料。如国外一家公司生产的一种由 50% 乳糖与 50%HPMC 经特殊工艺制成的白色或类白色颗粒,具有很好的流动性和可压缩性,可不经繁琐的湿法制粒而生产缓释片剂(即粉末直接压片工艺)。

四、口服缓控释制剂的处方与制备工艺

缓释和控释制剂在辅料选择上有许多相同之处,可根据不同给药途径,不同释药要求,选择适宜的辅料和适宜的处方与工艺。

(一) 骨架型缓控释制剂

骨架型缓控释制剂是指药物和一种或多种惰性骨架材料通过压制、融合等技术制成的片状、粒状、团块状或其他形式的制剂,它们在水或生理体液中能够维持或转变成整体式骨架结构。药物以分子或微细晶状态均匀分散在骨架中,骨架起贮库作用,主要用于控制制剂的释药速率。骨架型缓控释制剂由于制备简便,可采用传统的生产工艺和设备,因此成为应用最广泛的缓控释制剂,目前国内外均有大量品种上市。

骨架型制剂具有以下特点:①药物释放缓慢,用药次数减少,血药浓度平稳。某些剂量小且需要长期服用的药物更适宜制成骨架型缓控释制剂。例如,单硝酸异山梨酯缓释片(20 mg/ 片,每日服用 1 次)可替代普通片(5 mg/ 片,每日服用 3 次,每次 1~2 片),对心绞痛午夜发作具有治疗优越性。②由于缓释,避免了高浓度药物接触胃肠道黏膜,减少某些药物的胃肠道刺激。例如,硫酸亚铁与维生素 B_6 制备的骨架型制剂减少了口服铁盐引起的恶心、腹痛等不良反应。③骨架型制剂基本不发生骨架崩解,且是均匀系统,对维持药物的稳定释放具有优势,提高了药物制剂安全性。④骨架材料和制备工艺会影响骨架型制剂的释药特性,使制剂具有不同的生物利用度。

1. 亲水性凝胶骨架片　亲水性凝胶骨架片是以亲水聚合物或天然果胶为骨架材料制备的片剂。骨架材料遇水或者消化液发生水化作用形成凝胶,凝胶作为屏障层控制药物释放速率。

(1) 亲水凝胶骨架材料　目前最常用的骨架材料为 HPMC,其黏度应在 4 000 cPa·s 以上。HPMC 遇水后,表面水化形成凝胶层,此时表面药物释放,随着水分进一步向内部渗透,凝胶层不断增厚,从而阻滞了药物从骨架中释出,因此控制骨架片凝胶层的形成是控制药物释放的首要条件。对于水溶性药物,其释放机制主要是扩散和凝胶层的不断溶蚀,释放速率取决于药物通过凝胶层的扩散速率,而水中溶解度小的药物,其释放机制主要表现在凝胶层的溶蚀过程,因此,药物在水中的溶解性影响骨架片的整个释药过程。不管哪种释放机制,凝胶骨架最后完全溶解,药物全部释放。在处方中药物含量低时,可以通过调节 HPMC 在处方中的比例及 HPMC 的规格来调

节释放速率。除 HPMC 外,还有甲基纤维素(400 cPa·s,4 000 cPa·s)、羟乙基纤维素、羧甲基纤维素钠、海藻酸钠等。

(2) 制备方法 亲水凝胶骨架片的制备方法与普通片类似。可用常规的生产设备和工艺制备,机械化程度高、生产成本低、重现性好,适合工业大生产。①粉末直接压片:对药物的粒度、结晶形态、可压性,辅料的流动性有一定要求。②湿法制粒压片法:常用的润湿剂主要有水、乙醇、一定比例的水与乙醇混合物,由于亲水凝胶骨架材料吸水后黏度增加,一般采用 60% ~ 90% 乙醇作润湿剂。常用的黏合剂有一定浓度的 HPMC 水溶液或一定比例的水与乙醇溶液,有时也选用一定浓度的乙基纤维素、丙烯酸树脂醇溶液等。③干颗粒压片法:将药物与聚合物混合压制为薄片,粉碎后压片。

(3) 影响药物释放速率的因素 ①骨架材料的理化性质,包括用量、黏度、粒径、水化速率等;②药物的性质、在处方中的含量等;③制备工艺及附加剂等。其中主要影响因素是骨架材料与主药的比例,骨架材料的类型和水化速率、药物的溶解性及稀释剂的用量等。

2. 蜡质类骨架片 也叫溶蚀性骨架片(erosion matrix tablet),这类骨架片随着固体脂质或蜡质的逐渐溶蚀,通过孔道扩散与蚀解控制释放。部分药物被不穿透水的蜡质包裹,可加入表面活性剂以促进其释放。该类骨架片有以下优点:①可避免胃肠局部药物浓度过高,减少刺激性。②小的溶蚀性分散颗粒易于在胃肠黏膜上滞留从而延长了胃肠转运时间,提供了更持久的作用。③受胃排空和食物的影响较小。

(1) 溶蚀性骨架材料 这类惰性骨架材料在水中不溶解,但可以溶蚀,如巴西棕榈蜡、硬脂醇、硬脂酸、氢化蓖麻油、聚乙二醇单硬脂酸酯、三酰甘油等。

(2) 制备方法 通常以下述制粒工艺制备颗粒,然后压片:①湿法制粒压片。将药物与蜡质材料等粉碎混合,加入黏合剂或润湿剂,湿法制粒后压片。②溶剂蒸发。将药物与辅料的水溶液或分散体加入熔融的蜡质中,然后将溶剂蒸发除去,干燥、混合制成团块再颗粒化。该法制备的片剂释药速率较快,这可能与药物颗粒的表面和骨架内部包藏有水分有关。③熔融法。将药物与辅料直接加入熔融的蜡质中,温度控制在略高于蜡质熔点,熔融的物料铺开冷凝、固化、粉碎,或者倒入一旋转的盘中使成薄片,再磨碎过筛形成颗粒。本法不适用于热不稳定的药物。④热混合法。将药物与十六醇在玻璃化温度 60 ℃混合,团块用玉米朊醇溶液制粒,此法制得的片剂释放性能较天然蜡质制备的片剂更加稳定。

(3) 影响药物释放速率的因素 ①骨架材料的性质;②药物的性质及其在处方中的含量;③药物与基质的比例;④药物颗粒的大小、片剂硬度;⑤附加剂;⑥胃肠道的 pH、消化酶等。

3. 不溶性骨架片 是指不溶于水或水溶性极小的高分子聚合物与药物混合制备的骨架型制剂,可用于口服、舌下给药。由于药物从骨架中释放速率很慢,因此水不溶性药物和剂量较大的药物一般不适合制备成此类缓释制剂。

(1) 不溶性骨架材料 常用的骨架材料有:聚乙烯(PE)、乙基纤维素(EC)、聚丙烯(PP)、聚丙烯酸树脂等。

(2) 制备方法 主要分为三种:①药物与不溶性聚合物混合均匀后,直接粉末压片。②湿法制粒压片。将药物粉末与不溶性聚合物混匀,加入有机溶剂作润湿剂(如丙酮、乙醇、异丙醇等),制成软材后制粒压片;也可将骨架材料溶于有机溶剂作为黏合剂,制粒后压片。此种方法制备的片剂有时释放不完全,因此其应用受到一定限制。③将药物溶于含聚合物的有机溶剂中,溶剂蒸发后形成药物与聚合物的固体分散体,粉碎制粒压片。

(3) 影响药物释放速率的因素　口服不溶性骨架片后,胃肠液渗入骨架孔隙,药物溶解并通过骨架中极细孔径通道缓缓向外扩散而释放。其释放速率主要受药物的溶解度,骨架的孔隙率、孔径和弯曲程度的影响,其中孔道扩散为限速步骤,释放符合 Higuchi 方程,与胃肠蠕动、pH、消化液中的电解质、酶的关系较小。

4. 缓释、控释颗粒(微囊)压制片　此类片剂在胃中崩解后类似于胶囊剂,并具有缓释胶囊的优点,同时保留片剂的长处。下面列举制备这类制剂的三种方法。①将不同释放速率的颗粒混合压片,如以明胶、乙酸乙烯和虫胶为黏合剂分别制备的缓释颗粒,药物释放受颗粒在肠液中的蚀解作用所控制,明胶制的颗粒蚀解最快,其次为乙酸乙烯颗粒,虫胶颗粒最慢。②微囊或微球压片。将药物以阻滞剂为囊材进行微囊化,制成微囊,再压成片。此法特别适用于处方中药物含量高的情况。③小丸压片。将药物和骨架材料混合均匀,以一定方式制备成缓释小丸,压片后可包衣,或将小丸包衣后再压片。

5. 胃内滞留片　系指一类能滞留于胃液中,延长药物在消化道内的释放时间,改善药物吸收,有利于提高药物生物利用度的片剂。它一般可在胃内滞留达 5～6 h。

6. 生物黏附片　系采用生物黏附性聚合物作为辅料制备片剂,这种片剂能黏附于生物黏膜,缓慢释放药物并由黏膜吸收以达到治疗目的。生物黏附制剂可用于口腔、鼻腔、眼眶、阴道以及胃肠道的特定区段,主要可以增加药物在吸收部位或治疗部位的滞留时间,从而提高药物的治疗效果和生物利用度,既可以用于局部治疗也可以用于全身。

7. 骨架型小丸　采用骨架型材料与药物混合,或再加入一些其他成形辅料,如乳糖等,调节释药速率的辅料有 PEG 类、表面活性剂等,经用适当方法制成光滑圆整、硬度适当、大小均一的小丸,即为骨架型小丸。骨架型小丸与骨架片所采用的材料相同,同样有三种不同类型的骨架型小丸,此处不再赘述。亲水凝胶形成的骨架型小丸,常可通过包衣获得更好的缓释、控释效果。制备骨架型小丸可以采用旋转滚动制丸法(泛丸法)、挤压－滚圆制丸法和离心－流化制丸法。

8. 多层骨架片　多层骨架缓释片由含药片芯及一层或多层屏障层组成。屏障层为释药调节层,通过减少药物释放表面积及限制溶剂的渗透速率,延缓溶出介质对片芯的作用,达到控释的目的及实现所需的释药行为。与传统骨架片相比,多层骨架片可以避免初始的药物突释现象,使药物呈零级释放。多层骨架片比较多见的为三层骨架片,主药层和屏障层相对位置灵活,主药层可在中间,上下层为屏障层,或上下层是含药层,中间为屏障层等。

9. 环形/具孔骨架片　达到零级释药的另一种方法是通过改变缓释片的几何形状,使药物的释放表面积保持恒定。1966 年 Cleave 提出了环形片的数学理论,因药片中央的圆柱状孔使释药面恒定,药物释放呈零级动力学。在释药过程中,片中孔洞的存在,增加了释药表面积。对于不溶性骨架,随着药物溶出及扩散的进行,溶出前沿后移,扩散路径延长,导致药物释放速率下降,但同时中间孔的存在使药物溶出途径增多,释药表面积扩大,释药速率提高。对于可溶性骨架,随着骨架的溶蚀,外部释药面积逐渐下降,内部孔的孔径也在扩大,表面积增大,使有效释药面积基本保持恒定,因此可接近零级释放。

(二) 膜控型缓控释制剂

膜控型缓控释制剂主要适用于水溶性药物,用适宜的包衣液,采用一定的工艺制成均一的包衣膜,达到缓释、控释目的。控释膜通常为一种半透膜或微孔膜,控释原理属于控制扩散,释放动力是基于膜内外的渗透压,或者药物分子在聚合物中的溶出和扩散行为。

包衣液由包衣材料、增塑剂和溶剂(或分散介质)组成,根据膜的性质和需要可加入致孔剂、着色剂、抗黏剂和遮光剂等。由于有机溶剂不安全,有毒,易产生污染,目前大多将水不溶性的包衣材料用水制成水分散体,进行包衣。如乙基纤维素水分散体、聚丙烯酸树脂水分散体。

1. **微孔膜包衣片**　通常是用胃肠道中不溶解的聚合物,如醋酸纤维素、乙基纤维素、乙烯-醋酸乙烯共聚物、聚丙烯酸树脂等作为衣膜材料,在其包衣液中加入少量致孔剂,如聚乙二醇(PEG)类、聚乙烯吡咯烷酮、PVA、十二烷基硫酸钠、糖和盐等水溶性的物质,也有加入一些水不溶性的粉末如滑石粉、二氧化硅等,甚至将药物加在包衣膜内既作致孔剂又是速释部分,用这样的包衣液包在普通片剂上即成微孔膜包衣片。当微孔膜包衣片与胃肠液接触时,膜上的致孔剂遇水部分溶解或脱落,在包衣膜上形成无数微孔或弯曲小道,使衣膜具有通透性(如图9-4)。胃肠道中的液体通过这些微孔渗入膜内,溶解片芯内的药物到一定程度,片芯内的药物溶液便产生一定渗透压,由于膜内外渗透压的差别,药物分子便通过这些微孔向膜外扩散释放。药物向膜外扩散的结果使片内的渗透压下降,水分又得以进入膜内溶解药物,如此反复,只要膜内药物维持饱和浓度且膜内外存在漏槽状态,则可获得零级或接近零级速率的药物释放。包衣膜在胃肠道内不被破坏,最后排出体外。

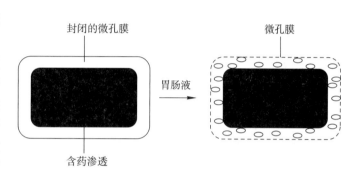

图 9-4　微孔膜包衣片示意图

2. **膜控释小片**　系将药物与辅料按常规方法制粒,压制成小片(mini-tablet),其直径为2~3 mm,用缓释膜包衣后装入硬胶囊使用。每粒胶囊可装入几片至几十片不等,同一胶囊内的小片可包上不同缓释作用的包衣或不同厚度的包衣。其优点在于:①释药速率恒定,可根据需要调节装入胶囊的片剂的包衣材料和厚度。②是一种剂量分散性的控释制剂,具有包衣颗粒剂的优点,但又能克服包衣颗粒很难达到理想的零级释药的缺点。③制成小片使包衣个体在大小、形状和包衣厚度上整齐一致,故质量均匀,释药恒定,克服了颗粒剂形状大小各异而导致包衣厚度不规则,进而影响释药速率的缺点。④生产工艺较小丸简便,易于大生产,易于质量控制。

3. **肠溶膜控释片**　系将药物片芯外包肠溶衣,再包上含药的糖衣层而得。含药糖衣层在胃液中释药,当肠溶衣片芯进入肠道后,衣膜溶解,片芯中的药物释出,因而延长了释药时间。

4. **膜控释小丸**　近年来膜控释小丸发展迅速,主要有丸芯与控释薄膜衣两部分组成,丸芯含药物和稀释剂、黏合剂等辅料,包衣膜与片剂相同,亦有亲水性薄膜衣、不溶性薄膜衣、微孔膜衣和肠溶衣。

(三)渗透泵型控释制剂

该类控释制剂是利用渗透压原理而实现对药物的控制释放,主要由药物、半透膜材料、渗透压活性物质和推动剂组成。渗透泵片是在片芯外包被一层半透性的聚合物衣膜,用激光在片剂衣膜层上开一个或一个以上适宜大小的释药小孔制成。口服后胃肠道的水分通过半透膜进入片芯,使药物溶解形成饱和溶液,因渗透压活性物质溶解使膜内溶液形成高渗溶液,膜内存在的渗透压差使水分继续进入膜内,从而迫使药物溶液从小孔释出。

与普通缓控释制剂相比,口服渗透泵制剂能够以零级释药,释药速率不受胃肠道因素影响,维持稳定的血药浓度,避免普通口服制剂血药浓度波动较大的现象,减少用药次数,降低不良反应,提高药物的安全性和有效性。目前开发的渗透泵制剂以水溶性药物为主,适用于治疗窗窄、生物半衰期短或刺激性大的药物,不适用于水中不稳定的药物。但如果将治疗指数小的难溶性药物制备成渗透泵,不仅可提高药物使用的安全性,并且可扩大渗透泵的应用范围,这是近年来渗透泵制剂技术一个重要的发展方向。

常用的半透膜材料有醋酸纤维素、乙基纤维素等。渗透压活性物质(osmotic pressure active ingredient)起调节药室内渗透压的作用,其用量多少与零级释药时间长短有关,常用乳糖、果糖、葡萄糖、甘露糖的不同混合物。推动剂亦称为促渗透聚合物或助渗剂,能吸水膨胀,产生推动力(driving force),将药物层的药物推出释药小孔,常用者有相对分子质量为 3 万 ~ 500 万的聚羟甲基丙烯酸烷基酯、相对分子质量为 1 万 ~ 36 万的 PVP 等。除上述组成外,渗透泵片中还可加入助悬剂、黏合剂、润滑剂、润湿剂等。

口服渗透泵制剂是目前应用最为广泛的渗透泵制剂,一般由片芯和包衣膜两部分组成。按照结构特点,可以将口服渗透泵制剂分为单室渗透泵和多室渗透泵,还有一种拟渗透泵的液体渗透泵系统,如图 9-5 所示。双室渗透泵片适于制备水溶性过大或难溶于水的药物的渗透泵片,而液体渗透泵系统适合于用软胶囊制备渗透泵系统,它是在一层坚实的不透性衣壳内,设置一个受压可塌瘪的含药液体库,药库外包被一层吸水可膨胀的亲水交联聚合物(如聚羟基烷基甲基丙烯酸酯)作为渗透推动层,在体内通过吸收消化液,引起推动层膨胀产生流体压力,压缩药库内药液从释药孔输送出去。

影响渗透泵片释药的因素有:①半透膜两侧的渗透压差。渗透泵片药室内的渗透压至少要比膜外胃肠液渗透压大 4 倍才能保证释药的均匀恒定。②包衣膜对水的渗透性。可加入致孔材

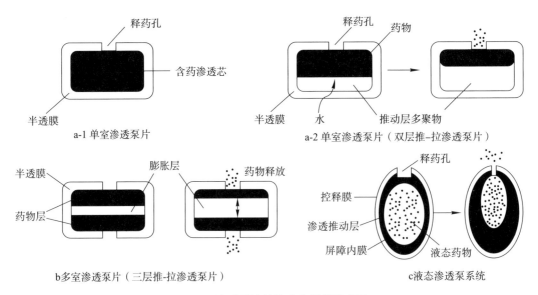

a-1 单室渗透泵片

a-2 单室渗透泵片(双层推-拉渗透泵片)

b多室渗透泵片(三层推-拉渗透泵片)

c液态渗透泵系统

图 9-5 渗透泵片的构造和释药示意图

料(如 HPMC、MC 等)、增塑剂和水溶性添加剂(PEG、十二烷基硫酸钠)。③释药孔的大小或数目。

(四) 离子交换型控释制剂

1956 年首次提出离子交换树脂作为药物载体用于药物缓释,以离子交换技术研究开发的中枢镇咳药—美沙芬药物树脂液体控释制剂 Delsym® 的上市被认为是药物控释技术的一大突破。

离子交换树脂控释给药系统(ion-exchange resin controlled drug delivery system,IERCDDS),与其他给药系统相比主要特点是:①药物的释放不依赖于胃肠道内的酶活性、温度及胃肠液的体积。②由于胃肠道液中的离子种类及其强度维持相对恒定,故药物在体内可以恒定速率释放。③药物树脂复合物可掩盖药物的不良异味,制成稳定性良好的液体控释制剂供儿童及吞咽困难的老年人服用。

阳离子交换树脂与有机胺类盐药物交换,或阴离子交换树脂与有机羧酸盐或磺酸盐药物交换,即成药树脂。当带有适宜电荷的离子与药树脂接触时,通过离子交换将药物游离出来。药树脂的制备和药物释放均通过离子交换法,因此只有解离型的药物才能适用,而且离子交换树脂的交换容量甚少,故剂量大的药物不适合制备药树脂。此外,药树脂外层还可包缓释衣,制成包衣药树脂。

药物与树脂结合的方法有两种:静态交换法(static exchange method)和动态交换法(dynamic exchange method)。静态交换法是将树脂浸泡于药物溶液中段时间分批进行离子交换,此方法操作简单,设备要求低,但随着离子交换的进行,氢离子浓度不断增加,从而增加了与药物离子竞争树脂的机会,减少药物的吸附量或交换不完全,树脂有一定损耗。动态交换法是将药物溶液流经离子交换树脂柱,将交换后的溶液及时与树脂分离,并使溶液在整个树脂层中进行多次交换,因而交换完全,可提高树脂的载药量,但操作工序较长。交换完成后可干燥制得含药树脂颗粒或小丸,若需进一步改善释药速率,可将含药物的树脂颗粒进行薄膜包衣。另一种调节释药速率的方法是在制备过程中,采用不同比例的包衣及不包衣的药物树脂颗粒,调节释药速率,从而在体内达到不同血药浓度水平。

五、缓控释制剂的质量评价

缓控释制剂的质量评价一般包括制剂质量检测、体外释放度试验、体内试验和体内体外相关性评价。

(一) 缓控释制剂的质量检测

缓控释制剂根据其具体剂型不同,其质量检查可参照《中国药典》制剂通则中相关剂型的检测内容,其质量应符合制剂通则中各剂型,如片剂、胶囊剂、眼用制剂、鼻用制剂、注射剂和植入剂等的质量要求。

(二) 体外释放度试验

体外释放度试验是在模拟体内消化道条件下(如温度、介质的 pH、搅拌速率等),测定制剂的药物释放速率,并最后制订出合理的体外药物释放度标准,以监测产品的生产过程以及对产品进行质量控制。结合体内外相关性研究,释放度可以在一定程度上预测产品的体内行为。对于释放度方法可靠性和限度合理性的评判,可结合体内研究数据进行综合分析。

1. 仪器装置 对于仪器装置的选择,应考虑具体的剂型及可能的释药机制。除另有规定外,缓释、控释和迟释制剂的体外药物释放度试验可采用溶出度测定仪进行。如采用其他特殊仪器装置,需提供充分的依据。贴剂可采用溶出度与释放度测定法(通则 0931)测定。

2. 温度控制　缓释、控释和迟释制剂的体外释放度试验应控制在(37±0.5)℃,以模拟体温;而贴剂的体外释放度试验应控制在(32±0.5)℃,以模拟表皮温度。

3. 释放介质　释放介质的选择依赖于药物的理化性质(如溶解性、稳定性、油水分配系数等)、生物药剂学性质以及吸收部位的生理环境(如胃、小肠、结肠等)。一般推荐选用水性介质,包括水、稀盐酸(0.001~0.1 mol/L)或 pH 3~8 的醋酸盐或磷酸盐缓冲液等;对难溶性药物通常不宜采用有机溶剂,可加适量的表面活性剂(如十二烷基硫酸钠等);必要时可考虑加入酶等添加物。

由于不同 pH 条件下药物的溶解度、缓控释辅料的性质(如水化、溶胀、溶蚀速率等)可能不同,建议对不同 pH 条件下的释放行为进行考察。

释放介质的体积一般应符合漏槽条件。

4. 取样时间点　除迟释制剂外,体外释放速率试验应能反映出受试制剂释药速率的变化特征,且能满足统计学处理的需要。释药全过程的时间不应低于给药的间隔时间,且累积释放百分率要求达到 90% 以上。除另有规定外,通常将释药全过程数据作累积释放百分率 – 时间的释药曲线图,以制订出合理的释放度检查方法和限度。

缓释制剂从释药曲线图中应选出至少 3 个时间点:第一点为开始 0.5~2 h 的取样时间点,累计释放量约 30%,用于考察药物是否有突释;第二点为中间取样时间点,累计释放量约 50%,用于考察释药特征;最后的取样时间点,累计释放量大于 75%,用于考察药物释放是否基本完全。控释制剂取样点不得少于 5 个。迟释制剂可根据临床需求设计释放度的取样时间点。

5. 转速　缓释、控释和迟释制剂在不同转速下的释放行为可能不同,故应考察不同转速对其释放行为的影响。一般不推荐过高或过低转速。

6. 释药模型的拟合　缓释制剂的释药数据可用一级方程和 Higuchi 方程等拟合,即

$$\ln(1-M_t/M_\infty)=-kt \quad （一级方程）$$

$$M_t/M_\infty = kt^{1/2} \quad （Higuchi 方程）$$

控释制剂的释药数据可用零级方程拟合,即

$$M_t/M_\infty = kt \quad （零级方程）$$

上式中,M_t 为 t 时间的累积释放量;M_∞ 为 ∞ 时累积释放量;M_t/M_∞ 为 t 时累积释放百分率。拟合时以相关参数(r)最大而均方误差(MSE)最小的为最佳拟合结果。

7. 其他　多于一个活性成分的产品,要求对每一个活性成分均按以上要求进行释放度测定。如在同一种方法下不能有效测定每个成分的释放行为,则需针对不同成分,选择建立不同的测定方法。对于不同规格的产品,可以建立相同或不同的测定方法。

（三）体内试验

对缓释、控释和迟释制剂的安全性和有效性进行评价,应通过体内的药效学和药动学试验。首先对缓释、控释和迟释制剂中药物特性的物理化学性质应有充分了解,包括有关同质多晶、粒子大小及其分布、溶解性、溶出速率、稳定性,以及制剂可能遇到的其他生理环境极端条件下控制药物释放的变量。制剂中药物因受处方和制备工艺等因素的影响,溶解度等物理化学特性会发生变化,应测定相关条件下的溶解特性。难溶性药物的制剂处方中含有表面活性剂(如十二烷基硫酸钠)时,需要了解其对药物溶解特性的影响。

关于药物的药动学性质,应进行单剂量和多剂量人体药动学试验,以证实制剂的缓控释特征符合设计要求。推荐采用药物的普通制剂(静脉用或口服溶液,或经批准的其他普通制剂)作为参考,对比其中药物释放、吸收情况,来评价缓释、控释和迟释制剂的释放、吸收情况。设计口服缓释、控释和迟释制剂时,测定药物在肠道各段的吸收是很有意义的。另外,食物的影响也应考虑。

药物的药效学性质应反映出在足够广泛的剂量范围内药物浓度与临床响应值(治疗效果或副作用)之间的关系。此外,应对血药浓度和临床响应值之间的平衡时间特性进行研究。如果在药物或药物的代谢物与临床响应值之间已经有很确定的关系,缓释、控释和迟释制剂的临床表现可以由血药浓度–时间关系的数据进行预测。如无法得到这些数据,则应进行临床试验和药动学–药效学试验。

缓释、控释和迟释制剂进行的生物利用度与生物等效性试验,可参考《中国药典》2020年版。生物利用度(bioavailability)是指药物从制剂中释放并被吸收后,在作用部位可利用的速率和程度,通常用血药浓度–时间曲线来评估。生物等效性(bioequivalence)是指含有相同活性药物的不同制剂在相同给药剂量下给药后,反映其生物利用度的主要动力学参数没有明显的统计学差异。生物等效性是评价含相同活性成分的不同制剂在体内行为一致性的依据,也是判断仿制药品是否可替代已上市药品使用的依据。

非口服的缓释、控释和迟释制剂还需对其作用部位的刺激性和(或)过敏性等进行试验。

(四) 体内外相关性评价

1. 概念及分类 体内外相关性,指的是由制剂产生的生物学性质或由生物学性质衍生的参数,如 t_{max}、c_{max} 或浓度–时间曲线下面积(area under the concentration-time curve,AUC),与同一制剂的物理化学性质(如体外释放行为)之间建立合理的定量关系。缓释、控释和迟释制剂要求进行体内外相关性试验,它应反映整个体外释放曲线与血药浓度–时间之间的关系。只有当体内外具有相关性,才能通过体外释放曲线预测体内情况。

《中国药典》2020年版将体内外相关性归纳为三种:①体外释放曲线与体内吸收曲线(即由血药浓度数据去卷积而得到的曲线)上对应的各个时间点应分别相关,这种相关简称为点对点相关,表明两条曲线可以重合或者通过使用时间标度重合。②应用统计矩分析原理建立体外释放的平均时间与体内平均滞留时间之间的相关。由于能产生相似的平均滞留时间可有很多不同的体内曲线,因此平均滞留时间不能代表体内完整的血药浓度–时间曲线。③一个释放时间点($t_{50\%}$、$t_{90\%}$ 等)与一个药动学参数(如 AUC、c_{max} 或 t_{max})之间单点相关,但它只说明部分相关。

2. 体内外相关性方法 《中国药典》2020年版缓释、控释和迟释制剂指导原则规定,缓释、控释和迟释制剂体内外相关性,系指体内吸收相的吸收曲线与体外释放曲线之间对应的各个时间点回归,得到直线回归方程的相关系数符合要求,即可认为具有相关性。

(1) 体内 – 体外相关性的建立

1) 基于体外累积释放百分率–时间的体外释放曲线 如果缓释、控释和迟释制剂的释放行为随体外释放度试验条件(如装置的类型,介质的种类和浓度等)变化而变化,就应该另外再制备两种供试品(一种比原制剂释放更慢,另一种更快),研究影响其释放快慢的体外释放度试验条件,并按体外释放度试验的最佳条件,得到基于体外累积释放百分率–时间的体外释放曲线。

2) 基于体内吸收百分率–时间的体内吸收曲线 根据单剂量交叉试验所得的血药浓度–时间曲线的数据,对体内吸收符合单室模型的药物,可获得基于体内吸收百分率–时间的体内吸

收曲线,体内任一时间药物的吸收百分率 $F_a(\%)$ 可按以下 Wangner-Nelson 方程计算:

$$F_a = (c_t + kAUC_{0\sim t})/(kAUC_{0\sim\infty}) \times 100\%$$

式中,c_t 为 t 时间的血药浓度,k 为由普通制剂求得的消除速率常数。

双室模型药物可用简化的 Loo–Riegelman 方程计算各时间点的吸收百分率。

可采用非模型依赖的反卷积法将血药浓度 – 时间曲线的数据换算为基于体内吸收百分率 – 时间的体内吸收曲线。

(2) 体内 – 体外相关性检验　当药物释放为体内药物吸收的限速因素时,可利用线性最小二乘法回归原理,将同批供试品体外释放曲线和体内吸收曲线上对应的各时间点的释放百分率和吸收百分率进行回归,得直线回归方程。如果直线的相关系数大于临界相关系数($P < 0.001$),则可确定体内外相关。

总之,体内外相关性能够赋予体外释放度试验一定的体内意义,在一定的条件下能够替代生物等效性试验。因此,体内外相关性的研究对于口服缓控释制剂的开发和生产都具有十分现实的意义。

六、口服缓控释制剂举例 🄔

第三节　口服择时与定位制剂

一、口服择时制剂

时辰药理学研究表明,人体许多生理特征在生物钟的调节作用下可发生周期性变化,如心率、血压、体温、激素分泌、酶的活性或胃肠道 pH 等均显示强烈的时辰节律性(chronobiologic rhythm),如哮喘患者的呼吸困难、最大气流量的降低在深夜最严重;胃溃疡患者的胃酸分泌在夜间增多;牙痛等疼痛在夜间到凌晨时更为明显;凌晨睡醒时血压和心率急剧升高,最容易出现心脏病发作和局部缺血现象。在病理状态下,生物调节系统会出现一系列改变而导致某些生理指标变化。机体生物节律性及其改变对药物的体内代谢动力学、药效学及毒理学产生重要的影响,而针对机体这些生理病理学特征开发设计的定时定量脉冲释放有效治疗量的药物剂型,即择时(定时)释药系统(time controlled system),又称脉冲释药系统,是一种新的释药模式,该系统名称文献报道不一,如定时钟系统(time lock system)、时间控制突释(爆炸)系统(time-controlled explosion system)、脉冲释放系统(pulsed release system),以及与其相关的自调式释药系统(self-regulated drug delivery system,SDDS)或智能型释药系统(intelligent drug delivery system,IDDS),对提高药物疗效、降低药量、减小副作用具有重要价值,其中 SDDS 和 IDDS 均属于刺激 – 应答模式释药系统。

此类释药系统具有普通制剂或缓释制剂不可比拟的优点:通过选择合理的给药时间和剂量方案以及合适的剂型,将药物的疗效和毒性进一步分离开,达到合理用药,提高临床治疗水平的目的,主要用于平喘药物、心血管药物、H_2 受体拮抗剂及胰岛素等。

(一)渗透泵脉冲择时释药制剂

渗透泵型择时释药系统是利用将药物与渗透压活性物质(崩解剂、溶胀剂、泡腾剂)组成片芯,并用含致孔剂和聚合物的混合包衣液对丸芯或片芯外层包衣来获得脉冲效果的释药系统。

当该制剂进入胃或小肠后,消化液通过外层衣膜的微孔渗入膜内,产生较强的渗透压,促使丸芯或片芯不断膨胀直至撑破外层衣膜,从而使药物快速释放出来。

传统渗透泵择时释药系统的基本组成为片芯、半渗透膜包衣层和释药小孔。片芯可为单层或双层。以双层片芯为例:其中一层是接近释药小孔的渗透物质和含药物的聚合物材料层,另一层是远离释药小孔的渗透物质层,提供推动药物释放的渗透压。水分通过半透膜及渗透物质吸水产生足够的渗透压的过程需要一定时间,因此包衣材料的种类、配比及药物层中聚合物材料的种类和用量都是控制药物释放时间的重要因素,必要时还可以在渗透泵片的外面包衣,以延长释药的时间间隔。如在美国上市的产品 Covera-HS,其主药为盐酸维拉帕米,片芯药物层选用聚氧乙烯(相对分子质量为 30 万)、PVP K29-32 等作促渗剂;渗透物质层则包括聚氧乙烯(相对分子质量为 700 万)、氯化钠、HPMC E-5 等;外层包衣用醋酸纤维素、HPMC 和 PEG 3350。用激光在靠近药物层的半透膜上打释药小孔,这样制备的维拉帕米定时控释片在服药后间隔特定时间(5小时)以零级形式释放药物。治疗实践表明高血压患者的最佳给药时间为清晨 3 点左右,当患者醒来时体内的儿茶酚胺水平增高,因而收缩压、舒张压、心率增高,因此心血管意外事件(心肌梗死、猝死)多发生于清晨。Covera-HS 晚上临睡前服用,次日清晨可释放出一个脉冲剂量的药物,十分符合该病节律变化的需要。

(二)包衣脉冲释药制剂

脉冲释药系统是依据人体时辰节律特征,定时或定位释放药物的一类剂型。其特点是服用后先经历一个预定释药时滞(lag time),然后快速释药,在疾病发生时间迅速达到所需血药浓度和组织中的药物浓度。所以,脉冲制剂有可能避免缓控释制剂产生的药物耐受性,符合激素和蛋白质类药物的释放要求。包衣脉冲释药系统是其中的典型代表。包衣脉冲释药制剂包含活性药物成分的制剂核心(可以是片剂或微丸)和包衣层(可以是一层或多层),外包衣层可阻滞药物从核心中释放,阻滞时间由衣层的组成、厚度来决定。某些制剂核心中还含有崩解剂,当衣层溶蚀或破裂后,崩解剂可促使核心中的药物快速释放。

膜包衣定时爆释系统是用外层膜和膜内崩解物质控制水进入膜,使崩解物质崩解而胀破膜的时间来控制药物的释放时间。如用乙基纤维素制备的胶囊用作结肠定时释药,首先在明胶胶囊壳外包 EC,胶囊底部含有大量用机械方法制成的小孔(400 µm),胶囊内下部由 L-HPC 组成膨胀层,膨胀层上是药物贮库,内含药物和填充剂,最后胶囊用 EC 盖帽和封口。给药后,水分子通过底部的小孔进入,L-HPC 水化、膨胀,使内部渗透压增加,胶囊胀破,药物爆炸式释放。改变胶壳包衣厚度,可控制药物释放的时滞。厚度为 44.1 µm 时,时滞为 2 h;厚度为 76.7 µm 时,时滞为6 h。用比格犬进行体内试验,通过口服不同厚度的胶囊后,体内药物释放揭示时控型释放与包衣厚度相关。

(三)定时脉冲塞胶囊释药制剂

定时脉冲胶囊由水不溶性胶囊壳体、药物贮库、定时塞和水溶性胶囊帽组成。脉冲胶囊根据定时塞的性质,可分为膨胀型、溶蚀型和酶可降解型等。当定时脉冲胶囊与水性液体接触时,水溶性胶囊帽溶解,定时塞遇水即膨胀,脱离胶囊体,或溶蚀,或在酶作用下降解,使贮库中的药物快速释放。膨胀型塞由亲水凝胶组成,可采用 HPMC 与聚氧乙烯;柱塞用柔性膜包衣,水可渗入,不影响膨胀,材料可用 Eudragit RS100、RL100、NE3OD;胶壳体由聚丙烯组成,水中不溶,水也不能渗入。溶出过程是水溶性帽盖在接触胃液后溶解,水凝胶柱塞即吸水溶胀,一定时间胶壳容纳不下时,柱塞脱离胶囊,释药间隔时间由水凝胶柱塞的厚度和体积决定。溶蚀型塞可用 L–HPMC、PVP、PEO 等压制而成,也可以将聚乙烯甘油酯烧熔浇铸而成。酶可降解型有单层和双层两种,单层柱塞由底物和酶混合组成,如果胶和果胶酶;而双层柱塞由底物层和酶层分别组成,遇水时,底物在酶的作用下分解,使贮库中的药物释放。也可以采用渗透压原理制备半渗透型胶囊。

二、口服定位释药制剂

口服定位释药系统(oral site-specific drug delivery system)是指口服后能将药物选择性地输送到胃肠道的某一特定部位,以速释或缓控释方式释药的剂型。此类制剂的主要目的:①药物定位释放,能够用于局部治疗。②可提高疗效,减少剂量,降低药物的全身性不良反应。③改善普通缓释制剂因受胃肠道蠕动的影响而造成的药物吸收不完全、个体差异大等现象。④改善药物的胃肠道吸收,避免药物在胃肠道生理环境下的失活。如蛋白质药物、多肽类药物等可以制备成结肠定位释药制剂。

(一)胃定位释药制剂

胃定位释药制剂也称为胃滞留型释药系统(gastroretentive drug delivery system),是通过使制剂驻留在胃中长时间释放药物,药物一部分被胃吸收或在胃内发挥作用,另一部分通过幽门进入小肠再吸收。将药物滞留在胃中可以延长其在整个胃肠道的转运时间,因而可改善某些药物的生物利用度,如在小肠上段吸收的药物或在肠道发生降解的药物。目前多数口服缓控释制剂在其吸收部位的滞留时间仅有 2~3 h,而制成胃内滞留片后胃内滞留时间达 5~6 h,具有骨架片释药的特性。

主要药物有:①因肠道 pH 太高而溶解度降低的药物,如呋塞米;②治疗胃部疾病的药物如抗酸药;③有特殊吸收部位的药物,如维生素 B_2;④主要从胃部吸收的酸性药物;⑤需缓释和控释的大多数药物等。不宜设计成胃内滞留剂型的药物:①在胃内不稳定或刺激性太大的药物;②在整个胃肠道吸收均较好,但有严重首过效应的药物;③胃排空减慢,可能导致生物利用度降低的药物。

延长制剂在胃内滞留时间主要根据水动力学平衡控释系统(hydro-dynamically balanced system,HBS)原理设计,其中包括胃内漂浮、黏附、膨胀及其与上述控释剂型组合的给药系统。可用高浓度亲水性胶体如羟乙基纤维素与药物及其他赋形剂混合后制粒,然后将颗粒压制成片剂或直接装入胶囊,当释药系统与胃液接触时,在片剂或者颗粒表面形成凝胶屏障,其厚度随时间延长而增加。从解剖学上,胃可分为贲门、幽门、胃底、胃体和胃窦五部分。胃体的主要功能是贮存食物,胃窦的主要功能是混合或研磨食物,胃底可根据摄入食物体积的增大而伸展肌纤维,且可对胃内容物产生一个持续的压力,将它们压向胃的远端,并经过幽门进入十二指肠。

1. 胃内膨胀释药制剂(expandable gastroretentive drug delivery system) 能在服用后立即发生膨胀,膨胀程度足以阻止其经过幽门从胃部直接排出,使制剂在胃中的停留时间得到延长,而待药物完全释放后体积缩小,可顺利排入肠道。而该制剂制备的关键就在于辅料的选用、先进的制剂技术以及科学的体内评价指标。

2. 胃内漂浮型滞留制剂(gastroretentive floating drug delivery system) 是指口服后可以维持自身密度小于胃内容物密度,而于胃液中呈漂浮状态的制剂。通常是由药物、赋形剂和一种或多种亲水胶体组成,实际上是一种不崩解的亲水凝胶骨架片。当制剂与胃液接触时,亲水胶体开始产生水化作用,使制剂在胃液中保持漂浮状态,较长时间驻留在胃中,直至所有负荷量药物释放完为止(如图9-6)。理想的胃漂浮片具有以下特性:①与胃液接触能在表面水化形成凝胶屏障膜,并膨胀保持原有片剂形状;②能保持制剂密度小于胃液的密度;③能缓慢溶解、扩散,在胃内滞留较长时间,然后通过溶蚀作用等排出体外。

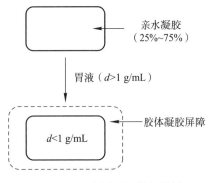

图9-6　胃内漂浮型滞留制剂

(1) 制备材料

1) 骨架材料　漂浮片骨架材料密度(d)必须 <1 mg/mL,并能保持相当长一段时间,且尽量选择能采用全粉末直接压片的材料。一般认为黏度高的骨架材料水化速率低于黏度低的骨架材料,前者的密度小,膨胀体积松大,漂浮性能好,有利于片剂在胃中滞留,处方中常混合使用不同黏度的骨架材料,以控制水化作用的快慢、漂浮能力及保持凝胶屏障膜状态的时间长短。目前HPMC应用最广泛,用量约50%,利用高低黏度的HPMC适当调节,可控制水化作用的快慢及凝胶时间的长短。

2) 助漂剂　为了增加漂浮力,可在处方中添加疏水性且相对密度小的脂肪醇类、酯类、脂肪酸类等作为助漂剂,从而使漂浮片在水化膨胀之前即开始漂浮,如单硬脂酸甘油酯、鲸蜡醇、硬脂醇、硬脂酸、蜂蜡等。这些物质本身相对密度小且具有一定的疏水性,能降低骨架的水化速率,但用量太大会影响药物的释放。

3) 发泡剂　一般加入碳酸氢钠、碳酸钙或碳酸镁,可单用,也可与枸橼酸、酒石酸等酸性物质以一定比例联合使用,与胃酸作用产生CO_2气体包被于凝胶层,有助于减轻制剂密度。

4) 调节药物释放　为了调节药物释放速率,可以在处方中加入适量乳糖、甘露醇、丙烯酸树脂等。

(2) 制备方法　胃漂浮制剂可以装胶囊,也可以压片,但以全粉末直接压片为宜,因为采用制粒法将破坏干粉孔隙,影响制剂的密度和水化漂浮。同时,片剂时压力太大也易使制剂的密度增大,影响片剂的漂浮性能。

例1　维生素B_6胃内漂浮型滞留控释片

【处方】

维生素B_6	50 mg	HPMC	50 mg
丙烯酸树脂Ⅱ号	35 mg	乙基纤维素	25 mg
十八醇	65 mg	鲸蜡醇	80 mg
黏合剂	适量	硬脂酸镁	适量

【制备】　将处方中组分过80目筛并充分混匀,加黏合剂,制软材,过16目筛制粒,经干燥,整粒,加硬脂酸镁压片。片剂硬度为4~6 kgf。

【注解】　①本品为骨架型漂浮片,片剂密度为0.813 g/cm²,小于胃液相对密度(1.004~1.01),故片剂漂浮于人工胃液中。②本品在人工胃液中2 h累积释放40%~50%,10 h达90%以上,12 h药物释放完全,片剂仍漂浮于液面。③在禁食和不禁食的条件下,15名健康受试者口服普通片和漂浮片后,用γ-闪烁照相技术观察片剂滞留在受试者胃部情况。口服普通片0.5 h后,大部分放射性物质进入肠道,1~2 h已全部进入肠道;而口服漂浮片至4~6 h尚能清晰地观察到其仍留在胃中,禁食与不禁食情况基本一致。④普通片口服后0.5 h血药浓度达高峰(c_{max}=1 102.43 ng/mL),漂浮片在1~2 h

血药浓度达高峰（c_{max} = 569 ng/mL），血浓曲线平稳。由于漂浮片较普通片显著延长了在胃肠道的滞留时间，可使药物缓慢释放，吸收增加，提高了生物利用度。⑤以零级速率及Higuchi方程规律体外释药。在人胃内滞留时间为 4 ~ 6 h，明显长于普通片 1 ~ 2 h。初步临床试验表明，其对幽门螺杆菌清除率为 70%，胃窦黏膜病理炎症的好转率 75.0%。

【用途】　临床用于防治周围神经炎，减轻抗肿瘤药物和放射性治疗引起的恶心、呕吐或妊娠呕吐、白细胞减少症等。

（二）小肠定位释药制剂

为防止药物在胃内失活或对胃产生刺激，可以制成小肠定位释药系统。该种小肠定位延迟释药系统在胃的生理条件下不释放，而在小肠内完全释药。小肠段的 pH 范围为 4.8 ~ 7.2，肠溶材料对控制肠溶制剂的药物释放起决定作用。肠溶性材料是指在胃中不溶，在小肠环境下溶解的高分子聚合物材料，目前常用的不同 pH 敏感的肠溶材料有：①纤维素酯类，如醋酸纤维素酞酸酯（CAP，pH 5.8 ~ 6.0 溶解）、羟丙甲纤维素酞酸酯（HPMCP，pH 5 ~ 6 溶解）、醋酸羟丙甲纤维素琥珀酸酯（HPMCAS，三种规格 L、M、H 分别在 pH 5.0、5.5、7.0 溶解）等。②丙烯酸树脂类（国外产品为 Eudragit 系列），如肠溶型 II 号丙烯酸 Eudragit L100（pH > 6.0 溶解）、肠溶型 III 号丙烯酸树脂 Eudragit S100（pH > 7.0 溶解）。③聚乙烯醇乙酸苯二甲酸酯（PVAP）和虫胶等。可以根据具体的设计要求，选择合适的材料，使其在适当的胃肠部位溶解而释放药物。

小肠定位释药制剂一般为包衣剂型，肠溶包衣材料可应用于片剂、胶囊剂、微囊、微球等诸多剂型的制备。其中最广泛的为片剂和胶囊剂。

例2　双氯芬酸钠小肠定位缓释片

【处方】

（1）肠溶速释颗粒

双氯芬酸钠	25 mg
微晶纤维素	31.87 mg
二氧化硅	适量
Eudragit L100	适量
PEG	适量
滑石粉	适量

（2）肠溶缓释颗粒

双氯芬酸钠	25 mg
微晶纤维素	63.75 mg
二氧化硅	1.25 mg
Eudragit RS100	适量
二丁基苯二甲酸酯	适量
滑石粉	适量

【制备】　将（1）处方量双氯芬酸钠与辅料制成小颗粒，以 Eudragit L100、PEG、滑石粉为肠溶材料将小颗粒包衣；将（2）处方量双氯芬酸钠与辅料制成小颗粒，以 Eudragit RS100、Eudragit RL100、二丁基苯二甲酸酯、滑石粉为包衣材料包衣；将前两步所得的包衣颗粒按比例装入胃溶空心胶囊。

【注解】　①双氯芬酸钠是一种常用药，但是对胃黏膜刺激性较大，且半衰期仅为约 1 h。临床上应用较多的是肠溶片和缓释片。肠溶片在到达小肠血药浓度下降很快，缓释片起效很慢。将其制备成小肠定位释药系统，则可克服这些缺点。它由肠溶速释颗粒和肠溶缓释颗粒两部分组成，粒径约 1 mm。然后装入普通胃溶胶囊中。②口服后胶囊在胃内崩解，两种颗粒均不受胃蠕动及食物影响，很快进入小肠。肠溶速释颗粒很快释放药物起效，而肠溶缓释颗粒则在其包衣膜经过溶胀形成微孔后逐渐释放药物而起到缓释作用。不仅起效迅速，而且药效维持时间长达 20 h 以上。可以每天服用一次，大大提高患者依从性。

(三) 结肠定位释药制剂

结肠是介于盲肠和直肠之间的部分,按其行程和部位分为升结肠、横结肠、降结肠、乙状结肠四部分。临床上,乙状结肠是多种疾病的易发区,一般也是口服结肠定位给药的靶部位。而且与胃和小肠相比,药物在结肠内的转运时间较长,结肠内药物代谢酶的活性较低,结肠在药物吸收及局部治疗中具有特殊优势,因此口服结肠定位给药系统备受关注。口服结肠定位给药系统(oral colon-specific drug delivery system,OCDDS)系指通过多种制剂技术使药物口服后,在胃及小肠内不释放,只有到达回盲部或结肠部位才定位释放药物的一种新型药物控释系统。

口服结肠定位释药制剂主要用于以下几个方面:①结肠部局部疾病的治疗,如各种结肠炎等。②用于在胃肠道易被破坏的药物的传输,如蛋白质、多肽类药物,结肠部破坏此类药物的酶比较少,因此可将其制成口服结肠定位释药系统,提高生物利用度和患者的依从性。③治疗结肠癌的药物,开发成结肠给药,可以提高局部浓度,增强疗效,减少刺激和副作用。④易被胃酸破坏或被胰代谢的药物。⑤凌晨发病率较高的疾病,如哮喘、心绞痛、关节炎等,将药物在结肠释放,发挥脉冲作用。

结肠定位给药系统应在经过胃和小肠时药物无释放或泄露,进入结肠后,给药系统对结肠生理环境中某因素敏感而驱使药物释放。根据其设计原理可将结肠定位给药系统分为以下几种类型。

1. pH 依赖型 OCDDS　根据人体胃肠道特殊的 pH 环境设计的,pH 从胃到小肠再到结肠存在梯度变化。因此可以采用肠溶性辅料,控制药物在胃、小肠内不释放,而特异性地在结肠释放以达到结肠定位的目的。

剂型有包衣片、微丸、胶囊、微球、微囊等。前三种剂型一般都采用肠溶材料如 Eudragit 包衣,选择合适的材料、比例及包衣增重是制备的关键。

(1) 微丸　通常以肠溶型丙烯酸树脂(如 Eudragit S100、Eudragit L 等)为包衣材料,制备 pH 依赖型微丸。包衣液中常以柠檬酸三乙酯(TEC)为增塑剂。

例如以肠溶型丙烯酸树脂 Eudragit L 和 S 和渗透型丙烯酸树脂 Endragit RL 和 RS 为包衣材料制备 pH 依赖缓释型美沙拉秦结肠靶向小丸,对肠溶衣材料比例、肠溶衣层增重百分数、缓释材料比例、缓释层增重百分数进行正交实验考察,评价其体外释放特性。结果表明:包衣小丸在 0.1 mol/L HCl 中 2 h 几乎不释放药物,在 pH 7.5 缓冲液中具有较好的缓释作用。在模拟胃肠道各区段最高和最低的 pH 变化的释放度试验中,均在对应小肠区段时开始缓慢释药,分别有 40% 和 70% 的药物进入结肠后释放,优于单独的肠溶或缓释制剂。

(2) 包衣片　根据延时性和 pH 依赖性原理,采用多层膜包衣法(内层为胃溶膜,外层为肠溶膜)制备。例如美沙拉秦结肠定位释放片。由内到外主要分为:隔离层、胃溶包衣层、肠溶包衣层,肠溶衣层保证包衣片在胃内不溶,进入小肠后,肠溶衣层溶解。由于胃溶衣层中加有致孔剂。在肠液中逐渐溶解,衣膜渗水,导致片芯中美沙拉秦溶解并略显酸性,进一步使胃溶衣膜溶解释药。控制致孔剂的种类、所占比例和包衣增重,可保证包衣片进入肠道后在预计的时间和部位崩解。

(3) 胶囊　用肠溶性丙烯酸树脂包衣来制备结肠溶胶囊。如果采用市售肠溶胶囊,需要注意填充药物后,胶囊必须保持密封完整。

(4) 微球　常以肠溶性丙烯酸树脂为作为成球材料制备结肠定位微球。也可以利用能在结肠 pH 较高的环境下溶解的邻苯二甲酸乙酸纤维素为材料。

（5）微囊 常用肠溶性丙烯酸树脂为囊材,液体石蜡为连续相,添加乳化剂(如 Span 80),采用液中干燥法制备微囊。处方研究中常用均匀设计法考察药物投料量、囊材用量、分散相的比例、乳化剂的用量对微囊包封率、载药量的影响。最终考察微囊的包封率和载药量及工艺的重复性,并检测体外结肠定位释放特性。

2. 时间控制型 OCDDS 胃肠道时滞是指药物口服后经胃、小肠到达结肠所需时间,包括胃排空时间和小肠转运时间,到达结肠约为 6 h。用适当方法制备具有一定时滞的时间控制型制剂,使药物在胃、小肠中不释放,到达结肠开始释放可达到结肠定位给药的目的。剂型主要有包衣片和微丸两种。

（1）包衣片 一种方法是采用膜控释技术,在片芯外包一层水不溶性膜,衣膜中的致孔剂遇水溶解,在膜上形成孔洞,水进入片芯,同时渗透压促进剂也促进吸水,药物不能透过衣膜,片芯中的崩解剂逐渐吸水膨胀,当膨胀到一定程度时,冲破衣膜,药物释放。此类制剂的影响因素比较多,膜材、包衣增重(衣膜厚度)、致孔剂浓度、渗透压促进剂和崩解剂的种类及用量、片芯处方和硬度等都要考察。时间依赖型结肠定位包衣片是一种结构简单、疗效可靠、安全的新型药物释放系统,适用于时间节律性疾病的治疗。

另一种方法是采用双层包衣技术,片芯外干压包衣作为时控层(由 EC 和 HPMC 组成),再在外面包一层肠溶衣,制备成结肠定位释药制剂。

（2）微丸 先在丸芯外层包一层低黏度 HPMC 的溶胀层,再在外层用乙基纤维素水分散体包衣,最后用 HPMC 包隔离层。制备时溶胀层的加入非常必要,仅靠改变乙基纤维素层厚度不能实现药物的完全释放。此外,溶胀层厚度、乙基纤维素层厚度、增塑剂用量及包衣后热处理是此类制剂的影响因素。溶胀层厚度增加,释药时滞变短。乙基纤维素层厚度及增塑剂用量增加会延长释药时滞。采用乙基纤维素水分散体包衣,需要考察热处理的温度和时间。

时间控制型 OCDDS 会受到食物的影响,必须控制食物的类型,做到个体化给药,否则可能影响药物的生物利用度。

3. 菌群依赖型 OCDDS 结肠细菌能产生许多独特的酶系,许多高分子材料在结肠被这些酶降解,而这些高分子材料作为药物载体在胃、小肠由于相应酶的缺乏不能被降解,这就保证药物在胃和小肠不释放。如果胶、瓜耳胶、偶氮类聚合物和 $\alpha-$, $\beta-$, $\gamma-$ 环糊精均可成为结肠给药体系的载体材料。果胶为一种酸性多糖,在结肠 $\beta-$ 葡萄糖苷酶的作用下降解,而显示出结肠定位释放功能。

菌群依赖型结肠定位给药系统的制备方法主要集中于以下几个方面:

（1）前体药物法 将药物和偶氮类聚合物、多糖、环糊精等连接,构成前体药物,口服后,可顺利通过缺乏特殊降解酶的胃和小肠,到达结肠后,结肠细菌产生的酶将多糖、环糊精等酶解,药物得以释放。较多的是药物和葡聚糖构建的前体药物,如泼尼松龙葡聚糖连接物、泼尼松龙葡聚糖前体药物、地塞米松葡聚糖前体药物等。

（2）骨架法 将药物和可酶解的材料及其他辅料混合,制备骨架片。有吲哚美辛 – 果胶钙片、吲哚美辛 – 瓜尔胶片等。

通过对藻酸钠、果胶、壳聚糖、瓜耳胶等多糖材料作为亲水凝胶骨架的研究,考察不同多糖组合、药物溶解度、含量对释放的影响,难溶性药物的海藻酸钠 / 结肠溶胶囊和果胶 / 肠溶胶囊结肠定位效果较好,此种剂型不适合水溶性药物的结肠定位释放,对难溶性药物的载药范围较大。

（3）包衣法 用可酶解材料包裹空白胶囊，填充药物后达到结肠定位的目的，如抗肿瘤药物氟尿嘧啶（5-FU）果胶钙胶囊，在壳聚糖胶囊外包一层HPMCP的美沙拉秦也有结肠定位作用。

（4）生物黏附法 将药物和生物黏附材料混合，填充于结肠溶胶囊，制备成结肠定位生物黏附胶囊。如盐酸小檗碱结肠释药胶囊、西咪替丁结肠生物黏附释药胶囊等。通过结肠溶胶囊壳使药物在结肠溶解释放，另外由于加入了生物黏附剂，使药物黏附于结肠上，增加药物在结肠的滞留时间，从而提高了药物的疗效。

4. 综合时滞效应、pH差异、可生物降解型的OCDDS 根据胃与小肠间较显著的pH差异、小肠与结肠间的菌落梯度和酶系差异，以及小肠转运时间相对恒定的生理学特征，综合设计具有两种或三种释药机制的OCDDS，可以在一定程度上克服单一释药系统受胃排空、pH及个体差异等因素的影响。综合型OCDDS可分为pH-时控型、pH-酶控型与pH-时控-酶控型三种类型。其中pH-时控型OCDDS研究较多。

药物的胃排空时间有较大差异，但小肠的转运时间相对稳定，平均约为4 h。另外小肠和结肠的pH差异较小，由于结肠细菌的作用或在病理情况下可能出现结肠pH低于小肠的情况，所以设计单一时控型和pH依赖型可能难以达到OCDDS设计目的。为此，综合时控型和pH依赖型设计出一种pH-时控型胶囊来实现结肠定位释药。将药物与有机酸装入硬胶囊，并用5%EC的乙醇溶液密封胶囊连接处，然后按照下列顺序包衣：首先用胃溶性材料包衣（酸溶性衣层），其次用HPMC包衣（亲水层），最后用肠溶性材料包衣，形成了三层包衣系统。外层的肠溶层在pH>5环境溶解，可防止药物在胃中释放，到达小肠后由于pH升高，肠溶层和亲水层溶解，最内层的酸溶性衣层仍能阻滞药物在小肠释放，到达结肠后随着水分向内渗透，有机酸溶解使胶囊内pH降低，酸溶性衣层溶解，释放药物。三层包衣系统保证了药物在结肠定位释放，且避免了胃滞留时间差异大的影响，同时可通过调节酸溶性衣层厚度来控制药物释放时间。

5. 压力控制型OCDDS 由于结肠内大量的水分和电解质被肠壁重吸收，导致结肠内容物的黏度增大，当肠道蠕动时对物体产生较大的直接压力使物体破裂。据此原理设计了压力控制型结肠控释胶囊（pressure-controlled colon delivery capsule，PCDC）。即将药物用聚乙二醇（PEG）溶解后注入内表面涂有乙基纤维素的明胶胶囊内，口服后明胶层立即溶解，内层的乙基纤维素层呈球状，由于胃肠道上部蠕动均匀，含有水分多，乙基纤维素球有足够的流动性，到达结肠后因肠腔内黏度增大，肠压增大，引起乙基纤维素球崩解，药物随之释放。Jeong等用滴制法制备了压力控制型结肠控释胶囊，空白胶囊内外层分别包有水不溶性乙基纤维素膜与肠溶性HPMCP或HPMCAS膜，以PEG 1000溶解的荧光素为模型药物，最后用肠溶性材料的乙醇溶液密封胶囊。比格犬体内药动学试验表明，通过调节内外层衣膜的厚度可以控制药物在结肠部位的定位释放。

6. 中药结肠定位释药 目前，还较少将结肠定位释药系统应用于中药。如便通胶囊是将药物装在结肠溶空心胶囊中，采用口服给药，使药物到达结肠发挥润肠通便的作用。又如，采用滚动成圆法和流化床包衣技术，制备肠安康结肠定位微丸。

三、生物黏附制剂 🔗

第四节　注射用缓控释制剂

尽管大多数患者更易于接受口服药物,但在一些情况下口服药物会导致药物的活性成分的损失或者不被吸收;或由于药物的水溶性差或生物膜通透性低而导致生物利用度低。普通注射剂可以提高药物的生物利用度,但普遍给药间隔过短,患者的顺应性也较差。因此,人们发展了注射用缓控释制剂,在保证药物生物利用度的同时,实现药物的长效作用。

注射用缓控释制剂是指经皮下、肌内、局部或静脉等途径注射给药,在局部或全身产生缓释或控释作用的一类制剂。注射用缓控释制剂与普通注射剂相比的优势主要表现在药物的长效作用上。与口服缓控释制剂相比,注射用缓控释制剂具有以下优点:①可避免药物的首过效应。②药物释放不受胃肠排空时间的限制,可设计给药间隔超过 24 h 或长达数月的缓控释制剂,极大提高患者的顺应性。③可直接向需要释药治疗的特定部位进行注射,降低药物系统毒性,增加治疗效果。注射用缓控释制剂的缺点主要表现在:①药物滞留体内时间过长可能会带来残余药物的蓄积和新的毒性。②用药后通常难以撤回,一旦发生突释现象,会造成比口服给药更为严重的后果。③制备工艺和载体材料要求更为严格复杂,工业化生产难度相对更大。

注射用缓控释制剂根据发挥缓释、控释作用的方式不同被分为注射用缓释溶液剂和混悬剂、注射用缓控释微粒给药系统和可注射缓控释原位凝胶给药系统三大类。无论采用何种方式实现药物的缓释和控释作用,注射用缓控释制剂均需符合药典对于注射剂的要求,制备过程中应采用适当的灭菌方法或使用无菌操作以保证产品的质量。

一、注射用缓释溶液剂和混悬剂

该类缓释制剂主要是指药物的不溶性盐(酯)、药物复合物溶液、药物非水性溶液或混悬剂制成的供注射用的缓控释制剂。该类制剂可通过肌内或皮下注射的方式给药,给药后在注射部位形成药物贮库,通过溶出作用控制药物释放,药物从贮库中通过缓慢溶出进入机体组织间隙,产生局部治疗作用或进入体循环发挥全身治疗作用。由于制剂中不溶性盐(酯)、药物复合物的溶解度及药物溶出速率降低,从而产生缓释作用,药物作用时间明显延长。影响药物从溶液和混悬剂中溶出和吸收的因素很多,制剂因素有药物的亲脂性、非水性溶剂特性、溶液的黏度、混悬液中药物颗粒的大小、注射体积等,生理因素有注射部位、注射深度等。

该类注射用缓释制剂的制备方法简单,可有效减少用药频率,且具有成本相对低廉的优点,但仅限于适合制成不溶性盐(酯)、药物复合物和能制成灭菌溶液剂或混悬剂的药物。目前已上市的该类注射用缓释制剂有注射用帕利哌酮棕榈酸酯、庚酸炔诺酮、醋酸甲羟孕酮、双羟萘酸曲普瑞林和奥氮平双羟萘酸等。

二、注射用缓控释微粒给药系统

该类制剂主要包括微囊与微球、纳米乳和亚微乳、纳米粒和脂质体等微粒给药系统。这些给药系统除具有缓控释作用外,还具有靶向递药、增加难溶性药物溶解度、提高生物利用度和降低药物毒副作用等优点。因此,近年来注射用微粒给药系统已成为药剂学研究的热点。

（一）微囊与微球

注射用缓控释微囊与微球的载体材料常采用生物降解性高分子材料,如明胶、海藻酸盐、壳聚糖、蛋白质、纤维素及其衍生物,以及一些聚酯类高分子材料(PLA、PLGA)等。注射用缓控释微囊或微球给药后,药物通过扩散或随骨架材料溶蚀而缓慢释放,药效的持续时间可长达数周至数月,注射给药的频率降低,可大大提高患者的顺应性。目前,国内外已有很多成熟的注射制剂产品上市,如注射用利培酮微球、伊哌立酮微球、阿立哌唑微球、亮丙瑞林微球、艾塞那肽微球、奥曲肽微球等。

1. 概述　微囊(microcapsule)是指将固态药物或液态药物作为囊心物包裹而成的药库型微小胶囊。微球(microsphere)是指使药物溶解和(或)分散在载体骨架结构中形成的微小球状实体。有时微囊与微球没有严格区分,可通称为微粒(microparticle),但其在结构上有所不同。微囊是包裹结构,而微球是骨架结构高分子材料和药物均匀混合而成的。微囊与微球是直径大小以微米(μm)计的囊或球,通常其粒径在 1~250 μm 范围,而粒径在 0.1~1 μm 的称为亚微囊或亚微球。

制备载药微囊的方法称为微型包囊术(microencapsulation),简称为微囊化。药物溶解和(或)分散在成球材料中,形成骨架型微小球状实体称为微球化。

药物在微囊或微球中的分散状态主要有:①以分子状态分散在微囊或微球中;②以结晶状态镶嵌分散在微囊或微球内;③镶嵌或吸附在微囊或微球表层。药物在微囊或微球中的分散状态直接影响到载药微囊或微球的体内外释放和生物利用度。

微囊与微球只是制剂的中间体,药物制备成微囊或微球后,再可根据需要制备成不同剂型,如注射剂、胶囊剂、混悬剂、散剂、植入片、软膏剂、栓剂、搽剂、膜剂等。

微粒制剂有如下特点:①掩盖药物的不良气味及口味;②提高药物的稳定性;③防止药物在胃内失活或减少对胃的刺激;④使液态药物固态化便于应用与贮存;⑤减少复方药物的配伍变化;⑥可制备缓释或控释制剂;⑦使药物浓集于靶区,提高疗效,降低毒副作用;⑧可将活细胞或生物活性物质包囊。

微囊化技术的进展可分为几个阶段。20 世纪 80 年代以前主要应用粒径为 5 μm~2 mm 的小丸,80 年代发展了粒径为 0.01~10 μm 的第二代产品,这类产品通过非胃肠道给药时,被器官或组织吸收能显著延长药效、降低毒性、提高活性和生物利用度。第三代产品主要是纳米级胶体粒子的靶向制剂,即具有特异的吸收和作用部位的制剂。近年采用微囊化技术的药物已有数十种,涵盖解热镇痛药、抗生素、多肽、避孕药、维生素、抗癌药及诊断用药等。

近年来由于可生物降解无毒聚合物的开发,人工化学栓塞或通过注射油液或乳剂的淋巴系统导向肿瘤的靶向制剂都已获得成功。缓释控释避孕药、提高抗体滴度的抗原微囊化也已实现。临床上将微囊化技术应用于敏感的生物分子,如蛋白质、酶、激素、肽类,甚至应用于活细胞,可减少活性损失或变性。人工细胞模拟细胞的天然功能,既能保留原有成分,又能与低分子促透剂进行交换反应。这种细胞膜较薄,不仅要求具有半透性,而且也能防止免疫反应或其他引起失活或排斥的反应。这样就可以应用酶、激素甚至生物相容的活细胞进行置换疗法,为纠正组织或细胞功能不全开辟新的途径。微囊化的胰岛能保持活力并能在有糖尿病的动物体内长期不断分泌胰岛素。

目前国内采用微球化技术的产品有肌内注射用丙氨瑞林微球、植入用黄体酮微球、口服用阿昔洛韦微球、布洛芬微球等。

2. 常用载体材料　载体材料决定微囊或微球的特性,也可在载体材料中加入附加剂(如阻滞剂,促进剂等)以调整其特性。微囊的囊心物与微球的内容物除主药外,还可以包括为提高微囊化质量而加入的附加剂,如稳定剂、稀释剂等。通常将主药与附加剂混匀后微囊化,也可先将主药单独微囊化,再加入附加剂。若有多种主药,可将其混匀再微囊化,也可分别微囊化后再混合,这取决于设计要求,药物、囊材和附加剂的性质及工艺条件等。采用不同的工艺条件,对囊心物也有不同的要求。如用相分离凝聚法时囊心物一般不应是水溶性的,而界面缩聚法则要求囊心物必须是水溶性的。

载体材料一般要求是:①性质稳定;②有适宜的释放速率;③无毒、无刺激性;④能与药物配伍,不影响药物的药理作用及含量测定;⑤有一定的强度及可塑性,能完全包封囊心物;⑥具有符合要求的黏度、穿透性、亲水性、溶解性、降解性等特性。用于包囊所需的材料称为囊材(coating material)。

常用的载体材料可根据体内反应分为生物可降解和生物不降解材料。也可以根据来源分为天然、半合成和合成高分子材料。

(1) 天然高分子材料　天然高分子材料是最常用的材料,因其稳定、无毒、成膜性好。

1) 明胶　是一种无色无味,无挥发性,透明坚硬的非晶体物质。主要组成为氨基酸组成相同而相对分子质量分布很宽的多肽分子混合物,聚合度不同的明胶具有不同的相对分子质量,其平均相对分子质量为 15 000 ~ 25 000。因制备时水解方法的不同,明胶分酸法明胶(A 型)和碱法明胶(B 型)。A 型明胶的等电点为 7.0 ~ 9.0,10 g/L 溶液 25℃时的 pH 为 3.8 ~ 6.0;B 型明胶稳定而不易长菌,等电点为 4.7 ~ 5.0,10 g/L 溶液 25℃的 pH 为 5.0 ~ 7.4。两者的成囊性无明显差别,溶液的黏度均为 0.2 ~ 0.75 cPa·s,可生物降解,几乎无抗原性。通常可根据药物对酸碱性的要求选用 A 型或 B 型,用于制备微囊的用量为 20 ~ 100 g/L。

2) 阿拉伯胶　系一种天然植物胶,由多糖和蛋白质组成,多糖占多数(> 70%)。阿拉伯胶不溶于乙醇,在室温下可溶于 2 倍量的水中,溶液呈酸性,带有负电荷。阿拉伯胶中含有过氧化酶,易与氨基比林及生物碱等起变色反应。一般常与明胶等量配合使用,作囊材的用量为 20 ~ 100 g/L,也可与白蛋白配合作复合材料。

3) 海藻酸盐　系多糖类化合物,常用稀碱从褐藻中提取而得。常见有海藻酸钠、海藻酸钾、海藻酸钙等。海藻酸钠可溶于不同温度的水中,不溶于乙醇、乙醚及其他有机溶剂;不同平均相对分子质量产品的黏度有差异。也可与甲壳质或聚赖氨酸合用做复合材料。因海藻酸钙不溶于水,故海藻酸钠可用 $CaCl_2$ 固化成囊。

4) 壳聚糖　壳聚糖是由甲壳质去乙酰化后制得的一种天然聚阳离子多糖,可溶于酸或酸性水溶液,无毒、无抗原性,在体内能被溶菌酶等酶解,具有优良的生物降解性和成膜性,在体内可溶胀成水凝胶。

5) 蛋白质类　用作囊材的有白蛋白(如人血清白蛋白)、玉米蛋白、鸡蛋白等,可生物降解,无明显的抗原性。常用不同的温度加热交联固化或化学交联剂(加甲醛、戊二醛等)固化,通常用量为 300 g/L 以上。

6) 淀粉　常用玉米淀粉,因其杂质少、色泽好、取材方便、价格低廉,普遍被用作制剂辅料。淀粉无毒、无抗原性,在体内可由淀粉酶降解,因其不溶于水,故淀粉微球常用作动脉栓塞微球来暂时阻塞小动脉血管。

(2) 半合成高分子材料　半合成高分子材料多为纤维素衍生物,其特点是毒性小、黏度大、成盐后溶解度增大;由于易水解,故不宜高温处理,需临用时现配。

1) 羧甲纤维素盐　羧甲纤维素盐属阴离子型的高分子电解质,如 CMC-Na 常与明胶配合作复合囊材,一般分别配制 1～5 g/L CMC-Na 及 30 g/L 明胶,再按体积比 2∶1 混合。CMC-Na 遇水溶胀,体积可增大 10 倍,在酸性溶液中不溶。水溶液黏度大,有抗盐能力和一定的热稳定性,不会发酵,也可以制成铝盐 CMC-Al 单独作囊材。

2) CAP　在强酸中不溶解,可溶于 pH＞6 的水溶液,分子中含游离羧基,相对含量决定其水溶液的 pH 及能溶解 CAP 的溶液最低 pH。用作囊材时可单独使用,用量一般为 30 g/L,也可与明胶配合使用。CAP 也可以作为肠溶包衣材料。

3) EC　化学稳定性高,适用于多种药物的微囊化,不溶于水、甘油和丙二醇,可溶于乙醇,遇强酸易水解,故对强酸性药物不适宜。

4) MC　在水中溶胀成澄清或微浑浊的胶体溶液;在无水乙醇、氯仿或乙醚中不溶。MC 用做微囊囊材的用量为 10～30 g/L,也可与明胶、CMC-Na、PVP 等配合作复合囊材。

5) HPMC　能溶于冷水成为黏性溶液,不溶于热水,长期贮存稳定,有表面活性,表面张力为 $(42～56)×10^{-5}$ N/cm。

(3) 合成高分子材料　合成高分子材料有生物不降解的和生物可降解的两类。

1) 生物不降解,且不受 pH 影响的囊材　有聚酰胺、硅橡胶等。生物不降解、但在一定 pH 条件下可溶解的囊材有聚丙烯酸树脂、聚乙烯醇等。

2) 生物可降解　近年来,生物可降解的材料得到了广泛的应用,如聚碳酯、聚氨基酸、聚乳酸(PLA)、丙交酯乙交酯共聚物(PLGA)、聚乳酸 - 聚乙二醇嵌段共聚物(PLA-PEG)、ε - 己内酯与丙交酯嵌段共聚物等,其特点是无毒、成膜性好、化学稳定性高。

3. 囊心物(core material)　即被包裹的物质,除主药外,还包括为提高微囊化质量而加入的附加剂。囊心物可以是固体或液体(溶液、乳状液或混悬液)。囊心物最好是球形,或规则的立方体、柱状体组成的光滑晶体。囊心物理想的状态应该是溶解或分散在微囊(球)内。如果药物吸附于微囊(球)表层,则已产生突释。

4. 微囊的制备

(1) 相分离法(phase separation)　是在药物与材料的混合溶液中,加入另外一种物质或者不良溶剂,或降低温度、或用超临界流体提取等手段使材料溶解性降低,自溶液中产生一个新相(凝聚相),因此这种制备微囊或微球的方法称为相分离法。

相分离工艺现已成为药物微囊化的主要工艺之一,所用设备简单,高分子材料来源广泛,可将多种类别的药物微囊化。

相分离法机制:①界面能的降低、润湿和吸附。制备微囊时液态药物以乳化的状态分散,高分子材料起乳化剂作用、降低界面张力从而降低界面能,高分子材料被液态囊心物吸附。固态囊心物应与囊材有一定亲和力,使凝聚相易于在囊心物面上润湿和吸附。为此,有时需要加入润湿剂。②脱水产生凝聚相。用于脱水的凝聚剂可以是乙醇、丙醇、异丙醇等强亲水型有机溶剂,也可以是 Na_2SO_4、$(NH_4)_2SO_4$ 等强亲水性盐类,它们都能使高分子材料溶解性降低。③固化。根据高分子材料的化学性质,单凝聚通过加热或交联剂起化学反应后固化定型;复凝聚法形成正、负离子络合物凝聚再加交联剂固化;溶剂 - 非溶剂法在除去有机溶剂后即固化成型。液态高分子可冻结成玻璃态或部分晶态;在凝胶中有自由水存在,高分子有较大的活动余地,凝胶失去溶剂可形成有弹性的膜附于囊心物界面上。

相分离法制得的微囊粒径大小,取决于形成的囊心物的粒径及其分布和所采用的工艺,也可以用相分离法制成载药微球,或用两步法将药物吸收或吸附的方法浸吸入空白微球。

相分离法的基本工艺分为四个步骤(图 9-7):①囊心物的分散:将药物分散在液体介质中,根据分散的程度,通过以下步骤形成微囊或微球。②囊材的加入:将高分子材料溶液加到药物的混悬液或乳状液中。③囊材的沉积:加入脱水剂,非溶剂等凝聚剂或降低温度、调节 pH,以降低高分子材料溶解度,使之从溶液中析出,形成凝聚相的高分子沉积在固态或液态微粒上,形成微囊或微球。④微囊的固化:固化成为微囊或微球。此四个步骤,并非绝对分开,而是互有交叉。

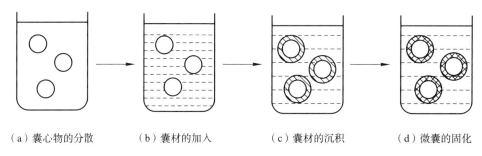

(a)囊心物的分散　　(b)囊材的加入　　(c)囊材的沉积　　(d)微囊的固化

图 9-7　相分离微囊化步骤示意图

1)单凝聚法(simple coacervation)　系用一种高分子材料溶液中加入凝聚剂以降低高分子材料的溶解度而凝聚成囊的方法。常用材料有明胶、海藻酸钠、壳聚糖等。

以明胶为例,其基本过程是,将药物分散在明胶溶液中,然后加入凝聚剂(可以是强亲水性电解质硫酸钠水溶液,或强亲水性的非电解质如乙醇),由于明胶分子水合膜的水分子与凝聚剂结合,使明胶的溶解度降低,分子间形成氢键,最后从溶液中析出而凝聚形成凝聚囊。这种凝聚是可逆的,一旦解除凝聚的条件(如加水稀释),就可发生解凝聚,凝聚囊很快消失。这种可逆性在制备过程中可加以利用,经过几次凝聚与解凝聚,直到凝聚囊形成满意的形状为止(可用显微镜观察)。最后再加交联剂,使之成为不凝结、不粘连、不可逆的球形微囊。图 9-8 为以明胶为囊材制备微囊的工艺图。

凝聚囊固化成微囊的条件:

a. 凝聚系统的组成　单凝聚法可以用三元相图来寻找该系统中产生凝聚的组成范围,如明胶 - 水 - 硫酸钠系统的单凝聚三元相图(图 9-9)。

b. 明胶溶液的浓度与温度　增加浓度可加速胶凝,降低到一定程度就不能胶凝;同一浓度时温度愈低愈易胶凝,而高过某温度则不能胶凝,浓度愈高的可胶凝的温度上限愈高。如 5% 明胶溶液在 18℃ 以下才胶凝,而 15% 明胶可在 23℃ 以下胶凝。通常明胶应在 37℃ 以上凝聚成囊,然后在较低温度下黏度增大而胶凝。

c. 药物及凝聚相的性质　单凝聚法在水中成囊,因此要求药物难溶于水,但也不能过分疏水,否则仅形成不含药物的空囊。成囊时系统含有互不溶解的药物、凝聚相和水三相。微囊化的难易取决于明胶同药物的亲和力,亲和力强的易被微囊化,原因可由界面张力加以说明。

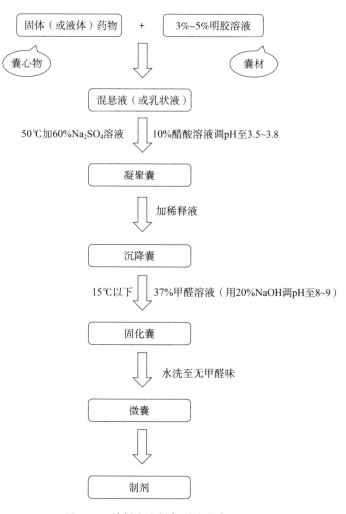

图 9-8 单凝聚法制备明胶微囊的工艺图

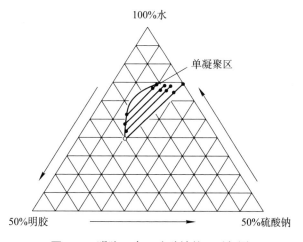

图 9-9 明胶 - 水 - 硫酸钠的三元相图

平衡时微囊囊心物界面上几种界面张力 γ 的关系见图 9-10,并用下式表示:

$$\gamma_{CL} = \gamma_{CN} + \gamma_{CN}\cos\theta$$

式中,下标 C 为囊心药物,L 为溶液,N 为凝聚相。

凝聚相完全铺展在药物界面上的条件是:接触角 $\theta=0°$,或 $\gamma_{CL} \geqslant \gamma_{CN} + \gamma_{LN}$。实际上,只要凝聚相与药物具有一定的亲和力,即使 $90° > \theta > 0°$,凝聚相也会在药物表面上润湿、铺展。当药物表面粗糙并升高温度时,由于界面能大而凝聚相黏度降低,被凝聚相润湿的药物表面上 θ 角会进一步降低,可促进凝聚囊的形成。

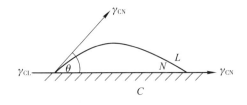

图 9-10　囊心物界面上几种界面张力的关系图

d. 凝聚囊的流动性及其与水相间的界面张力　为了得到良好的球形微囊,凝聚后的凝聚囊应有一定的流动性。如用 A 型明胶制备微囊时,可滴加少许醋酸使溶液的 pH 为 3.2 ~ 3.8,能得到更小的球形囊,因为这时明胶分子中有较多的 NH_3^+,可吸附较多的水分子,降低凝聚囊 – 水间的界面张力。凝聚囊的流动性好,使凝聚囊易于分散呈小球形。若调节溶液的 pH 至碱性则不能成囊,因接近等电点(pH 8.5),有大量黏稠块状物析出。B 型明胶则不调 pH 也能成囊。

e. 交联固化　欲制得不变形的微囊,必须加入交联剂固化,同时还要求微囊间的粘连愈少愈好。常用甲醛作交联剂,通过胺醛缩合反应使明胶分子互相交联而固化。交联的程度受甲醛的浓度、反应时间、介质的 pH 等因素的影响,交联的最佳 pH 是 8 ~ 9。若交联不足则微囊易粘连;若交联过度,所得明胶微囊脆性太大。其交联反应式如下:

$$R-NH_2 + HCHO + NH_2-R' \longrightarrow R-NH-CH_2-NH-R' + H_2O$$

若药物在碱性环境中不稳定,可改用戊二醛代替甲醛,在中性介质中使明胶交联固化。戊二醛对明胶的交联作用可采用希夫反应(Schiff's reaction)表示:

$$RNH_2 + OHC-(CH_2)_3-CHO + H_2NR' \longrightarrow RN=CH-(CH_2)_3-CH=NR' + 2H_2O$$

2) 复凝聚法(complex coacervation)　系使用带相反电荷的两种高分子材料作为复合囊材,在一定条件下交联且与囊心物凝聚成囊的方法。复凝聚法是经典的微囊化方法,它操作简便,容易掌握,适合难溶性药物的微囊化。

可作复合材料的有明胶与阿拉伯胶、海藻酸盐与聚赖氨酸、海藻酸盐与壳聚糖、海藻酸与白蛋白、白蛋白与阿拉伯胶等。

现以明胶与阿拉伯胶为例,说明复凝聚法基本原理。将溶液 pH 调至明胶的等电点以下使之带正电(pH 4.0 ~ 4.5),而阿拉伯胶仍带负电,由于电荷互相吸引交联形成正、负离子的络合物,溶解度降低而凝聚成囊,加水稀释,加入甲醛交联固化,洗去甲醛即得。如氯贝丁酯复凝聚微囊。

如用明胶及阿拉伯胶为材料,水、明胶、阿拉伯胶三者的组成与凝聚现象的关系,可由图 9-11 三元相图说明。

明胶和阿拉伯胶混合溶液,P 为曲线以下两相分离区,两胶溶液不能混溶亦不能形成微囊;H 为曲线以上两胶溶液可混溶形成均相的溶液区。图中 K 为复凝聚区,A 点代表 10% 明胶、10% 阿拉伯胶和 80% 水的混合液,必须加水稀释,沿 A → B 虚线进入凝聚区 K 才能发生凝聚,形成微囊。相图表明,明胶同阿拉伯胶发生复凝聚时,除 pH 外,浓度也是重要条件。图 9-12 为以明胶和阿拉伯胶为囊材制备微囊的工艺流程图。

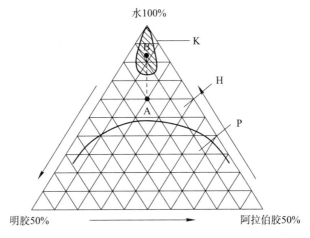

图 9-11　明胶和阿拉伯胶水溶液中(pH 4.5)复凝聚的
三元相图

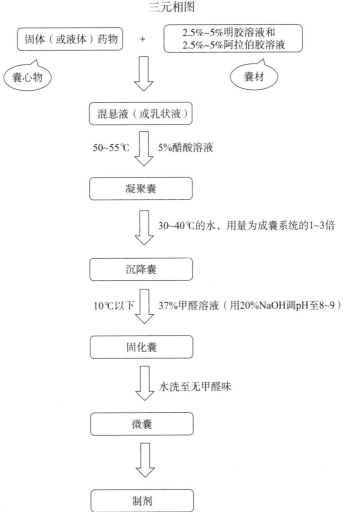

图 9-12　复凝聚法制备明胶微囊的工艺图

3) 溶剂—非溶剂法 该法是在囊材溶液中加入一种对该囊材不溶的溶剂(非溶剂),引起相分离,而将药物包裹成微囊的方法。本法药物可以是水溶性或亲水性的固态或液态药物,但必须对聚合物的溶剂与非溶剂均不易溶解,也不起反应。

常用材料的溶剂和非溶剂的组合见表9-3。使用疏水材料,要用有机溶剂溶解,疏水性药物可与材料溶液混合,亲水性药物不溶于有机溶剂,可混悬或乳化在材料溶液中。然后加入争夺有机溶剂的非溶剂,使材料降低溶解度而从溶液中分离,最后除去有机溶剂即得。

4) 改变温度法 本法无需凝聚剂,而是通过控制温度制备微囊。如乙基纤维素作囊材时,可先在高温溶解,后降温成囊。以白蛋白作材料时,先制成 W/O 乳状液,再升高温度使其固化。用蜡类物质作囊材时,可先在高温下熔融,药物混悬于或溶解于其中,制成 O/W 型乳剂,然后降温固化成囊。为减少微囊间粘连,常使用聚异丁烯(polyisobutene,PIB,相对分子质量为 380 000)等作稳定剂。譬如用 PIB 与乙基纤维素、环己烷组成的三元系统,在 80℃溶解成均匀溶液,缓慢冷至 45℃,再迅速冷至 25℃,乙基纤维素可凝聚成囊。

表9-3 常用材料的溶剂与非溶剂

材料	溶剂	非溶剂
乙基纤维素	四氯化碳(或苯)	石油醚
乙酸纤维素丁酯	丁酮	异丙醚
聚乙烯	二甲苯	正己烷
聚乙酸乙烯酯	氯仿	乙醇
苯乙烯马来酸共聚物	乙醇	乙酸乙酯

以改变温度法用乙基纤维素将维生素 C 微囊化时使用了几种分散剂(浓度均为 3%),防止粘连的效率依次是:丁基橡胶 > 聚异丁烯 ≫ 聚乙烯 ≫ 空白(不加分散剂);而释放速率的顺序依次是:聚异丁烯 < 聚乙烯 < 空白 ≪ 丁基橡胶。PIB 的最佳用量随其相对分子质量不同而有所不同。当相对分子质量为 380 000 或 600 000 时,最佳用量范围分别为 4.7% ~ 7% 或 3%;当相对分子质量为 200 000 ~ 400 000 时,用 3% 的 PIB 改善囊膜,且可缓释。当 PIB 的相对分子质量大时,形成的微囊粒径很小,呈不粘连的球状实体(即微球)。

5) 乳化—溶剂挥发法 从乳状液中除去分散相中的挥发性溶剂以制备微囊的方法称为乳化—溶剂挥发法,亦称为液中干燥法(in-liquid drying)。

其干燥工艺包括两个基本过程:溶剂萃取过程(两液相之间)和溶剂蒸发过程(液相和气相之间)。按操作可分为连续干燥法、间歇干燥法和复乳法。前两者应用于 O/W 型、W/O 型及 O/O 型(如乙腈 / 液体石蜡、丙酮混合物 / 液体石蜡等)乳状液,复乳法应用于 W/O/W 型或 O/W/O 型复乳。它们都要先制备囊材的溶液,乳化后囊材溶液存在于分散相中,与连续相不混溶,但囊材溶剂对连续相应有一定的溶解度,否则萃取过程无法实现。

采用连续干燥法制备微囊时,如囊材的溶剂与水不相混溶,多用水作连续相,加入亲水性乳化剂(如极性的多元醇),制成 O/W 型乳状液;也可用高沸点的非极性液体,如液体石蜡作连续相,制成 O/O 型乳状液。如囊材的溶剂能与水混溶,则连续相可用液体石蜡,加入油溶性乳化剂(如 Span 80 或 85),制成 W/O 型乳状液。根据以上连续相的不同,又分别称为水中干燥法及油中干燥法。

用 O/W 型乳状液的连续干燥法所得微囊表面常含药物微晶体。但如果控制干燥速率,使初步干燥的微囊迅速萃取形成硬膜后再继续干燥,即可得满意的微囊,称间歇干燥法。

(2) 化学法 化学法系指利用溶液中的单体或高分子通过聚合反应或缩合反应生成囊膜而制成微囊的方法。本法的特点是不加凝聚剂,先制成 W/O 型乳状液,再利用化学反应交联固化。

1) 界面缩聚(interfacial polycondensation) 也称界面聚合法,是在分散相(水相)与连续相(有机相)的界面上发生单体的缩聚反应。例如,水相中含有 1,6- 己二胺和碱,有机相中含对苯二甲酰氯的环己烷、氯仿溶液,将上述两相混合搅拌,在水滴界面上发生缩聚反应,生成聚酰胺,反应式如下:

$$nH_2N(CH_2)NH_2 + nClCOC_6H_4COCl \longrightarrow Cl\,[\,COC_6H_4CONH(CH_2)_6NH\,]_nH + 2nHCl$$

$$Na_2B_4O_7 + HCl + 7H_2O \longrightarrow 4H_3BO_3 + NaCl + NaOH + H_2O$$

由于缩聚反应的速率超过 1,6- 己二胺向有机相扩散的速率,故反应生成的聚酰胺几乎完全沉积于乳滴界面成为囊材。

2) 辐射交联法 系将明胶在乳化状态下,经 γ 射线照射发生交联,再处理制得粉末状微囊。该工艺的特点是工艺简单,不在明胶中引入其他成分。以门冬酰胺酶明胶微囊为例,将明胶溶液与含乳化剂硬脂酸钙的液体石蜡混合搅拌,形成 W/O 型乳状液,通氮气除氧,用 ^{60}Co 源照射后,超速离心破乳,倾去液体石蜡,将所得微囊分别用乙醚、乙醇洗,真空干燥得粉末状微囊,浸吸门冬酰胺酶水溶液后,置于干燥器中除水,即得。

(3) 物理机械法 主要是借助流化技术,使囊心物与囊材的混合物同时分散成雾滴并迅速蒸发或冻结成微囊,或将囊心物单独分散、悬浮,用囊材包被而成。常用的有喷雾干燥法、喷雾冷凝法、空气悬浮法等。

5. 微球的制备 微球的制备方法与微囊的制备方法大体相似,制备微囊的大多数囊材也可用于微球的载体。根据药物、载体材料的性质以及制备条件不同形成微囊或微球。目前,制备微球的常用方法主要有乳化分散法、凝聚法及聚合法三种。根据所需微球的粒度与释药性能及临床给药途径不同,可选用不同的制备方法。

(1) 乳化分散法(dispersion and emulsification) 系指药物与载体材料溶液混合后,将其分散在不相溶的介质中形成类似于油包水(W/O)或水包油(O/W)型乳剂,然后使乳剂内相固化、分离制备微球的方法。

1) 加热固化法(heat solidification) 系指利用蛋白质受热凝固的性质,在 100 ~ 180℃的条件下加热使乳剂的内相固化、分离制备微球的方法。常用的载体材料为血清白蛋白,药物必须是水溶性的。常将药物与 25% 白蛋白水溶液混合,加到含适量乳化剂的油相(如棉籽油)中,制成油包水的初乳;另取适量油加热至 100 ~ 180℃,控制搅拌速率将初乳加入热油中,约维持 20 min,使白蛋白乳滴固化成球,用适宜溶剂洗涤除去附着的油,过滤、干燥即得。

2) 交联剂固化法(crosslinking solidification) 系指对于一些预热易变质的药物可采用化学交联剂如甲醛、戊二醛、丁二酮等使乳剂的内相固化、分离而制备微球的方法。要求载体材料具有水溶性并可达到一定浓度,且分散后相对稳定,在稳定剂和匀化设备配合下使分散相达到所需大小。常用的载体材料有白蛋白、明胶等。

3) 溶剂蒸发法(solvent evaporation) 系指将水不溶性载体材料和药物溶解在油相中,再分散于水相中形成 O/W 型乳液,蒸发内相中的有机溶剂,从而制得微球的方法。

（2）凝聚法（coacervation） 是指在药物与载体材料的混合液中，通过外界物理化学因素的影响，如用反离子、脱水、溶剂置换等措施使载体材料的溶解度发生改变，凝聚载体材料包裹药物而自溶液中析出。凝聚法制备微球的原理与微囊制备中的复凝聚法基本一致。常用的载体材料有明胶、阿拉伯胶等。

（3）聚合法（polymerization） 是以载体材料单体通过聚合反应，在聚合过程中将药物包裹，形成微球。此种方法制备微球具有粒径小、易于控制等优点。

1）乳化增溶聚合法（emulsion/solubilization polymerization） 系将聚合物的单体用乳化或增溶的方法高度分散，然后在引发剂的作用下使单体聚合，同时将药物包裹制成微球的方法。该法要求载体材料具有良好的乳化性和增溶性，且聚合反应易于进行。

2）盐析固化法（salting out coagulation） 又称交联聚合法，与单凝聚法制备微囊的原理类似，向含有药物的高分子单体溶液中加入适量的盐类沉淀剂如硫酸钠使溶液浑浊而不产生沉淀，制得的颗粒粒径为 $1 \sim 5~\mu m$，然后再加入交联剂固化，可得到稳定的微球。

6. 微球中药物的分散状态　药物在微球中的分散状态主要有三种情况：①溶解在微球中；②以结晶状态镶嵌分散在微球内；③镶嵌或者吸附在微球表层。药物在微球中的分散状态直接影响到载药微球的体内外释放和生物利用度。理想的状态应该是溶解或者分散在微球内。如果药物吸附于微球表层或者表面吸附，则易产生突释，降低药物疗效。

7. 微球或微囊中药物的释放　药物微囊或微球化后，要求药物能定时定量地从中释放出来，达到临床用药要求。一般认为，微球或微囊中的药物释放通常有以下三种机制：

（1）扩散（物理过程） 药物在不溶性囊壁中扩散，是物理过程。即微囊进入体内后，体液向微囊中渗入而逐渐溶解微囊中的药物并将药物扩散出囊壁。也有研究表明药物释放首先是已溶解或黏附在囊壁或者微球外层中的少量药物，发生初期的快速释放，即突释效应，然后才是囊心物溶解成饱和溶液而扩散出微囊。例如，氯贝丁酯微囊当囊壁较厚（10.4 μm）时，药物的释放可分为 4 个阶段：①初期的迅速释放，来自溶解在囊壁中的药物；②慢速释放，来自囊心药物的溶解并扩散透过囊壁；③较快速的稳态释放，来自囊心药物的饱和溶液，维持时间也最长；④最后较缓慢的释放，来自药物残留部分，这时已不足以维持所需的浓度梯度。因此，不能将其全过程用一根直线表示为零级释放。

（2）囊壁的溶解（物理化学过程） 囊壁溶解属于物理化学过程，但不包括酶的作用。其速率主要取决于囊材的性质、体液的体积、组成、pH 及温度等。另外，囊壁还可能由于压力、剪切力、磨损等而破裂，引起药物的释放。

（3）囊壁的消化与降解（化学过程与生化过程） 此过程是在酶作用下的生化过程。当微囊进入体内后，囊壁可受胃蛋白酶或其他酶的消化而降解成为体内的代谢产物，同时使药物释放出来。用合成的生物可降解聚合物作囊材时，其降解速率低，药物主要是通过扩散释放。

8. 微囊、微球的质量评价　对微囊、微球的质量评价，除制成的制剂本身要求应符合药典规定外，还应包括以下内容。

（1）形态、粒径及其分布　可采用光学显微镜、扫描或电子显微镜观察形态并提供照片。微囊形态应为圆整球形或椭圆形的实体。

不同制剂对粒径有不同的要求。注射剂的微囊、微球粒径应符合《中国药典》中混悬注射剂的规定；用于静脉注射时，应符合静脉注射的规定。

应提供微囊、微球粒径平均值及其分布数据或图形(如直方图或分布曲线图)。

(2) 药物含量　微囊、微球中药物含量的测定一般采用溶剂提取法。溶剂的选择原则是:应使药物最大限度地溶出而最小限度地溶解载体材料,溶剂本身也不应干扰测定。

(3) 载药量与包封率　对于粉末状微囊(球),先测定其含药量后计算载药量(drug-loading rate);对于混悬于液态介质中的微囊(球),先将其分离,分别测定液体介质和微囊(球)的含药量后计算其载药量和包封率(entrapped efficiency)。

$$载药量 = \frac{微囊(球)中含药量}{微囊(球)总质量} \times 100\%$$

$$包封率 = \frac{微囊(球)中含药量}{微囊(球)和介质的总药量} \times 100\%$$

(4) 释放速率　根据微囊、微球的具体临床用药要求或者设计要求确定药物的释放速率。测定方法可采用《中国药典》2020 年版通则 0931 溶出度与释放度测定法进行测定。

(5) 有机溶剂残留量　由于制备微球或微囊过程中,一般都使用有机溶剂,因此,凡工艺中采用有机溶剂者,应测定有机溶剂残留量,并不得超过《中国药典》规定的限量。凡未规定限度的,可依据毒理试验结果或参考有关标准如 ICH 制定有害溶剂存留量的测定方法与限度。

(6) 突释效应或渗透率的检查　药物在微粒制剂中一般有三种情况,即吸附、包入或嵌入。开始 0.5 h 内的释放量要求低于 40%。

若微囊、微球产品分散于液体介质中贮存,应检查渗透率。

$$渗透率 = \frac{产品在贮存一定时间后渗透到介质中的药量}{产品在贮存前包封的药量} \times 100\%$$

(二) 纳米乳和亚微乳

W/O 的乳剂流动性较差,因此注射用乳剂常制成 O/W 的纳米乳和亚微乳使用。纳米乳或亚微乳中药物从内相扩散至外相需要一定的时间,因此注射给药后可产生缓释效果。纳米乳和亚微乳给药系统不仅可用于小分子药物,也可用于生物技术药物(如疫苗、蛋白质和基因类),实现缓释作用。目前,上市的注射用缓控释纳米乳和亚微乳有前列腺素 E_1 脂肪乳剂注射液、丙泊酚微乳注射液、地西泮注射液,多西他赛注射液、丁酸氯维地平注射液等。

(三) 脂质体

缓控释脂质体注射后,药物随脂质体体内降解而缓慢释放,并可在长时间内维持有效治疗浓度。制备注射用缓控释脂质体的材料一般选用刺激性小、毒性较低的生物降解性脂质成分,如大豆磷脂、卵磷脂、胆固醇等。目前,国内外成功上市的脂质体注射剂有注射用多柔比星脂质体、紫杉醇脂质体、阿糖胞苷脂质体、两性霉素 B 脂质体、柔红霉素脂质体和硫酸吗啡脂质体等。

(四) 纳米粒

纳米粒是药物与载体材料制成的骨架型(纳米球)和壳膜型(纳米囊)给药系统。制备注射用纳米粒的载体材料一般为生物可降解性和生物相容性好的高分子载体材料。目前,国内外已上市的注射用缓控释纳米粒有紫杉醇纳米粒、坦罗莫司纳米粒等。

三、注射用缓控释原位凝胶给药系统

注射用缓控释原位凝胶给药系统是指给药前为液态溶胶,注射给药后由于环境改变能迅速在注射部位发生转变形成半固体或固体凝胶的一类制剂。该类制剂一般采用皮下或肌内注射的方式给药,特别适合局部植入用药,药物通过扩散和凝胶材料的降解从凝胶中平稳而持续地释放,从而达到缓控释的效果。

注射用缓控释原位凝胶具有凝胶制剂的亲水性三维网络结构及良好的组织相容性,同时,独特的溶液/凝胶转变性质使其具有制备简单、使用方便、与用药部位特别是黏膜组织亲和力强、滞留时间长等优点,加之广泛的用途和良好的控制释药性能,该类制剂给药系统已成为缓控释领域的一个研究热点。其给药系统与乳剂、脂质体、微球和纳米粒相比,可大大延长释药周期,降低给药频率,而且可避免植入剂植入时的痛苦,提高患者的顺应性。目前上市的注射用缓控释原位凝胶制剂有甲硝唑牙用凝胶、盐酸多西环素注射凝胶、兰瑞肽注射凝胶和醋酸亮丙瑞林注射凝胶等。

（西南大学　李　翀）

思考题

1. 试述与普通制剂相比,缓控释制剂的优点和局限性。
2. 口服缓控释制剂设计时需考虑哪些因素?
3. 某难溶性药物在十二指肠部位主动吸收,口服给药生物利用度低,尝试进行合理的剂型设计,以提高其口服生物利用度。
4. 简述膜控型和骨架型缓控释制剂的区别。
5. 如何进行缓控释制剂的体内外相关性评价?
6. 简述口服择时制剂的类型及优点。
7. 简述结肠定位释药制剂的应用及类型。
8. 简述常见注射用缓控释制剂的类型。
9. 简述单凝聚法和复凝聚法制备微囊的区别。

数字课程学习……

▶ 章小结　　　⬇ 教学 PPT　　　◆ 推荐阅读　　　📝 自测题

第十章

经皮给药制剂

第一节　概　　述

一、概念

经皮给药是药物通过皮肤吸收的一种给药方法。药物应用于皮肤,以一定的速率穿过角质层进入活性表皮,扩散至真皮层,由毛细血管吸收进入体循环的过程称为经皮吸收或透皮吸收。广义的透皮给药系统(transdermal drug delivery system,TDDS)包括软膏(ointment)、硬膏(plaster)、巴布剂(cataplasm)、贴片(patch)、搽剂(liniment)、气雾剂(aerosol)、喷雾剂(spray)、泡沫剂(foam)和微型海绵剂(microsponge)等,其中用于完整皮肤表面,能将药物输送透过皮肤进入血液循环系统起全身作用的贴剂(片),也称透皮贴剂(transdermal patch)。

二、经皮给药制剂的特点

相比口服与注射给药制剂,经皮给药制剂显示了独特的优势:①可避免口服给药可能发生的肝首过效应及药物在胃肠道降解;②药物吸收不受酶、食物相互作用等胃肠道因素的影响;③单次给药即可较长时间维持恒定的血药浓度,既避免了口服或注射给药后血药浓度峰谷现象导致的毒副反应,又减少了给药次数;④无注射给药的疼痛感,大大增加了患者的顺应性;⑤如发生副作用,可以随时中断给药。

经皮给药制剂同样也存在一些不足:①不适于对皮肤有刺激性或致敏性的药物;②载药量有限,不适于剂量大的药物;③起效慢,不适于要求快速起效的药物;④人体皮肤存在较大的个体差异,加上生理、病理条件及环境等因素的影响,导致经皮吸收的个体差异较大。

三、经皮给药制剂的发展 🄔

第二节　药物的经皮吸收

一、皮肤的结构与药物经皮吸收途径 🄔

二、影响药物经皮吸收的因素

(一) 生理因素

皮肤的可透性是影响药物经皮吸收的主要因素之一,皮肤的可透性存在着个体差异,种属、性别、年龄、用药部位和皮肤的状态都可能引起皮肤可透性的差异。

1. 种属　种属不同,皮肤及角质层的厚度不同,毛孔、汗腺等皮肤附属器数目及角质层脂质的构成也不同,因此不同种属皮肤的透过性有很大差别。一般认为家兔、大鼠及豚鼠的皮肤对药物的透过性较大,研究工作中常采用小猪的皮。

2. 性别　女性皮肤一般比男性皮肤薄,药物透过性有性别差异。另外女性皮肤角质层脂质含量随着年龄阶段而变化,而男性则基本没有变化。

3. 年龄 不同年龄的皮肤角质层含水量及皮肤内血流量有较大差异,导致药物透过性随年龄而改变。老年人皮肤较干燥、萎缩且附属器功能下降,引起皮肤可透性降低。如睾酮在老年人皮肤内的可透性显著小于青年人。但年龄对药物透皮速率的影响并不是都很明显,这可能因药而异。

4. 部位 机体不同部位皮肤的角质层厚度、皮肤附属器数量、角质层脂质构成及皮肤血流状况不同,对药物的透过性有所差异。一般可透性的大小为:阴囊 > 耳后 > 腋窝区 > 头皮 > 手臂 > 腿部 > 胸部。如在人体的各个不同部位的皮肤应用氢化可的松,然后测定尿中药物的回收率,发现不同部位氢化可的松经皮吸收差异显著,有的部位差异可达几百倍(表10-1)。

表 10-1 氢化可的松经皮吸收部位差异

皮肤部位	吸收率 /%	皮肤部位	吸收率 /%
阴囊	42	前臂内侧	1.0
颌面	13	手掌	0.83
前额	8	踝骨	0.42
头皮	3.7	足底	0.14
背脊	1.7		

5. 皮肤状态 当皮肤因为机械、化学、病理等因素导致完整性遭到破坏时,会降低角质层的屏障作用,致使药物对皮肤的透过性明显增大。皮肤有病变时,屏障作用可能会发生改变,如银屑病与湿疹使皮肤的可透性增加,皮肤有炎症时药物吸收加快,烫伤的皮肤角质层被破坏,药物更容易被吸收。皮肤疾病还可引起皮肤内酶的活性改变,如银屑病患者病变皮肤中芳香烃羟化酶的活性比正常皮肤低得多,痤疮皮肤中睾酮的分解比正常人高 2～20 倍。皮肤的角质层能吸收水分使皮肤水化,引起角质层细胞膨胀、结构疏松,导致皮肤的可透性变大。皮肤水化后不但可使亲水性药物经皮渗透速率增大,也可使亲脂性药物经皮渗透速率增大。在皮肤的用药部位覆盖敷料如塑料薄膜等,或使用具有封闭作用的软膏基质如凡士林、脂肪及油等,能减少水分蒸发,引起皮肤水化,继而增加药物的经皮吸收。另外,药物透过速率可随皮肤温度的升高而增加。

(二) 药物理化性质

药物的经皮吸收受药物、经皮给药制剂和皮肤三方面因素的影响。药物理化性质决定其在皮肤内的扩散速率。药物理化性质的影响比较复杂。了解各种理化性质对透皮速率影响的规律,将有助于药物的选择及对药物经皮吸收的预测。

1. 分子大小和形状 分子大小对药物通过皮肤角质层扩散的影响,近似地遵循斯托克斯定律:

$$D=\frac{k_B T}{6\pi\eta r} \tag{10-1}$$

式中 k_B 为 Boltzmann 常数,T 为热力学温度,π 为圆周率,η 为扩散介质黏度,r 为分子半径。由式 10-1 可见,扩散系数 D 与药物分子半径 r 成反比。由于相对分子质量与分子体积呈线性关系,所以相对分子质量过大会对扩散系数产生负效应。一般来说,相对分子质量大于 500 的化合物较难透过角质层。此外,药物分子形状与立体结构也会对药物经皮吸收产生影响。例如,线性分子通过角质细胞间类脂分子层的能力要明显强于非线性分子。

2. 熔点　与通过生物膜相似,低熔点的药物容易透过皮肤,这是因为低熔点的药物晶格能小,在介质(或基质)中的热力学活度较大。有研究测定若干镇痛药通过离体皮肤的渗透系数发现,芬太尼、舒芬太尼和哌替啶的渗透系数在 $3.7 \times 10^{-3} \sim 1.2 \times 10^{-2}$ cm/h,时滞为 $1.2 \sim 2.0$ h。可能与这三种药物熔点均较低(小于 100℃)有关。对比熔点均大于 150℃的吗啡、氢吗啡酮和可待因,三者的渗透系数 $9.3 \times 10^{-6} \sim 4.9 \times 10^{-5}$ cm/h,较芬太尼等低了两个数量级,时滞也延长到 $5.2 \sim 7.6$ h。

3. 溶解度与分配系数　药物的油 / 水分配系数是影响药物经皮吸收最主要的理化性质。角质层为类脂膜,脂溶性大的药物易通过。药物穿过角质层后,需分配进入活性表皮继而被吸收。因活性表皮是水性组织,故脂溶性太大的药物难以分配进入活性表皮。所以具有适宜油 / 水分配系数的药物渗透系数较大。渗透系数通常与油 / 水分配系数呈抛物线关系。以对氨基苯甲酸酯为例,对氨基苯甲酸酯正辛醇 / 水分配系数 $\lg K$ 与离体大鼠皮肤渗透系数 $\lg P$ 的关系如图 10–1 所示,并可用抛物线方程式 (10–2) 拟合。

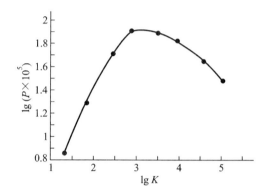

图 10–1　对氨基苯甲酸酯渗透系数与分配系数

$$\lg (P \times 10^5) = 1.415\lg K - 0.199P(\lg K)^2 - 0.651 \tag{10–2}$$

曲线上的点从左到右依次为对氨基苯甲酸甲酯、乙酯、丙酯、丁酯、戊酯、己酯、庚酯和辛酯。由图可见,随碳链增长,对氨基苯甲酸酯 $\lg K$ 增大,$\lg P$ 增大。当碳链长度为 4 时,对氨基苯甲酸丁酯具有最大的 $\lg P$。当碳链继续增长,$\lg K$ 继续增大,$\lg P$ 开始下降。

4. 分子形式　很多有机弱酸或有机弱碱类药物,它们以分子型存在时具有较大的药物渗透性能,而离子型则难以透过皮肤。经皮吸收过程中药物溶解在皮肤表面的液体中,可能发生解离。当溶液中同时存在分子型与离子型两种形式的药物时,这两种形式的药物以不同的速率通过皮肤,总的透皮速率与它们各自的渗透系数与浓度有关。

5. 分子结构　药物分子具有氢键供体或受体结构,会和角质层类脂形成氢键,会阻碍药物经皮吸收。另外,手性药物分子的左旋体和右旋体可以有不同的经皮透过性。

(三) 剂型因素

1. 剂型　剂型能影响药物的释放性能,进而影响药物的透皮速率。药物释放速率加快,则有利于药物的经皮吸收。一般凝胶剂、乳状型软膏中药物释放较快,骨架型经皮贴片中药物释放较慢。

2. 基质　溶解和分散药物的基质能影响药物在贮库中的热力学活性,影响药物的溶解、释放和药物在给药系统与皮肤之间的分配。基质和药物亲和力不应太强也不能太弱。亲和力太强会使药物难以从基质中释放并转移到皮肤,过弱则载药量无法满足制剂要求。有的基质在穿透皮肤的过程中与皮肤发生相互作用,从而改变皮肤的屏障功能。

3. pH　给药系统的 pH 会影响有机酸或有机碱类药物的解离程度。离子型药物的透过系数小,分子型药物的透过系数大。

4. 药物浓度与给药面积 通常,药物的稳态透过量与膜两侧的浓度梯度成正比。因此基质中药物浓度越大,药物经皮吸收量越大。给药面积越大,经皮吸收的量也越大。不过贴剂的面积太大,会影响患者的依从性,一般面积不宜超过 60 cm²。

硝酸甘油经皮制剂是应用最多的经皮给药制剂,不同厂家的贴剂有不同的结构与组成,因而其性能也不同,其中 Nitro-Dur、Transdermal-Nirto 和 Nitro-Disc 三种商品的结构与性能见表 10-2。

表 10-2 三种硝酸甘油透皮贴剂特征对比

项目	Nitro–Dur	Transdermal-Nitro	Nitro-Disc
硝酸甘油含量 /(mg·cm⁻²)	5	2.5	2
面积规范 /cm²	5/10/15/20	10/20	8/16
硝酸甘油总量 /mg	26/51/77/104	25/50	16/32
24 小时给药量 /(mg·cm⁻²)	≈ 0.5	≈ 0.5	1.4
成分	聚乙烯醇与聚乙烯吡咯烷酮混合基质	乙烯–醋酸乙烯共聚物膜	硅橡胶基质
溶媒	甘油–水	硅油	聚乙二醇

三、药物经皮吸收的促进方法

经皮给药制剂的药物剂量与给药系统的有效释药面积有关,增加面积可以增加给药剂量。通常经皮给药制剂的面积不超过 60 cm²,因此要求药物有一定的透皮速率。除了少数剂量小和理化性质满足要求的小分子药物,大多数药物的透皮速率都满足不了治疗要求,因此提高药物的透皮速率是开发经皮给药制剂的关键。促进药物经皮吸收的方法有:化学方法、物理学方法与药剂学方法等(如图 10-2 所示)。使用经皮吸收促进剂、对药物进行结构修饰合成具有较大透皮速率的前体药物均是可行的化学方法。近年来微针、离子导入、超声波和电穿孔等物理学方法也普

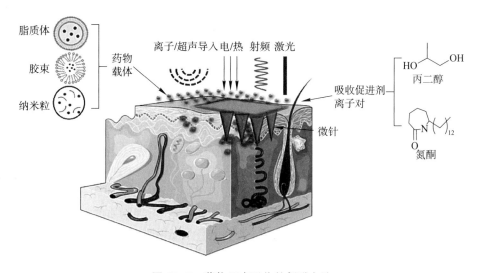

图 10-2 药物经皮吸收的促进方法

遍用于促进水溶性大分子药物的经皮吸收。

（一）化学方法

1. 经皮吸收促进剂 经皮吸收促进剂（percutaneous penetration enhancer）是指能够促进药物扩散进入皮肤、降低药物通过皮肤阻力的一类物质。经皮吸收促进剂只需加至原处方即可，不需要增加工艺和成本，也不改变产品形态和属性，因而成为改善药物经皮吸收最重要的方法。它应能可逆地降低皮肤的屏障性能，同时又不损害皮肤的其他功能。理想的经皮吸收促进剂应满足：①对皮肤及机体无药理作用、无毒、无刺激性及无过敏反应；②应用后立即起作用，去除后皮肤能恢复正常的屏障功能；③不引起体内营养物质和水分通过皮肤损失；④不与药物及其他附加剂产生物理化学作用；⑤无色、无臭。难点在于在保证吸收促进的同时不和药物产生相互作用，不对皮肤产生刺激性。

常用的经皮吸收促进剂可分为如下几类：

（1）有机溶剂

1）醇类 低级醇类在经皮给药制剂中常用作溶剂，它们既可增加药物的溶解度，又能促进药物的经皮吸收。如乙醇对雌二醇有较强的透皮促进作用，70% 乙醇中的雌二醇饱和溶液的透皮速率为 0.25 $\mu g/(cm^2 \cdot h)$，比水饱和溶液大 20 倍，因此乙醇已被用在雌二醇经皮制剂 Estraderm 中。丙二醇在经皮给药制剂中常用作溶剂、潜溶剂、保湿剂和抑菌剂等，它能与水和常用有机溶剂混溶。丙二醇对很多药物的经皮渗透有促进作用，其作用强度与浓度有关。

2）酯类 乙酸乙酯对某些药物具有很好的透皮促进作用，如用乙酸乙酯或乙酸乙酯的乙醇溶液作为溶剂，能使雌二醇、氢化可的松、氟尿嘧啶和硝苯地平通过大鼠皮肤的透皮速率成百倍地提高。当乙酸乙酯与乙醇混合使用时，也可得到较强的促渗透效果。肉豆蔻酸异丙酯刺激性小，具有很好的皮肤相容性，与其他促进剂合用时能产生协同作用。如豆蔻酸异丙酯和 N– 甲基吡咯烷酮合用可大大增加药物的经皮渗透，从而减少药物剂量、降低制剂的毒性。

3）二甲亚砜及其同系物 二甲亚砜（DMSO）为无色透明的油状液体，有强吸水性，可与水、乙醇、丙酮、氯仿、乙醚等任意混溶，应用于皮肤后本身也能被吸收，4 ~ 8 h 其血液中的浓度达峰值。已报道，当其浓度达 15% 即有促通透作用，浓度达 60% ~ 80% 时促透作用显著增加，能促进甾体激素、灰黄霉素、水杨酸和一些镇痛药的经皮吸收。高浓度的 DMSO 虽然能产生较强的促透作用，但对皮肤有较严重的刺激性，会引起皮肤红斑和水肿，高浓度大面积使用能产生全身毒性反应，因此有些国家已限制使用。

为了克服 DMSO 的一些缺点，利用其他烷基取代 DMSO 中的甲基，得到的癸基甲基亚砜（DCMS）在低浓度时（常用含量为 1% ~ 4%）即可促进药物经皮吸收，且刺激性、毒性和臭味都比 DMSO 小。DCMS 对极性药物的促透效果大于非极性药物。用含 15%DCMS 的丙二醇溶液作溶剂，可使甘露醇通过人离体皮肤的透皮速率提高 260 倍，使氢化可的松的透皮速率提高 8.6 倍。

（2）脂肪酸与脂肪醇 一些脂肪酸与脂肪醇在适当的溶剂中，能对很多药物的经皮吸收有促进作用。脂肪酸与长链脂肪醇能作用于角质层细胞间类脂，增加脂质的流动性，使药物的透皮速率增大。常用的有油酸、亚油酸、月桂醇等。油酸为无色油状液体，微溶于水，易溶于乙醇、乙醚、氯仿和油类等，是应用较多的一种经皮吸收促进剂。油酸与皮肤中的脂肪酸有相似的结构，使角质层细胞间类脂分子排列发生变化，增加类脂的流动性，使皮肤的可透性增大。油酸能促进阳离子型药物如萘呋唑啉、阴离子型药物如水杨酸及很多分子型药物如咖啡因、阿昔洛韦、氢化可的松、甘露醇和尼卡地平等的经皮吸收。当油酸与乙醇或丙二醇等潜溶剂配伍时,能提高某些药物的促透作用。如在丙二醇中加入 2% 油酸,可使阿昔洛韦通过裸鼠皮肤的药物渗透系数提高 140 倍。

（3）月桂氮酮（laurocapram）　又称氮酮（azone）,化学名为 1- 正十二烷基氮杂环庚 -2- 酮。它为无臭、无色、几乎无味的澄清油状液体,能与醇、酮、低级烃类混溶而不溶于水,含量高达 50% 也不会对皮肤产生刺激性和致敏性。氮酮常用含量为 1%～10%,但促透作用并不一定随含量的提高而增加,其最佳促透浓度与药物的物理、化学性质及所用的介质有关。氮酮与丙二醇合用,可产生协同作用。

（4）表面活性剂　广泛应用于各类剂型中,为外用制剂中的常见组分,用作增溶剂、乳化剂、湿润剂或稳定剂等。表面活性剂具有使药物的吸收速率和程度增加或降低的双重作用。当表面活性剂的浓度超过临界胶束浓度（CMC）时,药物可进入表面活性剂所形成的胶束中,药物的热力学活性降低,透透速率降低。低浓度的表面活性剂则能干扰细胞膜的结构,增加药物的透皮速率。阳离子型表面活性剂的促透作用优于阴离子和非离子型表面活性剂,但对皮肤有刺激性,因此一般选择非离子型表面活性剂。

（5）保湿剂　常用的有尿素、水杨酸、吡咯酮类等。尿素能增加角质层的水化作用,降低类脂相转变温度,增加类脂的流动性,与皮肤长期接触后可引起角质溶解。制剂中用作经皮吸收促进剂的尿素一般浓度较低。吡咯酮类衍生物能增加角质层与水的结合能力,2- 吡咯烷酮和 N- 甲基吡咯烷酮有较强的经皮吸收促进作用。它们能促进激素类、咖啡因、布洛芬、阿司匹林、林可霉素等药物的经皮吸收。它们可能通过角质层内的极性途径发挥作用。

（6）萜烯类　如薄荷醇、桉树脑、柠檬烯、樟脑等。萜类是芳香油的一种成分,很多萜类有一定的医疗用途。一些萜类对某些药物是较好的经皮吸收促进剂。如薄荷醇能增大吲哚美辛、山梨醇、可的松的渗透系数。以含 20% 乙醇的磷酸盐缓冲生理盐水作介质,加入 1% 薄荷醇后,山梨醇通过裸鼠皮肤的渗透系数增加 63 倍,吲哚美辛增加 140 倍,可的松约增加 10 倍。1,8- 桉树脑能促进苯佐卡因、普鲁卡因、吲哚美辛、地布卡因的经皮渗透。柠檬烯也能促进吲哚美辛和地尔硫䓬的经皮渗透。

（7）中药挥发油类　中药挥发油成分具有较强的渗透能力,可在皮肤内形成贮库,促进药物的透皮吸收。有的中药挥发油中富含萜烯成分,可萃取角质层中的脂质,增加细胞间通道脂质区域的流动性。如采用当归挥发油作为尼莫地平的经皮促渗剂,结果显示 1.0% 当归挥发油组的稳态渗透速率为游离药物的 3.25 倍。

2. 离子对　离子型药物难以透过角质层。通过加入与药物带有相反电荷的离子形成离子对（ion pair）,使之容易分配进入角质层类脂。如双氯芬酸、氟比洛芬等药物与三乙醇胺、二乙胺等有机胺形成离子对以后可显著提高药物皮肤透过量。

（二）物理方法

1. 离子导入　离子导入（iontophoresis）是指在电场作用下,离子型药物进入皮肤的过程。离子导入系统包括电源、含药贮库系统和回流贮库系统三个基本组成部分。为形成电流回路,一般将阳离子型药物贮库（贴片）置于阳极,阴离子型药物贮库（贴片）置于阴极。以图 10-3 为例,当两个电极与皮肤接触,电极之间产生的电流驱动药物贮库中的阳离子型药物离开贮库进入皮肤,达到促进药物经皮渗透的目的。

离子导入作为促进药物经皮吸收的物理方法，近年来已较多地应用于多肽等大分子药物的经皮给药。离子导入给药除具备经皮给药本身的优点之外，还有能程序给药的特点。不仅能通过恒定的给药速率消除血药浓度的峰谷现象，而且能根据时辰药理学的需要，调节电场强度满足不同时间的剂量要求。离子导入给药非常适合个体化用药，只要简单地调节电场强度就能解决个体之间药物动力学差异问题。

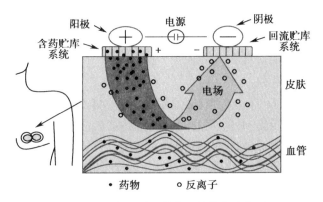

图 10-3　离子导入技术经皮给药示意图

由离子导入亚甲蓝和荧光素等荷电染料后，发现在电场存在下，离子型药物主要通过汗腺和毛囊等皮肤附属器途径进入皮肤。药物的离子导入过程，包括药物的被动扩散过程和电场对药物通过皮肤的促进作用。

离子导入能显著地提高多肽与蛋白质类药物的透皮速率，如精氨酸血管升压素是一个 9 肽激素，在用裸鼠皮肤进行离子导入的研究中，不加电场的渗透速率为 0.94 ng/(cm^2·h)，时滞长达 9.12 h，当使用电流强度为 1.50 mA/cm^2、频率为 2 kHz、开关比为 1:1 的脉冲电流时，透皮速率提高 190 倍，达 178 ng/(cm^2·h)，时滞小于 0.5 h。

2. 电穿孔　电穿孔（electroporation）是采用瞬时的高压脉冲电场（通常 10 μs～100 ms，100 V～1 000 V）在细胞膜等脂质双层形成瞬时可逆的亲水性孔道，使药物经皮给药的迟滞时间极大缩短而增加细胞及组织膜的渗透性。电穿孔对于采用传统被动扩散和离子导入无法实现径皮给药的药物具有巨大的潜力。与离子导入法相比，电穿孔不仅可辅助小分子药物透过皮肤，还可应用于其他带电或不带电的多肽和蛋白质类生物大分子药物的经皮给药，传递的药物种类更多，药物的相对分子质量可以更大。

3. 超声导入　超声波的温热作用、促进血液循环或局部按摩作用，最初应用于风湿症和关节炎等疾病的治疗。超声导入是指利用具有高能量和高穿透率的超声波促使药物透过完整的活体表皮而促进吸收的方法。超声导入与化学促进剂相比安全性更高，超声停止后皮肤屏障功能恢复更快；与直流电离子导入相比适用药物范围广，不限于电离性和水溶性药物，更适合于生物大分子。超声波导入的促透作用可能与以下几种作用有关：

（1）空化效应　空化效应指在超声波的作用下，存在于细胞和介质内液体中的微气核空化泡随之振动，当声压达到一定值时发生的生长和崩溃的动力学过程。在超声波作用下，皮肤角质层可能由于空化效应引起明显空隙。近年来很多研究表明空化效应是超声波促进药物经皮吸收的主要作用机制。这种作用可引起皮肤外介质空化形成，改变皮肤类脂层的有序排列。特别是在低频（20 kHz）超声波作用下，空化效应更为明显，大量水分子进入类脂层，形成水溶性通道，皮肤有效扩散面积大大增加，从而促进药物的经皮吸收。

（2）对流运输　在超声波的作用下，扩散体系内气泡不断振动引起气泡周围的微粒旋转和液体环流，这种现象易在粗糙皮肤表面和多孔介质内发生，由此引起体系内溶剂流动，有助于药物以对流运输形成扩散进入皮肤，特别是以皮肤汗腺、毛囊为通道的对流运输更明显。

(3) 热效应 超声波与药物基质、皮肤作用后可产生热能。一方面,皮肤温度升高使毛孔、汗腺导管增大,有利于药物的经皮扩散。另一方面,也增加了药物及皮肤细胞膜内糖类、脂类、蛋白质的动能。

超声导入促进药物经皮吸收主要受超声频率、超声强度、超声时间以及药物本身理化性质的影响。

4. 微针 通常为高 10 ~ 2 000 μm,直径 10 ~ 50 μm 的针,可由无机材料、聚合物及金属等不同的材料制备而成,具有不同的大小和形状。微针技术作为一种微创无痛的递药技术,可穿透角质层但不触及神经,只对皮肤角质层造成轻度的物理损伤,无痛或微痛,在表皮上形成微孔通道,使疫苗、激素、胰岛素等大分子药物能够透过皮肤吸收。

目前,基于微针的药物传递系统主要有以下四种(图 10-4a):①固体微针:在使用经皮给药制剂之前,用固体微针对皮肤进行预处理,先破坏皮肤的完整性然后给药,以增加药物的透皮速率。例如,医院或美容院常用的电动微针及滚轮式微针属于此类,如图 10-4b 所示。用电动微针或滚动式微针处理后施用精华液,可大大提高产品的吸收,增强美容效果。虽然对于固体微针的开发已比较成熟,但由于其存在针尖易断裂的安全隐患以及进入体内的药物剂量难以定量的问题,导致其在临床上应用受到一定的限制。②表面载药微针:将药物涂覆于微针表面,当微针插入皮肤后,其表面的药物渗透进入皮肤。待药物释放完毕,将微针从皮肤上移去。需特别注意的是表面载药微针针体的尖锐度和涂层技术会影响药物的经皮递送效率,若表面涂覆的药物层较厚,可能导致其针体尖锐度减小,不利于微针穿透角质层递送药物。③可溶性微针:由药物与生物可降解高分子材料制成的有一定硬度的微针。当微针插入皮肤后,随着高分子材料的降解,药物逐渐释放发挥疗效。相较于其他类型的微针,可溶性微针具有较好的生物相容性,更高的载药量,制备条件温和,有利于维持生物大分子类药物的稳定性,成为目前研究最多的微针。④空心微针:将药物载于微针的空腔结构中,药物从微针中间的孔道渗入真皮。药物释放完毕后,将微针从皮肤上移去。空心微针可实现精准递药,但由于其特殊的中空结构导致其制备工艺较为复杂,且在刺入角质层时,针尖可能被皮肤堵塞,导致释药困难。

微针具有皮下注射与经皮给药贴剂的双重优点。一方面微针可通过物理微创将药物直接递

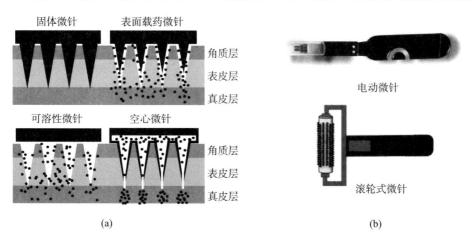

(a)   (b)

图 10-4 微针示意图
(a) 微针的种类 (b) 市售固体微针

送至活性表皮,相当于皮下注射,实现药物的高效递送;另一方面由于微针不触及神经,无明显痛感,且具备经皮给药贴剂使用方便,剂量可控,依从性好等优点,已成为经皮给药研究的热点。

目前已有不载药微针产品上市,如含有透明质酸的可溶性微针 MicroHyala® 用于去皱美容;用于流感疫苗接种的空心微针 Soluvia® 等。此外,多个载药微针产品已处于临床研究阶段,如载阿巴洛肽的微针用于治疗绝经后的骨质疏松;载灭活流感疫苗的微针贴片用于治疗流感;载佐米曲普坦的微针贴片用于治疗偏头痛等。同时,已有大量文献报道微针用于各种药物、化妆品及检测试剂等的经皮给药。并且已有葡萄糖、过氧化氢及 pH 等生物响应智能型微针用于药物递送的报道。目前虽然尚无载药微针产品上市,但从微针的发展趋势看,微针技术必定将成为一种极具潜力的经皮递药技术。

此外,驻极体、激光技术、射频消融、热穿孔技术及磁导入技术等物理方法也被尝试应用于促进药物经皮吸收。

(三) 药剂学方法

药剂学方法指借助于微米或纳米药物载体,以及前体药物的方法改善药物的透皮吸收。包括微乳或亚微乳、传递体、脂质体、醇质体、醇传递体等药物载体。

1. 微乳或亚微乳　微乳或亚微乳作为透皮给药制剂的载体,对亲脂或亲水性药物均有较高的溶解度,给药后在皮肤中形成药物贮库,产生较高的浓度梯度,可增加药物透皮速率维持恒定的有效血药浓度。此外,由于微乳极低的界面张力、所含表面活性剂的促渗作用以及油相对药物与皮肤亲和力的改变,均有利于药物进入角质层。有研究表明将酮洛芬和利多卡因制备成微乳,显著提高了药物的体外渗透率。

2. 传递体　又称柔性纳米脂质体,主要由磷脂、表面活性物质等组成,具有高度的形变性,在受到足够大外力的作用下可通过变形携带药物高效通过比自身尺寸小的细胞间隙,是大分子、小分子药物和水溶性、脂溶性药物的良好载体。研究发现双氯芬酸制成传递体后其经皮传递效率较凝胶剂高 10 倍。

3. 固体脂质纳米粒和脂质体　具有良好的皮肤黏附性,能够在皮肤表面形成一层膜,从而产生"封闭效应",减少皮肤表面水分流失,增加皮肤的水合作用。脂质体结构与细胞膜类似,可包载水溶性及脂溶性的药物,其类脂双分子层可促进药物进入角质层或表皮,增加药物在皮肤中的滞留时间及滞留量。

4. 醇质体(ethosomes)　是含有高浓度醇(20% ~ 50%)的脂质体类似物,与普通脂质体相比其包封率及载药量较大,且随着醇浓度的增加其粒径逐渐变小,且膜流动性及柔性增加易与角质层融合。另一方面高浓度的醇通过增加药物溶解度及破坏生物膜有序结构,提高药物的透皮效率。目前抗病毒类药物、非甾体抗炎药及一些大分子类药物已有醇质体增强经皮吸收的报道。

5. 醇传递体　是在传递体及醇质体基础上发展起来的兼具两者递药优势的新型囊泡载体,主要由磷脂、乙醇、表面活性剂或渗透促进剂组成。由于增加药物溶解度及优良的变形性有利于携载药物穿透皮肤角质层。研究表明醇传递体可显著增强非甾体抗炎药、抗痛风药及抗肿瘤药等药物的经皮渗透。

6. 前体药物　为增加药物的经皮渗透,可对药物进行化学修饰制成前体药物。如亲水性药物制成脂溶性大的前体药物,可增加其在角质层内的溶解度;强亲脂性的药物引入亲水性基团,有利于从角质层向水性活性皮肤的组织分配。药物制成前体药物后相对分子质量增大,会引起扩散系数的降低,但由于溶解度增加,仍然能大幅提高透皮渗透速率。前体药物在通过皮肤的过程中,被活性表皮内酶或体内酶系分解转变成原药发挥作用。如抗真菌药物甲硝唑,局部应用治疗皮肤深层真菌感染时,在角质层内穿透力较弱。将甲硝唑制备成酯衍生物后发现,其乙酸酯、丙酸酯、丁酸酯和戊酸酯的透皮速率均有不同程度的增加,以丙酸酯和丁酸酯的透皮速率增加最为明显。

以制备前体药物方法促进药物的透皮吸收,由于改变了药物的化学结构,将会大幅度增加产品开发过程中的成本和工作量。

7. 超饱和药物传递系统 通过将药物制成超饱和溶液可提高药物的经皮渗透速率,对皮肤结构无影响且无皮肤刺激性。Iervolino 等用这种方法提高了布洛芬的皮肤渗透性。

增加药物经皮吸收的药剂学手段还包括环糊精包合物、微囊与纳米囊等。如将难以透过角质层的水溶性药物包载于烷基化的环糊精中可增加其透皮吸收。也可将固态或液态药物包裹于高分子材料中制成微囊与纳米囊,通过改变药物膜转运机制而促进药物透皮吸收。

(四) 生物学方法

促渗肽是一类可促进药物进入经皮吸收的短肽(大多含 10～30 个氨基酸残基),多数含有精氨酸和赖氨酸,呈正电性。促渗肽可与某些生物大分子类药物通过物理混合或共价结合发挥促渗作用,也可与多肽蛋白类药物通过基因工程方法形成融合蛋白促进其经皮吸收。除此之外,促渗肽还可修饰药物载体,促进药物载体进入深层皮肤从而促进其经皮吸收。

促渗肽发挥促渗作用的机制可能有:①与皮肤屏障中的某些结构(如毛囊、角质层)发生特异性作用,瞬时打开皮肤通道;②作用于活性表皮,可逆地增加细胞旁路途经的转运,从而促进药物的经皮吸收;③与药物直接作用促进其经皮吸收。

第三节 经皮给药贴剂的制备

设计经皮给药制剂首先需要了解药物的透皮速率与时滞。如果药物透皮速率达不到临床治疗要求,则需要筛选合适的经皮吸收促进剂,或合成透皮速率大的前体药物。考察药物在皮肤内的代谢、结合或吸附能力等,可为经皮给药速率的设计提供参考。另外需要关注介质种类、pH 等对药物透皮速率的影响,优化药物透皮速率测定的条件。

经皮给药制剂的开发可遵循以下原则:①根据药物物理化学性质、制剂中添加剂和临床用药需求,确定经皮给药制剂的类型。②以体外释放试验或体外透皮扩散试验为评价方法,进行经皮给药制剂的处方筛选和工艺研究,获得药物贮库组成、高分子材料、压敏胶种类和关键工艺参数等。然后按最优处方工艺制备样品,考察其关键质量属性,如鉴别、pH、含量均匀度、释放度、黏附力、释药面积、有关物质及含量测定等,同时进行药效学实验及毒理学实验(皮肤刺激性与过敏性)。③ 稳定性考察项目除性状、含量、有关物质和释放度外,还应考察黏附力的稳定性。对采用半渗透性容器包装的制剂,应根据《中国药典》药物稳定性研究指导原则,采用低湿度条件进行稳定性考查。④完善生产工艺,进行工艺验证,制定生产过程中的中间体和成品控制标准,确保始终如一地生产出质量可靠的产品。

一、选择药物的原则

在进行全面开发之前,首先要评估候选药物是否适合于制成经皮给药制剂。

1. 剂量　一般来说 60 cm^2 是贴剂使用能接受的最大面积,并且贴剂药物贮库层厚度仅几毫米。意味着贴剂的载药量是非常有限的。所以,能否将药物设计成经皮给药制剂,首先要考虑的是药物剂量。一般来说,剂量小(日剂量小于 10 mg)药理作用强的药物设计成经皮给药制剂有一定的可行性。以镇痛药为例,日剂量、饱和水溶液透皮速率及估算得到的经皮给药制剂所需面积如表 10-3 所示。显而易见,表中只有芬太尼和舒芬太尼有可能设计成经皮给药制剂。虽然由日剂量和饱和水溶液透皮速率计算得到两者的透皮贴片面积仍然较大(分别为 175 cm^2 和 79 cm^2),但可通过适当的方法如添加适当的透皮促进剂增大透皮速率,继而缩小透皮贴片面积达到临床要求。

表 10-3　常用镇痛药给药剂量、透皮速率和透皮贴片面积

药物	镇痛药强度	剂量 /(mg·d^{-1})	透皮速率 /[μg/(cm^2·d)]	估计所需面积 /cm^2
吗啡	1.0	10.0	0.16	62 500
氢吗啡酮	6.7	2.0	0.76	2 631
可待因	0.08	65	2.52	25 794
芬太尼	80.0	1.2	6.85	175
舒芬太尼	800.0	0.78	9.81	79
哌替啶	0.1	150	5.28	258

2. 物理化学性质　设计成经皮给药制剂的药物须有足够大的透皮速率。药物的透皮速率与其理化性质,如相对分子质量、熔点和油 / 水分配系数等有关。相对分子质量小于 500,熔点小于 200℃,油 / 水分配系数对数值为 1～2,在液体石蜡和水中的溶解度均应大于 1 mg/mL,饱和水溶液中的 pH 为 5～9,分子中的氢键受体或供体应小于 2 的药物,透皮速率一般较大。

3. 生物学性质　胃肠道易降解,存在肝首过效应,生物半衰期短或需长期给药的药物适合设计成经皮给药制剂。如硝酸甘油生物半衰期只有几分钟。将硝酸甘油制成经皮给药制剂可有效地将其血浓度长期平稳地维持在治疗窗内,减少给药次数。值得注意的是,候选药物不应对皮肤有刺激性和致敏性。

适合设计成经皮给药制剂的药物,其性质如表 10-4 所示。

表 10-4　适合于经皮给药的药物性质

物理化学性质	药理性质
相对分子质量小于 500(＜300)	剂量小(低于 50 mg/d)
熔点小于 200℃(150℃)	半衰期短(低于 5 h)
在液体石蜡或水中的溶解度都大于 1 mg/mL	首过效应大
饱和水溶液 pH 5～9	对皮肤无刺激性和过敏性反应

二、经皮给药贴剂的辅料、材料

经皮给药制剂中除了主药、经皮吸收促进剂和溶剂外,还需要加入控制药物释放的高分子

材料(控释膜或骨架材料),以及将给药系统固定在皮肤上的压敏胶,另外还有背衬材料与保护层。经皮给药制剂开发中通常需要选用不同的高分子材料以满足不同性能的药物及各种设计的要求。

1. 压敏胶(pressure sensitive adhesive,PSA) 是对压力敏感的胶黏剂,它是一类无需借助溶剂、加热或其他手段,只需施加轻微压力即可与附着介质牢固黏合的材料。压敏胶在经皮给药制剂中的作用是使给药系统与皮肤紧密贴合,有时又可作为药物的贮库或载体材料调节药物的释放速率。压敏胶应具有良好的生物相容性,对皮肤无刺激性和致敏性,具有足够强的黏附力和内聚强度,化学性质稳定,对温度与湿气稳定,能容纳一定量的药物与经皮吸收促进剂而不影响其本身的化学稳定性与黏附力。在胶黏剂分散型给药系统中,压敏胶应能控制药物的释放速率。

经皮制剂常用的压敏胶有聚异丁烯、聚丙烯酸酯和聚硅氧烷三类,它们对药物的承载能力不同。如聚丙烯酸酯类压敏胶能容纳50%(m/m)的硝酸甘油,聚异丁烯类压敏胶能负载产生治疗作用的硝酸甘油,而聚硅氧烷类压敏胶能负载硝酸甘油的量最小。

(1) 聚异丁烯类压敏胶(polyisobutylene PSA) 聚异丁烯是由异丁烯单体在三氟化硼或三氯化铝的催化下经聚合制得的均聚物。采用不同的聚合条件,可以制得各种聚合度的产品,从无色透明、相对分子质量只有几万的黏稠液体到相对分子质量高达几百万的浅色透明弹性体。它们能溶于苯、氯仿、二硫化碳和庚烷等烃类溶剂中,不溶于水和醇等极性溶剂。由于聚合物分子内没有不饱和双键,性质非常稳定,耐热、耐氧、耐水性和抗老化性都比较好,对植物油有较强的耐受性。

聚异丁烯类压敏胶的黏性与相对分子质量、交联度和卷曲程度有关。低相对分子质量的聚异丁烯是黏稠流体,在压敏胶中主要起增黏及改善粘贴层柔软性的作用;高相对分子质量的聚异丁烯为弹性固体,可增加压敏胶的剥离强度和内聚力。聚异丁烯类压敏胶常用不同相对分子质量的聚合物混合,加入适当的增黏剂、增塑剂和填充剂制成,制备时以适当溶剂溶解涂布。

(2) 聚丙烯酸酯压敏胶(polyacrylate PSA) 是以丙烯酸高级酯为主要成分,与其他丙烯酸类单体共聚而制得,常用的单体有丙烯酸-2-乙基己酯、丙烯酸丁酯、丙烯酸乙酯等。改变聚合单体或单体间的配比,可以改变玻璃化温度;增加共聚物中酯的侧链碳原子数,可降低结晶度和玻璃化温度,增加黏性。

聚丙烯酸酯压敏胶具有良好的黏合性、耐老化性、耐光性和耐水性,长期存放对压敏性性质没有明显影响。

(3) 硅酮压敏胶(silicone PSA) 是聚二甲基硅氧烷与硅树脂经缩聚反应而成,两者的比例影响压敏胶的性能。增加硅树脂比例,制得的压敏胶黏性较低,化学稳定性提高。增加聚二甲基硅氧烷的比例,压敏胶的黏着力提高,而且比较柔软。压敏胶中硅树脂所占的质量分数一般为50%~70%。

(4) 热熔压敏胶 苯乙烯-异戊二烯-苯乙烯嵌段共聚物(styrene-isoprene-styrene,SIS)在100℃左右,具有热可塑性。SIS可作为热熔压敏胶的原料,在贴剂的生产过程中,不需要有机溶剂和干燥设备,安全、节能、环保。这种材料制成的压敏胶与药物混合性好,皮肤黏附性好,过敏性和刺激性较低,另外贴剂表面不会出现气泡。

(5) 水凝胶型压敏胶 水凝胶型贴剂(巴布剂)的压敏胶,其基质组成包括凝胶骨架、增黏剂、填充剂、保湿剂、成膜剂和水等。凝胶骨架成分和增黏剂为亲水性高分子材料,是主要的黏附材料。最常用的凝胶骨架成分和增黏剂为聚丙烯酸及其钠盐。

2. 背衬材料   背衬材料的作用是防止药物潮解和流失,除要有一定强度能支撑给药系统外,还应有一定的柔软性,在应用于皮肤上时无不适感。背衬材料不能与药物发生作用,应耐水、耐有机溶剂,药物在其中不扩散。在充填封闭型经皮给药制剂中,背衬膜应能与控释膜热合。背衬材料有聚氯乙烯、聚乙烯、铝箔、聚丙烯和聚酯等,常用它们的复合膜,厚 20 ~ 50 μm。

3. 控释膜   经皮给药制剂的控释膜分为均质膜与微孔膜,用于控制贮库中药物释放速率。用作均质膜的高分子材料,常用的有乙烯－乙酸乙烯共聚物和聚硅氧烷等。乙烯－乙酸乙烯共聚物(EVA)是乙烯和乙酸乙烯两种单体经共聚而得,其性能与相对分子质量和共聚物中乙酸乙烯的含量有关。EVA 的相对分子质量大,玻璃化温度高,机械强度大。EVA 中乙酸乙烯的含量从 9% 升高至 40%,其溶解度参数从 8.0 变为 8.5,而结晶度从 47% 降至 0,药物在其中的扩散系数和分配系数也随之改变,如乙酸乙烯含量从 9% 增至 16% 时,黄体酮的可透性增大 1 倍。因此,对于不同的药物及所需的不同释放速率,采用乙酸乙烯含量不同的材料。

微孔膜常用的是聚丙烯拉伸微孔膜,也有用醋酸纤维素膜的研究报道。

4. 骨架和贮库材料   聚合物骨架给药系统是用高分子材料作骨架负载药物,这些高分子骨架材料对药物的扩散阻力不能太大,使药物有适当的释放速率;骨架稳定,药物能稳定滞留;高温高湿条件下,保持结构与形态的完整;对皮肤没有刺激性,最好能黏附于皮肤上。

一些天然或合成的高分子材料都可作聚合物骨架材料,如疏水性的聚硅氧烷与亲水性的聚乙烯醇。它们可制成均质的小圆片作为药物的贮库粘贴在背衬材料上。

5. 保护层材料   保护层具有防黏合和保护制剂的作用。当除去时,应不会引起贮库及粘贴层等的剥离。可用表面自由能低的塑料薄膜作保护层,如聚乙烯、聚苯乙烯、聚丙烯等,且一般用有机硅隔离剂处理,避免压敏胶黏附。如硅化聚酯薄膜、氟聚合物涂覆聚酯薄膜、铝箔－硅脂复合物等。

三、经皮贴剂的种类

经皮贴剂一般由背衬膜、含药基质、粘贴层和保护层等组成。根据结构的不同,贴剂可分为四种类型:胶黏剂分散型、聚合物骨架型、复合膜型和充填封闭型。

1. 胶黏剂分散型   是将药物分散在胶黏剂中,铺于背衬膜上,加保护层制备而成(图 10-5)。这类系统的特点是剂型薄、生产方便,与皮肤接触的表面都可释放药物。常用的胶黏剂有聚丙烯酸酯类、聚硅氧烷类和聚异丁烯类压敏胶。如果在系统中只有一层胶黏剂,药物的释放速率通常随时间而减慢。为了克服这个缺点,可以采用成分不同的多层胶黏剂膜,与皮肤接触的最外层含药量低,内层含药量高,使药物释放速率接近于恒定。硝酸甘油透皮贴剂 Nitro-Dur Ⅱ 即属于该类型。

2. 聚合物骨架型   相比于胶黏剂分散型制剂,其是将药物分散在聚合物骨架中。常用亲水性聚合物材料作骨架,如天然的多糖与合成的聚乙烯醇、聚乙烯吡咯烷酮、聚丙烯酸酯和聚丙烯酰胺等,骨架中还含有一些湿润剂如水、丙二醇、乙二醇或聚乙二醇等。含药的骨架粘贴在背衬膜上,在骨架周围涂上压敏胶,加保护层即成(图 10-5)。亲水性聚合物骨架能与皮肤紧密贴合,通过湿润皮肤促进药物吸收。这类系统的药物释放速率受聚合物骨架组成与药物浓度影响。硝酸甘油透皮贴剂 Nitro-Dur 即属于该类型。

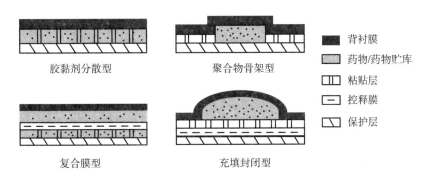

图 10-5 各种经皮制剂结构示意图

3. 复合膜型 由背衬膜、药物贮库、控释膜、粘贴层和保护层组成。其药物贮库是药物分散在压敏胶或聚合物中，控释膜是微孔膜或均质膜，结构如图 10-5 所示。

这类贴剂的背衬膜常为铝塑膜；药物贮库由药物分散在聚异丁烯等压敏胶中组成，可加入液体石蜡作为增黏剂；控释膜常用聚丙烯微孔膜，厚度为 $10 \sim 100 \, \mu m$，孔率为 0.1 ～ 0.5，曲率为 1 ～ 10。可通过改变膜厚度、微孔大小、孔率及充填微孔的介质等控制药物的释放速率；粘贴层也可用聚异丁烯压敏胶，在其中加入负荷剂量的药物，使药物能较快达到治疗的血药水平；保护层常用复合膜，如硅化聚氯乙烯 / 聚丙烯 / 聚对苯二甲酸乙酯等。东莨菪碱和可乐定透皮贴剂属于此类型。

4. 充填封闭型 由背衬膜、药物贮库、控释膜、粘贴层及保护层组成。药物贮库可以是液体、软膏或凝胶等半固体，充填封闭于背衬膜与控释膜之间，控释膜是乙烯 – 乙酸乙烯共聚物（EVA）的均质膜。该类系统中药物从贮库中分配进入控释膜，改变膜的组分可控制系统的药物释放速率，如 EVA 膜中乙酸乙烯的含量不同，药物渗透性不同，贮库中的材料也会影响药物的释放。该类系统所用的压敏胶常是聚硅氧烷压敏胶或聚丙烯酸酯压敏胶。雌二醇和芬太尼透皮贴剂属于此类型。

四、经皮贴剂的制备工艺

经皮贴剂根据组成与类型的不同，采用的制备工艺也不同。其制备工艺可分三种类型：涂膜复合工艺，充填热合工艺和骨架黏合工艺。涂膜复合工艺是将药物分散在高分子材料（如压敏胶溶液）中，涂布于背衬膜上，加热烘干使溶解高分子材料的有机溶剂蒸发，可以进行第二层或多层膜的涂布，最后覆盖上保护层。也可以先制成含药物的高分子材料膜，再与各层膜叠合或黏合。胶黏剂分散型经皮给药制剂即用此种工艺制备。充填热合工艺是在定型机械中，于背衬膜与控释膜之间定量充填药物贮库材料，热合封闭，覆盖上涂有粘贴层的保护层。充填封闭型经皮给药制剂即用此种制备工艺。骨架黏合工艺是在骨架材料溶液中加入药物，浇铸、冷却成型，切割成小圆片，粘贴于背衬膜上，外周涂布粘贴层，最后覆盖保护层制得。聚合物骨架型经皮给药制剂即用此种制备工艺。复合膜型经皮给药制剂生产工艺则稍复杂，需要分别制备贮库层和粘贴层。先将粘贴层与控释膜叠合，然后再与贮库层叠合，即得。制备工艺流程图如下：

药物 + 压敏胶

制备贮库层　　　背衬膜　——————→　涂布贮库层　——干燥——→　贮库层（Ⅰ）

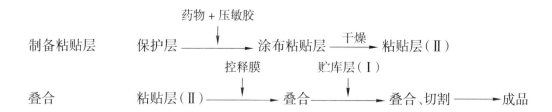

五、经皮贴剂举例

(一) 芬太尼透皮贴剂 (充填封闭型)

芬太尼为人工合成的阿片类镇痛药,药理作用与吗啡类似,镇痛效果约为吗啡的 80 倍。芬太尼作用迅速,维持时间短,对心血管功能影响小,呼吸抑制作用弱于吗啡,但静脉注射过快则易抑制呼吸,首过效应强,临床一般采用注射给药。芬太尼注射后很快从体内消除,持续时间只有数小时,因此注射给药只适宜术后镇痛和急性剧烈疼痛。

芬太尼日剂量为 1.2 mg,饱和水溶液的透皮速率为 $6.85\mu g/(cm^2 \cdot d)$,相对分子质量为 336.5,熔点为 $150 \sim 153\,^{\circ}\mathrm{C}$,$pK_a$ 为 8.4,有一定的脂溶性。满足经皮给药制剂剂量小,透皮速率大,相对分子质量小,熔点低等设计要求。因此可将其设计成经皮给药制剂,以克服注射后药效持续时间短难以达到治疗慢性疼痛类疾病的目的。

芬太尼贴剂于 1990 年获得 FDA 批准,不但实现了芬太尼的缓释给药,还大幅度提高了芬太尼的生物利用度(90%)。芬太尼肌肉注射生物利用度仅 67%,黏膜给药仅 0% ~ 60%。芬太尼经皮贴剂首次实现了芬太尼在慢性疼痛领域的应用。2004 年芬太尼贴剂全球销售额达 22 亿美元,成为第一个年销售额超过 20 亿美元的经皮贴片。

芬太尼贴剂是一种圆角矩形半透明系统,为充填封闭型经皮给药贴剂,由背衬膜、药物贮库、控释膜、粘贴层和保护层组成。最外层背衬膜为聚酯膜(PET),向内为含有芬太尼和羟乙基纤维素乙醇(USP)凝胶的药物贮库层,EVA 控释膜,含有机硅与聚丙烯酸酯胶黏剂的粘贴层,然后是硅化聚酯薄膜(PET)制成的保护层。芬太尼贴剂有 $5.5\ cm^2$、$11\ cm^2$、$16.5\ cm^2$、$22\ cm^2$、$33\ cm^2$ 和 $44\ cm^2$ 六种规格,分别含芬太尼 1.55 mg、3.1 mg、4.65 mg、6.2 mg、9.3 mg 和 12.4 mg。每小时释放芬太尼的量与表面积成正比($25\ \mu g/h$ 每 $11\ cm^2$)。

该贴剂应用于皮肤后,首先保证足够量的药物到达皮肤表面,然后药物经皮肤转运入体循环,通常给药 12 ~ 24 h 后血药浓度趋于平稳,持续释放芬太尼 72 h。贴剂去除后,血药浓度逐渐下降,在 20 ~ 27 h 内下降至约 50%。消除半衰期较静脉注射明显延长,对慢性疼痛表现出较好的疗效。

(二) 可乐定透皮贴剂 (复合膜型)

可乐定为强效降压药,对各种类型的高血压均有效,也用于防治偏头痛和治疗开角型青光眼。常用剂型为注射剂与片剂,口服初始剂量为每次 0.075 ~ 0.15 mg,每日 3 次,以后逐渐增加剂量,每日维持剂量在 0.15 ~ 1.2 mg。常见副作用有口干、嗜睡、乏力、便秘、心动徐缓等,这些副作用与血药浓度密切相关,控制血药浓度可以减少副作用的发生。

可乐定相对分子质量为 230.1,pK_a 为 8.25,具有一定的水溶性与较高的亲脂性,体内半衰期 6 h,表观分布体积为 3.45 L/kg,对大多数患者的皮肤无刺激性,适宜制成经皮给药制剂,通过维持血药浓度稳定,从而减少副作用的发生。

可乐定透皮贴剂属于复合膜型,由背衬膜、药物贮库、控释膜、粘贴层和保护层组成。背衬膜是聚酯膜,药物贮库含可乐定、液体石蜡、聚异丁烯和胶态二氧化硅,控释膜是微孔聚丙烯膜,粘贴层组分与贮库层相同,只是比例不一样(表 10–5),保护层为聚酯膜。该系统厚 0.2 mm,规格有 3.5 cm^2、7.0 cm^2 和 10.5 cm^2 三种,应用于皮肤后给药速率分别为每天 0.1 mg、0.2 mg 和 0.3 mg。

可乐定贴剂应用后,粘贴层的可乐定先饱和贴剂下的皮肤,贮库层中的药物开始通过控释膜吸收进入体循环,应用后 2～3 日达到治疗血药浓度,之后以恒定的速率给药达 7 日。应用 7 日后揭去,仍可保持约 8 h 的治疗血药浓度水平,随后浓度缓慢降低。

表 10–5　可乐定经皮给药制剂贮库层和粘贴层处方

成分	贮库层 /%	粘贴层 /%	成分	贮库层 /%	粘贴层 /%
聚异丁烯 MML–100	5.2	5.7	可乐定	2.9	0.8
聚异丁烯 LM–MS	6.5	7	庚烷	75	75
液体石蜡	10.4	11.4	胶态二氧化硅	适当比例	适当比例

第四节　经皮给药贴剂的质量控制 𝑒

（中山大学　胡海燕）

思考题

1. 简述经皮给药制剂的优势。
2. 何为透皮速率? 简述药物理化性质对透皮速率的影响。
3. 举例说明促进经皮吸收的常用药剂学方法。
4. 简述经皮贴剂的分类及组成。
5. 简述贴剂的质量要求。
6. 简述体外经皮扩散试验中离体皮肤的选择与处理方法。

数字课程学习……

▶ 章小结　　📥 教学 PPT　　◆ 推荐阅读　　📝 自测题

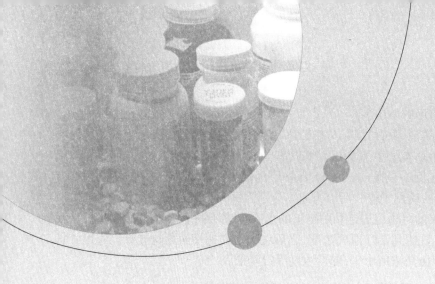

第十一章

靶 向 制 剂

第一节 概 述

一、靶向制剂的定义与特点

靶向制剂也称定位制剂或靶向给药系统（targeted drug delivery system，TDDS），是指经某种途径给药后，药物通过特殊载体或靶向介导作用而特异性浓集于靶部位的给药系统。靶向制剂的概念是诺贝尔生理学或医学奖获得者、德国著名的病理和免疫学家 Paul Ehrlich 在 1906 年提出的。

普通制剂给药后，药物通常被细胞、组织或器官摄取，呈全身分布，大部分药物在到达作用部位之前已被降解代谢或消除，只有少量药物才能达到靶器官、靶组织、靶细胞，在靶部位的药物浓度低，但有可能引起其他组织器官的毒性反应。例如抗肿瘤药物，在杀灭癌细胞的同时也杀灭了大量正常细胞，要提高肿瘤组织中的药物浓度，必须加大全身给药的剂量，从而增大了药物的毒副作用。

与普通制剂相比，TDDS 具有诸多特点：可靶向特定的器官和组织，使药物在靶部位具有较高的药物浓度，并维持较长的药物作用时间，以提高药物的生物利用度和治疗效果，避免药物全身分布所引起的毒副作用，减少药物用量。TDDS 也是对药物释放的一种控制，但不同于定速的缓控释制剂和定时的脉冲给药，它是对给药部位的一种控制，是药物输送的最高境界。TDDS 的靶标可以是组织或器官、细胞或细胞器，也可以是分子靶（如受体）或侵入人体的生物体（如病毒或细菌等）等。对于抗肿瘤药物，靶向制剂通过与肿瘤组织、肿瘤细胞的特定结构和靶点识别的特异性作用来完成或放大药效作用，所以具有特异性的肿瘤杀伤效果，同时还可以避免药物对其他组织可能造成的毒副作用。因此，靶向制剂的研究迄今仍是药剂学的研究热点。

理想的 TDDS 应具备定位浓集、控制释药及载体无毒、可生物降解三个要素，从而实现将药物输送到特定靶器官、靶组织、靶细胞，甚至细胞内结构，并在靶部位以一定的药物浓度滞留足够长的时间发挥其药效，载体无残留的要求。

二、靶向制剂的分类

靶向制剂的分类有以下几种方法：①按药物分布的程度，一般可将靶向给药系统分为四级，一级是将药输送至特定的组织或器官（如肝）；二级是将药物输送至特定组织器官的特定部位（如肝中的肝癌部位）；三级是将药物输送至病变部位的细胞内（如肝癌细胞），故也称为细胞内靶向；四级是将药物输送到病变部位细胞内的特定细胞器中（如细胞核）。②按靶向传递机制，可分为被动靶向制剂（如微粒给药系统等）、主动靶向制剂（如抗体介导的靶向制剂等）和物理化学靶向制剂（如磁导向制剂等）三大类。③按给药途径，靶向给药系统可分为注射与非注射（如结肠靶向）靶向给药系统两类。④按靶向功能，靶向制剂可分为单功能与多功能的靶向制剂。⑤按靶向定位器官，靶向制剂可分为脑靶向制剂、淋巴靶向制剂、结肠靶向制剂、肝靶向制剂和肾靶向制剂等。

实现靶向给药的方法手段很多，如利用各种微粒给药系统的被动靶向性能、在微粒给药系统的表面进行化学修饰、利用一些特殊的理化性能（热敏感、pH 敏感、磁性、光动力学等）、利用抗体介导靶向制剂、利用配体介导靶向制剂、利用前体药物（包括组织器官亲和性化合物的利用，药物与大分子共轭物等)及控制给药途径等。

将不同的方法组合在一起则又是新的靶向给药手段。如普通脂质体可以携载药物利用被动靶向特征实现药物递送,在普通脂质体结构中引入聚乙二醇(PEG)修饰所制得的长循环脂质体,可以显著延长药物在体内的循环时间,有利于药物在靶部位的蓄积,提高药物疗效并减少毒副作用。热敏感脂质体虽然可以在靶区特定的环境中释放包封的药物,但不能定向地向靶区运送药物。而热敏磁性脂质体可以实现定向定量给药。热敏磁性脂质体中包封的药物在体外磁场的控制下,可以将药物定向地运送到靶区,同时这种脂质体又是用热敏脂质材料制备的,在病灶区外加发热装置的作用下,脂质体脂质膜的流动性增加,定量地释放出包封的药物,这样可提高肿瘤等疾病的治疗指数并降低抗肿瘤药物的毒性。其他组合方式还有长循环加抗体介导、长循环加配体介导等。

三、靶向制剂的评价

以被动靶向的微粒制剂(如纳米粒、脂质体、聚合物胶束等)为例,体外评价指标包括微粒制剂的粒度和粒度分布、外观形态、药物的包封率与载药量、药物的体外释药规律、载体的降解规律、冻干载体的重分散性、载体的泄漏率、载体中药物的化学稳定性、载体的物理稳定性等,有时还需要测定系统的表面张力、表面电性、浊度、黏度、折射率、电导率、密度、pH 等。

在体外也可对靶向制剂的靶向性进行初步评价,如通过体外细胞实验定性或定量测定靶向制剂与不同细胞的相互作用、载体被不同细胞摄取的能力、载体在细胞中的分布等。

体内评价包括药物的体内分布和靶向性评价、药物的体内药物代谢动力学过程、生物利用度与生物等效性评价、靶向制剂的药效学与毒性评价等。通过体内分布数据可以对靶向制剂的靶向性进行评价。

除了对靶向制剂的常规指标(如含量测定、有关物质、稳定性等)评价外,要特别重视靶向制剂特有的质量指标,尤其是其靶向性评价。靶向性评价指标比较常见的有以下几种:

1. 相对摄取率

$$r_e = (AUCi)_p / (AUCi)_s \tag{11-1}$$

式中,AUC 代表组织或器官的药时曲线下面积,p 代表制剂,s 代表溶液,i 代表第 i 个组织或器官。显然,相对摄取率 r_e 表示了不同制剂对同一组织或器官的选择性。如果 $r_e > 1$,则表示某制剂相对于溶液而言对该组织或器官具有靶向性,而且 r_e 越大,表示靶向性越好;如果 $r_e \leqslant 1$,则表示该制剂对该组织或器官没有靶向性。当然,此式可推广到任何靶向制剂与非靶向制剂的比较。

2. 峰浓度比

$$c_e = (c_{max})_p / (c_{max})_s \tag{11-2}$$

式中,c_{max} 为某个组织或器官中药物的峰浓度。p 代表制剂,s 代表溶液。峰浓度比 c_e 实际上也反映了不同制剂对同一组织或器官的选择性。c_e 越大,表示某制剂相对于溶液而言改变药物分布的作用越大。此式也可推广到任何靶向制剂与非靶向制剂的比较。

3. 靶向效率

$$t_e = (AUC)_T / (AUCi)_{NT} \tag{11-3}$$

式中,AUC 代表组织或器官的药物浓度 – 时间曲线下面积,T 代表靶组织或器官,NT 代表非靶组织或器官。显然,靶向效率 t_e 表示了同一种制剂对不同组织或器官的选择性。t_e 越大,表示制剂对靶组织或器官的靶向性越强。因此,靶向制剂与非靶向制剂的 t_e 值之比可以反映前者的靶向性。

4. 综合靶向效率

$$T\% = (AUQ)_T / (AUQ)_{NT} \qquad (11-4)$$

式中,AUQ 代表组织或器官的药量 – 时间曲线下面积,T 代表靶组织或器官,NT 代表非靶组织或器官。综合靶向效率 $T\%$ 表示某制剂相对于所有非靶组织对靶组织的选择性。同样,$T\%$ 越大,表示制剂对靶组织或器官的靶向性越强。

评价靶向制剂的指标是多种多样的。除上述指标外,$(AUQ)_T/$ 给药量、$(AUQ)_T/$ 所有组织器官(含靶组织)的 AUQ、$(AUC)_T/(AUC)_{NT}$ 等都可以从不同角度反映其靶向效率。

对靶向性的评价还需要研究其药物动力学。由于靶向制剂给药后,药物在靶组织或器官中浓度较高,而血药浓度可能较低,因此传统的房室药动学模型只从血药浓度来评价药物的体内过程,就会有偏颇。此时用生理药物动力学模型等来描述靶向制剂给药后药物的体内过程则可能是更合理的。最简单的生理模型可以包括血液室、肺室、靶室、非靶室和消除室。PK–PD 统一模型中设置生物室(作用部位即靶部位)的思路是可以借鉴的。房室模型中除中央室外,再设置靶室和非靶室,也是一种改良。

四、靶向制剂的研究进展和发展趋势

TDDS 是现代药剂学研究的热点之一。已有不少 TDDS 的专著和专门的学术杂志问市,典型的如 Goldberg 所著 Targeted Drugs 和 Florence 1993 年在英国创办的 Journal of Drug Targeting。经过长期的研究,在靶向制剂方面已经取得一些较好的进展。例如,在微粒给药系统、微粒给药系统的表面修饰、磁性材料、前体药物、组织器官亲和性化合物的利用、药物与大分子共轭物,以及控制给药途径等方面都已有临床应用或产品面市;目前还有相当多的靶向制剂研究工作正处于临床研究与实验室研究阶段。当然应该说明的是,由于生物体的复杂性及对靶向给药系统的极高要求,目前真正意义上的 TDDS 上市产品还较少,TDDS 的研究开发是最具挑战性的工作之一。

从文献分析情况看,国内外研究靶向给药系统的主要内容包括抗肿瘤的靶向给药、对一些特定组织(如结肠、肝、肺、微生物的感染部位、中枢神经系统、血栓部位等)的靶向给药、基因靶向输送、靶向给药的载体系统(如纳米粒、微球、脂质体、胶体、胶束、共轭物、磁性材料、病毒、仿生载体等)、主动的靶向给药技术(如抗体介导和受体介导)等。靶向制剂今后的主要研究方向可能包括肿瘤治疗、基因治疗、靶向给药的方式,以及新载体材料的研究开发等。

本章着重讲解被动靶向制剂(如微粒给药系统)、主动靶向制剂(如抗体介导的靶向制剂)和物理化学靶向制剂(如磁导向制剂)三大类。着重对靶向制剂的分类、各类载体的结构特点、制备所需的主要材料、制备方法、质量评价等内容进行介绍。

第二节 被动靶向制剂

一、概述

被动靶向制剂(passive targeting preparation)是指能够利用载体粒径和表面性质等特殊性使

药物在体内特定靶点或部位自然富集的微粒给药系统,又称自然靶向制剂。具有被动靶向能力的微粒给药系统包括脂质体(liposome,LS)、纳米粒(nanoparticle,NP)、纳米囊(nanocapsule,NC)、微球(microsphere,MS)、微囊(microcapsule,MC)、胶束(micelle),以及细胞和乳剂等药物载体。所用载体材料包括脂质(如磷脂、胆固醇、脂蛋白、乳糜微粒、脂肪乳剂等)、蛋白质(白蛋白、明胶、胶原等)、碳水化合物(右旋糖酐、淀粉、壳聚糖等)、各种高分子化合物[如聚氰基丙烯酸烷酯(PACA)、聚甲基丙烯酸甲酯(PMMA)、聚乳酸(PLA)、聚乳酸－羟基乙酸共聚物(PLGA)、聚乙烯醇(PVA)、乙基纤维素(EC)、醋酸纤维素酞酸酯(CAP)等]和细胞膜(如红细胞膜和白细胞膜)等。被动靶向制剂与主动靶向制剂的最大差别在于载体构建上不含有具有特定分子特异性作用的配体、抗体等。

理想的被动靶向微粒给药系统应具备以下条件:①药物在体内输送过程中不被降解或过早释放;②具备特异靶向性,能被靶组织或细胞识别;③载体材料毒性低且无副作用;④可按预期的速率释放药物;⑤载体材料可在体内降解而不致蓄积;⑥具有生化稳定性而无免疫原性。

二、被动靶向机理

包括肝、脾、肺和骨髓等组织在内的网状内皮系统(reticulo-endothelial system,RES)具有丰富的吞噬细胞,如肝的 Kupffer 细胞、肺部的巨噬细胞和循环中的单核细胞(monocyte)等,可将一定大小的微粒作为异物而摄取,较大的微粒由于不能滤过毛细血管床,而被机械截留于某些部位。当微粒给药系统进入体内后,由于各个器官、组织或细胞、甚至特定病灶的具体生化微环境不同,以及病灶形态、大小和结构等方面的差异,造成了药物在身体某些部位的滞留或富集,从而形成对该部位进行着重治疗的结果。被动靶向主要依赖于体内的单核吞噬细胞系统(mononuclear phagocyte system,MPS),这些细胞大多存在于肝、脾、肺、淋巴结,少量存在于骨髓中。一旦经静脉注射后,载药微粒颗粒首先分布于这些脏器中,构成对这些细胞及脏器的靶向。被动靶向的微粒经静脉注射后其在体内的分布首先取决于粒径的大小,小于 100 nm 的纳米囊或纳米球可缓慢积集于骨髓;小于 3 μm 时一般被肝、脾中巨噬细胞摄取;大于 7 μm 的微粒通常被肺的最小毛细管床以机械滤过方式截留,被单核巨噬细胞摄取进入肺组织或肺气泡。微粒的表面性质对分布起重要作用。单核吞噬细胞系统对微粒的摄取,首先微粒会吸附血液中的调理素(IgG、补体 Cb3 或纤维连结蛋白),随后吸附调理素的微粒黏附在巨噬细胞表面,再通过内吞、融合等作用被巨噬细胞摄取。

虽然是被动靶向,但并不意味着其靶向性完全不能控制。静脉注射的普通纳米载体,在系统循环中与补体蛋白或调理素分子等相互作用,很容易被网状内皮系统捕捉并清除,如果表面修饰了 PEG 等隐性分子,它们在系统循环中就具有长循环作用。正常组织中的微血管内皮间隙致密、结构完整,大分子和微粒不易透过血管壁,而实体瘤组织中血管丰富、血管壁间隙较宽、结构完整性差,淋巴回流缺失,造成大分子类物质和微粒具有选择性高通透性和滞留性,这种现象被称作实体瘤组织的高通透性和滞留效应(enhanced permeability and retention effect),简称 EPR 效应。如人结肠腺癌微血管内皮细胞连接间隙达 400 nm,而正常组织中微血管内皮细胞连接间隙平均不到 100 nm。粒径适宜的粒子就可以增加在肿瘤组织的分布。另一方面,肿瘤组织的淋巴回流系统不完善,造成粒子在肿瘤部位蓄积。因此,在保证较长循环时间的前提下,给药系统便可以充分利用 EPR 效应,在肿瘤部位富集,达到"被动靶向"药物输送的效果。这样既提高了药效又降低了药物的系统毒性。载药微粒进入机体后利用肿瘤组织增强渗透和滞留效应或者被巨噬细胞作为异物而吞噬的自然倾向而产生靶向性,因此,被动靶向给药系统常用于肿瘤和炎症组织的治疗。在此基础上,利用表面修饰靶向功能分子的长循环药物载体还能实现主动靶向,从而实现对某些以常规手段无法到达部位的药物输送。

三、被动靶向效率的影响因素

微粒给药系统的靶向性可通过控制颗粒的大小、控制表面电荷、选择不同表面化学性能的载体材料等来实现。

1. 微粒大小　　不同大小的微粒静脉注射给药后可进入不同的组织和器官。其中 $0.1 \sim 3 \ \mu m$ 的微粒可被 RES 摄取而靶向肝、脾等组织,$7 \sim 30 \ \mu m$ 的微粒可被机械截留而靶向肺部,小于 100 nm 的微粒则可以进入骨髓组织。比较大的微粒($50 \sim 300 \ \mu m$)可栓塞于肝或颈动脉。

2. 表面电荷　　微粒表面的电荷在一定程度上可影响微粒的体内分布。例如,带负电的微粒可更多地靶向肝,而带正电的微粒可更多地靶向肺组织;如果在脂质体中掺入荷正电药物,可使肺内药物的滞留增加,而且药物在肿瘤部位中的分布也增加。有研究表明,荷正电脂质体在癌细胞中的摄取率比中性脂质体高出一倍以上。

3. 表面性质　　微粒的表面物理化学性能对其体内分布也有影响。一般而言,如果微粒具有疏水性的表面,则相对容易透过生物膜,从而更容易被 RES 摄取,并在 RES 中分布较多;相反,如微粒具有亲水性表面,则不易透过生物膜,在 RES 中相对分布就少。

在微粒载体给药系统的基础上,通过在其结构中引入抗体或配体分子可使被动靶向变为主动靶向,也可通过一些特殊的物理化学手段(如热、pH、磁性和光动力学等),使被动靶向变为物理化学靶向。

第三节　脂质体与类脂囊泡

一、概述

脂质体(liposome)是一种类似生物膜结构的类脂双层微小囊泡,该类脂双层微小囊泡可以作为药物的载体,运载药物到特定的部位或在一定部位缓慢释放药物。脂质体的概念是由英国科学家 Bangham 和 Standish 提出,他们将磷脂分散在水中时,通过电镜观察,发现磷脂分散在水中自然形成多层封闭囊泡,每层均为类脂双层,囊泡中央和各层之间被水相隔开,其结构类似生物膜的类脂双层结构,后来就将这种类脂双层结构,中央为水相的闭合囊泡称为脂质体(图 11-1),由于脂质体的结构类似生物膜,故又称人工生物膜(artificial biological membrane)。在脂质体的水相和膜内可以包裹多种物质,如亲水性药物可包封在内水相中,疏水性药物可定位于脂质膜层中,两性药物可定位于水相与膜内部的磷脂上,抗体蛋白可结合在脂质体表面使其具有靶向性,

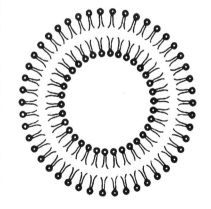

图 11-1　脂质体囊泡结构示意图

因此脂质体是一种性能优良的 DDS 载体。1971 年 Rymen（英）首先提出可以将脂质体作为药物载体，以期降低药物的毒副作用，提高药物的靶向性。

1. 脂质体作为药物载体的特点

（1）靶向性 普通脂质体可被体内单核巨噬细胞作为外界异物而吞噬，脂质体以静脉给药时，能选择性地集中于网状内皮系统，70% ~ 89% 集中于肝、脾。可用于治疗肝肿瘤和防止肿瘤扩散转移，以及防治肝寄生虫病、利什曼病等网状内皮系统疾病；经过单克隆抗体或其他特异性抗体修饰的脂质体具有特定靶向性，如某种肿瘤表达特异性抗原，用该抗原对应的特异性抗体与脂质体偶联，可使载药脂质体向肿瘤部位浓集。

（2）长效性 脂质体经聚乙二醇修饰可以增强脂质体膜的亲水性，减少血液中调理素与脂质体膜的相互作用，降低单核吞噬细胞系统的快速吞噬作用，从而延长脂质体的体内循环时间，有利于增强药物疗效。

（3）细胞亲和性与组织相容性 因脂质体是类似生物膜结构的囊泡，对正常细胞和组织无损害和抑制作用，有细胞亲和性与组织相容性，并可长时间滞留于靶细胞周围，使药物能充分向靶细胞、靶组织渗透，还可通过融合进入细胞内，经溶酶体消化释放药物。

（4）降低药物毒性 药物被脂质体包封后，主要被单核吞噬细胞系统的巨噬细胞吞噬而摄取，且在肝、脾等巨噬细胞较丰富的器官中浓集，而使药物在心、肾中的累积量比游离药物明显降低，因此如果将对心、肾有毒性的药物或对正常细胞有毒性的抗癌药包封成脂质体，可利于降低药物的毒性。

（5）提高药物稳定性 一些不稳定的药物被脂质体包封后受到脂质体双层膜的保护，可提高其稳定性。

2. 脂质体的分类 脂质体根据其所包含的双层磷脂膜层数可分为单室脂质体和多室脂质体，含有单层脂双层的囊泡称为单室脂质体，含有多层脂双层的囊泡称为多室脂质体。单室脂质体可分为小单室脂质体（small unilamellar vesicle，SUV）和大单室脂质体（large unilamellar vesicle，LUV），SUV 的粒径最小可达 20 nm，LUV 的粒径一般大于 100 nm；

根据其性能，脂质体可分为普通脂质体、长循环脂质体、特殊功能脂质体等。普通脂质体即由一般类脂质组成的脂质体，包括上述的小单室脂质体、大单室脂质体和多室脂质体。长循环脂质体也称为隐形脂质体（stealth liposome），是指脂质体被磷脂酰肌醇、聚乙二醇、神经节苷脂（GM1）等在其表面修饰，使脂质体不易被血液中的调理素（opsonin）识别，降低网状内皮系统的吞噬作用，延长在血液系统的循环时间，使药物作用时间延长。特殊功能脂质体包括热敏脂质体、pH 敏感脂质体、配体修饰脂质体、免疫脂质体等。热敏脂质体为具有稍高于体温的相变温度的脂质体，其药物的释放对热具有敏感性；pH 敏感脂质体为只对 pH 变化（特别是向低 pH 变化）敏感的脂质体；免疫脂质体为类脂膜表面被抗体修饰的具有免疫活性的脂质体等。

按脂质体荷电性分类，则可分为中性脂质体、负电性脂质体、正电性脂质体。按给药途径可将脂质体分为静脉注射用脂质体、肌内和皮下注射用脂质体、眼部用药脂质体、肺部给药脂质体、鼻腔给药脂质体等，其他给药途径的脂质体还有黏膜给药脂质体、免疫诊断用脂质体和基因工程、生物工程用脂质体等。目前已经上市的有注射用两性霉素 B 脂质体、注射用紫杉醇脂质体、柔红霉素脂质体、PEG 化多柔比星脂质体、注射用丁哌卡因脂质体等。

二、脂质体的材料

1. 中性磷脂（neutral phospholipid）　磷脂酰胆碱（phosphatidylcholine，PC）是最常见的中性磷脂，磷脂酰胆碱有天然和合成两种，可以从蛋黄和大豆中提取，卵磷脂和大豆磷脂的组成成分以磷脂酰胆碱为主。与其他磷脂比较，它具有价格低、电中性、化学惰性等优点。合成的磷脂酰胆碱有二棕榈酰磷脂酰胆碱（dipalmitoyl phosphatidylcholine，DPPC）、二硬脂酰磷脂酰胆碱（distearoyl phosphatidylcholine，DSPC）、二肉豆蔻酰磷脂酰胆碱（dimyristoyl phosphatidylcholine，DMPC）等。

2. 负电荷磷脂（negatively charged phospholipid）　又称为酸性磷脂，制备脂质体常用的负电荷脂质有磷脂酸（phosphatidic acid，PA）、磷脂酰甘油（phosphatidyl glycerol，PG）、磷脂酰肌醇（phosphatidyl inositol，PI）、磷脂酰丝氨酸（phosphatidylserine，PS）、双鲸蜡磷脂酸（dicetyl phosphate，DCP）等。

3. 正电荷脂质（positively charged lipid）　制备脂质体所用的正电荷脂质均为人工合成产品，目前常用的正电荷脂质有硬脂酰胺（stearylamine，SA）、油酰基脂肪胺衍生物、胆固醇衍生物等。正电荷脂质常用于制备基因传递系统中的转染脂质体。

4. 胆固醇（cholesterol，Ch）　是生物膜中的另一类重要组成成分。它是一种中性脂质，本身不形成脂双层结构，但它能以高浓度方式渗入到磷脂膜，起调节膜流动性的作用。

三、脂质体的制备方法

脂质体的制备常用方法包括：薄膜分散法、反相蒸发法、注入法、pH 梯度法、超声分散法。

1. 薄膜分散法（film dispersion method）　系将磷脂等膜材溶于适量的氯仿或其他有机溶剂，脂溶性药物可加在有机溶剂中，然后在减压旋转下除去溶剂，使脂质在器壁形成薄膜，加入含有水溶性药物的缓冲液，进行振摇，则可形成多层脂质体（multilamellar lipid vesicles，MLV），其粒径范围为 1 ~ 5 μm。由于通过水化制备的多层脂质体（MLV）太大而且粒径不均匀，为了使粒径能够均匀，还可将薄膜分散法分成薄膜 – 超声法、薄膜挤压法、薄膜 – 匀化法、French 挤压法等多种分散方法。

2. 反相蒸发法（reverse phase evaporation）　系将磷脂等膜材溶于有机溶剂如氯仿、乙醚等，加入待包封药物的水溶液，进行短时超声乳化，直至形成稳定的 W/O 型乳剂。然后减压蒸发，除去有机溶剂至凝胶形成后，加入缓冲液，继续减压蒸发，使形成水性悬浊液，即脂质体混悬液；或在混匀器上机械振荡，使凝胶块分散转成液体。分离除去未包封的药物，即得脂质体。用反相蒸发法制备的脂质体一般为大单层脂质体。它适合于包封水溶性药物及大分子生物活性物质，如各种抗生素、胰岛素、免疫球蛋白、碱性磷脂酶、核酸等。

3. 注入法（injection method）　是将磷脂与胆固醇等类脂质和脂溶性药物溶于乙醚或乙醇等有机溶剂中（油相），油相多用乙醚；然后把油相匀速注射到恒温在有机溶剂沸点以上的水相（含水溶性药物）中，水相为磷酸盐缓冲溶液；搅拌挥尽有机溶剂，即得多室脂质体。再通过高压乳匀机或超声处理，得到脂质体，大多为单室脂质体。注入法常用溶剂有乙醚、乙醇等。本法也可制备小单室脂质体，特点是不经受高能量超声波处理，可避免制备过程脂质氧化与被包物质受损。缺点是使用有机溶剂和高温，会使大分子物质变性和对热敏感的物质灭活，脂质体粒度不均匀。

4. pH 梯度法（pH-gradient method）　根据弱酸、弱碱药物在不同 pH 介质中的解离度不同，通过控制脂质体膜内外的 pH 梯度,可使药物以离子形式包封于脂质体的内水相中。该法的优点是包封率特别高。如多柔比星脂质体的制备,先用反向蒸发法或薄膜分散法制备内水相位枸橼酸溶液(pH 4)的空白脂质体。再将脂质体混悬液的外水相 pH 调节至 7.8,此步骤得到具有 pH 梯度特征的空白脂质体。然后将多柔比星用 Hepes 缓冲液(pH 7.8)溶解并保温于 60℃,将空白脂质体混悬液倒入,60℃孵育 15 min 即得。在外水相 pH 7.8 的条件下,多柔比星呈中性分子状态而易进入脂质体膜被包封,进入 pH 4 的内水相后,多柔比星同 H^+ 结合成为离子型,就难以从脂质体膜穿透出来。包封率可达 90% 以上。

5. 超声波分散法(ultrasonic dispersion method) 将水溶性药物在磷酸盐缓冲液中溶解,加至磷脂、胆固醇与脂溶性药物的有机溶液中,搅拌蒸发除去有机溶剂,残液经超声波处理,然后分离出脂质体,再混悬于磷酸盐缓冲液中即得。

四、脂质体的质量评价

脂质体的粒径大小、粒度分布、包封率和稳定性等可直接影响脂质体在体内的分布与代谢。因此,将这些项目作为脂质体质量评价的重点内容。

1. 形态、粒径及其分布 脂质体的形态一般为分散均匀的圆形或椭圆形,为封闭的多层囊状或多层圆球。其粒径大小可用显微镜法测定,小于 2 μm 时须用扫描电镜或透射电镜,也可用电感应法(如 Coulter 计算器)、光感应法(如粒度分布光度测定仪)、激光散射法或激光粒度测定法测定脂质体粒径及其分布。

2. 包封率和载药量的测定 包封率(encapsulation efficiency,EE)是指包入脂质体内的药物量占投入总药量的百分比。载药量(drug-loading rate)是指脂质体所载药物的质量百分率。包封率和载药量是制备脂质体等微粒制剂的重要考察指标。计算包封率和载药量时需要分离载药脂质体和游离药物,并分别测定其药物含量;分离方法可用柱色谱法、离心法和透析法等。一般先测定脂质体中的总药量后,经色谱柱或离心分离,可测定介质中未包入的药量,然后计算包封率和载药量。

$$包封率 = \frac{药物总量 - 介质中未包入的药量}{药物总量} \times 100\% \tag{11-5}$$

$$载药量 = \frac{包封于脂质体中的药量}{脂质体总质量} \tag{11-6}$$

3. 渗漏率的测定 脂质体不稳定性的主要表现为渗漏和聚集。渗漏率表示脂质体贮存期间包封率的变化情况,也是贮存一定时间后脂质体中药量的变化,是脂质体不稳定性的主要指标。在膜材中加一定量胆固醇以加固脂质双层膜,减少膜流动,可降低渗漏率。可由下式计算:

$$渗漏率 = \frac{产品在贮存一定时间后渗漏到介质中的药量}{产品在贮存前包封的药量} \times 100\% \tag{11-7}$$

4. 体外释放度的测定 体外释放度是脂质体制剂的一项重要质量指标。脂质体中药物释放速率与脂质体的通透性有关,体外释药速率的测定可初步了解其通透性大小,以便调整适宜的释药速率。

五、类脂囊泡

类脂囊泡(niosome)又称非离子型表面活性剂囊泡(nonionic surfactant vesicle, NISV),是非离子型表面活性剂与胆固醇在亲水介质中自组装形成的一种单层或多层的药物载体(图11-2)。类脂囊泡是一种高分子聚集体,在结构组成和物理性质方面与脂质体相似,不仅具有脂质体的许多优点,而且能克服磷脂不稳定的问题。以类脂囊泡作为药物载体,还具有毒性小、生物可降解、可选用的原料更加广泛等优点。1989年,一种称为Novasomes的新型囊泡被发明出来,其囊泡双分子膜层主要成分为聚氧乙烯脂肪醇醚类(苄泽,Brij)的表面活性剂。类脂囊泡与脂质体的应用范围基本一致,可用作抗感染药物、抗肿瘤药物、抗炎药物的载体等,其研究涉及透皮给药系统、口服药物载体、抗肿瘤药物功能化载体、诊断与造影等领域。

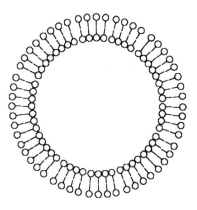

图 11-2　类脂囊泡结构示意图
(○)亲水性头部(—)疏水性尾部

1. 类脂囊泡的制备材料　类脂囊泡的主要制备材料有非离子型表面活性剂,其两亲性基团的疏水性烷基链长度一般为$C_{12} \sim C_{18}$,有时需要加入胆固醇为稳定剂,通过胆固醇的空间排斥作用阻止囊泡的聚集,或加入一定比例的膜添加剂(如磷酸二鲸蜡脂)来调节类脂膜性质,增加囊泡的稳定性。常用的非离子型表面活性剂有:①多元醇型脱水山梨醇脂肪酸酯类(司盘)。②聚乙二醇型聚氧乙烯脂肪酸酯(卖泽)、聚氧乙烯脂肪醇醚(苄泽)。③聚氧乙烯-聚氧丙烯共聚物(poloxamer),其结构中聚氧乙烯是亲水性的,而聚氧丙烯是疏水性的。常用的有Poloxamer 188。④其他常用于制备类脂囊泡的材料还有脂肪酸蔗糖酯、蔗糖醚等。

2. 类脂囊泡的制备与质量评价　类脂囊泡的结构与脂质体相似,大多可采用与脂质体类似的制备方法,主要有薄膜分散法、反相蒸发法、注入法等。

类脂囊泡尚无药典收载的评价方法,其质量评价参照脂质体的评价方法。

第四节　纳　米　粒

一、概述

纳米粒(nanoparticle, NP)系指药物或与载体辅料经纳米化技术分散形成的粒径<500 nm的固体粒子。仅由药物分子组成的纳米粒称纳晶或纳米药物;以白蛋白作为药物载体形成的纳米粒称白蛋白纳米粒;以脂质材料作为药物载体形成的纳米粒称脂质纳米粒。纳米粒可分为骨架实体型的纳米球(nanosphere)和膜壳药库型的纳米囊(nanocapsule)。药物溶解、包裹或吸附于纳米囊或纳米球中则成为载药纳米粒。聚合物胶束(亦称高分子胶束)也是一种新型纳米给药系统,由两亲性嵌段高分子载体辅料在水中自组装包埋难溶性药物形成的粒径<500 nm的胶束溶液。属于热力学稳定体系。

采用的聚合物材料及给药途径的不同,纳米粒在体内的分布与消除也不同。纳米粒对肝、脾或骨髓等部位均具有靶向性:①作为抗癌药的载体是其最具价值的用途之一,可通过EPR效应进入肿瘤组织发挥治疗作用。②提高抗生素和抗真菌、抗病毒药治疗细胞内细菌感染的功效。③作为口服制剂,可防止多肽、疫苗类和一些药物在消化道的失活,提高药物口服的稳定性与提高生物利用度。④作为黏膜给药的载体,延长作用时间。如一般滴眼剂消除半衰期仅 1 ~ 3 min,纳米粒滴眼剂会黏附于结膜和角膜,还可制成鼻黏膜、经皮吸收(作为微贮库在角质层贮藏)等各种给药途径的制剂,均可延长或提高药效。

目前上市的产品有紫杉醇人血白蛋白纳米粒注射剂、紫杉醇胶束注射剂等。

二、制备纳米粒的材料

可用于生物医药的纳米生物材料主要是包括天然高分子材料、合成或半合成的高分子材料等在内的有机高分子聚合物。这些材料一般具有良好的生物降解性、生物相容性,无毒,无致畸性,降解速率和释药速率可控等特点。纳米粒常用的载体材料有聚酯类、两亲性嵌段共聚物、离子型嵌段共聚物及聚氨基酸类等。

1. 聚酯类　属于合成的生物降解高分子材料,主要有聚乳酸(PLA)、聚丙交酯(PL 或 PLA)和羟基乙酸与乳酸的嵌段共聚物(PLGA)、聚己内酯(PCL)、聚乙交酯(PGA)和聚丙交酯 – 聚己内脂(PLCL)等。前两者的区别在于聚乳酸的相对分子质量较低(应用较少),药剂学常用的是聚丙交酯,它是由丙交酯开环聚合而得的高相对分子质量聚合物,通常也称为聚乳酸。PLGA 这类载体材料的主要优点是良好的生物可降解性和生物相容性,安全性高,还可通过调整相对分子质量来控制释药速率。人们已经对 PLA 和 PLGA 进行了不同载体系统的研究,包括植入剂、微球和NP 等,其中 PLA 和 PLGA 制备的微球注射剂已有产品被 FDA 批准上市。

2. 两亲性嵌段共聚物　是指分子中同时具有亲水基团和亲油基团的聚合物。其亲油基团形成核芯,可包容疏水性药物,而亲水基团通常是柔性链,能形成亲水的紧密防护层,增强纳米球与纳米囊的稳定性。其形成过程与胶束的形成类似,是在溶液中自发地自组装完成。常用的材料有:① PEO–β–PLA 嵌段共聚物,由聚氧乙烯单甲醚与乳酸或丙交酯缩聚而成。② PEG–α–ACA 嵌段共聚物,由聚乙二醇与 α– 氰基丙烯酸酯缩聚而成,它们对疏水药物有很好的负载能力,载药量和包封率都比较大。也有用聚乙二醇 –b– 聚乳酸两亲性嵌段共聚物(PEG–b–PLA)的。③两亲性聚氨酯,由聚己内酯、聚醚、二羟甲基丙酸、1,2– 丙二醇和异佛尔酮二异氰酸酯为原料制备,其分子中同时带有碱性基团—N(CH₃)₂ 和酸性基团—COOH,在酸性或碱性介质中均能形成稳定的胶束或纳米粒。此外,最新的文献中还出现由其他两亲性共聚物自组装制备纳米粒或亚微粒。

3. 离子型嵌段共聚物　是由溶于水的两种带相反电荷的嵌段共聚物分子,在水中自发组装形成胶束或纳米粒。首先发现的是用聚 PEG– 聚 L– 赖氨酸(带正电的胶束)与聚 PEG– 聚 α,β–天冬氨酸(带负电的胶束)组成的离子型嵌段共聚物。这些聚合物在水中既可以形成纳米粒,也可以形成胶束。

4. 其他　传统的药用高分子材料(如乙基纤维素、交联聚维酮)、天然高分子材料(如明胶、阿拉伯胶、蛋白质、纤维素、多糖类、右旋糖酐、海藻酸钠、壳聚糖等)、固体脂质材料和磁性材料也可用于制备 NP。

三、纳米粒的主要制备方法

1. 交联聚合法　一些天然的聚合物材料(如蛋白质、明胶等),用适当方法分散成纳米微粒后,再通过化学交联剂(如戊二醛、甲醛等)进行处理,氨基与醛发生氨缩醛反应而相互交联,最后固化成纳米粒。蛋白质类还可通过加热变性进行固化。

(1) 白蛋白纳米粒的制备 取0.25 g白蛋白(BSA)于10 mL的0.25% 5-Fu溶液中,充分溶胀,滴入200 mL液体石蜡中,在2 000 r/min条件下搅拌10 min后,超声处理15 min,滴加戊二醛溶液1 mL,继续搅拌(2 000 r/min)固化1 h,搅拌下滴加0.1 mol/L的pH 6.8的PBS溶液1 mL,室温下保持2 h,4 000 r/min离心30 min后,用无水乙醇洗去液体石蜡,最后冷冻干燥即得。白蛋白纳米粒也可用甲醛进行固化,其他操作基本一致。

(2) 明胶纳米粒的制备 制备明胶纳米粒时,先胶凝再化学交联,可用于制备对热敏感药物的纳米粒。如将质量浓度为300 g/L的明胶溶液3 mL(含有1.8 mg丝裂霉素)在3 mL芝麻油中乳化,形成的乳状液在冰浴中冷却,使明胶乳滴完全胶凝。再用丙酮稀释,用50 nm孔径的滤膜过滤,弃去粒径较大的纳米球。用丙酮洗去纳米球(≤50 nm)上的油,加含10%甲醛的丙酮溶液30 mL使纳米球交联10 min,再用丙酮洗涤,干燥,即得粒径范围在100~600 nm、平均粒径280 nm的单个纳米粒。

(3) 壳聚糖纳米粒的制备 壳聚糖是一种多糖类天然高分子材料,生物相容性好,可生物降解。可用交联聚合法制备纳米粒或亚微粒。壳聚糖分子中含—NH₂,在酸性条件下带正电荷,用负电荷丰富的离子交联剂(如三聚磷酸钠)使凝聚成带负电荷的纳米粒。

2. 乳化聚合法 本法适合于液体的聚合物单体。在机械搅拌下,将聚合物单体分散于含有药物的水相中,在阴离子或高能射线等引发剂的作用下,单体发生聚合反应而制得载药纳米粒的方法。它是一种快速简易的制备方法,较易在实验室中制备。这种方法一般按照连续相是有机相还是水相分为两类。以有机相作为连续相会使用大量有机溶剂,难以除去,使得纳米粒具有毒性。而以水作为连续相的乳化聚合法是制备纳米粒常用的一种方法。常见的如氰基丙烯酸烷基酯(ACA)和甲基丙烯酸甲酯(MMA)类,可分别在OH⁻和γ射线等的催化下发生分子间聚合,形成固体的聚氰基丙烯酸烷基酯(PACA)和聚甲基丙烯酸甲酯(PMMA)。一般是在含有药物、葡聚糖或表面活性剂的酸性水溶液中,搅拌下滴入ACA(不与水互溶的聚合物单体),乳化形成O/W体系,ACA在水中OH⁻的催化下发生分子间的亲核反应而聚合形成实心的纳米粒,同时将药物包裹在纳米粒的骨架中,或吸附在纳米粒的表面。此法中pH的影响较大,控制酸性条件是为了控制OH⁻催化反应的速率。此方法条件温和,操作简便,所得NP成型好,分散性好。

3. 液中干燥法 纳米粒的粒径取决于溶剂蒸发之前形成乳滴的粒径,可通过调整分散剂的种类和用量、有机相及水相的比例和黏度、搅拌速率、容器及搅拌器的形状和温度等因素调节。如曲安奈德聚乳酸纳米球的制备:取曲安奈德与PLA溶于氯仿中作为油相,与明胶溶液在15℃以下超声乳化制得O/W型乳状液,再升温至40℃缓慢蒸发氯仿,超声蒸发除尽氯仿,离心,水洗后将亚微球混悬于水中,冻干。亚微球平均粒径为476 nm,载药量4.5%。

4. 自乳化法 自乳化的基本原理是:在固定条件下,乳状液中的液滴由于界面能降低,而形成更小的纳米级乳滴,接着再交联固化,分离,即得纳米粒或亚微粒。例如,用DL-丙交酯/乙交酯共聚物(PLGA)制备多肽类药物(如那法瑞林,nafarelin acetate,NA)的亚微粒时,PLGA与NA混悬于水中,加混合溶剂(丙酮与二氯甲烷),倒入抽气减压、中等速率搅拌的PVA水溶液中,形成O/W型乳状液,丙酮迅速扩散进入水相,使水相及有机相间的界面张力明显降低,使有机相乳滴粒径进一步减小,形成纳米级大小的乳滴。丙酮进一步扩散出乳滴而水扩散入乳滴内,引起聚合物的沉积而形成亚微球,其表面吸附的 PVA 分子可阻止搅拌时亚微球的粘连与合并。二氯甲烷从混合溶剂中挥发后,亚微球在水中进一步固化。用滤膜过滤后,滤液超速离心,除去游离的药物并洗去 PVA,所得亚微球再分散在水中、再超速离心,即得 200 ~ 300 nm 粒径的亚微粒。

5. 两亲性聚合物的自组装　两亲性嵌段共聚物形成胶束的过程与小分子的表面活性剂相似,由于分散介质(如水)在热力学上亲和某一嵌段,而排斥另一嵌段,使共聚物的分子链在分散介质中发生定向排列,如亲水端向外,而疏水端向内互相缔合,形成胶束,这一过程是自发进行的。形成胶束所需的临界浓度大大低于小分子的表面活性剂,形成的胶束有良好的热力学稳定性。例如,用超微透析技术制备萘普生的纳米胶束。取一定量的 PEO-PBLG(聚乙二醇 - 聚谷氨酸苄酯羧酸酐共聚物)溶解于 N,N- 二甲基甲酰胺(DMF)中,加入一定量的奈普生,搅拌使溶解,在60℃水浴上保温5 min,将 DMF 溶液转移到透析袋中,用蒸馏水作为透析液,在不同时间(如2 h、5 h、8 h、12 h)更换透析液。24 h 后将透析袋中的胶束移至离心管中离心,除去上清液后得含药纳米胶束的澄清溶液。此法制备的纳米胶束在 106 ~ 135 nm。研究表明,共聚物的 HLB 值对胶束的形成起决定性的作用,共聚物的相对分子质量会影响胶束的大小和载药量,相对分子质量越大,则胶束核越大,载药量也越大。

目前,已上市的聚合物胶束药物是紫杉醇胶束注射剂(Genexol-PM),该纳米制剂利用两亲性聚合物 mPEG-PDLLA 在水相介质中自组装形成胶束,在疏水的胶束核心区包载紫杉醇。该纳米制剂可以有效改善疏水性紫杉醇药物溶解度。与传统的紫杉醇相比,Genexol-PM 表现出了更高的人体耐受性,更强的肿瘤部位药物靶向蓄积能力,从而表现出更好的抗肿瘤效果。

四、固体脂质纳米粒的制备

固体脂质纳米粒(solid lipid nanoparticle,SLN)是 20 世纪 90 年代初发展起来的微粒给药系统,固体脂质纳米粒作为药物传递系统的载体,既具有聚合物纳米球的物理稳定性高、药物泄漏少、缓释性好的特点,又兼有脂质体毒性低、生物相容性好的优点。

固体脂质纳米粒的主要成分有三类:①脂质,如脂肪酸甘油酯类(包括三硬脂酸甘油酯、三棕榈酸甘油酯、三肉豆蔻酸甘油酯、三月桂酸甘油酯、山嵛酸甘油酯、Witeposl W35、Witepsol H35、Witepsol H42、单硬脂酸甘油酯)及脂肪酸类(如硬脂酸、棕榈酸等)。②乳化剂和助乳化剂,如磷脂(包括大豆卵磷脂、蛋黄卵磷脂等)、泊洛沙姆、聚山梨醇、胆酸盐、四丁酚醛等。③药物,亲脂性药物和亲水性药物均能制备成稳定的固体脂质纳米粒体系,并且载药量和包封率都很高。

制备的主要方法有熔融 – 匀化法、冷却 – 匀化法、纳米乳法、乳化蒸发法以及薄膜 – 超声法。其中熔融 – 匀化法是制备固体脂质纳米粒的经典方法,将熔融的高熔点脂质、磷脂加入药物后,熔融状态下分散于含表面活性剂的水相中,初乳化后,高压乳匀机匀化,冷却后即可得粒径小(约300 nm)、分布窄的纳米粒、亚微粒。也可用高速搅拌器得 650 nm 左右的纳米粒、亚微粒。通过热乳匀最初得到的仅是一种乳液,脂质还处于一种液体状态,必须使其温度降至室温或熔点以下时,才形成固体脂质纳米粒。本法常有药物析出,因药物在高温下与脂质混熔,冷却后呈过饱和,药物晶体可在固体脂质纳米粒表面析出,甚至在水相中析出。

五、纳米粒的修饰

1. 长循环纳米粒　用 PEG-PLGA 嵌段共聚物制备 PEG 修饰的纳米粒,所得粒径约 200 nm,

其表面被 PEG 覆盖,可明显延长在血液循环系统中滞留的时间,也称长循环亚微粒。将其用放射性铟标记,注射 5 min 后,在肝中的量仅为注射未修饰的亚微球的 37.5%,而在血液中的量为未修饰者的 400%;4 h 后未修饰者在血中完全消失,而修饰者尚有其总量的 30% 在血液中维持循环。

2. 表面电荷修饰纳米粒　紫杉醇 PLGA 纳米粒表面带负电荷,为了增加对带负电荷(含糖胺多糖)的血管壁的吸附,用阳离子型表面活性剂(溴化双十二烷基二甲基铵,DMAB)修饰纳米粒,使之表面带正电,可有利于提高紫杉醇的药效。

3. 免疫纳米粒　单抗与药物纳米粒结合,静脉注射后可实现主动靶向。与药物直连单抗相比,免疫纳米粒单抗的失活较少且载药量较大。如用乳化 – 化学交联法制得粒径大多为 200 ~ 420 nm 的多柔比星白蛋白纳米球,用分离并纯化的人膀胱癌 BIU–87 单克隆抗体 BDI–1 交联得偶联免疫纳米粒。在体外可观察到,此纳米球能同靶细胞的纤毛对接,对人膀胱癌 BIU–87 有明显的杀伤作用,对荷瘤裸鼠显示较好的抑瘤作用。

4. 温度敏感纳米粒　应用对温度敏感的高分子材料,温度改变时理化性质可明显改变,从而加速药物的释放。如聚乳酸 – 聚异丙基丙烯酰胺共聚物临界溶解温度为 32.3℃。该共聚物在 13 mg/L 的浓度下即可自组装形成核 – 壳型的纳米囊,粒径为 30 ~ 50 nm。包载吲哚美辛后,在体温时释放药物的速率加快。

5. pH 敏感纳米粒　某些载体材料可在介质 pH 改变时提高释药速率,从而可在体内不同 pH 的病灶组织区(胃肠道或肿瘤)实现靶向给药。如乙烯吡咯烷酮和丙烯酸用亚甲基双丙烯酰胺进行交联,以异硫氰酸荧光素 – 葡聚糖作模型标记物,得到粒径为 50 nm 的纳米粒。标记物在酸性介质中释放很慢,介质 pH 增加则释放速率加快。

6. 配体修饰的纳米粒　不同细胞表面具有特异性受体,从而与之相结合的配体也不同。配体与受体有强烈的亲和力。将纳米粒或亚微粒表面用配体修饰,可使纳米粒导向相对应的靶细胞(受体),从而可改变纳米粒的体内分布。

六、纳米粒的质量评价

对纳米粒的质量评价参照《中国药典》的质量控制应检查的项目。

1. 形态、粒径及其分布　通常采用电镜观察形态,并拍摄照片。应为球形或类球形,无粘连。粒径分布可采用激光散射粒度分析仪测定或电镜照片经过计算机软件分析,再绘制直方图或粒径分布图,也可用跨距或多分散指数表示。粒径分布范围应狭窄,并符合其使用要求。

2. ζ 电位　一般来说,ζ 电位对纳米粒的稳定性有较大影响。一般 ζ 电位高,粒子不易沉降、凝结或聚集,体系稳定;反之,ζ 电位小,粒子容易聚集,体系不稳定。一般 ζ 电位大于 15 mV,可以达到稳定性要求。

3. 再分散性　如为冻干制剂,冻干品的外观应为细腻、疏松块状物,色泽均匀;加一定量液体振摇,应立即均匀分散成几乎澄清的均匀胶体溶液。再分散性可以用体系的浊度变化表示。

4. 载药量与包封率　测定液体介质中纳米粒的药物包封率;冻干品应分散在液体介质后再测定。液体介质中纳米粒与未包封的游离药物的分离方法包括透析、过凝胶柱、低温超速离心等,分别测定系统中的总药量和游离的药量,从而计算出包封率和载药量。

5. 体外释放度的测定　体外释放度是纳米粒制剂的一项重要质量指标。体外释药速率的测定可初步了解纳米粒释药性能,以利于调整适宜的释药速率。

第五节 纳 米 乳

一、概述

纳米乳(nanoemulsion),也称微乳,是粒径为 10~100 nm 的乳滴分散在另一种液体介质中形成的纳米胶体分散系统,其乳滴多为球形,大小比较均匀,外观透明或半透明,通常属热力学稳定体系。纳米乳是由油相、水相、乳化剂和助乳化剂四部分组成。纳米乳分为水包油(O/W)和油包水(W/O)。

与普通乳剂相比,纳米乳的主要优点是:①具有热力学的稳定性,易于制备,稳定性好。②水包油(O/W)型纳米乳可增溶油溶性药物,并具有缓释作用。③纳米乳还可以提高药物的生物利用度,改善药物在胃肠道环境中的稳定性。④与其他给药系统相比,纳米乳易于过滤灭菌,黏度低可减少注射时的疼痛。

二、常用乳化剂和助乳化剂

1. 乳化剂 乳化剂有天然的、也有合成的,包括亲水高分子、固体粉末和表面活性剂三大类,前两类可与表面活性剂形成混合的乳化剂。选用乳化剂时不仅要考虑乳化性能,而且要考虑价格、毒性、对微生物的稳定性等。各种常用乳化剂都可用于制备复乳、亚微乳或纳米乳。聚氧乙烯脂肪醇醚类表面活性剂聚氧乙烯蓖麻油缩合物(如 Cremophor EL),为亮黄色的油状液体,HLB 值 12~14,水中的溶解度随温度升高而变小,可用于静脉注射,在纳米乳中有成功的应用。蔗糖脂肪酸酯类表面活性剂简称蔗糖酯,因脂肪酸含量不同而分为两类,一类为蔗糖单脂肪酸酯,HLB 值为 5~15,另一类为蔗糖双脂肪酸酯或多脂肪酸酯,HLB 值为 2~5;此类表面活性剂可供静脉注射用,在体内降解为脂肪酸和糖,可用于复乳的制备。硬脂酸双甘油酯可用于制备亚微乳等。

2. 助乳化剂 制备纳米乳时需要加入助乳化剂,助乳化剂具有以下作用:①助乳化剂可插入到乳化剂界面膜中形成复合凝聚膜,提高膜的牢固性和柔顺性,还可调节乳化剂的 HLB 值,形成更小的乳滴。②使乳化剂具有超低表面张力,有利于纳米乳的形成和热力学稳定。③改变油水界面的曲率。④增加界面膜的流动性,降低膜的刚性,有利于纳米乳的形成。

助乳化剂通常为药用的短链醇或适宜 HLB 值的非离子型表面活性剂。常用的有正丁醇、乙二醇、乙醇、丙二醇、甘油和聚甘油酯等。

三、纳米乳的制备

1. 纳米乳的处方研究 处方的必需成分通常是油、水、乳化剂和助乳化剂。当油、乳化剂和助乳化剂确定后,可通过三元相图找出纳米乳区域,从而确定它们的用量。在油、水、乳化剂和助乳化剂 4 个组分中,一般可将乳化剂及其用量固定,水、油、助乳化剂 3 个组分占正三角形的 3 个顶点,在恒温条件下制作相图(图 11-3)。制作的方法,将一定组成的油、乳化剂、助乳化剂混合溶液用水滴定,每次加水后达到平衡时,用肉眼观察是否是透明的纳米乳,或是混浊的乳状液(油多时为 W/O 型,水多时为 O/W 型),或是半固态凝胶。图中有两个纳米乳区,一个靠近水的顶点,为 O/W 型纳米乳区,范围较小,另一个靠近助乳化剂与油的连线,为 W/O 型纳米乳区。但温度对纳米乳的制备影响较大,研究相图时需要恒温。

2. 纳米乳的配制 从相图确定处方后,将各成分按比例混合即可制得纳米乳(无需作大的功),且与各成分加入的次序无关。如先将亲水性乳化剂同助乳化剂按要求的比例混合,在一定温度下搅拌,再加一定量的油相,混合搅拌后,用水滴定此混浊液至透明,即得。纳米乳中的油、水仅在一定比例范围内混溶,在水较多的某一范围内形成 O/W 型纳米乳,在油较多的某一范围内形成 W/O 型纳米乳。配制

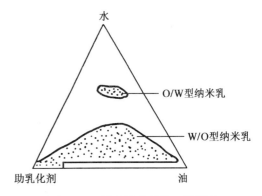

图 11-3　形成纳米乳的三元相图

O/W 型纳米乳的基本步骤是:①选择油相及亲油性乳化剂,将该乳化剂溶于油相中。②在搅拌下将溶有乳化剂的油相加入水相中,如已知助乳化剂的用量,则可将其加入水相中。③如不知助乳化剂的用量,可用助乳化剂滴定油水混合液,至形成透明的 O/W 型纳米乳为止。

四、自乳化纳米乳

自乳化纳米乳是由油相、乳化剂和助乳化剂组成的浓缩液,是纳米乳制剂的一种特殊制剂。该制剂基于纳米乳开发而来,在处方组成上包括油、乳化剂、助乳化剂及药物,通过三元相图确定好各组分比例后,将各成分按比例混合即可制得透明均一单油相的自微乳化药物制剂,临用前加入注射用水轻摇即得纳米乳液体。载药的自乳化纳米乳可在胃肠道内或适宜环境温度(通常指体温 37℃)及温和蠕动或搅拌的条件下利用生理体液中水分自发乳化形成粒径 100 ~ 500 nm 乳滴。形成的乳滴具有较大的比表面积,可极大地促进难溶性或亲脂性药物的口服吸收。

自乳化药物传递系统作为一种提高生物利用度的给药系统,主要特点包括:①在体温条件下,遇液体后可在胃肠道蠕动的作用下自乳化形成 O/W 型乳剂,液滴粒径小于 500 nm。②与胃肠液接触时可形成包含有药物的乳滴,乳滴中的药物呈溶解状态,在肠中可维持溶解状态,药物表面积大,且有利于穿过肠道黏膜,提高药物吸收的速率和程度。③药物被包裹在微小乳滴中,可避免或减少药物的水解,提高药物的稳定性。④药物存在于细小的乳滴中,减少对胃部的刺激,乳滴从胃中迅速排空,药物可以在整个胃肠道中广泛分布,从而减少了大量药物与胃肠壁长时间接触而引起的刺激。⑤纳米乳可经淋巴管吸收,克服了首过效应及大分子通过胃肠道上皮细胞时的障碍。⑥制备简单,将液体分装于软胶囊中,剂量准确,服用方便。⑦药物溶解于油相中,口服后形成乳剂,避免了乳剂存放过程中的分层问题,有利于药物贮藏和运输。

自乳化药物传递系统所选择的药物多为难溶性或亲脂性药物,处方中的药物溶于油相。处方中的油相对药物的溶解度应较高,溶解大量药物的油相应有利于自乳化的形成,一般在处方中的质量分数为 35% ~ 70%。早期常用的油相为天然植物油类,如大豆油、花生油等,但它们对药物的溶解和自乳化能力较弱。目前应用较多的为中链脂肪酸甘油酯和半合成中链衍生物,对药物具有较好的溶解性和自乳化能力,如椰子油 C_8/C_{10} 三酰甘油(Miglyol 812)、椰子油 C_8/C_{10} 单酰或二酰甘油(Campul MCM)等。处方中一般选择高亲水亲油平衡值(HLB= 11 ~ 15)的非离子型表面活性剂,在处方中的质量分数为 30% ~ 60%。

环孢素是一种免疫抑制剂,是由11种氨基酸组成的环状多肽化合物,不溶于水,也几乎不溶于油(如橄榄油),但可溶于无水乙醇。用于器官移植后的免疫抑制治疗,可大幅度提高患者的成活率。环孢素纳米乳浓液经口服后遇体液可自乳化,形成O/W型纳米乳,对不同的剂量水平,生物利用度可提高74%～139%。

例 1 环孢素纳米乳浓液软胶囊(胶丸)

【处方】

环孢素	100 mg	无水乙醇	100 mg
1,2-丙二醇	320 mg	聚氧乙烯(40)氢化蓖麻油	380 mg
精制植物油	320 mg		

【制备】 将环孢素粉末溶于无水乙醇中,加入乳化剂聚氧乙烯(40)氢化蓖麻油、助乳化剂1,2-丙二醇混匀得澄明液体,测乙醇含量合格后,加精制植物油混合均匀得澄明油状液体。由胶皮轧丸机制得环孢素纳米乳浓液软胶囊(胶丸)。

五、质量评价

除口服或注射用液体制剂的一般检查项之外,纳米乳制剂还需要检查如下特殊指标:

1. 乳滴粒径及其分布　乳滴粒径是评价纳米乳的重要质量指标。乳滴粒径的测定方法有:①激光衍射测定法。②电镜法。有扫描电镜(SEM)法、透射电镜(TEM)法和TEM冷冻碎裂法。其中TEM冷冻碎裂法,需乳剂速冻再碎裂,可区别乳滴与极易混淆的气泡,可测出分子的尺寸及类脂等大分子的精细结构。

2. 药物的含量　纳米乳中药物含量的测定一般采用溶剂提取法。溶剂的选择原则,主要应使药物最大限度地溶解在其中,而较少地溶解其他材料,溶剂本身也不应干扰测定。

3. 稳定性　纳米乳通常是热力学稳定体系,但有些纳米乳在贮存过程中粒径也会变大,甚至也会分层。

第六节　器官组织靶向制剂

器官组织靶向制剂为药物分子与功能载体材料结合后,通过胃肠道、血液等给药途径,选择性地浓集、定位于脑、肝、结肠、肺、骨髓、淋巴系统、病灶、肿瘤、细胞等器官组织的靶向给药系统。可到达脑、肺、肝、肾、淋巴等组织器官,也包括肿瘤、炎症/感染、缺血、退行性疾病等的病变部位等。利用靶部位生理、病理等区别于其他组织器官的特征,靶向制剂可通过被动靶向、主动靶向和物理靶向等机制实现在靶部位的药物浓集。

一、脑靶向制剂

脑靶向制剂是指使药物通过全身血液循环穿过血脑屏障进入脑实质,达到脑内病灶部位发挥有效治疗效果的给药系统。

脑是人体中枢神经系统最主要的部分,调节与支配着人体的各项生理功能。大脑具有特殊的生理解剖结构,在血液与脑实质之间存在血脑屏障。血脑屏障由脑毛细血管内皮细胞构成,这些细胞通过复杂的紧密结合连接在一起,构成一层上皮样的、高阻抗的膜屏障,使脑与周围血管及组织系统分隔开来,有效地保证了中枢神经系统的稳定性。然而,血脑屏障的存在也阻碍了药物由血入脑,使得98%的小分子化学药物和几乎所有的大分子药物很难在脑内呈现有效的治疗浓度和治疗效果。

为了克服血脑屏障的作用,人们采用了多种策略增加药物的脑内递送。根据药物透过血脑屏障的机制不同,脑靶向给药系统可分为以下几类:①基于扩散渗透的脑靶向给药系统:血脑屏障是一种脂质膜,因此制备脂溶性较高的前体药物或化学药物传递系统,药物可以以被动扩散的方式透过血脑屏障进入脑实质。②受体介导的脑靶向给药系统:脑毛细血管内皮细胞表面存在多种特异性的受体,如转铁蛋白受体、低密度脂蛋白受体、胰岛素受体和N-乙酰胆碱受体等。以上述受体的配体或抗体为靶向功能分子构建给药系统,与血脑屏障表面相应的受体特异性结合,通过受体介导的细胞内吞作用使得药物透过血脑屏障进入脑实质。③吸附介导的脑靶向给药系统:血脑屏障带负电荷,其与阳离子载药微粒接触后能通过静电介导的吸附作用引发吸附介导的细胞内吞作用转运药物入脑。④转运体介导的脑靶向给药系统:脑组织需要大量的营养物质如氨基酸、糖类等以维持其生理功能,这些物质由血入脑依靠脑毛细血管内皮细胞表面的转运体如氨基酸转运体、己糖转运体等介导转运。将药物的结构修饰成转运体底物类似物,或与转运体底物结合成复合物,可实现药物透过血脑屏障由血入脑。⑤经鼻途径的脑内给药:鼻腔黏膜包括呼吸部黏膜和嗅神经上皮黏膜,其中嗅黏膜是鼻腔与脑组织之间的一层隔离膜,屏障作用比血脑屏障小得多。因此,通过鼻腔给药后,部分药物可通过嗅神经黏膜吸收,绕过血脑屏障直接进入脑内。

二、肺靶向制剂

肺靶向制剂是指可使药物通过呼吸道或全身血液循环靶向浓集于肺部,从而发挥其治疗效用的给药系统。

肺是呼吸系统的重要器官,肺内支气管反复分支,呈树枝状,最后连接于肺泡。肺泡直径为$80\sim250\ \mu m$。肺循环是血液循环的重要组成部分,肺泡表面与毛细血管间的距离仅为$0.5\sim1\ \mu m$,通过血液循环静脉血变为含氧丰富的动脉血。肺靶向给药策略如下:①被动截留肺靶向给药系统:静脉注射粒径$7\sim30\ \mu m$的微粒,当血液流经肺部时,由于微粒直径较大无法通过肺部毛细血管而被其机械截留,最终被单核巨噬细胞摄取进入肺组织。因此,将药物包载于载体中,如脂质体、微球、囊泡等,形成一定粒径的微粒,利用肺部的这种特殊生理特性使药物在肺靶组织定位释放,从而达到肺靶向治疗的目的。②主动转运肺靶向给药系统:利用肺血管表皮细胞系的主动转运机制也可实现肺部靶向给药。例如,以抗血小板内皮细胞黏附分子-1抗体作为载体,与药物形成复合物。通常情况下,肺部血管上皮细胞占人体上皮细胞总数的1/3,抗血小板内皮细胞黏附分子-1抗体表达丰富。静脉注射药物-抗体结合物将会聚集于肺部上皮细胞层,从而实现肺部靶向给药。③肺靶向前体药物:肺部酯酶的活性比心脏等其他部位酯酶的活性都高。因此,将药物酯化制成活性较低的前体药物或大分子载体药物,使药物在肺部被酯酶水解大量释放出母体药物,可实现药物靶向肺部。

三、肝靶向制剂

肝靶向制剂可使药物通过全身血液循环靶向浓集于肝病变部位,减少其全身分布,减少用药剂量和给药次数,提高药物治疗指数,降低其不良反应。

　　肝是人体参与消化、排泄、解毒和免疫过程的重要器官。肝的重要特点之一是有门静脉和肝动脉双重供血,血液流经窦状血管,通过中央静脉离开肝。窦状血管内侧分布着窦状上皮细胞,在血液和肝实质细胞间形成了选择性屏障。临床用于治疗肝疾病的药物较多,但大多数在肝分布少,对其他脏器毒副作用较大。肝靶向的策略如下:①微粒载体的肝靶向给药系统:肝的窦状上皮细胞隙孔径为 100~200 nm。将药物制备成粒径为 100~200 nm 的微粒,如脂质体、纳米粒等,静脉注射后容易被肝网状内皮系统的巨噬细胞吞噬而聚集于肝实质细胞,实现肝靶向给药。②受体介导的肝靶向给药系统:肝细胞表面高表达许多特异性的受体,如无唾液酸糖蛋白受体、转铁蛋白受体、甘露糖受体等。以上述受体的配体或以抗体为靶向功能分子与药物形成的复合物,经血液循环与肝细胞表面的相应受体特异性结合,通过受体介导的细胞内吞作用使药物进入肝实质细胞实现在肝的靶向聚集。

四、结肠靶向制剂

　　结肠靶向制剂可使药物经口服后,在胃肠上消化道不释放,而当药物运输至人体回盲部后开始崩解并逐渐释放出来。

　　结肠靶向给药系统减少了胃和小肠对药物的吸收,提高了药物在大肠的局部浓度,延长了药物在结肠部位的停留时间,可使药物在结肠发挥局部或全身治疗作用。结肠位于胃肠道的后段,主要功能是吸收水分和电解质,使内容物固化为粪便。人体胃肠道 pH 由低到高逐渐递增,结肠 pH 相对较高。此外,结肠的微生物群落丰富,含细菌 400 多种,因而结肠具有复杂多样的生物酶系。结肠靶向给药的策略如下:① pH 依赖型结肠靶向给药系统:结肠的 pH 在人体消化道中相对较高,可利用 pH 敏感的材料如肠溶型聚丙烯酸酯(只在 pH > 7 的溶液中溶解),对药物进行包裹,使药物顺利通过胃肠道进入结肠释放,达到结肠靶向给药的目的。②时间依赖型结肠靶向给药系统:药物在小肠具有稳定的转运时间一般为 3~4 h。利用这一特性,选择合适的肠溶材料以特定的顺序和方式包裹药物,使药物制剂进入小肠后开始溶解,经过 3~4 h 完全溶解,从而达到在结肠内定点释放药物的目的。③酶触发结肠靶向给药系统:结肠内具有小肠没有的微细菌群落及酶,如偶氮降解酶。因此,将药物通过特定的表面修饰制成前体药物或通过合适的材料包裹,使其可被结肠内部的酶特异性代谢降解,使药物释放出来,实现结肠靶向。④压力控制释药结肠靶向给药系统:结肠内存在很强的蠕动波,加之水分含量较少,可产生瞬间的内部高压。因此,将药物通过特定材料(如乙基纤维素的明胶胶囊)包裹,进入结肠后受到的压力增大而导致包衣破裂,从而达到药物在结肠靶向释放的目的。

五、淋巴靶向制剂

　　淋巴靶向制剂主要是针对淋巴转移的恶性肿瘤,将药物或给药系统通过局部注射或全身血液循环,借助淋巴引流到淋巴结病灶部位,达到对淋巴病灶靶向或缓释给药的目的。

　　淋巴系统由淋巴管、淋巴结、脾及黏膜相关淋巴组织等构成,在免疫监视、维持体液平衡和脂类物质摄取等方面发挥重要作用,是人体重要的防卫免疫体系。因此,淋巴是许多病菌入侵的关键之处,也是许多恶性肿瘤转移的主要途径。实现淋巴靶向给药主要依赖于淋巴系统的生理结构:毛细淋巴管是淋巴管的起始部分,以膨大的盲端起始于组织间隙。毛细淋巴管的管壁由单层内皮细胞构成,细胞间隙较大,无基底膜和外周细胞,有纤维细丝牵拉,使毛细淋巴管处于扩张状态。因此,毛细淋巴管壁的通透性较大,一些不易透过毛细血管的大分子物质,较易进入毛细淋巴管。肌内、皮下注射或器官内、肿瘤内组织间隙注射给药时,相对分子质量在 5 000 以上的大分子物质,难以进入毛细血管,很有可能经毛细淋巴管进入淋巴循环,进而到达淋巴系统的病灶部位实现淋巴靶向。

六、肿瘤靶向制剂

肿瘤靶向制剂可使抗肿瘤药物能够通过全身血液循环靶向富集在肿瘤局部,选择性杀伤肿瘤细胞,减少药物全身毒副作用,提高药物治疗肿瘤的效果。

肿瘤是机体细胞异常增殖所形成的一种病变组织。实体肿瘤由肿瘤细胞和支撑肿瘤细胞的基质共同构成。肿瘤基质约占肿瘤质量的 90%,由成纤维细胞、炎症细胞及肿瘤血管组成,肿瘤细胞散布于肿瘤基质中。新生血管负责维持肿瘤营养物质的供给和分解代谢产物的转移,在肿瘤生长中起着决定性作用。由于生成血管的局部张力较大,多数肿瘤的血管系统出现异常,血管壁上有不连续的内皮层和不完整的基底膜。此外,肿瘤组织还存在区别于正常组织的特征,如低氧、微酸性、高压、大量特异性生长因子和某些酶类的高表达等。现有的抗肿瘤药物虽然疗效较高,但大部分药物同时存在很大的全身毒副作用。

肿瘤靶向给药策略主要分为三类。第一类是受体介导的肿瘤靶向给药系统:肿瘤实质细胞以及肿瘤血管内皮细胞表面高表达某些特异性的受体,如表皮生长因子受体、叶酸受体、转铁蛋白受体等,配体或抗体修饰的载药微粒经血液循环可与肿瘤相关细胞表面的相应受体特异性结合,通过受体介导的细胞内吞作用使药物进入肿瘤组织实现在肿瘤部位的靶向聚集。第二类是基于肿瘤部位组织的增强渗透和滞留效应(EPR 效应)的肿瘤靶向给药系统:肿瘤组织由于快速生长的需求,血管生成很快,导致新生血管外膜细胞缺乏、基底膜变形,血管壁间隙较宽,结构完整性差,加之肿瘤区域的淋巴系统回流不完善,造成大分子类物质和脂质颗粒能够穿透肿瘤毛细血管壁间隙进入肿瘤组织并在其内部蓄积,这就是肿瘤组织的增强渗透和滞留效应。利用肿瘤的这一特性,将药物制备成为合适粒径的脂质体、微球、纳米粒等制剂,可使药物经血液循环渗漏富集在肿瘤组织,从而达到肿瘤靶向的目的。第三类是基于肿瘤微环境的肿瘤靶向给药系统:肿瘤微环境是指肿瘤细胞在生长过程中,由肿瘤细胞及细胞外间质相互作用后形成的肿瘤细胞生长的特殊环境。由于肿瘤细胞增殖旺盛,代谢速率很快,肿瘤区域的氧供给无法满足肿瘤细胞的氧需求,导致肿瘤细胞缺氧,发生无氧呼吸,产生大量乳酸堆积,从而使肿瘤组织内部 pH 降低,产生微酸性环境。人体正常组织 pH 约为 7.4,而肿瘤区域 pH 可降至 6.8 左右。因此,将药物通过结构修饰或利用特殊的材料为载体构建给药系统,使其进入血液循环后在正常组织 pH 环境下不释放,而进入肿瘤低 pH 环境后释放出来,从而达到肿瘤靶向的目的。此外,肿瘤组织内部特异性高表达一些正常组织几乎不表达的酶类,如基质金属蛋白酶等,可将药物通过可酶切的连接分子修饰成为前体药物或构建给药系统,使其在肿瘤区域特异性酶的作用下才能发挥药效,从而达到肿瘤靶向的效果。

第七节　主动靶向制剂

主动靶向制剂(active targeting preparation)是指用修饰的药物或载药微粒作为"导弹",将药物定位运送到靶区浓集,从而增强药效。载药微粒经配体或抗体修饰后,可以有效躲避巨噬细胞识别清除,并与靶细胞表面的受体结合,改变微粒在体内的自然分布而到达特定的靶部位;亦可将药物修饰成前体药物,即能在活性部位被激活的药理惰性物,在特定靶区被激活发挥作用。

一、抗体介导的主动靶向制剂

1. 单克隆抗体药物的研究进展 治疗性单克隆抗体已在临床应用中取得了良好治疗效应。1986 年,全球首个单克隆抗体药物 OKT3(Muromonab-CD3)经美国食品与药品监督管理局(FDA)批准上市,应用于器官移植后的急性排异反应,OKT3 是小鼠源性单克隆抗体,易产生体内免疫原性。随着抗肿瘤嵌合单克隆抗体利妥昔单抗及首个抗体融合蛋白 Eternacept、肿瘤坏死因子 α(tumor necrosisfactor alpha,TNF-α)的单克隆抗体英夫利昔单抗、乳腺癌药物曲妥珠单抗等单克隆抗体药物的上市,全球单克隆抗体药物市场的增长突飞猛进。2002 年,首个全人源性单克隆抗体—阿达木单抗的上市。截至 2017 年 11 月,美国 FDA 批准上市的治疗性单克隆抗体药物有 83 种,主要用于肿瘤、自身免疫性疾病及炎症疾病的治疗。表 11-1 列举了部分已上市的单克隆抗体药物。

表 11-1 部分已上市的单克隆抗体药物

上市年份	通用名	中文名	商品名	抗体类型	适应证	靶标
1998	Trastuzumab	曲妥珠单抗	Herceptin	人源化	乳腺癌、胃癌、食管胃结合部癌	HER2
2012	Pertuzumab	帕妥珠单抗	Perjeta	人源化	乳腺癌	
2004	Bevacizumab	贝伐珠单抗	Avastin	人源化	结直肠癌等	VEGF/VEGFR2
2006	Ranibizumab	雷珠单抗	Lucentis	人源化	黄斑变性	
2014	Ramucirumab	雷莫芦单抗	Cyramza	人源化	胃癌、食管胃结合部癌、肺癌、结直肠癌	
1998	Eternacept	依坦西普	Enbrel	融合蛋白	类风湿关节炎	TNF-α
1998	Infliximab	英夫利昔单抗	Remicade	嵌合型	类风湿关节炎	
2002	Adalimumab	阿达木单抗	Amjevita	全人源化	类风湿关节炎	
2008	Certolizumabpegol	赛妥珠单抗	Cimzia	人源化	克罗恩病	
2009	Golimumab	戈利木单抗	Simponi	全人源性	类风湿关节炎	
2014	Pembrolizumab	派姆单抗	Keytruda	人源化	肿瘤	PD-1
2014	Nivolumab	纳武单抗	Opdivo	全人源性	肿瘤	
2016	Atezolizumab	阿特朱单抗	Tecentriq	人源化	肿瘤	PD-L1
2016	Avelumab	阿维鲁单抗	Bavencio	全人源性	肿瘤	
2017	Durvalumab	德瓦鲁单抗	Imfinzi	全人源性	肿瘤	

2. 抗体药物偶联（antibody drug conjugate，ADC）　抗体药物偶联是通过连接体（linker）将单克隆抗体（mAb）与细胞毒素共价连接而成的新型靶向药物。抗体药物偶联（ADC）是在肿瘤治疗中增长最快的领域之一。单克隆抗体在对肿瘤细胞相关抗原的特异性和靶向性方面具有独特优势，但对消灭肿瘤细胞作用有限；反过来，细胞毒素对消灭肿瘤细胞有很强的威力，但是靶向性不高，对正常细胞也会同时杀灭（引起毒副作用）。利用单克隆抗体对肿瘤细胞表面特异性抗原的高亲和力可以将化疗或其他可杀伤肿瘤细胞的药物靶向输送至肿瘤病灶部位。当抗体与肿瘤细胞结合或被肿瘤细胞内吞后，化疗药物在肿瘤细胞周围或肿瘤细胞内以活性形式释放并发挥杀伤肿瘤的作用。ADC 正是基于该基本原理设计的。目前在研发的 ADC 多为抗体和高效细胞毒药物的化学偶联物，其主要结构包括抗体、高效细胞毒药物、linker 三部分。ADC 的抗体主要包括 B- 细胞过表达抗原（CD20、CD22、CD40、CD79 等），T- 细胞过表达抗原（CD25、CD30 等），癌细胞抗原（HER2、EGFR、EpCAM、EphB2、PSMA、Cripto 等），内皮细胞抗原（endolin）等，理论上针对这些肿瘤相关抗原的单克隆抗体都有可能用于 ADC 的研发。相对抗体而言，可供选择的用于 ADC 的细胞毒药物并不多。早期 ADC 所选择的药物主要是已经在临床应用的化疗药物，例如阿霉素、长春碱等，但这些 ADC 经临床验证都缺乏明确的抗肿瘤活性，治疗效果不能令人满意。目前，ADC 所使用威力强大的高效细胞毒药物主要有三种：①烯二炔类抗生素 calicheamicin γ，calicheamicin γ 分子侧链的巯基基团经化学修饰后可连接抗体形成 ADC。②美登素（maytansine）衍生物，其细胞毒活性比临床常用抗癌药物高 1000 倍。③ auristatin 衍生物，主要有 MMAE（monomethyl auristatin E）、MMAF（monomethyl auristatin F）。

一个成功的抗体偶联药物除了特异性抗体和威力强大的"弹药"之外，还必须要有理想的靶点和理想的连接体（linker）。理想的靶点至少要具备以下条件：①限制性地在肿瘤细胞中高表达，而在正常细胞中低表达，如 SGN-35 针对的 CD30 在霍奇金淋巴瘤以及渐变性大细胞淋巴瘤中高表达，而在正常细胞中表达量有限；②靶点应该呈现在细胞表面容易被抗体识别；③它必须是内化抗原（internalizing antigen），与 ADC 结合后，能够使细胞毒素进入细胞发挥作用。细胞毒药物分子与抗体分子之间的 linker 是决定 ADC 治疗效果的关键因素。合理的 linker 设计可以改善 ADC 在血循环中的稳定性、优化药代动力学特性、提高游离药物在肿瘤部位的有效释放。目前，linker 的连接方式主要有以下三种：①化学裂解；②酶裂解；③非裂解。

2000 年美国 FDA 批准全球第一个 ADC 药物是吉妥单抗 - 卡奇霉素偶联物（gemtuzumab ozogamicin/Mylotarg），其中抗体为重组人源化抗 CD33 单抗，与细胞毒素卡奇霉素偶联而成。用于治疗急性髓性白血病（AML），但其严重副作用导致于 2010 年撤市。作为第一代 ADC，吉妥单抗偶联物的失败之处在于 linker 的化学性质不稳定，在未达到靶点时就易被水解，导致药效有限。2011 年 8 月被美国 FDA 批准上市的抗体偶联药物 brentuximab vedotin，用于治疗复发和难治性霍奇金淋巴瘤和系统型间变性大细胞淋巴瘤，单抗选择性靶向 CD30，细胞毒素 MMAE 作用于微管蛋白；2013 年被 FDA 批准上市的抗体偶联药物 trastuzumab emtansine，其中所使用的抗体 trastuzumab 能够靶向 HER2 受体，emtansine 能够结合微管蛋白。ADC 药物的细胞穿透能力有限，这也影响了它们的治疗效果与毒副作用。这些问题的解决，有待于下一代 ADC 研究中进一步发展定点偶联和优化 linker 功能。

3. 抗体修饰的载药微粒　药物微粒载体经化学修饰后，可以避免或减少单核吞噬细胞系统的吞噬，减少在肝内聚集，从而靶向于缺少单核吞噬细胞系统的组织。利用高度特异性的抗原抗体反应,将单克隆抗体与载药纳米微粒相结合,可使表面修饰了抗体的微粒载体在体内寻找和识别作为抗原的病灶组织,从而达到主动靶向的目的。

单抗与脂质体、纳米粒、微球、磁性材料和红细胞等结合后,可分别得到免疫脂质体、免疫纳米粒、免疫微球、免疫磁性材料和免疫红细胞等免疫载体给药系统。譬如将抗体结合于脂质体表面使其具有对靶细胞分子水平上的识别能力,可提高脂质体的专一靶向性。脂质体(LS)与抗体之间可以通过小分子交联剂进行共价结合,也可采用所谓的抗体衍生化法,即用化学方法增加抗体的亲脂性,在制备脂质体时掺入磷脂中。如以抗 HER2 单克隆抗体制备的多柔比星脂质体,以人胃癌细胞 M85 表面抗原的单克隆抗体为靶分子制备的丝裂霉素脂质体等。纳米粒(NP)与抗体的结合可通过简单的吸附来完成,如将抗成骨肉瘤 MAB791T/36 吸附于 PHCA-NP 的表面,也可将 NP 与抗体共价结合。单抗与药物纳米粒结合通过静脉注射,可实现主动靶向。与直接同药物结合相比,与药物纳米粒结合的单抗较少失活且载药量较大。如用乳化-化学交联法制得粒径大多为 200 ~ 420 nm 的多柔比星白蛋白纳米粒,载药量达 7.83%。将分离并纯化的抗人膀胱癌 BIU-87 单克隆抗体 BDI-1 通过化学交联反应,与上述纳米粒偶联得免疫纳米粒。此纳米粒在体外可观察到能同靶细胞的纤毛连接,和对人膀胱癌 BIU-87 细胞的明显杀伤作用,对荷瘤裸鼠也显示较好的抑瘤作用。

4. 抗体介导的酶敏感前药靶向制剂　抗体导向酶促前药治疗(antibody-directed enzyme-prodrug therapy,ADEPT)是一个特殊的主动靶向给药系统,由 Bagshawe 在 1987 年首先提出,它是抗体介导与前体药物两种靶向给药方法的巧妙结合。ADEPT 基本思路是将特异性的酶与MAB 结合后给药,抗体将酶导向肿瘤部位,然后再给予前药(本身可以无效或低效),肿瘤部位的酶特异性地将前药转化为活性的细胞毒分子,在靶位发挥药效。抗肿瘤药物如烷化剂、ADR、MMC 和 MTX 等都有相关报导。该法的优点是:①抗体-酶交联物可以选择性地靶向肿瘤细胞并与之牢固结合,酶只在靶组织释放;②前药的使用降低了治疗剂原有的毒性;③虽然抗体-酶交联物在肿瘤部位的浓度可能较低,但少量具有高催化活性的酶就可激活大量的前药,使肿瘤部位药物浓度达到治疗的要求。

ADEPT 系统由抗体、酶和前药组成。抗体的选择要注意两个问题。一个是相应抗原的特异性,一个是抗体的免疫原性。理想的靶抗原应为某种肿瘤细胞所特有,但目前使用最多的是肿瘤相关抗原,它在部分正常组织中也有表达,但在肿瘤组织中表达较高;如果通过基因工程制备人源化抗体(humanized antibody),不仅可以保持抗体的靶向特性,还可减弱甚至消除人抗鼠抗体反应。理想的酶应该相对分子质量低,免疫原性低,对前药的转化率高,特异性好,而且性质稳定,内源性干扰小,容易纯化。目前所用的酶主要有两类,即人源性酶和微生物源性酶,前者免疫原性低但内源性干扰大,后者正好相反。前药包括活性成分和保护基团两部分,前药的种类由相应的酶决定。活性药物应有适当的生物半衰期,以保证活性成分在肿瘤部位作用足够的时间。前药的设计是一个关键。

二、受体介导的主动靶向制剂

受体介导的主动靶向制剂是指药物或载药微粒经配体分子修饰后,利用配体分子与靶器官或靶组织上过度表达的受体可发生特异性结合的特点,从而将药物或载药微粒更多地导向特定的靶组织。常用的配体包括糖蛋白、脂蛋白、转铁蛋白、多肽类,激素和叶酸等。

1. 糖蛋白修饰药物　哺乳动物肝实质细胞上有大量的受体,可识别末端有半乳糖残基的糖蛋白;巨噬细胞表面存在一种受体,可识别 D- 甘露糖、N- 乙醚 - 葡糖胺的糖蛋白、糖肽或糖脂;胃肠道黏膜上皮细胞上有一种凝集素受体,可识别凝集素(植物中存在的一种外源性的糖蛋白)。将药物或载药微粒分别与上述糖蛋白配体连接,可分别靶向肝实质细胞、巨噬细胞和胃肠道黏膜细胞。例如,人生长激素(GH)是垂体产生的一类含 191 个氨基酸和两个二硫键桥的肽类物质。利用哺乳动物肝所特有的无唾液酸糖蛋白受体(ASGPR)的识别能力,将 GH 接上半乳糖基,在 ASGPR 的介导下可更多地进入肝,通过控制 GH 中连接半乳糖基的分子数目来控制进入肝的 GH 量,进而调整 GH 与肝分泌的 SOM 的合适比例,达到提高 GH 临床疗效的目的。也有人曾将人胎盘 - 葡萄糖脑苷脂酶与相应的配体联成共轭物,导向巨噬细胞丰富的肝脾部位,实现了酶的补充疗法,效果较好。另外,将口服吸收差的药物与凝集素结合,将药物导向胃肠道的黏膜上皮细胞,从而促进药物的吸收,或用于胃癌的靶向治疗。

2. 脂蛋白修饰药物　低密度脂蛋白(LDL)是存在于哺乳类动物血浆中的脂蛋白,LDL 受体活性及数量在一些肿瘤细胞中高出正常细胞 20 倍以上,故可携带微粒载体将药物载带至肿瘤细胞。LDL 是内源性物质,可有利于避免被单核吞噬细胞系统清除,延长药物半衰期,另外其脂质的成分有利于包裹脂溶性药物。

3. 转铁蛋白修饰药物　转铁蛋白受体(TFR)是一种 II 型膜蛋白。由于肿瘤细胞生长较快,对铁的需要量很大,往往过度表达 TFR,而且 TFR 也存在于脑部毛细血管内皮上,是血脑屏障的内源性膜受体。利用转铁蛋白修饰,可以提高药物或载药微粒在脑部肿瘤靶向给药和中枢神经系统(CNS)靶向给药中的靶向性。

4. 多肽修饰药物　靶细胞表面一些过度表达的受体可以特异性地识别寡肽,将寡肽作为靶向给药的配体修饰可以有利于药物的靶向递送。例如,大多数神经内分泌肿瘤及其转移瘤均高表达天然生长激素释放抑制激素受体(SSTR),有人将天然生长激素释放抑制激素(SST)的类似物奥曲肽作为配体,来提高药物对肿瘤细胞的选择性。紫杉醇对乳腺癌等疗效好,但全身毒性也比较大,将奥曲肽与紫杉醇制成复合物后,对人乳腺癌细胞(MCF-7)表现出与紫杉醇相似的诱导细胞凋亡作用,但对 SSTR 表达较少的中国仓鼠卵巢细胞(CHO)的毒性明显下降;经放射标记的奥曲肽复合物已被欧洲和美国批准用于神经内分泌肿瘤的临床诊断。

整合素(integrin)是细胞膜上的一种受体,与新生血管生长有关,而后者与肿瘤有关。在肿瘤细胞上整合素可高度表达。整合素配体中三肽(RGD)作为配体研究较多。目前已有将整合素的配体与纳米粒、病毒、脂质体、多肽载体或 DNA 结合,用于化学药物或基因药物的递送,以及配体与药物共轭形成前体药物。血栓中活化血小板表面有 GP 受体,四肽化合物(RGDS)可特异性地识别此受体。利用硬脂酸衍生化的 STR-RGDS 和磷脂衍生物 DSPE-PEG-RGDS,通过疏水相互作用修饰到载尿激酶的脂质体中。试验证明,这两种带 RGDS 的脂质体具有明显的靶向溶栓作用。还有研究人员将 DSPE-PEG-RGD 修饰到载阿霉素脂质体表面,证实了 RGD 修饰的脂质体可使更多阿霉素药物进入肿瘤细胞,发挥更好的抗肿瘤效应。

5. 叶酸修饰药物　叶酸是维生素的一种,相对分子质量小,无免疫原性,研究证明,很多肿瘤细胞表面叶酸受体(FR)都有高度的表达,如 90% 的卵巢癌细胞株均有叶酸受体的高度表达。利用这一特性,可以将叶酸作为导向分子,将药物靶向输送到肿瘤部位。如具有抗肿瘤活性的成分美登醇、木鳖子皂甙和 lysPE38(一种单胞菌外毒素)已分别与叶酸制成了复合物,在体外实验中都表现出对肿瘤细胞有选择性的杀伤作用。叶酸还可与药物载体如脂质体和纳米粒等结合，叶酸可使相关的载体系统选择性地与受体表达丰富的细胞发生作用。

6. 寡糖修饰药物　GalNAc–siRNA 是糖类化合物与小干扰核酸（small interference RNA，siRNA）形成的单缀合物，将 N– 乙酰化的半乳糖胺（GalNAc）以三价态的方式共价缀合到不同序列的 siRNA 的正义链 3′ 末端，形成多糖 –siRNA 单缀合物。GalNAc 是唾液酸受体（ASGPR）的靶向性配体，其与肝表面细胞具有较高的亲和力及迅速内化能力，从而实现该类 siRNA 缀合物特异性靶向结合肝细胞膜蛋白进入胞内，该类 siRNA 缀合物在涉及基因过表达的肝相关疾病治疗中具有很好的应用潜力。目前，利用该靶向修饰策略的 RNAi 新药获得 FDA 批准上市，Alnylam 公司的 RNAi 疗法 Givlaari（givosiran）用于治疗成人急性肝卟啉症。

三、靶向前体药物

靶向前体药物（targeting prodrug）是活性药物经化学修饰后的物质，在体外呈现药理惰性，但在体内特定病灶部位通过化学反应或酶解反应使活性的母体药物再生而发挥治疗作用。前体药物不仅可以改善药物的溶解度和稳定性，还可以改变药物的体内药动学行为，提高药物的生物利用度，增加药物对某些组织器官的靶向性。

靶向前体药物要实现在特定的靶部位转化为母体药物，需要满足条件：①使前体药物转化的反应物或酶均应仅在靶部位存在或表现出活性。②前体药物应到达母体药物发挥作用的病灶部位。③病灶部位须有足够的酶或反应物的数量或活性，以确保产生足够量的母体药物。④产生的母体药物应尽可能多滞留在靶部位，而少进入循环系统产生毒副作用。

1. 脑靶向前体药物　水溶性药物不易跨膜转运，难以透过血脑屏障。利用药物与二氢吡啶等载体结合，增强药物的亲脂性，使之容易进入脑内；在脑内经 NAD$^+$/NADH 辅酶系统氧化为药物的吡啶盐（一种季铵盐），亲水性增强，故不能通过血脑屏障再离开脑组织，使药物不可逆地进入脑内并滞留其中，经缓慢水解释放药物。多巴胺的前药 L– 多巴，脂溶性高，可透过血脑屏障，在纹状体脱羧酶的作用下转变成多巴胺，发挥疗效。

2. 肾靶向前体药物　谷氨酰转肽酶和氨基酸脱羧酶在肾的活性较高，因此给予前药 γ– 谷胺酰 –L– 多巴后，先经 L-γ– 谷氨酰转肽酶降解成为 L– 多巴，再经 L– 氨基酸脱羧酶活化得多巴胺，后者可浓集于肾，对肾血管的扩张有利，而对其他部位的血压影响不大；低相对分子质量蛋白（LMWP）由于相对分子质量相对较小，可自由地在肾内滤过，并在近曲小管重吸收，因此将 LMWP 和小分子药物连接，给药后可转运至肾，浓集于近曲小管的细胞内，在溶酶体作用下水解，释放出小分子药物，有利于对肾小管相关疾病的治疗。

3. 结肠靶向前体药物　利用结肠特殊菌落产生的酶以及结肠液 pH 最高等特点，使药物在结肠释放出活性药物以达到结肠靶向作用，从而发挥药物局部或全身治疗作用。如将地塞米松与当归多糖制成前体药物给大鼠灌胃，检测地塞米松在大鼠胃肠道不同部位的分布及血药浓度变化。结果显示，地塞米松当归多糖前体药灌胃后，释放出的地塞米松只分布在盲肠和结肠的内容物及黏膜中，在胃和小肠的内容物及黏膜中未检测到，且释放出的地塞米松吸收缓慢。说明以当归多糖为载体的地塞米松前体药具有良好的结肠定位转释作用。

4. 病毒靶向前体药物　阿昔洛韦（acyclovir）是一个很好的抗病毒靶向前药的例子。阿昔洛韦经细胞内磷酸化后转化为三磷酸核苷，抑制病毒的 DNA。由于该活化过程具有很强的部位特异性,使阿昔洛韦对疱疹病毒有很高的选择性,表现出的活性也很强,在未被病毒感染的细胞中活性很低,对其他病毒(如腺病毒等)无效。除此之外,由于生物转化得到的三磷酸核苷极性很强,不易跨膜转运,结果使药物滞留在病毒感染部位,对感染的治疗也是非常有利的。阿昔洛韦可再与棕榈酰氯和月桂酰氯制成阿昔洛韦的棕榈酸酯和月桂酸酯,亲脂性增强,有利于包封于脂质体中,抗疱疹病毒的作用增强。

5. 肿瘤靶向前体药物　肿瘤细胞比正常细胞含有较高浓度的磷酸酯酶和酰胺酶,某些抗癌药制成磷酸酯或酰胺类前体药物可在肿瘤细胞定位聚集;一些肿瘤能产生纤维蛋白溶酶原活化剂,可以活化血清纤维蛋白溶酶原成为活性纤维蛋白溶酶,因此将抗癌药与合成肽结合成为纤维蛋白溶酶的底物,即可使抗癌药在肿瘤部位再生聚集。将 5–FU 制成 5′– 脱氧 –5– 氟尿嘧啶核苷(doxifluridine),利用癌症部位的嘧啶核苷磷酸化酶(pyrimidine nucleoside phosphorlase)的活性较高,将前药转变成 5–FU。5′– 脱氧 –5– 氟尿嘧啶核苷已上市。

6. 大分子共轭前体药物　将药物以及各种功能分子通过化学反应与高分子载体共价结合的化合物。常用的大分子有右旋糖酐、聚乙二醇(PEG)、苯乙烯马来酸、羟丙甲丙烯酰胺(HPMA)等,还可以选择的载体包括血清白蛋白、多肽、核酸、聚氨基酸和胶原等。

第八节　物理化学靶向制剂 🄴

（北京大学　王坚成）

思考题

1. 与普通制剂相比,靶向制剂具有哪些优点?
2. 靶向制剂有哪些类型? 各自具有什么特征?
3. 如何评价靶向制剂的特征?
4. 影响被动靶向效率的因素有哪些?
5. 脂质体载药在临床上有哪些应用优势? 脂质体有哪些功能类型? 脂质体的制备方法有哪些? 脂质体制剂的质量评价包括哪些指标?
6. 纳米粒制备有哪些方法? 纳米载药制剂质量评价包括哪些项目?
7. 纳米乳药物递送在临床上有哪些优势? 纳米乳处方组成中主要包括哪些成分?
8. 主动靶向制剂有哪些临床优点? 有哪些功能分类?
9. 物理化学靶向制剂有哪些类型? 各自具有什么功能特征?

数字课程学习……

▶ 章小结　　⬇ 教学 PPT　　📖 推荐阅读　　📝 自测题

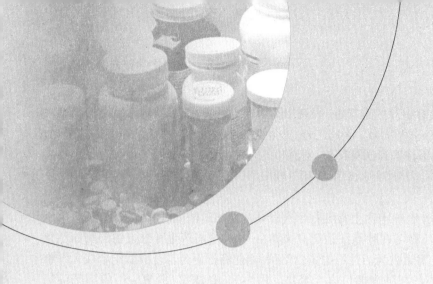

第十二章

生物技术药物制剂

第一节 概 述

生物制药技术是 21 世纪核心的高新技术之一,以基因工程、抗体工程和细胞工程产品为主要代表的生物技术药物,显示出化学药物无法替代的优势,在很多难治性疾病,如肿瘤、艾滋病、自身免疫性疾病等疾病的治疗中,生物技术药物发挥着越来越重要的作用。

在过去十几年里,生物技术药物的数量不断增多,在市场销售的占比也不断上升,某些药物已经成为世界畅销药物。如 2018 年全球销售统计数据显示全球销售量居前 10 名的药物中有 8 个是生物技术药物(表 12-1)。

表 12-1 2018 年全球十大畅销药

排名	药物名称	类型	适应证	开发公司	销售额/亿美元
1	Adalimumab	单抗	自身免疫性疾病	Abbvie	98.94
2	Apixaban	小分子	抗凝血剂	BMS	48.1
3	Lenalidomide	小分子	多发性骨髓瘤等	Celgene	46.87
4	Trastuzumab	单抗	乳腺癌等	Roche	36.54
5	Nituximab	单抗	白血病等	Roche	34.83
6	Etanercept	融合蛋白	自身免疫性疾病	Amgen/Pfizer	34.64
7	Bevacizumab	单抗	结肠癌等	Roche	34.46
8	Nivolumab	单抗	肿瘤	BMS	31.38
9	Pembrolizumab	单抗	肿瘤	MSD	31.31
10	Infliximab	单抗	自身免疫性疾病	J&J/MSD	30.33

第一个通过基因工程得到的生物技术重组药物是人胰岛素(insulin),是 1982 年在美国被批准上市的;此后,科学家们成功地开发出治疗肿瘤的干扰素、预防和治疗肝炎的基因工程乙肝疫苗、治疗肾性贫血的重组人红细胞生成素等 200 多种生物技术药物,并应用于临床。我国研发的注射用重组人 p53 腺病毒、注射用重组葡激酶、重组人新型肿瘤坏死因子等具有自主知识产权。生物技术药物制剂已广泛用于治疗癌症、艾滋病、冠心病、多发性硬化症、贫血、发育不良、糖尿病、心力衰竭和一些罕见的遗传疾病。过去有些被认为是不治之症的疾病正在被生物技术药物攻克。

一、生物技术药物的含义

生物技术(biotechnology)又称生物工程(bioengineering),是指人们以现代生命科学为基础,结合先进的工程技术手段和其他学科的科学原理,按照预先的设计改造生物体或加工生物原料,为人类生产出所需产品或达到某种目的的技术。现代生物技术包括基因工程、细胞工程、发酵工程和酶工程、蛋白质工程、生物电子工程、生物材料、生物反应器、生物信息技术与生物芯片、大规模蛋白纯化制备技术等,而核心是基因工程技术。医药生物技术包括两方面内容:①利用生物体作为生物反应容器,按照预先的设计改造生物体、加工生物原料、生产生物技术产品,如基因工程药物、单克隆抗体、疫苗和寡聚核苷酸及诊断试剂等。②利用生物技术来改进或创造出新的诊断、治疗、预防疾病的方法,如基因治疗和生物治疗等。

生物技术药物(biotechnology derived product,biotechnological drug)是指采用 DNA 重组技术或其他生物技术生产的用于预防、治疗和诊断疾病的药物,主要是重组蛋白或核酸类药物,如细胞因子、纤溶酶原激活剂、重组血浆因子、生长因子、融合蛋白、受体、疫苗、单克隆抗体、反义核酸、小干扰 RNA 等。

生物技术药物制剂是以生物技术药物作为原料按药品标准所制备的制剂。

由于生物技术药物往往与化学药物在理化性质、生物学性质和工艺学性质等方面有很大区别,如蛋白质、多肽类药物在常温下稳定性差,在体内易降解,半衰期很短,在临床上常规的剂型为注射用溶液剂和注射用灭菌粉末,给药途径单一且必须频繁给药。这不仅给患者造成诸多不便,也不能满足日益增长的生物技术药物的临床应用需求。因此,研究开发生物技术药物给药新技术与新剂型并制备成高质量的制剂,也随药剂学科的发展而得到不断的发展。

二、生物技术药物的分类

生物技术药物可根据用途、作用类型、化学结构来进行分类。

(一) 按用途分类

1. 治疗药物　如用于肿瘤治疗或辅助治疗的药物,如天冬酰胺酶、肿瘤坏死因子、白介素 –2、细胞集落刺激因子等;用于内分泌疾病治疗的药物,如胰岛素、生长素、甲状腺素等;用于心血管系统疾病治疗的药物,如血管舒缓素、弹性蛋白酶等;用于血液和造血系统的药物,如尿激酶、水蛭素、凝血酶、促红细胞生成素等;抗病毒药物如干扰素等。

2. 预防药物　预防药物主要是疫苗,如乙肝疫苗、伤寒疫苗、麻疹减毒活疫苗等。

3. 诊断药物　生物技术药物用于诊断试剂是其最突出又独特的另一用途,绝大部分临床诊断试剂都来自生物技术药物。常见的诊断试剂包括:①免疫诊断试剂,如乙肝表面抗原血凝制剂、乙脑抗原和链球菌溶血素、流感病毒诊断血清等;②酶联免疫诊断试剂,如乙型肝炎病毒表面抗原诊断试剂盒、艾滋病毒诊断试剂盒等;③器官功能诊断药物,如磷酸组胺、促甲状腺素释放激素等;④放射性核素诊断药物,如 ^{131}I– 人血白蛋白等;⑤诊断用单克隆抗体,如结核菌素纯化蛋白衍生物、卡介苗纯蛋白衍生物等;⑥诊断用 DNA 芯片,如用于遗传病和癌症诊断的基因芯片等。

(二) 按作用类型分类

1. 细胞因子类药物　如白细胞介素、干扰素、集落刺激因子、肿瘤坏死因子、生长因子等。

2. 激素类药物　如人胰岛素、人生长激素等。

3. 酶类药物　如胰酶、胃蛋白酶、胰蛋白酶、天冬酰胺酶、尿激酶、凝血酶等。

4. 疫苗　如脊髓灰质炎疫苗、甲肝疫苗、流感疫苗等。

5. 单克隆抗体药物　如利妥昔单抗、曲妥珠单抗、阿伦珠单抗等。

6. 反义核酸药物　如福米韦生等。

7. RNA 干扰(RNAi)药物　目前已有两款 RNAi 药物在美国先后批准上市,分别用于治疗转甲状腺素蛋白淀粉样变性和成人急性肝卟啉症。

8. 基因治疗药物 如重组人 p53 腺病毒注射液等。

(三) 按化学结构分类

1. 多肽类药物 如胸腺肽 α1、胸腺五肽、奥曲肽、降钙素、催产素等。
2. 蛋白质类药物 如绒促性素、人血白蛋白、神经生长因子、肿瘤坏死因子等。
3. 核酸类药物 如三磷酸腺苷(ATP)、辅酶 A、脱氧核苷酸、三氟胸腺等。
4. 多糖类药物 如甘露聚糖肽、肝素、伤寒 Vi 多糖疫苗等。

三、生物技术药物的特点

生物技术药物的化学本质一般为通过现代生物技术制备的多肽、蛋白质、核酸及它们的衍生物,与小分子化学药物相比,在理化性质、药理学与作用、生产制备和质量控制方面都有其特殊性。

(一) 理化性质特性

1. 相对分子质量大 生物技术药物的分子一般为多肽、蛋白质、核酸或它们的衍生物,相对分子质量(M_r)在几千到几十万。如人胰岛素的 M_r 为 5.734×10^3,人促红细胞生成素(EPO)的 M_r 为 3.4×10^4 左右,L- 天冬酰胺酶为 1.4×10^7。

2. 结构复杂 蛋白质和核酸均为生物大分子,除一级结构外还有二、三级结构,有些由两个以上的亚基组成的蛋白质还有四级结构。另外,具有糖基化修饰的糖蛋白类药物其结构就更为复杂,糖链的多少、长短及连接位置均影响糖蛋白类药物的活性。这些因素均决定了生物技术药物结构的复杂性。

3. 稳定性差 多肽、蛋白质类药物稳定性差,极易受温度、pH、化学试剂、机械应力与超声波、空气氧化、表面吸附、光照等因素影响而变性失活。多肽、蛋白质、核酸(特别是 RNA)类药物还易受到蛋白酶或核酸酶的作用而发生降解。

(二) 药理学作用特性

1. 活性与作用机制明确 作为生物技术药物的多肽、蛋白质、核酸,是在医学、生物学、生物化学、遗传学等基础学科,对正常与异常的生命现象研究过程中发现的生物活性物质或经过优化改造的这类物质,这些物质的活性和对生理功能的调节机制相对较清楚。例如,在清楚地了解胰岛素在糖代谢中的作用后,开发了具有降解血糖作用的胰岛素。

2. 作用针对性强 作为生物技术药物的多肽、蛋白质、核酸在生物体内均参与特定的生理生化过程,有其特定的作用靶分子(受体)、靶细胞或者靶器官。例如,多肽与蛋白质类药物是通过与它们的受体结合来发挥其作用的,单克隆抗体则与其特定的抗原产生结合,疫苗则刺激机体产生特异性抗体来发挥预防和治疗疾病的作用。

3. 毒性低 生物技术药物本身是体内天然存在物质或它们的衍生物,机体对该类物质具有一定的相容性,并且这类药物在体内被分解代谢后,其代谢产物还会被机体利用合成其他物质,因此大多数生物技术药物在正常情况下一般不会产生毒性。

4. 体内半衰期短 多肽、蛋白质、核酸类药物可被体内相应的酶(肽酶、蛋白酶、核酸酶)降解,相对分子质量较大的蛋白质还会遭到免疫系统的清除,因此生物技术药物一般体内半衰期均较短。例如,胸腺肽 α1(28 个氨基酸)在体内的半衰期为 100 min,超氧化物歧化酶(SOD)的消除半衰期为 6～10 min,小肽半衰期更短,如肿瘤靶向肽 iRGD(9 个氨基酸)血清中半衰期只有 8 min。

5. 种属特异性　许多生物技术药物的药理活性有种属及组织特异性,如某些人源基因编码的多肽或蛋白质类药物,其与动物的相应多肽或蛋白质的同源性有很大差别,因此对一些动物无药理活性。人类生长激素(GH)由 191 个氨基酸残基组成,与其他脊椎动物的 GH 相比,均有 1/3 氨基酸残基序列不同,猪、牛、羊等的 GH 对灵长类并不呈现明显的促生长效应。

6. 可产生免疫原性　许多来源于人的生物技术药物对动物有免疫原性,所以重复注射这类药品给动物会产生抗体。有些人源性的蛋白质在人体中也能产生抗体,可能是重组药物蛋白质在结构及构型上与人体天然蛋白质有所不同。

(三) 生产制备特性

1. 药物分子在原料中的含量低　生物技术药物常由发酵工程菌或培养细胞制备,发酵液或培养液中所含目的产物浓度低,常常低于 100 mg/L。这要求对原料进行高度浓缩从而使成本增大。

2. 原料液中常存在目标产物的降解杂质　生物技术药物多为多肽、蛋白质类物质,极易受到原料液中一些杂质如酶的作用降解,因此需采用快速分离纯化方法,除去影响产物稳定性的杂质。

3. 制备工艺条件温和　欲分离的药物分子通常很不稳定,遇热、极端 pH、有机溶剂会引起分解和失活。因此分离纯化过程操作条件一般比较温和,以满足维持生物活性的要求。

4. 分离纯化困难　原料液中常存在与目标分子在结构、构成成分等理化性质上极其相似的分子及异构体,形成用常规方法难以分离的混合物。因此需要使用不同原理的层析单元操作才能达到药用纯度。

5. 产品易受有害物质污染　生物技术药物的分子及其所存在的环境物质均为营养物质,极易受到微生物的污染而产生有害物质,如热原。另外,产品中还易残存具有免疫原性的物质。这些有害物质必须在制备过程中完全去除。

(四) 质量控制特性

由于生物技术药物均为生物大分子药物,其生产菌(或细胞)、生产工艺均影响终产品的质量,产品中相关物质的来源和种类与化学药物和中药不同,因此此类药物的质量标准制定和质量控制项目与化学药物和中药不同。

1. 质量标准内容的特殊性　生物技术药物的质量标准包括基本要求、制造、检定等内容,而化学药物的质量标准则主要包括性状、鉴别、检查、含量测定等。

2. 制造项下的特殊规定　对于利用哺乳动物细胞产生的生物技术药物,在本项下要写出工程细胞的状况,包括:名称及来源,细胞库建立,传代及保存,主细胞库及工作细胞库细胞的检定;对于利用工程菌产生的生物技术药物,在本项下要写出工程菌菌种的情况,包括:名称及来源,种子批的建立,菌种检定。本项下还要写出原液和成品的制备方法。

3. 检定项下的特殊规定　在本项下规定了对原液、半成品和成品的检定内容与方法。原液检定项包括生物学活性、蛋白质含量、比活性、纯度(两种方法)、相对分子质量、外源性 DNA 残留量、鼠 IgG 残留量(采用单克隆抗体亲和纯化时)、宿主菌蛋白质残留量、残余抗生素活性、细菌内毒素检查、等电点、紫外光谱、肽图、N 端氨基酸序列(至少每年测定 1 次);半成品检定项目包括细菌内毒素检查、无菌检查;成品检定项目除一般相应成品的检定项目外,还需检测生物学活性、残余抗生素活性、异常毒性等。

综上可见,如何运用制剂手段,研究开发生物技术药物制剂,特别是新的生物技术药物给药系统是药剂学工作者的一个重要任务。提高蛋白多肽类药物的稳定性,延长作用时间,减少给药次数,开发生物技术药物的非注射给药系统,是目前药剂学的一个难点。但随着蛋白多肽类药物的鼻腔给药、肺部给药、口服给药研究的不断深入,生物技术药物的非注射给药也将成为与注射给药同样重要的给药途径。

第二节　蛋白多肽类制剂

一、蛋白多肽类药物的理化性质

多肽和蛋白质的基本单位是氨基酸。氨基酸按一定的排列顺序由肽键(酰胺键)连接形成肽链。肽键是由一个氨基酸残基的 α- 羧基和另一个氨基酸残基的 α- 氨基缩合而成。肽链含有的氨基酸少于 10 个就称作寡肽,超过 10 个的就称为多肽。氨基酸为 50 个以上的多肽便是蛋白质。

蛋白质有一级、二级、三级、四级结构。蛋白质的一级结构(primary structure)就是蛋白质多肽链中氨基酸残基的排列顺序,也是蛋白质最基本的结构。它是由基因遗传密码的排列顺序所决定的。蛋白质分子的多肽链并非呈线形伸展,而是折叠和盘曲构成特有的比较稳定的空间结构。蛋白质的生物学活性和理化性质主要取决于空间结构的完整性。蛋白质的空间结构就是指蛋白质的二级、三级和四级结构。蛋白质的二级结构(secondary structure)是指多肽链中主链原子的局部空间排布即构象,一般有 α 螺旋和 β 折叠等结构形式。蛋白质的多肽链在各种二级结构的基础上再进一步盘曲或折叠形成具有一定规律的三维空间结构,称为蛋白质的三级结构(tertiary structure)。蛋白质三级结构的稳定主要靠次级键,包括氢键、疏水键、盐键及范德华力等。次级键都是非共价键,易受环境中 pH、温度、离子强度等的影响,有变动的可能性。具有两条或两条以上独立三级结构的多肽链组成的蛋白质,其多肽链间通过次级键相互组合而形成的空间结构称为蛋白质的四级结构(quaternary structure)。其中,每个具有独立三级结构的多肽链单位称为亚基(subunit)。四级结构实际上是指亚基的立体排布、相互作用及接触部位的布局。某些蛋白质分子可进一步聚合成聚合体(polymer)。聚合体中的重复单位称为单体(monomer),聚合体可按其中所含单体的数量不同而分为二聚体、三聚体……寡聚体(oligomer)和多聚体(polymer)。

由于蛋白质和多肽类药物均由氨基酸组成,除甘氨酸外,其余氨基酸的 α- 碳原子都是不对称的,因而都具有旋光性,多肽和蛋白质也因此具有旋光性。氨基酸分子上含有氨基和羧基,称为两性电解质,每一种氨基酸都有特定的等电点。各种多肽或蛋白质分子由于所含的碱性氨基酸和酸性氨基酸的数目不同,因而有各自的等电点。同样由于苯环的氨基酸在近紫外区有光吸收,含有这些氨基酸的蛋白质因此也具有紫外吸收能力,一般最大吸收波长为 280 nm。

与小分子药物一样,蛋白多肽类药物的活性与其结构的完整性密切相关。但不同的是,小分子药物的活性几乎完全取决于其化学稳定性,而蛋白多肽类药物的生物活性取决于化学稳定性和物理稳定性(即空间构象的稳定性)。蛋白多肽类药物的化学不稳定性主要表现在新化学键的形成和原化学键的断裂,形成新的化学实体从而导致其一级结构改变,这些变化过程包括蛋白质或多肽的水解、脱酰氨基、氧化、外消旋、β- 消除、二硫键断裂与交换等。物理不稳定性是指蛋白质的一级结构不变,高级结构(二级及二级以上结构)发生改变的过程。物理不稳定性包括去折叠、聚集、沉淀和表面吸附或界面吸附等。影响蛋白质稳定性因素有很多,包括温度、pH、蛋白质浓度、离子环境、表面、机械作用力等。这些因素在蛋白质类药物的制剂研究中都需要重点关注。表 12-2 为主要影响蛋白质稳定性的因素。

表 12-2　影响蛋白质稳定性因素

因素	如何影响蛋白质稳定性	影响哪种稳定性
温度	• 温度越高,蛋白质稳定性越差 • 温度过低蛋白质也会变性,如核糖核酸酶在 −22℃ 以下和40℃以上均能变性	影响物理、化学稳定性,导致聚集、水解
pH	• 过于接近等电点可能导致蛋白质沉淀,在极端 pH 可能导致蛋白质去折叠 • pH 介导的蛋白质变性可以是可逆的 • 蛋白质通常只在较窄的 pH 范围内稳定	影响物理、化学稳定性,导致聚集、水解、脱酰胺基作用、β- 消除及消旋
表面/界面作用	• 引起蛋白质吸附,从而导致表面上蛋白质的重排和构象变化 • 蛋白质的表面/界面吸附通常具有浓度依赖性和容器种类/膜依赖性 • 蛋白质在表面/界面上的吸附可能达到饱和	主要影响物理稳定性,导致去折叠、吸附和聚集
盐类	• 盐类可以影响蛋白质的静电性 • 盐类对蛋白质有促稳定和去稳定的双重作用,这取决于①盐类的种类和浓度;②蛋白质分子的带电残基;③离子相互作用的特性;④溶液的 pH	主要影响物理稳定性,导致去折叠、吸附和聚集
金属离子	• 可导致蛋白质多肽的氧化反应 • 易与金属离子相互作用的氨基酸残基包括 Met、Cys、His、Trp、Tyr、Pro、Arg、Lya、Thr • 特定的金属离子如 Zn^{2+}、Ca^{2+}、Mn^{2+}、Mg^{2+} 等可通过与蛋白质结合,使蛋白质的结构牢固来增加蛋白质的稳定性	影响物理、化学温度性导致聚集、氧化
螯合剂	• 可通过与蛋白质结合或促进蛋白质构象稳定的关键离子进行螯合降低蛋白质稳定性 • 螯合剂可通过与有害金属离子螯合来增加蛋白质的稳定性,比如螯合促蛋白质氧化反应的金属离子	主要影响物理稳定性、导致去折叠和聚集
摇晃/剪切力	• 摇晃会导致更大的空气/水界面,并可能暴露蛋白质的疏水基团,导致蛋白质去折叠 • 不同的蛋白质对剪切力相互作用的耐受不同	主要影响物理稳定性,导致去折叠、吸附、聚集
非水溶剂	• 当水性溶剂剂型下降时,蛋白质的疏水核心会倾向去折叠 • 破坏蛋白质外部的亲水层,导致去折叠 • 蛋白质与非水溶剂的相互作用是可逆的	主要影响物理稳定性,导致去折叠、吸附、聚集

因素	如何影响蛋白质稳定性	影响哪种稳定性
蛋白质浓度	• 蛋白质浓度的增加过高可能会导致蛋白质聚集 • 浓缩的蛋白质溶液对于冷冻引发的蛋白质聚集具有较好的抵抗作用	主要影响物理稳定性,导致聚集
蛋白质纯度	• 痕量杂质如金属离子、酶或生产包装中产生的其他杂质会潜在影响蛋白质的稳定性	影响物理、化学稳定性

二、蛋白多肽类药物的分析检测 🅔

三、蛋白多肽类药物的注射制剂

蛋白多肽类药物注射给药方式是其他给药方式很难替代的,因为该类药物稳定性差,在胃肠道中酶、酸、碱等条件下易被水解,吸收度差且半衰期短,临床上常需要重复给药,为保证生物利用度,目前市售的蛋白多肽类药物主要是通过注射给药(parenteral administration)。根据其体内作用过程不同,可以分成两大类。一类是普通的注射剂,包括溶液型注射剂、混悬型注射剂和注射用无菌粉末;另一类是缓释、控释型注射给药系统,包括利用微球、微囊、脂质体、纳米粒和微乳等工艺制备的缓释、控释注射系统和缓释、控释植入剂。

(一)蛋白多肽类药物注射剂的处方设计

蛋白多肽类药物的注射剂,可用于静脉注射、肌内注射或静脉输注等,对其要求也与一般注射剂基本相同。这类药物注射剂处方设计面临的主要问题是如何保证药物的稳定性。增加蛋白多肽类药物稳定性的方法主要有:①替换容易发生降解的氨基酸;②用聚乙二醇、糖类等对蛋白质进行化学修饰;③处方中加入稳定剂;④对蛋白制剂进行干燥。

1. 溶液型注射剂　在蛋白多肽类药物的溶液型注射剂中常用的稳定剂包括盐类、缓冲液、表面活性剂类、糖类、氨基酸和人血白蛋白(HAS)等。

pH 对蛋白多肽类药物的稳定性和溶解度均有重要的影响。在较强的酸、碱性条件下蛋白多肽类药物容易发生化学结构的改变,在不同的 pH 条件下蛋白多肽类药物还可发生构象的可逆或不可逆改变,出现聚集、沉淀、吸附或变性等现象;大多数蛋白多肽类药物在 pH 4 ~ 10 的范围内是比较稳定的,在等电点对应的 pH 下是最稳定的,但溶解也最少。常用的缓冲剂包括枸橼酸钠 /枸橼酸缓冲对和磷酸盐缓冲对等。

血清蛋白可以稳定蛋白多肽类药物,其中人血白蛋白(HSA)可用于人体,在一些市售的生物技术药物制剂中已被用作稳定剂,用量为 0.1% ~ 0.2%。HSA 易被吸附,可减少蛋白质药物的损失;可部分降低产品中痕量蛋白质酶等的破坏;可保护蛋白质的构象;也可作为冻干保护剂(如在白介素 –2、干扰素和组织型纤溶酶原激活剂又称组织型纤溶酶原激活物 t–PA 等制剂中)。HSA 可稳定干扰素类、白介素 –2、尿激酶、单抗制剂、组织纤维酶原激活剂、肿瘤坏死因子、球蛋白制剂和乙肝疫苗等。但 HSA 对蛋白多肽类药物分析上的干扰,以及对产品纯度的影响应予以注意。

一些氨基酸如甘氨酸、精氨酸、天冬氨酸和谷氨酰胺等,可以增加蛋白质药物在给定 pH 下的溶解度,并可提高其稳定性,用量一般为 0.5% ~ 5%。甘氨酸比较常用。氨基酸除了可降低表面吸附和保护蛋白质的构象之外,还可防止蛋白多肽类药物的热变性与聚集。氨基酸类可稳定干扰素、促红细胞生成素(EPO)、尿激酶和门冬酰胺酶等。

糖类与多元醇等可增加蛋白质药物在水中的稳定性,这可能与糖类促进蛋白质的优先水化有关。常用的糖类包括蔗糖、葡萄糖、海藻糖和麦芽糖;而常用的多元醇有甘油、甘露醇、山梨醇、PEG 和肌醇等。

无机盐类对蛋白质的稳定性和溶解度有比较复杂的影响。有些无机离子能够提高蛋白质高级结构的稳定性,但同时使蛋白质的溶解度下降(盐析),而另一些离子却相反,可降低蛋白质高级结构的稳定性,同时使蛋白质的溶解度增加(盐溶)。常见无机离子从盐析作用到盐溶作用的大小排列顺序(Hofmeister 感交离子序)为:$SO_4^{2-} > HPO_4^{2-} > CH_3COO^- > F^- > Cl^- > CNS^-$,$(CH_3)_4N^+ > NH_4^+ > K^+ > Na^+ > Mg^{2+} > Ca^{2+} > Ba^{2+}$。

一般加入的无机离子在低浓度下可能以盐溶为主,而高浓度下则可能发生盐析。在适当的离子和浓度下,无机盐可增加蛋白质的表面电荷,促进蛋白质与水的作用,从而增加其溶解度;相反,无机盐可通过与水的更强的作用,破坏蛋白质的表面水层,促进蛋白质分子之间的相互作用而使其产生聚集等。在蛋白多肽类药物的溶液型注射剂中常用的盐类有 NaCl 和 KCl 等。

蛋白多肽类药物对表面活性剂是非常敏感的。含长链脂肪酸的表面活性剂或离子型表面活性剂(如十二烷基硫酸钠等),甚至长链的脂肪酸类化合物(如月桂酸等)均可引起蛋白质的解离或变性。但少量的非离子型表面活性剂(主要是聚山梨酯类)具有防止蛋白质聚集的作用。可能的机制是表面活性剂倾向性地分布于气/液或液/液界面,防止蛋白质在界面的变性等。聚山梨酯类可用于单抗制剂和球蛋白制剂等。

需要低温保存的蛋白多肽类药物在反复融冻的过程中会造成活性降低或丧失。蛋白多肽类药物溶液型注射剂一般要求在 2~8℃下保存,不能冷冻或振摇,取出后在室温下一般要求在 6~12 h 内使用。还需注意的是,对于蛋白多肽类药物的注射剂,特别是溶液型的,内包装材料的吸附是不可忽略的。

2. 冻干注射制剂 某些蛋白多肽类药物的溶液在加有适当稳定剂并低温保存时,可放置数月或两年以上;那么其溶液型注射剂将是首选剂型,因为溶液型注射剂使用方便、制备工艺更简单。而其他一些蛋白多肽类药物在溶液中活性只能保持几个小时或几天,此时,需要除去制剂中的水分,制成冻干注射制剂。冷冻干燥主要包括两个步骤,即蛋白质溶液的冷冻和在真空状态下对冷冻固体的干燥。冷冻干燥过程中有一些可能使蛋白质发生不同程度的变性的因素,所以需要在处方中加入冻干保护剂等辅料。

在制备蛋白多肽类药物的冷冻干燥制剂时,一般要考虑加入填充剂、缓冲剂、冻干保护剂和稳定剂等。由于单剂量的蛋白多肽类药物剂量一般都很小,因此为了冻干成型需要加入填充剂。常用的填充剂包括糖类与多元醇,如甘露醇、山梨醇、蔗糖、葡萄糖、乳糖、海藻糖和右旋糖酐等,但以甘露醇最为常用。糖类和多元醇等还具有冻干保护剂的作用。在冷冻干燥过程中随着周围的水被除去,蛋白质容易发生变性,而糖类和多元醇等多羟基化合物可代替水分子,可使蛋白质与之产生氢键,这对蛋白质药物的稳定是十分有利的。也可将一些稳定剂(如盐类和氨基酸类)直接用作填充剂。抑菌剂和等张调节剂等可加入至稀释液中,在临用时用于溶解冻干制剂,或减少这些辅料与药物的接触时间。

(二)质量控制与稳定性评价

由于蛋白多肽类药物的作用靶点主要是受体或抗原表位,具有种属特异性、免疫原性、结构确证不完全性以及多功能性等特点,所以传统药物的评价方法并不能适用于蛋白多肽类药物的评价。

蛋白多肽类药物由于其一般稳定性较差,除了对温度、环境、pH、离子强度、酶等较为敏感,容易失活外,在注射剂的制备工艺过程中的很多环节都可能对其活性产生影响。如蛋白质冷冻过程中可能会变性,其原因一般认为是蛋白质在冷冻过程中其表面单层水分子被冻结而引起立体结构发生改变引起的,虽然加入保护剂可以改善,但也为这类药物的质量控制提出了新的要求。该类药物可能因为立体结构改变致活性丧失而失去应有的药理作用,但用常规的化学法测定则可能表现为含量几乎无变化。

通常根据纯化工艺过程,产品理化性质、生物学性质、用途等来确定质量控制项目,除外观、装量、无菌等制剂常规的检查外,还需要考察以下几方面:

1. 蛋白质理化性质的鉴定 包括特异性鉴别,相对分子质量,等电点,肽图,吸收光谱,N 端氨基酸测序,氨基酸组成分析,C 端氨基酸测序及其他项目。

在进行蛋白多肽类药物的稳定性评价时,一般不能用高温加速实验的方法来预测药物在室温下的有效期,因为蛋白多肽类药物在高温和室温下的变化过程可能是不一致的。

2. 生物学活性(比活性) 蛋白多肽类药物生物学活性测定包括:①生物学效价测定。效价测定必须采用国际上通用的方法,多肽或蛋白质药物的生物学活性是蛋白质药物的重要质控指标。蛋白质的生物学活性与其免疫学活性不一定相平行,因此,免疫学效价的测定不能替代生物学活性的测定。②比活性(UI/mg)。比活性是每毫克蛋白质的生物学活性,这是重组蛋白质药物的一项重要的指标,由于蛋白质的空间结构不能常规测定,而蛋白质空间结构的改变特别是二硫键的错配可影响蛋白质的生物学活性,从而影响蛋白质药物的药效,比活性可间接地部分反映这一情况。

3. 杂质检测 主要包括:外源 DNA 测定,残余宿主细胞蛋白测定,残余鼠源型 IgG 含量,残余小牛血清,内毒素测定,残余抗生素,生产和纯化过程中加入的其他物质。

4. 安全性试验 主要包括:无菌试验、热原试验、安全试验、水分测定。

蛋白多肽类药物的临床前安全性评价与化学药品和中药制剂相比较应注意其特殊性。常规的药物毒性试验方法不一定适合于生物技术药物,因为后者具有结构和生物学性质的专一性和多样性,包括高度种属特异性、免疫原性和无法预料的多种组织亲和性、体液与细胞免疫活性、联合用药反应等。

蛋白多肽类药物可致机体产生对新抗原的经典免疫反应(过敏反应)和免疫耐受崩溃两种明显不同的免疫反应。药物引起的抗体反应会影响药动学、药效和(或)毒性。其中许多因素可以影响蛋白多肽类药物的免疫原性,如结构(序列和糖基化等)、下游处理工艺、贮存条件(氧化引起的变性和聚集)、污染或杂质、给药剂量、时间和途径、制剂配方、制剂包装材料和患者的遗传特异性等。由于免疫原性与免疫反应的发生及发生率的不可预见性,外加在临床广泛应用中的多因性,对生物技术药物临床前安全评价尚有较大的难度,这需要在进行质量评价时,选择相关动物种属与有针对性及灵敏的观察指标,给药方式与给药量的合理,准确判定其在动物体内反应的临床意义。

针对蛋白多肽类药物的特点,利用无针头粉末注射剂(也称粉末喷射剂)这种新型的气动力注射给药系统,可提高蛋白多肽类药物稳定性及生物利用度。粉末透皮给药系统是在氦气等超高速气流的作用下将固体药物粉末加速并输送到表皮和真皮内。注射部位疼痛与注射体积有关,若体积足够小则用药时基本无痛感。可重复使用的多剂量"填充式"。目前胰岛素已有无针头注射产品上市。

(三) 举例

1. **注射用重组人干扰素 γ**(recombinant human interferon γ for injection) 本品系由高效表达人干扰素 γ 基因的大肠埃希菌,经发酵、分离和高度纯化后获得的重组人干扰素 γ 冻干制成。含适宜稳定剂,不含抑菌剂和抗生素。

注射用重组人干扰素 γ 制备过程如下。首先对工程菌菌种进行检定,重组人干扰素 γ 工程菌株系由带有人干扰素 γ 基因的重组质粒转化的大肠埃希菌菌株。其检定包括:划种 LB 琼脂平板、染色镜检、对抗生素抗性、生化反应、表达的干扰素型别、质粒检查、目的基因核苷酸序列。应用抗 γ 型干扰素血清做中和试验,证明型别无误,质粒的酶切图谱应与原始重组质粒的相符,目的基因核苷酸序列应与批准的序列相符。然后将检定合格的工作种子批菌种接种于适宜的培养基中培养、发酵、纯化、加入稳定剂并过滤除菌得到原液。将检定合格的原液稀释后,检定、分装并冻干。

注射用重组人干扰素 γ 制备过程复杂,因此从原液开始就要进行逐一检定。原液检定包括生物学活性、蛋白质含量、比活性(为生物学活性与蛋白质含量之比)、纯度、相对分子质量、外源性 DNA 残留量、宿主菌蛋白残留量、残余抗生素活性、细菌内毒素检查、等电点、紫外光谱扫描、肽图、N 末端氨基酸序列等项目。成品检定中,除了进行水分测定、装量差异检查外,还应按标示量加入灭菌注射用水,复溶后进行其余各项检定,包括鉴别试验、物理检查(外观、可见异物、装量)、化学检定(水分、pH、渗透压质量摩尔浓度)、生物学活性、残余抗生素活性、无菌检查、细菌内毒素检查、异常毒性检查等。其稀释剂为灭菌注射用水,于 2~8℃ 避光保存和运输。

2. **注射用醋酸亮丙瑞林微球**(leuprorelin acetate microspheres for injection) 亮丙瑞林是一个合成的有 9 个氨基酸残基的肽,是促性腺激素释放激素类似物,用于治疗晚期前列腺癌、子宫肌瘤、子宫内膜异位。但是其稳定性差且半衰期短,且需要长期给药,因此用生物可降解材料 PLGA 包载亮丙瑞林制备成微米颗粒,注射给药后可以达到长效缓释的效果。

PLGA 是生物相容性良好、可生物降解的聚合物材料,被广泛用作药物缓释载体材料。较为常用的制备 PLGA– 亮丙瑞林微球的方法有乳化 – 溶剂挥发法和喷雾干燥法。乳化 – 溶剂挥发法是将药物和 PLGA 溶于有机溶剂,通过超声等方式乳化制备成 O/W 型乳剂,然后挥干有机溶剂得到微米粒混悬液,冷冻干燥即得亮丙瑞林微球。喷雾干燥法是将药物溶于明胶溶液中,PLGA 溶解于有机溶剂中制备成 W/O 型的溶液,用喷雾干燥机从喷嘴喷出形成雾状液滴,进一步通过将溶剂挥发干燥得到亮丙瑞林微球。亮丙瑞林微球的缓释效果良好,突释情况发生概率极低且缓释效果良好,能达到 30 天以上。

四、蛋白多肽类药物的非注射制剂

非注射给药可解决注射给药不便,患者顺应性低等诸多问题。蛋白多肽类药物的非注射制剂(non-parenteral drug delivery preparation)主要包括口服、鼻腔、肺部、透皮、颊含、直肠、眼部、阴道、经皮等给药途径。

这些给药途径的制剂研究中,重点需要解决以下问题:①给药部位的低透过性使药物的吸收差,从而使药物的生物利用度低;②体液造成药物水解或酶解;③肝的首过效应;④药物对作用部位的靶向性低等。

各种非注射给药制剂中,蛋白多肽类药物的口服给药研究最早最多,也最具有挑战性。鼻腔和肺部给药应用于蛋白多肽类药物已展现出较好的应用前景。通过鼻、直肠、阴道、眼和口腔黏膜给药能绕过肝首过效应,这些部位黏膜角质化程度低,通透性相对较好;毛细血管相对比较丰富,吸收迅速,药物可避免胃肠道消除直达患处或进入循环,使药物更好地被吸收。

(一) 鼻腔给药制剂

蛋白多肽类药物的鼻腔给药(nasal delivery)的主要剂型有滴鼻剂、气雾剂,粉雾剂等。目前已经有一些的药物如:布舍瑞林(buserelin)、去氨加压素(desmopressin)、降钙素(calcitonin)、缩宫素(oxytocin)、胰岛素等。虽然有的产品生物利用度并不高(如那法瑞林和缩宫素的生物利用度分别为 3% 和 1%),但因其有效剂量很小,因此也得到广泛的临床应用。

蛋白多肽类药物的鼻腔给药具有一些有利条件。鼻腔黏膜中小动脉、小静脉和毛细淋巴管分布丰富,有利于药物吸收;鼻腔中大量的微绒毛(吸收面积较大)、鼻腔黏膜的穿透性相对较高,这使得鼻腔给药吸收较容易;鼻腔中酶的活性相对较低,对蛋白多肽类药物分解作用低于胃肠道;药物在鼻黏膜的吸收可以直接进入体循环,故能避开肝的首过效应;特别重要的是很容易使药物到达吸收部位,这一点比肺部给药更优越。因此一些蛋白多肽类药物(如降钙素)的鼻腔给药可作为注射给药的替换治疗。

蛋白多肽类药物鼻腔给药系统当前存在的主要问题是相对分子质量大的药物透过性差,生物利用度低,超过 27 个氨基酸的多肽鼻腔给药的生物利用度一般小于 1%,有些药物制剂吸收不规则,且产生局部刺激性、阻碍纤毛运动及长期给药所引起的毒性。

提高蛋白多肽类药物鼻腔给药生物利用度的方法包括应用吸收促进剂和酶抑制剂,或者制成微球、纳米粒、脂质体、凝胶剂等以延长作用时间或增加吸收。常用的鼻腔吸收促进剂有:①胆盐类,如胆酸钠、甘氨胆酸钠、脱氧胆酸钠、牛磺脱氧胆酸钠等;②表面活性剂,如聚氧乙烯月桂醇醚、皂角苷等;③螯合剂,如乙二胺四乙酸盐、水杨酸盐等;④脂肪酸类,如油酸、辛酸、月桂酸等;⑤磷脂类及衍生物,如溶血卵磷脂、溶血磷脂酰胆碱、二癸酰磷脂酰胆碱等;⑥甘草亭酸衍生物,如甘草亭酸钠、碳烯氧代二钠盐等;⑦夫西地酸衍生物,如牛磺二氢夫西酸霉素钠、二氢夫西酸霉素钠等;⑧酰基肉碱,如辛酰基肉碱、月桂酰基肉碱、棕榈酰肉碱等;⑨环糊精,如 α-、β-、γ- 环糊精、环糊精衍生物。

(二) 肺部给药制剂

肺部给药有快速、及时、有效及生物利用度高的特点。给药剂型为喷雾、定量吸入气雾剂和干粉吸入剂。目前临床使用的肺部给药的生物技术药物制剂主要有:用于全身治疗的胰岛素、亮丙瑞林醋酸盐、鲑降钙素等,用于局部治疗的有干扰素等。

与其他黏膜给药途径相比,蛋白多肽类药物经肺部给药对药物的吸收具有一定优势。肺部具有巨大的可供吸收的表面积(大于 $100\ m^2$)和十分丰富的毛细血管;肺泡上皮细胞层很薄易于药物分子透过;从肺泡表面到毛细血管的转运距离极短;肺部的酶活性较胃肠道低,没有胃肠道那么苛刻的酸性环境;药物经肺部吸收后可直接进入血液循环,可避开肝的首过效应。肺部对那些在胃肠道难以吸收的药物(如大分子药物)来说可能是一个很好的给药途径。但是,相对于注射途径给药,蛋白质及多肽类药物肺部给药系统的生物利用度仍然很低。为了提高这类药物的生物利用度,一般采用加入吸收促进剂或酶抑制剂,对药物进行修饰或制成脂质体等。

常用的吸收促进剂有胆酸盐类、脂肪酸盐和非离子型表面活性剂等。

常用的酶抑制剂有稀土元素化合物和羟甲基丙氨酸等。酶抑制剂应用于肺部给药系统由来已久,如甲磺酸萘莫司他(nafamostat mesilate,NM)、杆菌肽、大豆胰蛋白酶抑制剂(soybean trypsin inhibitor,STI)、胰凝乳蛋白酶抑制剂(antichymotrypsin)、内皮素转化酶抑制剂(phosphoramidon)、乌苯美司(ubenimex)、抑蛋白酶多肽(aprotinin)等,它们能降低各种酶的蛋白质水解能力,从而增加一些对酶敏感、易降解的大分子药物如胰岛素的吸收。

很多药物可在上呼吸道沉积而致很难将药物全部输送到吸收部位。同时肺部也是一个比较脆弱的器官,长期给药的可行性需经过药理毒理实验验证,因此蛋白多肽类药物肺部给药系统应尽量少用或不用吸收促进剂,主要通过吸入装置的改进来增加药物到达肺深部组织的比率,从而增加吸收。蛋白多肽类药物的肺部给药主要是以溶液和粉末的形式,但也有制成微球、纳米粒和脂质体等的研究。2006 年 FDA 批准了第一个胰岛素干粉吸入制剂(商品名 Exubera),但是其生物利用度仅相当于皮下注射人胰岛素的 10%,且存在一定的安全隐患,在 2007 年终止销售。2014 年第二个胰岛素干粉吸入制剂(商品名 Afrezza)上市,其给药后 12 ~ 15 min 血药浓度就可达峰,生物利用度相当于皮下注射门冬胰岛素的 30%。

(三)口服给药制剂

由于口服给药使用方便,最易被患者接受,然而大多数蛋白质若不经过化学或制剂修饰,直接口服给药,其生物利用度往往只有 0.1% ~ 2% 或更低。口服胰岛素制剂,虽然经历了近百年的研究,但现在仍无上市产品。2019 年 FDA 批准了口服索马鲁肽制剂,用于成人 2 型糖尿病的治疗。另外还有其他一些蛋白多肽类药物也实现了口服给药,如口服胸腺肽、脑蛋白水解物等。另外,有些蛋白质药物如蚓激酶,虽然吸收很少,但在大剂量下仍能发挥一定的药理效应,故也有口服的制剂产品。多数的口服酶制剂只是在胃肠道发挥局部作用。这类药物制剂口服给药的研究重点是如何提高其口服生物利用度。影响生物利用度的原因有蛋白多肽类药物的自身特性、体内的 pH、消化酶以及生物膜的屏障作用等。

氨基酸或二、三肽通常可通过肠黏膜上的水性孔道而吸收,而肽类和多肽片段则不能,只能通过主动转运方式吸收。多肽蛋白类药物很少或不能经胃肠道吸收,原因主要是:①相对分子质量大,脂溶性差,难以通过生物膜屏障。②胃肠道中存在着大量肽水解酶和蛋白水解酶,可将蛋白多肽类药物水解为氨基酸或二、三肽等。③吸收后易被肝消除(首过效应)。④存在化学和构象不稳定问题。目前人们研究的重点放在克服前两个障碍上,即如何提高多肽的生物膜透过性和抵抗蛋白酶降解这两个方面。

提高蛋白多肽类药物胃肠道吸收的方式,常用的有使用吸收促进剂、使用酶抑制剂、应用生物黏附手段等。也有研究使用 PEG 修饰多肽以抵抗酶解、制备蛋白多肽类药物的脂质体、微球、纳米粒、纳米乳或肠溶制剂等。这些研究证明,蛋白多肽类药物通过上述各种方式的确可以在一定程度上增加其在胃肠道的吸收。可能的机制包括载体材料(或酶抑制剂)对药物的保护作用、药物分散在载体中阻止了药物的聚集、颗粒性载体在胃肠道微绒毛丛中的滞留时间明显延长、用生物黏性材料(如多糖类)增加药物与黏膜接触的机会、将药物输送至酶活性较低的大肠部位等。

(四) 口腔给药制剂

口腔黏膜与其他部位黏膜相比给药更为方便、快捷且可随时终止用药。但其黏膜通透性相对较差,需要加吸收促进剂,增强通透性,提高生物利用度。目前口腔给药可以分为三类:舌下给药、颊黏膜给药、局部给药。其中局部给药是作用于黏膜、牙组织、牙周袋起局部治疗作用,如口腔溃疡、牙周疾病等的治疗。口腔给药的剂型可以分为片剂、喷雾剂、粉剂、贴剂等,如干扰素口含片、胰岛素舌下含片等。

口腔给药(buccal delivery)的特点是:①患者用药顺应性好。②口腔黏膜有部分角质化,因此对刺激的耐受性较好。③口腔黏膜虽然较鼻黏膜厚,但是面颊部血管丰富,药物吸收经颈静脉、上腔静脉进入体循环,不经消化道且可避免肝首过效应。口腔黏膜给药的不足之处是如果不加吸收促进剂或酶抑制剂时,大分子药物的吸收较少。增加口腔黏膜吸收的方法主要集中在改进药物膜穿透性和抑制药物代谢两方面。蛋白多肽类药物的口腔给药系统的关键问题是选择高效低毒的吸收促进剂。

(五) 直肠给药制剂

直肠给药(rectal delivery)可起局部作用,也有部分蛋白多肽类药物可通过直肠黏膜吸收,避开胃肠蛋白酶的消化和肝的首过效应而取得预期的全身作用。如干扰素栓剂。虽然蛋白多肽类药物的直肠给药吸收较少,但是也有一定的优点:①直肠中环境比较温和,pH 近中性,而酶活性很低,经过直肠给药药物被破坏少。②在直肠中吸收的药物也可直接进入全身循环,避免药物在肝的首过效应。③不像口服给药易受胃排空及食物等影响。因此蛋白质和肽类药物直肠给药是一条可选择的途径。

提高蛋白多肽类药物的直肠吸收的重要方法是选择适当的吸收促进剂。常用的吸收促进剂包括水杨酸类、胆酸盐类、烯胺类、氨基酸钠盐等。例如,胰岛素在直肠的吸收小于 1%,但加入烯胺类物质苯基苯胺乙酰乙酸乙酯后,吸收增加至 27.5%;用甲氧基水杨酸或水杨酸也可明显增加其吸收。

(六) 眼部黏膜给药制剂

眼部黏膜给药主要用于眼科疾病。往往由于其生理原因,如眼部的容量小,泪液的稀释等造成药物的生物利用度低。常用剂型为滴眼剂。如干扰素制成的滴眼剂可用于治疗单疱角膜炎、疱疹性角膜炎。

(七) 经皮吸收制剂

经皮给药具有避免肠胃环境对药效的干扰和肝首过效应,延长半衰期较短药物的治疗效果,长期维持稳定的给药速率等特点,但皮肤的角质层和活性表皮层,构成了经皮吸收的主要障碍;且蛋白多肽类药物相对分子质量大、亲水性强、稳定性差,致使药物在所有非侵入性给药方式中,经皮给药的生物利用度往往最低。但通过一些特殊的物理或化学的方法和手段,仍能显著地增加蛋白多肽类药物的经皮吸收。除了加入促渗剂外,还可利用物理的方法促进渗透。这些方法包括超声导入技术、离子导入技术、电穿孔技术、微针技术、磁场作用、激光等,均能实现蛋白多肽类药物的经皮吸收,而且多种促透技术也可联合应用。2012 年上市的一种胰岛素贴片(商品名 V-go),其内含微型胰岛素输注泵将胰岛素输送至体内。

超声导入技术(phonophoresis)是利用超声波的能量来提高药物经皮转运的一种物理方法。在进行超声导入时,需要一些介质将超声波的能量从源头传递到皮肤的表面,这些介质主要是甘油、丙二醇或矿物油和水的混合物。研究表明,在低频的超声波作用下,一些蛋白多肽类药物如胰岛素、促红细胞生成素和干扰素等可以透过人体的皮肤。其原理在于超声波引起的空化效应(主要的)、热效应、机械效应和对流效应等,导致角质层脂质结构的紊乱,从而增加药物的透过。

离子导入法是利用直流电流将离子型药物导入人体皮肤的技术。由于蛋白多肽类药物的大分子都是两性电解质,在一定的电场作用下可以随之发生迁移并透过皮肤的角质层。

电穿孔(electroporation)技术是利用高压脉冲电场使皮肤产生暂时性的水性通道来增加药物透过皮肤的方法。在千分之一秒或更短的时间内高压脉冲电可在脂质膜上产生电击穿,使膜的通透性大增。该技术在分子生物学和生物技术中已有较多的应用,如用于细胞膜内 DNA、酶和抗体等大分子的导入、制备单克隆抗体或进行细胞的融合等。

微针技术中的微针足够穿透人体皮肤的角质层,但又不足以触及神经,所以不会有疼痛感觉。这使得生物大分子经皮给药成为可能。现在已有研究报道用微针制备智能胰岛素贴片,可以根据实时的血糖水平适量地释放胰岛素,不过该微针贴片目前还处于研究阶段。

第三节 核酸类药物制剂

核酸类药物的发现可以追溯至 20 世纪 70 年代。1978 年,科学家们发现反义寡核苷酸进入细胞后可以通过序列特异地与靶标 mRNA 结合形成双链结构,影响靶标基因的表达。此后,核酸类药物的研发成为热点,超过 2000 例与核酸类药物相关的临床试验正在进行中,更多的核酸类药物也成为许多生物制药公司的研发重点。

核酸类药物在生物信息流的上游起作用,与特定的疾病基因结合或使其降解,具有针对性强、疗效显著的优势,为人类攻克恶性肿瘤、遗传性疾病、基因突变等多类型疾病提供了可能性。但核酸类药物的开发困难重重,其原因在于:核酸易被核酸酶分解而失效、生物膜渗透性差、缺乏靶向特异性等。尽管化学修饰可在一定程度上帮助其增加稳定性、发挥疗效,但更适宜的给药系统仍亟待开发。核酸类药物进入细胞的机制与小分子药物完全不同,它们主要通过胞吞作用,需要借助转运载体传递至细胞核或细胞质而发挥作用。因此,传递系统的构建将是成功转运目的基因的关键一环。

理想的核酸类药物传递系统应满足能高效地转移目的基因,将目的基因导入特定的靶细胞,与细胞膜亲和性高,稳定性好,安全性高,制备工艺简单等多方面的要求。目前研究表明,病毒作为核酸类药物的传递载体具有高效性,但其存在的免疫原性、生物安全性和生产成本高等问题,使其应用于临床存在局限性,还有待改善。另外,基于先进的纳米生物技术,各种利用非病毒载体的基因疗法同样发展迅速。尽管非病毒载体转染效率相对较低,但其具有低毒、低免疫原性、靶向性和易于规模化生产等优点,引发了人们的研究热潮。

总之,核酸类药物作为一类特殊的大分子药物,其上市并能于临床中广泛应用还需解决诸多问题,其中制剂的设计将是研究中不可忽视的一个重要因素。

一、核酸类药物的分类和理化性质

(一)核酸类药物的概念

核酸(nucleic acid)是由很多单核苷酸聚合形成的多聚核苷酸,为生命的最基本物质之一。天然存在的核酸根据化学组成不同可以分为两大类:脱氧核糖核酸(deoxyribonucleic acid, DNA)和核糖核酸(ribonucleic acid,RNA)。核苷酸可被水解产生核苷和磷酸,核苷可进一步水解,产生戊糖和含氮碱基。DNA 的一级结构是指其核苷酸链中核苷酸的排列顺序,二级结构即是 DNA 的双螺旋结构。RNA 为单链结构,局部可因碱基互补配对(A–U,C–G)以氢键相连形成双螺旋结构,不参加配对的碱基所形成的单链则被排斥在双链外,形成环状突起,此为 RNA 的二级结构。RNA 按功能不同分为三类,即信使 RNA(mRNA)、转运 RNA(tRNA)及核糖体 RNA(rRNA)。

核酸通常显酸性,易与金属离子生成盐。核酸形态各异,如环状或链状,体积大,分子易互相缠绕,其水溶液可能在浓度较大时黏度明显增加。RNA 分子远小于 DNA,黏度相对较小。由于碱基是核酸的基本组成成分,因此,所有的核酸(包括 DNA 和 RNA)对 260 nm 处的紫外光均有最大吸收值。由于 DNA 和 RNA 的多核苷酸链上既有酸性的磷酸基团,又有碱基上的碱性基团,因此也是两性电解质。不同核酸的电荷有一定差异性,由于磷酸基团的存在,在生理状态下核酸呈负电。凡能破坏双螺旋稳定性的因素,如加热、极端的 pH、酸、碱、有机溶剂、尿素及甲酰胺等,均可引起核酸分子变性。核酸热变性后,温度再缓慢下降,解开的两条链又可重新缔合而形成双螺旋,此即为核酸的复性,其是变性的一种逆转过程。

核酸是以核苷酸为基本组成单位的生物信息大分子,发挥重要的生物功能。核酸储存、传递生物遗传信息,影响蛋白质生物合成,其改变可能是影响诸多疾病发生发展的关键因素。随着生命科学技术的进步和生物工程的发展,科学家们进一步开发出用于疾病诊断、预防及治疗的核酸类药物。

核酸类药物是指由某些动物、微生物的细胞内提取出的核酸(包括核苷酸和脱氧核苷酸),或用人工合成法制备的具有核酸结构(包括核苷酸和脱氧核苷酸结构),并具有一定药理作用的物质。广义的核酸类药物包括核苷酸药物、核酸药物以及含有不同碱基化合物的药物。各种核酸类药物的研究与开发在近年来也得到了广泛的关注,并取得一定进展。例如,1998 年美国 FDA 批准上市的第一个反义核酸药物福米韦生(Fomivirsen),主要用于治疗艾滋病患者并发的巨细胞病毒性视网膜炎;2017 年获得美国 FDA 批准的"矫正型"基因治疗药物 Voretigene neparvovec,主要用于治疗由双等位基因 *RPE65* 突变导致的遗传性视网膜营养不良但具有足够的活视网膜细胞的成人和儿童患者等。目前,以小干扰 RNA 为代表的小核酸药物和基因治疗药物已成为新药研发的热点,多项有显著疗效的核酸类药物相继上市,为从基因水平上治疗癌症、罕见遗传病等多种疾病提供了可能性。

(二) 核酸类药物的分类

核酸类药物根据药物的结构性质主要分为以下几类:碱基及其衍生物类药物、核苷与核苷酸类药物、反义寡核苷酸药物(ASON)、小干扰 RNA 药物(siRNA)、微小 RNA 药物(miRNA)、适体 RNA 药物(Aptamer RNA)和其他基因治疗药物。此处重点讨论那些具有特定碱基序列、可以在细胞中专一性地降低目标基因表达水平的寡核苷酸类药物。寡核苷酸类药物是主要通过和 mRNA 的结合来调控蛋白质的翻译,或者结合疾病相关蛋白质来抑制或激活其功能。开发寡核苷酸类药物的主要优势是通过筛选与优化,可以快速找到疾病靶点的 RNA 药物,其生产成本较低,容易实现规模化生产。截至 2019 年,全球已有多款核酸类药物获得批准(表 12-3)。

表 12-3 全球获批的主要基因治疗产品(截至 2019 年底)

药物名称	类型	靶标基因	传递载体	适应证
重组人 p53 腺病毒注射液(Ad-p53)	DNA	抑癌基因 P53	腺病毒	头颈部鳞状细胞癌
Alipogene tiparvovec	DNA	脂蛋白脂肪酶 S447X 基因	腺相关病毒	脂蛋白脂肪酶缺乏症(LPLD)
Talimogene laherparepvec	DNA	粒细胞巨噬细胞集落刺激因子(GM-CSF)基因	人 I 型单纯疱疹病毒	黑色素瘤
Voretigene neparvovec	DNA	视网膜色素上皮基因(RPE65)	腺相关病毒	双等位基因 RPE65 突变相关性引发的视网膜营养不良
Onasemnogene abeparvovec-xioi	DNA	运动神经元生存基因(SMN1)	腺相关病毒	脊髓性肌萎缩症(SMA)
Autologous CD34+cells encoding βA-T87Q-globin gene	DNA	β-珠蛋白基因	慢病毒	输血依赖型 β 地中海贫血(TDT)
Autologous CD34+enriched cell fraction transduced that encodes for human adenosine deaminase	DNA	腺苷脱氨酶(ADA)基因	逆转录病毒	腺苷脱氨酶缺失导致的严重联合免疫缺陷病(ADA-SCID)
Patisiran	siRNA	转甲状腺素蛋白(TTR)基因	脂质纳米颗粒	由遗传性转甲状腺素蛋白淀粉样变性(hATTR)引起的周围神经疾病
Givosiran	siRNA	5-氨基酮戊酸合成酶(ALAS1)基因	N-乙酰半乳糖胺偶联	急性肝卟啉症(AHP)
Inotersen	ASON	转甲状腺素蛋白(TTR)基因	–	由遗传性转甲状腺素蛋白淀粉样变性(hATTR)引起的周围神经疾病
Fomivirsen	ASON	人巨细胞病毒 IE2 基因	–	艾滋病患者并发的巨细胞病毒(CMV)性视网膜炎
Mipomersen	ASON	载脂蛋白 B(APOB)基因	–	纯合子型家族性高胆固醇血症(HoFH)
Nusinersen	ASON	运动神经元生存基因(SMN2)	–	脊髓性肌萎缩症(SMA)
Eteplirsen	ASON	抗肌营养不良蛋白基因的 51 号外显子	–	杜氏肌营养不良症(DMD)
Defibrotide	ASON	成纤维细胞生长因子(FGF2)基因	–	肝小静脉闭塞病伴随造血干细胞移植后肾或肺功能障碍

药物名称	类型	靶标基因	传递载体	适应证
Volanesorsen	ASON	载脂蛋白 C-Ⅲ(APOC3)基因	-	家族性乳糜微粒血症综合征(FCS)
Pegaptanib	Aptamer	血管内皮生长因子(VEGF)基因	-	年龄相关性黄斑变性(AMD)
Tisagenlecleucel	CAR-T	B 淋巴细胞表面 CD19 基因	慢病毒	急性淋巴性白血病(ALL);复发或难治性大 B 细胞淋巴瘤(DLBCL)
Axicabtagene ciloleucel	CAR-T	B 淋巴细胞表面 CD19 基因	慢病毒	复发或难治性大 B 细胞淋巴瘤

1. 反义寡核苷酸和核酶 反义寡核苷酸(antisense oligonucleotides, ASON),也称为反义核酸(antisense nucleic acid),是指可以与目标基因 mRNA 互补结合,并影响目标基因 mRNA 正常功能的一段寡核苷酸分子,长度多为 15~30 个核苷酸。利用反义核酸特异性地抑制或封闭某些基因表达,使之低表达或不表达的技术称为反义核酸技术。利用反义核酸技术研制的药物称为反义核酸类药物,包括反义 RNA 分子、反义 DNA 分子,由部分 RNA 和部分 DNA 形成的 RNA-DNA 嵌合分子,以及经高度化学修饰的寡核苷酸类似物。反义药物可用于病毒感染、肿瘤、代谢性疾病等多类疾病的治疗。与传统药物主要是作用于致病蛋白质的原理相比,反义寡核苷酸是直接作用于致病编码基因,显示出多种优点,包括高度特异性、携带丰富的生物信息量、高效、低毒且安全性高。

近年有研究表明,反义 RNA 分子和 mRNA 分子结合形成的小段双链 RNA 可能具有显著的疗效。如果能在反义 RNA 分子上加上一段具有催化活性的区域(如核酶),将有助于增强反义 RNA 分子的作用。

核酶(ribozyme)是一类本身具有酶剪切活性的 RNA 分子而非普通的蛋白质酶,能够特异性地催化切割靶 RNA,故也用于封闭 RNA。20 世纪 80 年代初,核酶最早由 Thomas Cech 等人在研究嗜热四膜虫(Tetrahymena thermophila)时发现,其 I 型内含子 RNA 序列具备自我剪接的活性。目前研究者们已从低等真核生物、病毒和细菌中发现了多种具有核酶催化活性的 RNA 分子,根据其结构可大致分为:发夹状核酶、锤头状核酶、I 型内含子核酶、RNase P 核酶、丁型肝炎病毒核酶等。

2. 小干扰 RNA 小干扰 RNA(small interfering RNA, siRNA),也称为短链干扰 RNA(short interfering RNA)或沉默 RNA(silencing RNA),是指一类由 20~25 对核糖核苷酸组成的双链 RNA。RNA 干扰(RNA interference, RNAi)是指在进化过程中高度保守的、由外源或内源性的双链 RNA(double-stranded RNA, dsRNA)诱发的同源 mRNA 高效特异性降解的现象。RNAi 有利于允许靶向互补转录物,下调序列特异性基因的表达,所以被认为是更精确、高效和稳定的基因调控手段。研究表明,将与 mRNA 对应的正义 RNA 和反义 RNA 组成的双链 RNA 导入细胞,可以使 mRNA 发生特异性降解,导致其相应的基因沉默,即 siRNA 进入细胞质后形成 RNA 诱导沉默复合物(RNA-induced silencing complex, RISC),激发与之互补的目标 mRNA 沉默。

RNAi 是本世纪初发现的具有划时代意义的基因沉默机制。20 世纪 80 年代,科学家们在研究矮牵牛花的查耳酮合成酶的过程中曾提到基因共抑制现象。1998 年,美国科学家 Andrew Fire 和 Craig Mello 在研究 RNA 阻断基因表达的实验时,首次提出 RNAi 概念,之后迅速成为研究热点,两位科学家也于 2006 年荣获“诺贝尔生理学或医学奖”。然而由于 siRNA 药物缺乏有效的递送系统,存在脱靶和免疫激活效应,临床应用遇到瓶颈。近年来,研究者们发现可以通过对 siRNA 进行特定的化学修饰,并设计合适的体内递送载体,以克服上述两大缺点。目前 siRNA 类药物已成为多家制药公司的研发重点,用于针对多种疾病尤其是特定基因变异引起的遗传性疾病及恶性肿瘤的治疗。例如,2019 年获美国 FDA 批准上市的 Givosiran,采用了 N- 乙酰半乳糖胺来修饰 siRNA,从而有效提高了 siRNA 在体内的稳定性及对肝细胞的靶向能力。

　　3. 微小 RNA(microRNA,miRNA)　是指一类有 21 ~ 23 个核苷的单链 RNA,由具有发夹结构的 70 ~ 100 个碱基大小的单链 RNA 前体经 Dicer 酶加工后生成。miRNA 在生物进化过程中高度保守,其表达具有时序和组织特异性,在细胞内具有多重调节功能——调节信号分子如生长因子、转录因子、肿瘤基因、抑癌基因等表达,实现对细胞死亡、增殖、分化、发育和新陈代谢等一系列生命过程的调控。miRNA 也参与到疾病的发生发展过程中,如 miRNA 表达谱可用于肿瘤的分类、诊断和靶向治疗等。

　　1993 年,首个被确认的 miRNA-lin4 是从线虫中发现的,最开始以为是个例。直到 2001 年,科学家们发现很多物种中保守存在着大量有共性的一类功能性的小 RNA,故命名为 miRNA。miRNA 治疗的作用机制是一种翻译后的基因沉默机制,通过抑制靶标基因 mRNA 的翻译或降解靶标基因 mRNA 两种方式来调节基因表达。功能强大的 miRNA 被视为超越前者的新一代小核酸药物,为实现单一分子来治疗多基因诱发的疾病提供可能性。

　　4. 适体 RNA　核酸适体(nucleic acid aptamer)是指从人工合成的随机单链核酸库中筛选出的、特异性与靶物质高度亲和的核酸分子,包括 DNA 适体和 RNA 适体。随着体外筛选技术的发展和 PCR 技术的应用,大批能与各种蛋白或小分子特异性紧密结合的核酸适体被筛选出来。适体 RNA(aptamer RNA)是指与特定目标分子(如靶标蛋白质)结合的寡核苷酸,因其二级结构的多样性而具有靶分子广、亲和力高、特异性强等特点,有潜力应用于基础研究和药物研发等多个领域。

　　5. 基因治疗(gene therapy)　是指将外源正常基因或者有治疗作用的基因导入靶细胞,纠正或补偿因基因缺陷或异常引起的疾病,以达到治疗目的的一类治疗方法。目前,基因治疗的研究内容已从单基因的遗传性疾病扩展到多基因的恶性肿瘤、艾滋病、心血管病、神经系统疾病、自身免疫病和内分泌疾病等,被看做潜在的对先天和后天基因疾病有效的治疗方法。

　　基因治疗的给药途径分为两类。一类是离体基因导入(ex vivo gene delivery)途径,即将含外源基因的载体在体外导入人体自身或异体细胞,经体外细胞扩增后,再输入人体。该方法步骤繁琐、技术要求高,但效果和安全性较易控制。例如,近年来受人们关注的嵌合抗原受体 T 细胞(CAR-T)免疫疗法正是通过该途径,其具体生产过程如图 12-1 所示。另一类是体内基因导入(in vivo gene delivery)途径,即将携带正确基因的载体(包括病毒载体和非病毒载体)或裸 DNA 等,通过适当的给药途径直接导入人体,由它们将治疗基因导入靶细胞,有效表达并达到治疗目的。该方法操作较简单、适用性广,但对导入的治疗基因及其载体的安全性要求较高。

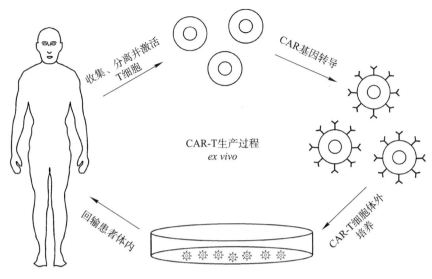

图 12-1　离体基因导入途径举例——嵌合抗原受体 T 细胞免疫疗法

基因编辑（gene editing）技术是指一种对基因组中的特定 DNA 序列进行靶向性修改的技术，包括基因打靶技术，以及近年发展起来的新型高效的 DNA 靶向内切酶技术，如锌指核酸酶（zinc finger nuclease）技术、类转录激活样效应因子核酸酶（transcription activator-like effector nuclease）技术、规律成簇间隔短回文重复序列（clustered regularly interspaced short palindromic repeats and CRISPR-associated protein 9，CRISPR/Cas9）系统技术等。其中 CRISPR/Cas9 基因编辑技术因其简单、高效的特点，得到了广泛的研究与应用。

二、核酸类药物的分析检测 🔗

三、核酸类药物的传递系统

目前核酸类药物的传递系统主要分为两类：病毒载体系统和非病毒载体系统。病毒载体的基因转运能力强、基因转染效率高，但存在着可致病毒感染、激活癌基因、自身免疫原性、目的基因容量小等缺点。近年来，非病毒载体在基因治疗领域获得了广泛的关注，如何在保证非病毒载体的安全性基础上进一步提高其转染效率，是非病毒载体研究中的热点。病毒载体和非病毒载体的主要优缺点对比，见表 12-4。此外，还有一类物理转染技术，是指通过物理手段将 DNA、

表 12-4　病毒载体和非病毒载体的优缺点对比

	病毒载体	非病毒载体
优点	体内感染效率高	免疫原性低
	可以感染不分裂细胞	对目的基因的容量限制小
	目的基因表达效率高	制剂稳定，易储存
缺点	制备复杂，生产成本高	体内转染效率一般较低
	需要低温（-80℃）贮存	一些组织和细胞的靶向性有待提高
	存在免疫原性	部分材料毒性大

RNA 等核酸分子导入到细胞和组织中,包括电脉冲导入和粒子轰击导入等;但这类技术主要用于体表组织,使其应用受限。总之,寻找和开发安全高效的基因递送载体是基因治疗临床应用的前提条件。

(一) 病毒基因传递系统

病毒基因传递系统(viral gene delivery system),也称为病毒载体,是指利用病毒具有传送其基因组进入其他细胞进行感染的机制,用治疗基因替代病毒本身的基因组,包装细胞可提供病毒必需的某些组分,使病毒载体能够被包装并将治疗基因导入靶细胞。目前常用的病毒载体包括:腺病毒载体、腺相关病毒载体、逆转录病毒载体、慢病毒载体、痘苗病毒(vaccinia virus)载体、疱疹病毒(herpes virus)载体及其他病毒载体等。

1. 腺病毒载体　腺病毒(adenovirus, AdV)是指一种双链 DNA 病毒(约 36 kb),属腺病毒科。腺病毒是一种常见的人类病毒,可引起一些呼吸道和消化道感染,但其致病性不强,安全性较好。腺病毒是一种较理想的载体,可以感染多种细胞,容易制备得到高滴度的病毒颗粒,没有插入突变的风险,对外源基因的容量较大。但其存在免疫原性强、缺乏特异靶向性、在缺乏其相应受体的某些细胞中感染效率低和基因表达时间短等缺点。

目前利用腺病毒载体进行基因治疗的研究针对多种疾病,尤其在肿瘤的基因治疗方面显示出有效性,如头颈部肿瘤等。2003 年,中国赛百诺公司自主研制开发的基因治疗产品“重组人 p53 腺病毒注射液”,获得中国食品药品监督管理局(CFDA)的批准上市,这也是世界上第一个正式获批上市的基因治疗药物,该产品采用的即是腺病毒载体。

2. 腺相关病毒载体　腺相关病毒(adeno-associated virus, AAV)是指一种单链 DNA 病毒(约 5 kb),属细小 DNA 病毒科。该类病毒只能在已被腺病毒、疱疹病毒等病毒感染的细胞中复制,不可单独复制。腺相关病毒具有无致病性、免疫原性低、宿主细胞范围广和可长期表达外源基因等优点,是一种很有应用前景的病毒载体。但也存在对外源基因的容量有限、制备较困难等局限。

目前,以 AAV 为载体的基因治疗药物已被广泛地研究与开发,多项临床实验正在开展。1996 年,AAV 首次应用于治疗囊性纤维化的临床试验。2012 年,欧洲药品管理局批准了欧洲首个基因疗法药物 Alipogene tiparvovec,即用 AAV1 载体携带人脂蛋白脂肪酶(LPL)基因,通过肌内注射用于治疗一种罕见的遗传疾病——家族性脂蛋白脂肪酶缺乏症(LPLD)。2017 年,美国 FDA 批准了首个“矫正型”基因疗法药物 Voretigene neparvovec,即利用携带 *RPE65* 基因的 AAV2,用于治疗一种人类遗传性视网膜病变造成的视力丧失。目前,还有很多医药企业正在开发下一代 AAV 载体,以提高其安全性和针对疾病的特异性。

3. 逆转录病毒载体　逆转录病毒(retrovirus, RV)是指一种单链 RNA 病毒,可高效地感染多种类型细胞,将外源基因随机插入并稳定整合到宿主细胞基因组中持续表达,是哺乳动物细胞基因转移和基因治疗中常用的载体病毒。逆转录病毒具有高效感染宿主细胞、长期稳定表达等优点。但其缺点在于:不能感染非分裂细胞、转录终止能力相对较弱;包装外源基因能力有限;可能造成插入性突变,导致癌症的发生,存在一定的安全隐患。目前其研究主要用于治疗黑色素瘤、多形性成胶质细胞瘤、艾滋病等多类型疾病。

4. 慢病毒载体　慢病毒(lentivirus, LV)载体,是以人类免疫缺陷病毒 –1(HIV–1)为基础发展起来的基因治疗载体。慢病毒是逆转录病毒科的一个属,但区别于一般的逆转录病毒载体,LV 对分裂细胞和非分裂细胞均具有感染能力。此外,LV 还具有转移基因片段容量较大、目的基因表达时间长、感染能力强、免疫原性低等优点,是应用前景比较良好的病毒载体。相对于 AdV 和 AAV,LV 能携带更大、更复杂的转基因,并且随机插入并稳定整合到宿主细胞基因组中,使产物稳定且长期表达。因而其安全性更高、适用性更广,目前已用于治疗 β- 地中海贫血、复发或难治性大 B 细胞淋巴瘤等疾病。近年来,多项获批的基因治疗药物如 Tisagenlecleucel 和 Axicabtagene ciloleucel 等,均采用慢病毒载体和离体基因导入的方法。

(二) 非病毒基因传递系统

非病毒基因传递系统(non-viral gene delivery system),也称为非病毒载体,是利用非病毒载体材料的物化性质来介导基因的转移,可以克服病毒载体的一些缺陷。非病毒载体具有免疫原性低、无内源性病毒重组、降低不良反应概率、更容易实现大规模合成和生产等优势。其缺点是基因转染效率和蛋白质表达水平较低。目前常用的非病毒载体包括:质粒 DNA、脂质类、阳离子型聚合物、无机纳米粒等。利用非病毒载体进行基因传递的主要步骤如图 12-2 所示。

1. 质粒 DNA(plasmid DNA) 是结构最简单的非病毒载体,由治疗基因及作为其载体的质粒组成。质粒 DNA 作为基因载体的优点是:易于制备,可利用细菌大量生产;宿主免疫反应弱;不整合到宿主的 DNA 中。质粒 DNA 能转运并表达目的基因,还可用于激发免疫反应,后者被称为 DNA 疫苗,已在临床研究中用于癌症、自身免疫病和传染病等的预防与治疗。但其转染效率和应用范围均很有限,注入体内后,核酸分子易被体内核酸酶降解。

2. 脂质类载体 脂质类载体是一种目前广泛用于递送基因的非病毒传递系统,主要包括脂质体、脂质纳米颗粒(LNP)、脂质乳剂、脂质植入剂等。脂质体载体通常是将脂质体与带负电荷的 DNA、siRNA 和 miRNA 等核酸混合,使核酸分子被脂质体包裹,是一种较理想的基因导入方式。它主要有两大优势:一是保护核酸分子免受血液中核酸酶的降解,二是帮助核酸分子高效地进入靶细胞。脂质体载体主要包括以下几种类型:阳离子脂质体、阴离子脂质体、pH 敏感脂质体和融合脂质体等。

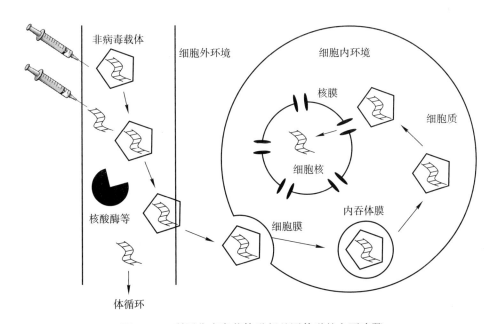

图 12-2 利用非病毒载体进行基因传递的主要步骤

其中,阳离子脂质体(cationic liposome)主要由带正电荷的脂类(cationic lipid)和中性辅助脂类(co-lipid)组成。前者如胆固醇阳离子衍生物、二酰基甘油和多胺的脂类衍生物等;后者如二油酰基磷脂酰乙醇胺(DOPE)或二油酰基磷脂酰胆碱(DOPC)等。阳离子脂质体本身带有正电荷,可与带有负电荷的质粒 DNA、siRNA 和 miRNA 等核酸通过静电作用紧密结合,形成脂质体/核酸复合物。阳离子脂质体/核酸复合物表面带正电荷,可与带负电荷的细胞膜通过静电吸附作用结合,再通过细胞膜融合将核酸导入细胞。例如,Patisiran 是在美国上市的全球首款 RNAi 药物,即将 siRNA 包裹于一种以 D-Lin-MC3-DMA 为阳离子脂质成分的脂质纳米颗粒中,静脉输注后用于治疗遗传性转甲状腺素蛋白淀粉样变性引起的多发性周围神经疾病。然而,阳离子脂质体也存在一定局限性,如较高的毒性、非特异性细胞摄取和不必要的免疫反应等,还需进行更多深入的研究。

3. 阳离子型聚合物载体　阳离子型聚合物(cationic polymer)与 DNA、siRNA 和 miRNA 等核酸可以在电荷作用下形成稳定的复合物。然后黏附到细胞表面的硫酸黏多糖上,被细胞内吞,随后进入细胞内表达。这类载体的优点是体外转染效率较高,易于制备;其缺点是结构较复杂、合成产物不均一,其安全性还有待深入评估与研究。研究中常用的阳离子型聚合物包括聚乙烯亚胺(polyethylenimine, PEI)、聚丙烯亚胺树突状物(polypropylenimine dendrimers)、聚酰胺树突状物(polyamidoamine dendrimers)、多聚赖氨酸、多聚组氨酸、多聚精氨酸、鱼精蛋白、壳聚糖等,以及上述聚合物的聚乙二醇修饰物等。

其中,PEI 是一种被广泛研究的聚合物基因载体。在生理环境中,由于其氨基质子化而带正电荷,可与核酸结合形成聚合物。PEI 和核酸形成的阳离子型聚合物通常保持正电荷,随后经内吞作用进入细胞质。利用 PEI 作为载体负载 DNA 和 siRNA,已广泛应用于动物模型的体内基因转染。

4. 无机纳米载体　随着生物纳米技术在医学上的广泛应用,无机纳米载体也被用作非病毒基因载体。目前常用的无机纳米载体主要包括:金属纳米颗粒,如纳米金、磁性纳米颗粒;无机非金属纳米颗粒,如二氧化硅、磷酸钙、羟基磷灰石等。这类纳米颗粒载体具有无免疫原性、易于修饰等特点;研究者通过对无机纳米粒子进行不同修饰,希望提高其核酸递送效率。

第四节　疫苗制剂

疫苗的产生可谓人类发展史上最具里程碑意义的事件之一。从 1798 年医学界正式承认"疫苗接种确实是一种行之有效的免疫方法"开始,疫苗在人类历史舞台上扮演了极其重要的角色,大大降低了感染性疾病的死亡率和致残率;现代疫苗的发展,使其不仅可以阻断传染性疾病的滋生和传播,还在非感染性疾病的治疗中逐渐崭露头角,新型疫苗制剂的开发将为人类对抗疾病提供有效的解决途径。由于疫苗存在不同于传统药物的特殊性质,疫苗制剂的组成成分、生产制备、存储运输以及接种都不同于普通药物制剂,这也使疫苗制剂的质量控制、效力检测独具特色。

一、疫苗的分类和理化性质

疫苗是以病原微生物或其组成成分、代谢产物为起始材料,采用生物技术制备而成,用于预防、治疗人类相应疾病的生物制品。疫苗接种人体后可刺激免疫系统产生特异性体液免疫和(或)

细胞免疫应答,使人体获得对相应病原微生物的免疫力。按照疫苗的组成成分和生产工艺,可以将疫苗分成以下几类:

1. 减毒活疫苗(attenuated live vaccine) 指采用病原微生物的自然弱毒株或经培养传代等方法减毒处理后获得致病力减弱、免疫原性良好的病原微生物减毒株制成的疫苗。减毒活疫苗分为细菌性活疫苗和病毒性活疫苗,常用的减毒活疫苗有天花疫苗、狂犬病疫苗、卡介苗等。其优点在于:人体接种较小剂量即可产生较强的免疫应答;一般不需要添加佐剂,生产工艺一般无需浓缩纯化,价格低廉。但是其保存、运输、使用等条件要求较高,任何能损伤疫苗活性的物理、化学因素(热、光、消毒剂等)均可导致免疫反应减弱。

2. 灭活疫苗(inactivated vaccine) 指病原微生物经培养、增殖后,用加热或化学剂(通常是甲醛溶液)灭活、纯化后制成的疫苗。在灭活的过程中保留了病原微生物抗原决定簇的完整性,因此具有较强的免疫原性和较好的安全性,包括伤寒疫苗、霍乱疫苗、鼠疫疫苗等。这类疫苗对光和热的耐受性较好,易于保存和运输,不受体内循环抗体影响。灭活疫苗不能在体内复制,引起的免疫反应相对较弱,往往需要免疫佐剂和多次接种。

3. 亚单位疫苗(subunit vaccine) 是利用微生物的某种表面结构成分(抗原)制成、能够诱发机体产生抗体的疫苗。根据制备方法可以分为三种:①纯化亚单位疫苗,由单个蛋白或多糖构成,是从致病微生物中纯化出来的细菌脂多糖、病毒表面蛋白等作为抗原,通常需要佐剂或各种偶合物来增强其免疫原性。例如,23价肺炎多糖疫苗、伤寒Vi多糖疫苗等。②合成肽亚单位疫苗,如合成的病毒相关肽、肿瘤特异性抗原肽等。合成肽亚单位疫苗存在功效低、免疫原性差、半衰期短等不足。③基因工程亚单位疫苗,指在分离出病原体特异性抗原编码基因的基础上将外源基因转入另一非致病性微生物内表达的基因产物,进一步通过分离纯化获得特异的蛋白质抗原。例如,乙肝病毒疫苗、人乳头瘤病毒预防性疫苗等。

4. 核酸疫苗(nucleic acid vaccine) 是20世纪90年代发展起来的一种新型疫苗,包括DNA疫苗和RNA疫苗,由能引起机体保护性免疫反应的抗原的编码基因和载体组成,其直接导入机体细胞后并不与宿主染色体整合,而是通过宿主细胞的转录系统表达蛋白抗原,诱导宿主产生细胞免疫应答和体液免疫应答。与传统疫苗相比,核酸疫苗具有制备简单、免疫原性良好、效果持久及可产生交叉免疫防护等优点。但是核酸疫苗具有安全性尚不确定、体内转染效率低等缺点,这些阻碍了核酸疫苗的临床应用,目前尚无核酸疫苗批准上市。

二、疫苗制剂免疫效力的检测

疫苗制剂的免疫效力测定是评价疫苗有效性的主要指标之一。疫苗的免疫效力检测一般采用生物学方法,以生物体对待检品的生物活性反应为基础,通过比较待检品与标准品在一定条件下所产生的特定产物、反应剂量间的差异来测得待检品的效价。一般采用的免疫效应检测试验有动物保护力试验(或称免疫力试验)、活疫苗的效力测定、血清学试验等。

动物保护力试验是指将疫苗免疫动物后,用同种野生病毒或细菌攻击动物,通过检测发病率、致死率或感染病毒或细菌的量来评价疫苗的效力。另外也可用疫苗免疫动物后,用间接酶联免疫法检测动物血清中的抗体水平。前者可直接观察到疫苗的免疫效果,比测定疫苗免疫后的抗体水平更好。

活疫苗的效力测定包括活菌苗测定和活病毒滴定测定。活菌苗通常以制剂中抗原菌的存活数来表示,即将一定稀释度的菌液涂于适宜的平板培养基上,培养后计数菌落,计算活菌率(%);活病毒疫苗多以病毒滴度来表示其效力,即将疫苗系列稀释,各稀释度取一定量接种于传代细胞,培养后检测半数组织培养感染剂量(CCID50),以此表示其效力。

血清学试验指体外抗原抗体反应。疫苗免疫人或动物后刺激机体产生抗体,可通过血清学试验来检测体外抗原抗体的特异性反应。经典的血清学试验有凝集反应、沉淀反应、中和反应、补体结合反应,在此基础上也发展了一些新的技术如免疫扩散、免疫电泳、荧光标记、酶标记、同位素标记等高灵敏的检测技术,为疫苗制品的效力检定奠定了良好基础。

由于疫苗制品的检定多采用生物学方法测定,难免出现检定结果准确性欠佳的情况,因此需对现有的检定方法进行标准化研究,同时采用新技术,提高检测的准确性和可靠性。

三、疫苗的注射制剂

在疫苗制剂中,大部分为注射制剂。因为疫苗成分大多为蛋白质、多肽或核酸等成分,稳定性差,在胃肠道中容易被胃酸或酶降解,吸收差且半衰期短;疫苗的不同接种方式甚至接种部位都会直接影响诱导机体免疫应答的强度和类型。为了提高疫苗的生物利用度、提高免疫应答效率,大多数疫苗都制备成在适宜部位注射的注射制剂。根据其接种方式可进一步分成皮下注射制剂、肌内注射制剂、皮内注射制剂。皮下注射能降低对局部神经血管损伤的危险,因此不良反应较小,具有足够免疫原性的疫苗推荐采用皮下注射。肌内注射通常用于含佐剂疫苗的接种,因为该类疫苗皮下或皮内接种常引起明显的局部疼痛、硬结、皮肤变色、炎症及肉芽组织的形成。

(一) 疫苗注射剂的处方设计

疫苗注射制剂除了有效的抗原成分外,还包含一些保持疫苗稳定性,提高免疫原性的成分。疫苗成分与接种疫苗的药效以及不良反应直接相关,因此掌握疫苗成分有极其重要的意义。疫苗的基本成分包括抗原、佐剂、抑菌剂、稳定剂、灭活剂及其他活性成分。

1. 抗原　抗原是疫苗最主要的有效活性组分,是决定疫苗特异免疫原性的物质。抗原应能有效地激发机体的免疫应答,产生保护性抗体或致敏淋巴细胞,最后产生特异性抗原的保护性免疫。免疫原性较强的抗原有蛋白质、多糖等,类脂和多肽相比较弱。有些免疫原性较弱的抗原可以通过加入佐剂来增强免疫应答。

2. 佐剂　免疫佐剂(immunologic adjuvant)是增强和引导免疫应答的物质。佐剂能够增强抗原的特异性免疫应答和疫苗的黏膜传递,增强免疫接触和抗原的免疫原性。铝盐佐剂是使用历史最悠久使用最广泛的佐剂,目前使用的主要有氢氧化铝和磷酸铝,对抗原有较强的吸附能力、可以形成抗原储库、激活炎症小体释放细胞因子来促进免疫应答。需要注意的是含有铝佐剂的疫苗不可以冷冻,冷冻会破坏抗原使其失活,因此目前含铝盐佐剂的疫苗均需冷链运输。其他的佐剂有 MF59、磷酸钙、QS21、免疫刺激复合物(ISCOM)、MPLA 等。

3. 稳定剂或冻干保护剂　由于很多疫苗对环境温度、光等因素非常敏感,抗原容易变性失活,因此需要加入稳定剂,常用的稳定剂有蛋白质、糖类、氨基酸;对于冻干疫苗制剂不仅需要加入冻干保护剂,还需要加一些物质如糖类、多元醇等为疫苗提供基质,因为疫苗制剂中的抗原通常量较少,冻干后可能会黏附在瓶身肉眼难以看到,不便于使用,加入一定量的基质可以改善该情况。

4. 抑菌剂　疫苗中加入抑菌剂是为了防止疫苗在保存、使用过程中被外来病原微生物污染。大多数灭活疫苗都使用抑菌剂如硫柳汞、苯酚等。

5. 灭活剂　灭活疫苗在制造过程中必须保证疫苗的灭活。灭活除了用物理方法外还常用的化学试剂,如甲醛、丙酮、酚等,这些物质对人体有一定的毒害作用,因此在灭活抗原后必须及时除去或降低至极低浓度,并严格检测以保证疫苗的安全性。

6. 其他　在疫苗中也使用多种缓冲液(磷酸盐缓冲液等)以保持一定的 pH 范围;加入盐(如氯化钠)达到等渗。

(二) 疫苗注射剂的质量控制

疫苗其原材料来源于活的生物体,其生产制备过程复杂,存在可变性,副产物的范围和特性都会变化,中途所用物料也是微生物生长的良好培养基,易被污染。同时疫苗成分多为蛋白质、多肽、多糖或者核酸,其性质不稳定、不耐热、易失活,许多终产物不能灭菌处理。因此需要在生产过程中严格控制,疫苗制品出厂前必须进行严格的质量检定,以确保制品安全有效。通常根据纯化工艺过程,产品理化性质和生物学特性确定需要考察控制的项目,除了外观检查、pH 检测、装量、无菌等常规检查,还需要重点考察产品以下几方面:

1. 理化性质及纯度　主要为了检测纯化制品中含有效成分和无效有害成分,包括物理性状检查、抗原含量测定、抑菌剂含量测定、纯度检测。纯度检测通常可通过测定有效抗原在疫苗中的绝对值或测定主要杂质的量推算有效抗原在疫苗中的相对值。

2. 宿主细胞 DNA 和蛋白质残留量检测　采用传代细胞生产疫苗,应限制疫苗中宿主细胞的 DNA 和蛋白质残留量,进行方法研究时应建立相应标准品,并对检测试剂的敏感性和特异性进行验证。

3. 热源或内毒素检查　参照现行《中国药典》的相关要求进行。

4. 抗生素检测　预防用疫苗生产过程中不得添加青霉素或其他 β- 内酰胺类抗生素。如果在生产过程中添加除上述以外其他抗生素,应建立相应的检测方法并规定抗生素残留量检测方法和限度标准。

5. 稳定性　应在生产工艺确定后尽早留样进行,定期取样测定制品效力和其他相关质量指标,为正式产品有效期的确定提供依据。

6. 灭活效果验证　对于灭活疫苗,其原病原体对人体有致病性,因此应建立有效的灭活方法并对灭活效果进行验证,在成品检定中应建立灭活剂残留量检测的方法和限度标准。

7. 异常毒性试验　按照《中国药典》相关要求,做小鼠试验和豚鼠试验考察制剂是否存在异常毒性。

8. 效力试验　疫苗是通过诱导机体产生免疫应答反应起作用的,因此需要评价其体液免疫和细胞免疫的免疫效力。

9. 佐剂的质量评价　如最终制品含有佐剂,则应建立佐剂含量以及与之结合率的检测方法,并制定相应的质量标准。

四、疫苗的非注射制剂

虽然疫苗制剂大多数都为注射制剂,但是注射给药方式存在很多缺点,如患者顺应性差、可能引起医护人员损伤、注射需要专业人员操作等。因此疫苗的非注射制剂已经成为人们重点关注的项目之一。目前上市使用的非注射疫苗制剂主要有:口服疫苗和鼻腔疫苗。

　　口服疫苗通常是减毒活疫苗,其必须被吞咽并在胃内保持一段时间,减毒的病原微生物或其有效成分经消化道,在消化系统黏膜表面形成免疫保护,此类疫苗主要针对经粪–口途径传播的疾病。目前已上市应用的口服疫苗有口服脊髓炎灰质减毒活疫苗(OPV),口服重组霍乱减毒活疫苗 CVD103–HER(商品名 Orochol)、口服 Ty21a 伤寒减毒活疫苗(商品名 Vivotif)。

　　流感减毒活疫苗(LAIV)是唯一通过鼻腔途径接种的疫苗,它的接种装置是一个带有剂量分配夹的鼻喷雾器,可以每次在每个鼻孔导入 0.1 mL 的喷雾。该减毒活疫苗是经过改造后得到的冷适应株,即只能在低温条件下进行生长,因此在人体不太可能引起有症状的流感,但是免疫功能严重抑制的人不应该接种 LAIV。随着新的抗原及脂质体、纳米粒等新型递送系统的深入研究,鼻腔疫苗将拥有更广阔的前景。

　　随着生物工程技术的发展,其他非注射的疫苗接种技术也有所发展。经皮免疫是将佐剂及疫苗抗原经过皮肤递送给抗原提呈细胞进而诱导免疫应答的新型免疫方式。它具有提高接种的顺应性、避免注射引起的潜在并发症、操作简单等优点。微针的高度在 100~1 000 μm,能够穿透角质层而不触及神经,在表皮上形成微孔通道使得抗原大分子能够透过皮肤吸收,进而产生免疫应答。经阴道或直肠免疫正处于实验室研究阶段,主要是针对 AIDS 疫苗的研究,但是大部分结果来自动物实验,且该方式存在实际操作难度及社会伦理争议,所以该类疫苗的研发道路还很漫长。

(四川大学　孙　逊)

思考题

　　1. 在制剂过程中的哪些操作,可能会影响到蛋白质类药物的稳定性?

　　2. 在蛋白多肽类药物的注射剂中,可加入哪些辅料提高药物的稳定性? 其发挥稳定作用的机制是什么?

　　3. 对于蛋白多肽类药物的非注射给药制剂,如何提高其生物利用度?

　　4. 病毒基因传递系统和非病毒基因传递系统各有什么优缺点?

　　5. 非病毒载体要实现基因药物的成功递送,需要克服哪些体内屏障?

　　6. 佐剂在疫苗制剂中发挥什么样的作用?

数字课程学习……

　　▶▶ 章小结　　　🖳 教学 PPT　　　◆ 推荐阅读　　　📝 自测题

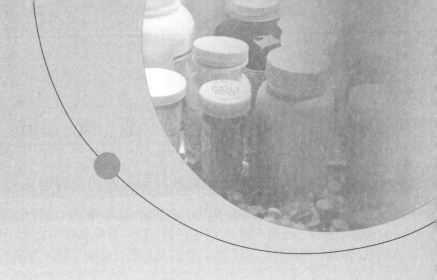

第十三章

中 药 制 剂

第一节 概　述

一、中药、中药制剂、中药饮片和天然药物的定义

中药(traditional Chinese medicine,TCM)是指在中医药理论的指导下,用于预防、治疗疾病或康复保健等方面的药物,包括中药材、饮片、提取物和中成药,中药材根据来源又可分为植物药、动物药和矿物药。广泛地讲,中药是包括汉族和少数民族医药在内的我国各民族传统用药的统称。

中药制剂(traditional Chinese medicine preparation)是指在中医药理论指导下,根据规定的处方,以中药材或中药饮片为原料,经加工制成一定剂型,具有固定规格,并标明功能主治和用法用量,可供临床直接使用的药物。

中药饮片(herbal slice)是指药材经过炮制后可直接用于中医临床或制剂生产的处方药品。

天然药物(natural medicine)是指在现代医药理论指导下,应用的动物、植物、矿物等自然界中存在的具有药理活性的天然物质及其制剂。天然药物与中药的最主要区别在于:天然药物的加工与应用并不是基于传统中医药理论,而是基于现代医药理论体系。

二、中药制剂的特点

中药制剂生产过程通常是先将中药材进行前处理(包括药材净制、炮制)、提取、分离、纯化以获得提取物,再经制剂工艺制备成符合药品要求、可供临床直接使用的各种制剂形式。

与以单一或几种结构清楚、组成明确的化学成分为原料药的化学药物制剂不同,中药制剂一般以中药材或提取物为原料,其最大的特点在于原料的复杂性,大部分中药材都含有数十乃至数百种结构不同、性质各异的化学成分。这些复杂化学成分构成了中药制剂"多成分、多靶点、多途径"的综合药理作用,成为中药制剂有别于化学制剂的独特之处。中药制剂化学成分的复杂性以及化学成分之间可能存在的相互作用给阐明中药制剂的药效物质基础和作用机制的研究带来很大困难。

中药的多成分特性也给中药制剂过程带来了很多困扰。首先,中药在制剂生产之前,往往需要经过繁琐的前处理过程以富集药效成分、减少剂量、改变物料性质,从而为制剂生产提供有效、安全、稳定的提取物。其次,中药制剂的药效成分多,甚至不完全明确,给中药提取工艺带来了很大的困难,需要在已知药效成分的提取率、提取物的得率及生产成本之间做到平衡。第三,由于药效成分多、用药剂量大,限制了中药制剂工艺中辅料的选择和新型制剂工艺改革的空间,导致新型制剂技术的应用相对滞后。

中药制剂的药效成分复杂,以测定一种或有限的几种化学成分含量的化学药物制剂方法并不能完全适用于中药制剂的质量控制。为制定较全面、准确、合理的中药新制剂质量标准,可通过制定总有效成分、多个特征有效成分相结合的含量测定方法,同时可采用指纹图谱等技术从整体上控制中药制剂质量。在中药新制剂的质量研究过程中,应与提取工艺、制剂工艺研究同时进行,并注意测定方法的专属性,避免其他成分的干扰。

辅料是药物制剂成型的物质基础。与化学药物制剂相比,传统中药制剂中辅料的选择遵循

"药辅合一"的思想,处方的个别中药可能既是主药又起到辅料的作用。例如,粉性强的山药、白芷等中药常在固体制剂中兼作稀释剂、赋形剂;又如,蜂蜜常用作丸剂中的黏合剂,同时又具有润肺、止咳等功效。

从某种意义上讲,中药制剂的研究范围已经超出经典药剂学的研究范畴,它不仅要研究如何将各种中药原料(药材、饮片、提取物)制成制剂,从药材中提取、分离、纯化的理论、工艺和技术也是中药制剂学研究的重要内容。目前,在这一领域,许多新的技术和方法不断得到应用,推动着中药制剂的创新发展。

三、中药制剂的发展 **ℯ**

四、中药制剂的开发流程 **ℯ**

第二节　中药的提取

中药制剂的原料多由一种或一种以上的中药材组成,不仅成分复杂,服用量大,服用不方便,而且影响疗效的发挥,很难达到现代制剂"三效、三小、五方便"的要求。为减少服用剂量和便于制剂成型,多数中药材需要经过科学合理的提取工艺将其有效成分提取出来,以提取物的形式用于中药制剂中。但由于中药制剂的药效物质基础不明确,常常会出现有效成分被提出的同时,无效成分也随之提出,因此,如何根据中药制剂制备的要求,结合药材所含活性成分、有效部位的性质,选择科学合理的提取方法是中药制剂工艺设计的重点内容之一。

一、中药提取物的形式

中药提取物(Chinese medicine extract)包括植物油脂和提取物,系指从动、植物中制得的挥发油、油脂、有效部位和有效成分。其中,提取物包括以水或醇为溶剂经提取制成的流浸膏、浸膏或干浸膏、含有一类或数类有效成分的有效部位和含量达到90%以上的单一有效成分。

(一) 挥发油

挥发油(volatile oil)又称精油(essential oil),是一类具有挥发性,可随水蒸气蒸馏出来的油状液体,大部分具有香气,如薄荷油、丁香油等。

(二) 油脂

油脂是油和脂的总称,是由脂肪酸和甘油化合而成的天然成分。如茶油、蓖麻油等。

(三) 有效部位

有效部位(active fraction)是指从中药材中提取得到的一类或者数类有效成分。中药有效部位的药效物质基础和特定的药理活性相对明确,且能够代表原料药材或原方某一方面或者几方面的功效,有利于发挥中药的综合功效,如积雪草总苷、三七总皂苷等。

(四) 有效成分

有效成分(active constituent)是指起主要药效活性的物质,一般指含量达到90%以上的单体化合物,具有明确的分子式或结构式,并具有一定的理化性质,如灯盏花素、穿心莲内酯等。以有效成分为原料制备的中药制剂具有物质基础明确、稳定性好、安全性高等优点。中药有效成分应该在中医药理论指导下用药,以和天然药物成分有所区别。

二、中药材的前处理

中药材在进行提取工艺研究前,首先应根据法规和处方的要求,对其进行必要的鉴定和前处理。

(一)药材的品种鉴定与质量检验

由于多数中药品种来源繁多,且存在同名异物或同物异名的现象,为了保证中药制剂的质量,中药材投料前必须根据国家药品标准、地方药材标准或炮制规范对其进行品质鉴定与质量检验,符合有关规定及处方要求者方能使用。对于尚无法定标准的中药材,应首先建立起质量标准,然后进行鉴定与检验。在工艺研究过程中应尽可能选用同一批次的中药材,以保证工艺过程研究前后的可比性。

(二)中药饮片的炮制与加工

炮制是中药制剂原料药材前处理的重要环节,药材应按照制剂处方的要求经过炮制后才能用于制剂的生产。药材的炮制指净制、切制与炮炙。

1. 净制　药材中有时会含有泥沙、灰屑、非药用部位等杂质,甚至会混有霉烂品、虫蛀品,必须通过净制除去,以符合药用要求。

2. 切制　切制系指将净制后的药材切成适于生产的片、段、块等,一般根据药材质地、炮炙加工方法、制剂提取工艺等确定切制的类型和规格。

3. 炮炙　炮炙系指采用炒、炙、煨、煅、蒸、煮、烫、炖、制、水飞等方法将净制、切制后的药材加工处理制成饮片的过程,以达到增效减毒的目的。炮炙的方法应符合国家标准或各省、直辖市、自治区制定的炮制规范。

三、中药常用提取方法及其影响因素

为了减少服药量和便于制剂成型,多数中药材需要经过提取,最大限度地去除中药中的毒性或无用成分,保留有效成分。中药的提取过程一般是采用适宜的溶剂将中药中的有效成分溶解、扩散至药材组织外部,中药材的提取效率受药材及有效成分的性质、提取溶剂、提取方法、提取过程等多种因素的影响。

(一)药材的浸出过程

1. 浸润与渗透　药材与溶剂接触后,溶剂首先将药材表面润湿,进而在压力和分子扩散的作用下,通过药材内毛细管或细胞间隙渗透至药材内部。溶剂能否使药材表面润湿,并渗透进药材内部是浸提有效成分的首要条件。药材与溶剂的性质共同决定了浸润和渗透过程能否顺利进行。大部分中药材含有蛋白质、淀粉、果胶、糖类、纤维素等较多极性物质,所以在大多数情况下,药材能被水和低浓度乙醇等极性较强的溶剂润湿和渗透。中药材含有脂溶性成分较多时,应先将药材干燥后,再用石油醚、氯仿等非极性溶剂提取,或脱脂后再用极性溶剂提取。为了帮助溶剂润湿药材,有时可在溶剂中加入适量表面活性剂。

2. 解吸与溶解　中药材中有些化学成分之间或化学成分与细胞壁之间存在一定的相互吸附作用,化学成分能否被溶解,首先需要在溶剂的作用下克服这种吸附作用,即解吸作用。提取溶剂渗透进入药材细胞后,可溶性化学成分逐渐溶解在提取溶剂中。随着化学成分的溶解,提取溶液的浓度逐渐增加,渗透压升高,提取溶剂继续向细胞内透入,导致部分细胞壁膨胀破裂,已溶解的化学成分开始逐渐渗出药材。溶解作用主要取决于化学成分的结构和提取溶剂的性质,遵循"相似相溶"规律。水能溶解极性大的生物碱盐、皂苷等,同时也溶出大分子成分,由于其他化学成分的增溶和助溶作用,还可溶出很多极性小的物质。中等浓度的乙醇可以溶解较大极性范围的化学成分,而高浓度乙醇仅溶出极性小的苷元、香豆素和萜类等成分,同时又溶出蜡、油脂等脂性杂质。通过加热或向溶剂中加入适量的酸、碱或表面活性剂可以有助于化学成分的解吸,增加有效成分的溶解。

3. 扩散　当提取溶剂溶解大量药物成分后,细胞内的溶液浓度显著增高,使细胞内外出现浓度差和渗透压。细胞外的低浓度溶剂或稀溶液继续向细胞内渗透,细胞内高浓度溶液中的溶质就不断地向细胞外低浓度溶剂中扩散,直至细胞内外浓度相同,达到扩散平衡。因此,浓度差是渗透或扩散的作用力。提取过程中保持提取溶剂有较高的浓度梯度,有利于提高药材提取效率。

(二) 提取溶剂的选择

提取溶剂直接关系到中药材中有效成分的充分溶出及提取效率、工艺成本,在进行中药材提取时,应根据其所含有效成分的极性大小,选择适宜的提取溶剂。通常可以在待提取中药材有效成分及对提取工艺文献进行调研的基础上,将中药材分别用不同极性溶剂提取,综合考虑指标成分的提取率、溶剂的安全性、生产成本,确定较为适宜的提取溶剂。对于有效成分尚不明确的中药材,可参照中医临床用药方式,通常选择水煎煮法进行提取。中药制剂生产实际工作中,首选的提取溶剂为水和不同浓度的乙醇。

1. 水　水的极性大,溶解范围广,经济环保。中药材中的苷类、生物碱类、有机酸盐、黄酮类、鞣质、蛋白质、多糖、树胶,以及酶和少量的挥发油均可被水提取出来。但水作为提取溶剂的缺点在于提取选择性差,容易浸出大量无效成分,给提取溶液的过滤和制剂成型工艺带来一定的困难,并且有些有效成分在水溶液中的稳定性较差。

2. 乙醇　乙醇的溶解范围较广,能溶解介于极性与非极性溶剂之间的大部分成分,如水溶性的生物碱及其盐类、苷类等;脂溶性的挥发油、内酯、萜类等。并且乙醇能与水以任意比例混溶,所以经常利用不同浓度的乙醇有选择性地提取药材中的有效成分。一般乙醇含量在 90% 以上时,适于提取挥发油、有机酸、树脂、叶绿素等;乙醇含量在 50% ~ 70% 时,适于提取生物碱、苷类成分;乙醇含量在 50% 以下时,适于提取蒽醌等类化合物。并且乙醇具有增加有效成分在溶液中的稳定性的作用及防腐作用,但乙醇具有挥发性、易燃性,在提取生产中应注意安全防护。

除水和乙醇外,其他可能用到的提取溶剂有丙酮、乙醚、氯仿、石油醚等。但由于这些有机溶剂具有一定毒性,使用这类提取溶剂时,需要对提取物进行残留溶剂的检查。

(三) 常用的提取方法

1. 煎煮法　煎煮法是指以水作为溶剂,通过加热煮沸提取药材中有效成分的方法,适用于能溶于水,且对湿、热较稳定的有效成分。水作为溶剂经济环保,提取成分多,还可破酶保苷,杀灭微生物,符合中医传统汤剂用药习惯,是应用最广泛的提取方法。但浸出杂质较多,给精制带来不便,且煎出液容易霉败变质,干提取物易吸潮。

水煎煮法需要考察的提取影响因素有药材粒度、加水量、加水浸泡时间、煎煮时间、煎煮次数等,通常以出膏率和指标性成分的提取率作为考察指标。煎煮法小量生产常用敞口倾斜式夹层锅或圆柱形不锈钢罐等,大生产常用多功能提取罐。根据煎煮时加压与否,可分为常压煎煮法和加压煎煮法。

2. 回流法　回流法是指用乙醇等易挥发的有机溶剂提取药材成分,提取时先将提取液加热蒸馏,馏出液经冷凝后,回流至提取器中浸提药材,这样循环直至有效成分提取完全的方法。回流提取法提取效率高,但选择性较差,提取液中杂质较多,且浸出液在提取器中受热时间较长,不适用于受热易破坏的药材成分的提取。回流法提取的影响因素通常有药材的粒度、乙醇浓度、浸泡时间、乙醇用量、回流时间、回流次数等,通常以出膏率和指标性成分的提取率作为考察指标。常用设备为多功能提取罐。

3. 浸渍法　浸渍法是指在一定温度下,将药材或饮片用规定量的溶剂密闭浸泡一定的时间,分离出含药材成分的浸出液的一种静止状态的提取方法。浸渍法简单易行,适用于黏性药材、无组织结构的药材、新鲜及易于膨胀的药材、价格低廉的芳香性药材的提取,不适用于贵重药材、毒性药材的提取及制备高浓度的制剂。为提高浸出效果,中药材一般应粉碎成粗粉或最粗粉。

浸渍法所需时间较长,通常用不同浓度的乙醇做溶剂,由于乙醇具有挥发性,故浸渍过程应密闭。按浸渍温度和浸渍次数可分为冷浸渍法、热浸渍法(40～60℃)和重浸渍法(多次浸渍法)。常用的设备有不锈钢罐或搪瓷罐。

4. 渗漉法　渗漉法是指将中药材粉碎成粗粉后放置在圆锥或圆柱形渗漉器中,连续从渗漉器上部加入新鲜溶剂,使之渗透经过药粉,收集渗漉液,提取药材成分的提取方法。渗漉法是一种动态提取方法,浸提过程中始终保持较高的浓度梯度,有效成分浸出较完全。适用于贵重药材、毒性药材的提取及高浓度制剂的制备,也可用于有效成分含量较低的药材的提取,但不适用于新鲜的及易膨胀的药材或无组织结构的药材。因渗漉法操作过程时间较长,不宜用水作溶剂,常用不同浓度的乙醇或白酒。根据操作方法的不同,渗漉法可分为单渗漉法、重渗漉法、加压渗漉法、逆流渗漉法等。常用设备有圆柱形及圆锥形的玻璃及不锈钢渗漉筒。渗漉效果与渗漉筒高度成正比,而与筒径成反比。

5. 水蒸气蒸馏法　水蒸气蒸馏法是指将含有挥发性成分的药材与水共蒸馏,使挥发性成分随水蒸气一并馏出,并经冷凝收集挥发性成分的一种提取方法。其基本原理是根据道尔顿分压定律,互不相容也不发生化学作用的液体混合物的蒸气总压等于该温度下各组分饱和蒸气压之和。尽管各组分本身的沸点高于混合液的沸点,但当分压总和等于大气压时,液体混合物即开始沸腾并被蒸馏出来。水蒸气蒸馏适用于能随水蒸气馏出而不被热破坏,不溶于水且不与水发生化学反应的挥发性成分的提取。影响水蒸气蒸馏法的因素有加热方式、蒸汽速率、药材破碎度、浸泡时间、操作压力、操作温度等,常以挥发性成分的提取率作为考察指标。常用设备有多功能提取罐和挥发油提取罐等。

6. 超临界流体萃取法　超临界流体萃取法是指利用超临界流体对药材中化学成分的特殊溶解性来提取有效成分的方法。超临界流体是指处于临界点以上温度和压力区域下的高密度流体。与常温、常压下的气体和液体比较,超临界流体的性质介于气体和液体之间,既具有与气体相近的黏度和高扩散系数,又具有与液体相近的密度和良好的溶解能力。因此,中药材中的许多成分都能被其溶解,而且可以通过调节温度和压力来调节对成分的溶解度。该方法提取速度快,兼有精馏和液－液萃取的优点,操作参数易于控制,萃取溶剂可循环使用,特别适用于提取分离热敏性物质;常压状态下,即可将浸出物和超临界流体分离,无溶剂残留。该方法近年来在中药提取方面得到越来越多的应用。

可用作超临界流体的气体很多,如二氧化碳、氧化亚氮、乙烯、乙烷、丙烷、丙烯等,其中以二氧化碳最为常用。超临界 CO_2 具有如下特点:临界点适中、易于操作,适于热不稳定物质的提取;性质稳定、不燃烧、化学惰性、安全可靠;无毒、无害、无残留;价廉易得、纯度高、易回收、可再生使用;具有优良的传质特性,提取效率高。超临界 CO_2 对不同物质的溶解能力差异很大,与物质的极性、沸点和相对分子质量密切相关。一般情况下,超临界 CO_2 提取方法比较适用于具有明确生物活性的挥发油、内酯、脂肪油等脂溶性成分,提取极性较大成分时需要添加适量可与超临界气体混溶,且挥发性介于被萃取组分与超临界气体之间的物质,称之为夹带剂或携带剂,以提高对萃取组分的选择性或溶解度。常用的夹带剂是不同浓度的乙醇。

7. 超声提取技术 超声提取技术是指利用超声波具有的机械效应、空化效应及热效应,增大物质分子运动频率和速率,增加溶剂穿透力,提高药材中有效成分溶出速率、缩短提取时间的提取方法。与许多传统的提取方法比较,超声波提取具有以下优点:操作方便、速度快、提取时间短、提取效率高,适用于对热敏物质的提取。

另外,还有一些新的提取技术,如微波辅助提取、动态逆流提取、酶法提取等都在中药领域得到了一定研究和应用,具有较好的前景。

(四) 影响提取效率的因素

1. 药材粒度 理论上药材粉碎得愈细,与溶剂接触面积越大,溶剂越易于渗透入药材内部,有效成分从药材内部扩散到表面所通过的距离越短,溶出速率提高。但实际生产中药材粒度过细的粉末对药液和成分的吸附量增加,会造成有效成分的损失,而且过细的药材粉末细胞破裂增多,浸出液中杂质增多,特别是树脂、黏液质类成分溶出增多,会使提取液与药渣分离困难。药材的粒度要根据选用的提取溶剂和药材的性质不同而有所区别。以水为溶剂提取时,药材易膨胀,药材可粉碎得粗一些,或者切成薄片或小段;以乙醇为溶剂时,因乙醇对药材的膨胀作用小,可粉碎成粗颗粒或最粗粉。药用部位不同,粉碎的粒度也有所不同,叶、花、全草类疏松药材一般不需粉碎;小果实、种子类压碎即可;大果实、根、茎、树皮类宜用薄片或粗颗粒。

2. 药材成分 药材成分的扩散首先取决于溶解度的大小,易溶性物质的分子先被提取出来,相对分子质量小的成分先溶解扩散。所以,小分子成分主要含在最初部分的提取液内,药材的有效成分多属于小分子物质。药材中的大分子成分多为无效成分,扩散也较缓慢,主要存在于后续收集的提取液内。

3. 药材浸润 溶剂润湿药材可使干瘪的药材组织细胞膨胀而利于浸提。通常煎煮法或回流法等加热提取时,先用溶剂浸泡 30～60 min,再加热提取,可避免直接加热使药材中蛋白质变性凝固或淀粉糊化,阻碍水分渗透而影响浸提。渗漉法提取时,先润湿药材后再装渗漉筒,可避免干药材直接装筒后再加溶剂使药材膨胀,孔隙率减小,溶剂流动阻力大,渗漉速率下降。

4. 提取温度 提取温度升高,可使分子运动加剧,有利于可溶性成分的溶解和扩散,促进有效成分的浸出;而且温度适当提高,可破坏细胞内的蛋白质,杀死微生物,有利于制剂的稳定性。但温度过高又易使某些热敏性成分被破坏及无效成分浸出增加。用水煎煮提取时,一般应煮沸煎提,因沸腾使固液两相具较高的相对运动速率,起很好的"搅拌"作用。此外,温度升高可降低由于高分子的溶出造成的溶液黏度上升。

5. 提取时间 提取过程中的每一阶段都需要一定的时间,若时间过短,药材成分浸出不完全,但当扩散达到平衡时,过长时间的浸提会使高分子杂质浸出增加,并易导致某些已浸出的小分子有效成分的水解。

6. 浓度梯度　浓度梯度是指药材组织内外部溶液的浓度差,它是药物成分在溶液中扩散作用的推动力。增大浓度梯度能够提高浸出效率,常用的方法有更换新鲜溶剂,将浸出液强制循环,采用动态提取及连续逆流提取等。

7. 溶剂用量　溶剂用量越大对药物成分溶解能力越强,有效成分在大剂量溶剂中始终呈低浓度状态,利于扩散的进行,但溶剂用量过大会给后续的浓缩等操作带来不便和提高能耗。

8. 溶剂 pH　调节提取溶剂的 pH,有利于药材中某些弱酸、弱碱性有效成分的提取。如通常可采用酸性溶剂提取生物碱,用碱性溶剂提取酸性皂苷等。

9. 提取压力　提高提取压力有利于加速溶剂对药材的润湿、渗透过程,使药材组织内更快地充满溶剂形成浓溶液,缩短浸提时间;同时加压可使部分细胞壁破裂,也有利于浸出成分的扩散。

(五) 提取效率的评价

1. 工艺路线的合理性　提取工艺路线的筛选可从 4 个方面考虑:①临床用药经验。采用与已有临床用药经验或与传统中药工艺路线相同;②药效学证据。在合适的药效模型和主要药效学指标下,以临床用药形式为对照,进行工艺路线对比研究,可为工艺路线的合理性评价提供参考;③已知有效成分。根据工艺路线是否与传统中药工艺相符,或主要已知有效成分是否充分保留来评价;④其他能支持工艺合理性的依据。

2. 评价指标　在中药提取工艺研究过程中,应结合中药、天然药物的特点,选择能够对具体品种的安全、有效、可控做出科学合理、切合实际的评价指标。除了从化学成分、生物学指标方面考虑外,环保、工艺经济问题也应该作为综合考察指标。①单一有效成分制剂。应围绕方法的可行性、稳定性、目标成分的得率及纯度选择评价指标进行考察;②有效部位制剂。也应围绕方法的可行性、稳定性、目标成分的得率及纯度选择评价指标进行考察,还需要关注提取物成分组成的基本稳定;③复方制剂。应考虑多成分作用的特点,有效成分明确的,以有效成分为指标;有效成分不明确的,应慎重选择评价指标。既要重视传统用药经验、组方理论,充分考虑基础研究比较薄弱、对药物作用的物质基础和机理不清楚现状,不宜盲目纯化;又要尽量改善制剂状况,采用多指标综合评价,以满足临床用药的要求。

第三节　中药提取物的分离与纯化

中药中的成分与中药制剂的有效性、安全性紧密相关,中药中的成分大致可分为有效成分、辅助成分、无效成分。中药提取物的成分非常复杂,欲实现"去粗取精"的目的,一般应进一步采用分离、纯化的方法,尽可能除去无效、有害成分,保留有效和辅助成分,以满足不同类别中药制剂的需求。因此,中药提取物的分离、纯化是改变传统制剂"黑、大、粗"面貌,实现中药制剂现代化的重要步骤。

一、中药提取物的分离

采用适当的方法从中药提取液中将固体沉淀物等分开的过程称为分离。目前中药提取物的分离方法主要有:沉降分离法、过滤分离法、离心分离法。

(一) 沉降分离法

沉降分离法是根据固体物质与液体介质的密度差,利用固体物的自身重量自然下沉,经过静置分层,吸取上清液,实现固体与液体分离的一种方法。这种方法能够除去大部分杂质,有利于进一步分离,是中药工业中常用的分离方法,但这种方法分离不够完全,往往需要进一步的过滤或离心处理。

在沉降分离过程中,为了提高沉降效率,可加入适量澄清剂,应用吸附澄清剂的吸附或电中和作用,以除去提取液中粒径较大或有沉淀趋势的悬浮颗粒,从而达到加速分离的目的。其原理是通过澄清剂的凝聚作用和絮凝作用破坏提取液分散体系的稳定性,加快沉降速率并提高滤过效率,实现悬浮液的固液分离。这种方法具有专属性强、效率高、操作简单、安全无毒等优点。目前,常用的吸附澄清剂主要分为凝聚剂和絮凝剂两大类。

凝聚剂类澄清剂多为盐类,带有电荷,能中和药液中的带电粒子,破坏其水化膜,促使微粒间相互聚集而沉淀。此类澄清剂可根据其性质不同而单独使用或联合使用,以除去蛋白质、多糖、酚类物质等。常用的凝聚剂有枸橼酸、聚丙烯酸钠、海藻酸钠、碳酸钙、硫酸铝、硫酸钠、硅藻土、高岭土等。

絮凝剂类澄清剂包括天然和人工合成的有机高分子材料,可通过电中和、吸附、架桥等作用,使药液中的悬浮颗粒絮凝而沉淀。常用的絮凝剂有壳聚糖、明胶、琼脂、ZTC 型天然澄清剂、101果汁澄清剂、交联聚维酮等。

(二) 过滤分离法

过滤分离法是将提取液通过多孔的介质,使固体粒子被介质截留,液体经介质孔道流出,从而实现固液分离的方法。过滤机制有两种,一种是表面过滤,即大于滤孔的微粒全部截留在滤过介质的表面;二是深层过滤,即滤过介质所截留的微粒直径小于滤孔平均直径大小,被截留在滤器的深层。另外,在操作的过程中,微粒沉积在滤过介质的孔隙上而形成所谓的"架桥现象",形成具有间隙的致密滤层,滤液留下,大于间隙的微粒被截留而达到滤过作用。

影响过滤速率的因素有:①滤渣层两侧的压力差越大,则滤速越快;②滤材或滤饼中毛细管半径越大,滤速越快,对可压缩性滤渣,常在提取液加入助滤剂以减少滤饼的阻力;③在过滤的初期,过滤速率与滤器的面积成正比;④滤速与毛细管长度成反比,故沉积的滤渣层越厚则滤速越慢;⑤滤速与浸提液黏度成反比,黏性越大,滤速越慢。因此常采用趁热过滤。

(三) 离心分离法

离心分离法是指利用离心机的高速旋转产生的离心力,将浸提液中固体与液体或两种不相混溶的液体分离的方法。离心分离法是利用离心力来实现分离的,离心力是重力的 2 000~3 000倍,因此,应用离心分离法可以将粒径很小的微粒及不相混溶的两种液体混合物分开,这是沉降分离法所不能达到的。影响离心分离效果的因素包括离心机种类、离心方法、离心介质及密度梯度等,此外离心机的转速和离心时间、离心介质溶液的 pH 和温度等均会影响离心效果。根据分离方式、卸料方式、转速不同,离心机可分为:滤过式与沉降式离心机,间歇式与连续式离心机等。实际工作中可根据分离的目的和药液的状态选用合适的离心方法。

二、中药提取物的纯化

精制是指采用适当的方法和设备除去中药提取液中杂质的操作过程。常用的精制方法有:

水提醇沉法、醇提水沉法、大孔树脂吸附法、酸碱法、超滤法、盐析法、澄清剂法、透析法、萃取法等,其中以水提醇沉法的应用最为广泛。

(一) 水提醇沉法

水提醇沉法是指先用水作为溶剂提取药材中的有效成分,然后浓缩至每毫升相当于原药材 1～2 g,再用一定浓度的乙醇沉淀除去提取液中杂质的方法。广泛用于中药水提取液的精制纯化,降低制剂服用量,或增加制剂的稳定性和澄清度。该方法的基本原理是:部分中药的有效成分既溶于乙醇又溶于水,而杂质溶于水不溶于一定浓度的乙醇,因而能够在加入适量乙醇后析出沉淀而分离除去,达到精制纯化的目的。通常认为,当提取液中乙醇含量达到 50%～60% 时,可除去淀粉等杂质,当乙醇含量达到 75% 以上时,可沉淀除去蛋白质、多糖等,但鞣质和水溶性色素不能完全去除。在加入乙醇时,浸提液的温度一般为室温或室温以下,以防止乙醇挥发,加入时应"慢加快搅",防止局部乙醇浓度过高,醇沉后应密闭容器以防乙醇挥发,静置冷藏适当时间,分离除去沉淀后,回收乙醇,最终可制得澄清的液体。

(二) 醇提水沉法

醇提水沉法是指先以适宜浓度的乙醇提取药材成分,再用水除去提取液中杂质的方法。其原理及操作与水提醇沉法基本相同。适用于提取药效物质为醇溶性或在醇水中均有较好溶解性的药材,可避免药材中大量淀粉、蛋白质、黏液质等高分子杂质的浸出;水处理又可较方便地将醇提液中的树脂、油脂、色素等杂质沉淀除去。应特别注意,如果药效成分在水中难溶或不溶,则不可采用水沉处理,如厚朴中的厚朴酚、五味子中的五味子甲素均为药效成分,易溶于乙醇而难溶于水,若采用醇提水沉法,其水溶液中厚朴酚、五味子甲素的含量甚微,而沉淀物中含量却很高。

(三) 大孔树脂吸附法

大孔树脂吸附法是指将中药提取液通过大孔树脂,吸附其中的有效成分,再经洗脱回收,除掉杂质的一种精制方法。该方法采用特殊的有机高聚物作为吸附剂,利用有机化合物与其吸附性的不同及化合物相对分子质量的大小等特点,通过改变吸附条件,选择性地吸附中药浸出液中的有效成分、去除无效成分,是一种新型的中药提取物纯化方法,具有高度富集药效成分、减少杂质、降低产品吸潮性、有效去除重金属、安全性好、再生简单等优点。

(四) 酸碱法

酸碱法是指针对提取液中单体成分的溶解度与酸碱度有关的性质,在溶液中加入适量酸或碱,调节 pH 至一定范围,使单体成分溶解或析出,以达到分离目的的方法。如生物碱一般不溶于水,加酸后生成生物碱盐能溶于水,再碱化后又重新生成游离生物碱而从水溶液中析出,从而与杂质分离。有时也可用调节提取液的酸碱度来达到去除杂质的目的,如在浓缩液中加新配制的石灰乳至呈碱性,可使大量的鞣质、蛋白质、黏液质等成分沉淀除去,但也可使酚类、极性色素、酸性树脂、酸性皂苷、某些黄酮苷和蒽醌苷,以及大部分多糖类等成分沉淀析出。因此,应根据精制目的确定是否选用酸碱法。如中药水煎浓缩液中含生物碱或黄酮类药效成分,同时含鞣质、蛋白质等无效物质,可采用酸碱法除去鞣质、蛋白质等杂质。

(五) 盐析法

盐析法是指在含某些高分子物质的溶液中加入大量的无机盐,使其溶解度降低沉淀析出,而与其他成分分离的一种方法。适用于蛋白质的分离纯化,且不致使其变性。此外,提取挥发油时,盐析法也常用于蒸馏液中微量挥发油的分离和提高药材蒸馏液中挥发油的含量。

(六) 澄清剂法

澄清剂法是指在中药提取液中加入一定量的澄清剂,利用它们具有可降低药液黏度,或能吸附、包合固体微粒等特性来加速药液中悬浮粒子的沉降,经过滤除去沉淀物而获得澄清药液的一种方法。它不仅能较好地保留药液中的有效成分(包括多糖等高分子有效成分),还能有效地除去杂质,具有操作简单、澄清剂用量小、能耗低的特点。该方法在中药提取物纯化中,主要用于除去药液中粒度较大及有沉淀趋势的悬浮颗粒,以获得澄清的药液。

(七) 透析法

透析法是指利用药液中小分子物质在溶液中可通过半透膜,而大分子物质不能通过的性质,以达到分离目的的方法。可用于除去中药提取液中的鞣质、蛋白质、树脂等高分子杂质,也常用于某些具有生物活性的多糖的纯化。

第四节　中药提取物的浓缩与干燥

中药提取液经分离纯化后,液体量仍然很大,不适宜直接用于临床或作为制剂(尤其是固体制剂)原料用于生产,需要经过浓缩或干燥,减少体积,以便于中药制剂的生产。

一、浓缩

浓缩(concentration)是指通过加热,使药液在沸腾状态下蒸发,分离出过多溶剂,使药液体积减小到一定程度,成为浓缩液的操作过程。浓缩是中药制剂原料成型前处理的重要步骤,中药提取液经浓缩后可制成一定规格的半成品,或进一步制成成品,或浓缩成过饱和溶液而析出结晶。在中药制剂的生产中,除以水作为提取溶剂外,经常还以乙醇或其他有机溶剂进行提取,对于以乙醇等有机溶剂提取的中药提取液,通过浓缩回收有机溶剂可以降低生产成本,并减少环境污染。蒸发是浓缩中药提取液的重要手段。此外,还可以采用反渗透法、超滤法等其他方法浓缩中药提取液。

(一) 影响浓缩效率的因素

蒸发浓缩的基本过程就是不断地加热以使溶剂汽化和不断地排出所产生的蒸汽,使提取液体积减小而达到浓缩的目的。生产中蒸发浓缩是沸腾状态下进行的,沸腾蒸发的效率常以蒸发器的生产强度来表示,即单位时间、单位传热面积上所蒸发的溶剂量。可用公式(13-1)表示:

$$U = W/A = K \cdot \Delta t_m / r' \tag{13-1}$$

式中,U 为蒸发器的生产强度[单位:$kg/(m^2 \cdot h)$],W 为蒸发量(kg/h),A 为蒸发器的传热面积(m^2),K 为蒸发器的传热总系数[$kJ/(m^2 \cdot h \cdot ℃)$],Δt_m 为传热温度差,即加热饱和蒸汽与药液沸点之差,r' 为蒸发时蒸汽的二次汽化潜热(kJ/kg)。

由上述公式可以看出,蒸发器的生产强度与传热温度差及传热总系数成正比,而与二次蒸汽的汽化潜能成反比。因此,影响浓缩效率的因素及提高浓缩效率的方法为:传热温度差 Δt_m,通过增大加热蒸汽压力,减压降低溶液沸点以增大 Δt_m;传热系数 K 是与蒸发器各部分热阻及传热膜系数有关的参数,增大传热总系数是提高蒸发浓缩效率的主要途径。可用预热物料至沸点后再蒸发的方法,使物料成膜快速流动而具备较大的管内溶液沸腾传热膜系数,以提高蒸发效率。

(二) 常用的浓缩方法及设备

中药提取液性质复杂,有的黏,有的稀;有的对热敏感,有的对热不敏感;有的蒸发浓缩时易产生泡沫;有的易结晶;有的需浓缩至高密度;有的浓缩时需同时回收挥散的蒸汽。应根据中药提取液的性质和蒸发浓缩的要求,依据提取溶剂、体积大小、主成分耐热性、起泡性、黏度等特性选择适宜的浓缩方法和相应的设备。常用的浓缩方法有:

1. 常压蒸发　常压蒸发是指提取液直接在大气压下进行蒸发的方法,又称常压浓缩。若待浓缩提取液中的有效成分是耐热的,而溶剂无燃烧性且无毒者可用此法进行浓缩。

常压浓缩若是以水为溶剂的提取液,多采用敞口倾倒式夹层蒸发锅;若是以乙醇等有机溶剂的提取液,则采用蒸馏装置。常压浓缩的特点:浓缩速率慢、时间长、药物成分易破坏;适用于对热不敏感的药物成分的浓缩,而对于含热敏性成分的药物溶液则不适用。

常压浓缩时应注意搅拌以避免料液表面结膜,影响蒸发,并应随时排走所产生的大量水蒸气。因此常压浓缩的操作室内常配备电扇和排风扇。

2. 减压蒸发　减压蒸发是指在密闭的容器内,抽真空降低容器内部压力,使料液的沸点降低而进行蒸发的方法,又称减压浓缩。减压蒸发的特点:能防止或减少热性物质的分解;增大传热温度差,加快蒸发速率并能不断地排除溶剂蒸气、有利于蒸发顺利进行;同时,沸点降低,可利用低压汽或废气加热。但是,提取液沸点降低,其汽化潜热随之增大,即减压蒸发比常压蒸发消耗的加热蒸汽的量多。

减压蒸发常用的设备有减压蒸馏器和真空浓缩罐。减压蒸馏器又称减压浓缩装置,是通过抽气减压使药液在减压和较低温度下浓缩的设备,减压蒸馏器可以在浓缩过程中回收乙醇等有机溶剂。减压浓缩时应避免由于冷凝不充分或真空度过大,造成乙醇等有机溶剂损失。对于以水为溶剂的提取药液,常用真空浓缩罐进行浓缩。

3. 薄膜蒸发　薄膜蒸发是指使提取液在蒸发时形成薄膜,增加汽化表面积进行蒸发的方法,又称薄膜浓缩。薄膜蒸发的特点是蒸发速率快,受热时间短;不受料液静压和过热影响,成分不易被破坏;可在常压或减压下连续操作;能将溶剂回收重复利用。薄膜蒸发的方式有两种:①使液膜快速流过加热面进行蒸发;②使药液剧烈地沸腾产生大量泡沫,以泡沫的内外表面为蒸发面进行蒸发。前者可在较短的时间内达到最大蒸发量,但蒸发速率与热量供应间的平衡较难掌握,料液变稠后易黏附在加热面上,影响蒸发,故较少使用。后者是目前使用较多的薄膜蒸发方法,一般采用流量计控制液体流速,以维持液面恒定,否则也易出现前者的弊端。薄膜浓缩常用的设备有升膜式蒸发器、降膜式蒸发器、刮板式薄膜蒸发器、离心式薄膜蒸发器等。

4. 多效蒸发　多效蒸发是将两个或多个减压蒸发器并联形成的浓缩设备。操作时,药液进入减压蒸发器后,给第一个减压蒸发器提供加热蒸汽,药液被加热后沸腾,所产生的二次蒸汽经管路通入第二个减压蒸发器中作为加热蒸汽,这样就可以形成两个减压蒸发器并联,称为双效蒸发器。同样可以有三个或多个蒸发器并联形成三效或多效蒸发器。制药生产中应用较多的是二效或三效浓缩。多效蒸发的特点:由于二次蒸汽的反复利用,多效蒸发器是节能型蒸发器,能够节省能源,提高蒸发效率。为了提高传热温差,多效蒸发器一般在真空下操作,使药液在较低的温度下沸腾。

二、干燥

干燥(drying)是指利用热能除去湿的固体物质或膏状物中所含的水分或其他溶剂,获得相对干燥物品的操作过程。干燥与浓缩实质上都是通过热能,使溶剂汽化,达到除去溶剂的目的,只是两者的程度不同:药液经浓缩后仍为液体,仅浓度及稠度增加;而干燥则最终制得的是固态提取物。在中药制剂生产中,新鲜药材除水,原辅料除湿,颗粒剂、片剂、水丸等制备过程中均用到干燥。中药提取物(包括有效成分、有效部位或总提物)在干燥后稳定性提高利于贮存,同时也有利于进一步制成相应的制剂。中药制剂常用的干燥设备有烘箱、喷雾干燥器、沸腾干燥器、减压干燥器及微波干燥器等。这些设备分别用于中药半成品(如药液和浸膏等)或者成品(如颗粒剂和片剂等)的干燥。

(一) 干燥的原理及影响因素

湿物料在干燥过程中同时存在方向相反的传质(水分从湿物料内传到表面再到热空气中)和传热(从热空气传给湿物料)两个过程。传热是干燥的能量基础,以热空气与物料间的温度差为动力;传质则以两者间的蒸汽压差(湿度差)为动力。欲使干燥迅速进行,应维持干燥介质(空气)的较高温度和低湿含量,并及时带走汽化的水分,以形成良好的传热、传质动力。当热空气不断地把热能传递给湿物料时,湿物料中的水分源源不断地汽化,并扩散至热空气中被带走而使物料得到干燥。因此,干燥过程应是水分从物料内部传递到物料表面再到气相主体的扩散过程。

1. **物料中水分的性质** 干燥的目的是除去湿物料中的水分,湿物料中水分性质的不同将影响干燥的效果。根据水分与物料的结合方式,可将水分分为:①结合水,是指存在于细小毛细管中和物料细胞中的水分,其所产生的蒸气压较同温度时水的蒸气压低,这种水分难以从物料中去除完全。②非结合水,是指存在于物料表面的润湿水及物料孔隙中和粗大毛细管中的水分。它所产生的蒸气压等于同温度水的蒸气压。此种水分与物料结合力弱,易于去除。根据水分除去的难易程度,可将水分分为:①平衡水,物料与一定温度、湿度的空气相接触时,将会发生排除水分或吸收水分的过程,直到物料表面水分所产生的蒸气压与空气中的水蒸气分压相等时为止,物料中的水分处于动态平衡状态,此时物料中所含的水分称为该空气状态下物料的平衡水。②自由水分,物料中除去平衡水外的其他水分称为自由水分。物料不同,在同一空气状态下的平衡水分不同;同一种物料,在不同的空气状态下的平衡水分也不同。物料中所含的总水分等于自由水分与平衡水分之和,干燥过程不能除去平衡水分,仅可除去自由水分(包括全部非结合水和部分结合水)。

2. **影响干燥的因素** 物料性质是影响干燥速率的最主要因素,通常呈结晶状、颗粒状、堆积薄的物料,较粉末状、膏状、堆积厚的物料干燥速率快。另外,干燥介质的温度、湿度、流速及干燥方法、压力与干燥速率也有较大关系。适当提高空气的温度,可使物料表面的温度亦相应提高,加快蒸发速率,有利于干燥;空气的相对湿度越低,干燥速率越大,降低有限空间的相对湿度亦可提高干燥效率;空气的流速越大,干燥速率越快;静态干燥,则温度只能逐渐升高,以使物料内部液体慢慢向表面扩散,源源不断地蒸发,干燥速率较慢;动态干燥,颗粒处于跳动、悬浮状态,可大大增加其暴露面积,有利于提高干燥效率;压力与蒸发量成反比,因而减压是改善蒸发、加快干燥的有效措施。真空干燥能降低干燥温度,加快蒸发速率,提高干燥效率,且产品疏松易碎,质量稳定。

(二)常用干燥方法与设备

在中药制剂生产中,由于被干燥物料的形状是多种多样的,有颗粒状、粉末状、丸状,也有浆状(如中药浓缩液)、膏状(如流浸膏);物料的性质各不相同,如热敏性、酸碱性、黏性、易燃性等;对干燥产品的要求亦各有差异,如含水量、形状、粒度、溶解性及卫生要求等;生产规模及生产能力也有所不同。因此,采用的干燥方法与设备也各不相同。制药工业中常用的干燥方法及设备如下:

1. 烘干法 烘干法是指将湿物料摊放在托盘内,利用干燥热气流加热,使湿物料水分汽化进行干燥的一种方法。由于物料处于静止状态,所以干燥速率较慢。常用的设备有烘箱和烘房。烘箱又称干燥箱,适用于各类物料小批量的干燥或干热灭菌,由于是间歇式操作,向烘箱中装料时热量损失较大,若无鼓风装置,则上下层温差较大,应经常翻动物料。烘房为供大量生产用的烘箱,其结构原理与烘箱一致,但由于容量大,在设计上更应注意温度、气流路线及流速等因素间的相互影响,以保证干燥效率。

2. 减压干燥法 减压干燥,又称真空干燥,是指在负压条件下进行干燥的一种方法。其特点是干燥温度低,干燥速率快;减少了物料与空气的接触机会,避免污染或氧化变质;产品蓬松,易于粉碎;适用于热敏性或高温下易氧化物料的干燥,但生产能力小,劳动强度大。减压干燥效果取决于真空度的高低和被干燥物的堆积厚度。

3. 喷雾干燥法 喷雾干燥法是直接将湿物料喷雾成细小液滴,在一定流速的热气流中进行热交换,水分被迅速汽化,从而获得干燥粉末或颗粒的方法。喷雾干燥法最大特点是物料受热表面积大,传热传质迅速,水分蒸发极快,几秒钟内即可完成雾滴的干燥,特别适用于热敏性物料的干燥。此外,喷雾干燥产品质地松脆,溶解性能好,且保持原来的色香味。可根据需要控制和调节产品的粗细度和含水量等质量指标。喷雾干燥法的不足之处是能耗较高,控制不当常出现干燥物黏壁现象,且成品收率较低;设备清洗较麻烦。

4. 沸腾干燥法 沸腾干燥,又称流化床干燥,是指利用热空气流将湿颗粒自下向上吹起,使之悬浮,呈"沸腾"的流化状态,热空气在湿颗粒间通过,在动态下进行热交换,带走水分而达到干燥的一种方法。其特点是蒸发面积大,热利用率高,干燥速率快,成品产量高,适用于颗粒性物料的干燥,如片剂、颗粒剂制备过程中湿颗粒的干燥和水丸的干燥;干燥时不需翻料,且能自动出料,节省劳动力适于大规模生产。但热能消耗大,清扫设备较麻烦,尤其是有色颗粒干燥后给清洁工作带来困难。沸腾干燥设备在制药工业生产中应用较多的为负压卧式沸腾干燥装置。

5. 冷冻干燥法 冷冻干燥法是将提取液浓缩至一定浓度后预先冷冻成固体,在低温减压条件下将水分直接升华除去的干燥方法。其特点是物料在高度真空及低温条件下干燥,可避免成分因高热而分解变质,适用于热不稳定物品的干燥,如蛋白质类药物等;干燥产品外观优良,质地多孔疏松,易于溶解,且含水量低,一般为1%~3%,利于药品的长期贮存。但冷冻干燥需要高度真空及低温,设备特殊,耗能大,成本高。

6. 红外线干燥法 红外线干燥法是指利用红外线辐射器产生的电磁波被含水物料吸收后,直接转变为热能,使物料中水分汽化而干燥的一种方法。其特点是干燥速率快,适用于热敏性药物的干燥,特别适宜于熔点低、吸湿性强的物料,以及某些物体表层(如橡胶硬膏)的干燥。

7. 微波干燥法 微波干燥法是指将物料置于高频交变电场内,物料内部均匀加热,迅速干燥的一种方法。微波是一种高频波,制药工业上微波加热干燥一般采用 95MHz 和 2450MHz 两个频率,后者兼有灭菌作用。微波干燥的特点是:穿透力强,可以使物料的表面和内部同时吸收微波,物料受热均匀加热效率高,干燥时间短、速率快,产品质量好;有杀虫和灭菌的作用;多用于中药饮片、药物粉末、丸剂等干燥。

第五节 常用中药剂型

历代中医药学家在长期临床用药实践过程中创制出很多方便、实用的中药制剂形式,如:汤剂、丸剂(蜜丸、水蜜丸、水丸、蜡丸、糊丸等)、散剂、膏剂(黑膏药、白膏药、煎膏剂等)、丹药、胶剂、酒剂、栓剂、烟熏剂、香囊剂、锭剂、糕剂、钉剂、灸剂、沐浴剂等,很多剂型至今仍在临床中广泛使用。随着科学技术的不断发展,现代药剂学的技术、方法和手段不断应用于中药制剂的革新,制成更加安全、有效、稳定、可控和患者更易于接受的中药现代剂型,如片剂(普通片剂、口含片、泡腾片、分散片、肠溶片等)、胶囊剂(硬胶囊、软胶囊等)、颗粒剂、注射剂、口服液、新型丸剂(浓缩丸、滴丸等)、软膏剂、贴膏剂、气雾剂等。

中药制剂的成型过程一般是以中药单味或复方经提取、纯化得到半成品(制剂原料),再经加工制备成临床所需的各种剂型。本节着重对目前临床常用的中药剂型进行介绍。

一、中药片剂

中药片剂(tablet)是指由中药提取物或中药材细粉与适宜的辅料混匀压制而成的圆形或异形的片状固体制剂,中药片剂已成为目前中成药的主要剂型之一。

(一) 中药片剂的分类

按中药原料特性可将中药片剂分为以下四种类型:全粉末片、半浸膏、全浸膏片和提纯物片。

全粉末片是将处方中全部药材粉碎成细粉作为原料,加适宜的辅料制成的片剂,适用于处方药材剂量小或含贵细药材的中药片剂,如参茸片、虫草片等。

半浸膏片是将处方中部分药材提取制成浸膏,另外部分药材粉碎成细粉,将细粉与浸膏混合压制成的片剂,如牛黄上清片、三黄片等。

浸膏片是将处方中全部中药材用适宜的溶剂和方法提取制成浸膏,然后加适宜的辅料制成的片剂,浸膏片相对服用量较小,如三金片、双黄连片等。

提纯物片是将处方中药材提取得到有效成分或有效部位,以提纯物细粉为原料,加适宜的辅料制成的片剂,如益心酮片、银杏叶片等。

同样,也可以按照化学药品片剂的分类方法,对中药片剂进行分类,如普通片、泡腾片、口含片、分散片等。

(二) 中药片剂的制备

中药片剂大多数采用制粒压片法制备(图 13-1),与化学药片剂不同的是饮片需经粉碎、浸提、精制、浓缩等处理后,才能获得中间体供制备片剂。制颗粒的方法主要有:①药材全粉末制粒:将处方中全部药材细粉混匀,加辅料制粒的方法;②药材细粉与浸膏混合制粒:这种制粒方法中浸膏可全部或部分地代替黏合剂,有利于缩小片剂体积;③干浸膏制粒:将处方中全部药材制成浸膏(细料除外),干燥得干浸膏,再制颗粒、压片;④含挥发油药材的制粒:一般将提取挥发油

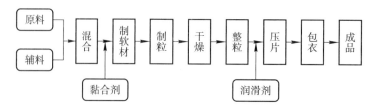

图 13-1 中药片剂制备工艺流程示意图

经 β- 环糊精等包合后,加入干燥的颗粒中,再制颗粒、压片;⑤提纯物制颗粒:药材提取有效成分后,干燥,再粉碎成细粉,单独或与其他辅料一起制颗粒、压片。

与化学药片剂相比,中药片剂更易出现以下问题:①松片:药材含纤维多、动物角质类药量大或矿物类药量多,易引起松片。可将原料粉碎成细粉,再用黏性较强的黏合剂制粒予以解决。含挥发油、脂肪油等成分较多的药材易引起松片。若油为有效成分,可加适量吸收剂吸收油,也可制成包合物或微囊等予以解决;油为无效成分时,可用压榨法或脱脂除去。②裂片:中药原料含纤维成分较多或油类成分较多时,易引起裂片,可分别加入糖分或吸收剂加以克服。③黏冲:中药浸膏片含吸湿性成分较多,易产生黏冲。可通过控制环境湿度,用乙醇为润湿剂制粒,或选用抗湿性好的辅料等予以解决。④斑点:中药浸膏制成的颗粒过硬,浸膏颜色与润滑剂不同,挥发油吸收不充分,均易使片面出现斑点。可通过用浸膏粉制粒,润滑剂过细筛后再与颗粒混合,或将挥发油制成包合物或微囊后使用等予以解决。⑤中药片剂尤其是浸膏片易产生吸潮、黏结,以至于霉变。可通过在干浸膏中加入适量辅料或饮片细粉;用水提醇沉法除去部分水溶性杂质;片剂包衣(中药片剂一般须包衣)改进包装材料或包装中放干燥剂等方法加以解决。

(三)举例

例1 三黄片

【处方】 大黄　　　　　300 g　　　　　盐酸小檗碱　　　　　5 g　　　　　黄芩浸膏　　　　　21 g

【制法】 以上三味,黄芩浸膏是取黄芩,加水煎煮三次,第一次 1.5 h,第二次 1 h,第三次 40 min,合并煎液,滤过滤液用盐酸调节 pH 至 1.0～2.0 静置 1 h,取沉淀,用水洗涤使 pH 至 5.0～7.0,烘干,粉碎成细粉。取大黄 150 g 粉碎成细粉,剩余大黄粉碎成粗粉,用 30% 乙醇回流提取三次,滤过,合并滤液,回收乙醇并减压浓缩成稠膏,加入大黄细粉、盐酸小檗碱细粉、黄芩浸膏细粉及适量辅料混匀,制成颗粒,干燥,压制成 1 000 片,包糖衣或薄膜衣;或压制成 500 片,包薄膜衣,即得。

【注解】 本品清热解毒,泻火通便。用于三焦热盛所致的目赤肿痛、口鼻生疮、咽喉肿痛、牙龈肿痛、心烦口渴、尿黄、便秘;亦用于急性胃肠炎,痢疾。本品采用制粒压片法制备,制剂原料有中药材细粉(大黄),浸膏(黄芩浸膏),提纯物(盐酸小檗碱)。

二、合剂

合剂(mixture)系指饮片用水或其他溶剂,采用适宜方法提取制成的口服液体制剂。单剂量灌装者也可称"口服液"。

(一)合剂的特点

合剂是在汤剂的基础上发展起来的中药剂型,与汤剂相比,合剂既保留了汤剂吸收快、作用迅速的特点,又可成批生产而省去了汤剂需临时配方和煎煮的麻烦;合剂药物浓度高,服用体积较小,便于携带和贮藏;多加入适量抑菌剂,并经灭菌处理,密封包装,质量相对稳定。但中药合剂组方固定,不能随症加减,故不能完全代替汤剂。

合剂可根据需要加入适宜的附加剂,同时相关标准规定了附加剂的用量范围。如加入抑菌剂,山梨酸和苯甲酸的用量不得超过 0.3%(其钾盐、钠盐的用量分别按酸计),羟苯酯类的用量不得超过 0.05%,必要时也可加入适量的乙醇。合剂如加蔗糖,除另有规定外,含蔗糖量应不高于 20%(g/mL)

(二)合剂的制备

合剂的制备工艺流程如图 13-2 所示。合剂浓缩程度一般以日服用量在 30~60 mL 为宜,所用的辅料主要是矫味剂与抑菌剂,配液应在清洁无菌的环境中进行,配制好的药液要尽快滤过分装,封口后立即灭菌,在严格无菌环境中配制的合剂可不进行灭菌。

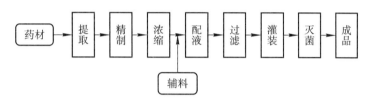

图 13-2 合剂制备工艺流程示意图

(三)举例

例 2 双黄连口服液

【处方】 金银花 375 g 黄芩 375 g 连翘 750 g

【制法】 以上三味,黄芩加水煎煮三次,第一次 2 h,第二、三次各 1 h,合并煎液,滤过,滤液浓缩并在 80℃时加入 2 mol/L 盐酸溶液适量调节 pH 至 1.0~2.0,保温 1 h,静置 12 h,滤过,沉淀加 6~8 倍量水,用 40% 氢氧化钠溶液调节 pH 至 7.0,再加等量乙醇,搅拌使溶解,滤过,滤液用 2 mol/L 盐酸溶液调节 pH 至 2.0,60℃保温 30 min,静置 12 h,滤过,沉淀用乙醇洗至 pH 为 7.0,回收乙醇备用;金银花、连翘加水温浸 30 min 后,煎煮二次,每次 1.5 h,合并煎液,滤过,滤液浓缩至相对密度为 1.20~1.25 (70~80℃)的清膏,冷至 40℃时缓缓加入乙醇,使含醇量达 75%,充分搅拌,静置 12 h,滤取上清液,残渣加 75% 乙醇适量,搅匀,静置 12 h,滤过,合并乙醇液,回收乙醇至无醇味,加入上述黄芩提取物,并加水适量,以 40% 氢氧化钠溶液调节 pH 至 7.0,搅匀,冷藏(4~8℃)72 h,滤过,滤液加入蔗糖 300 g,搅拌使溶解,或再加入香精适量,调节 pH 至 7.0,加水制成 1 000 mL 或 500 mL,搅匀静置 12 h,滤过,灌装,灭菌,即得。

【注解】 本品为棕红色或深棕色的澄清液体,味甜、微苦。疏风解表,清热解毒。用于外感风热所致的感冒,症见发热、咳嗽、咽痛。黄芩经酸碱法纯化得到提纯物,金银花、连翘经水提醇沉法得到提取液。

三、颗粒剂

颗粒剂(granule)是指原料药物与适宜的辅料混合制成具有一定粒度的干燥颗粒状制剂。规定的粒度范围是不能通过一号筛及能通过五号筛的总和不得超过 15%。

中药颗粒剂又称为冲剂,随着中药提取纯化技术的提高以及新辅料和新设备的发展,中药颗粒剂的服用剂量体积缩小,质量显著提高,品种迅速增加。《中国药典》2020 年版收载了中药颗粒剂 226 个品种,颗粒剂已发展成为主要的中药固体制剂剂型之一。

(一)颗粒剂的特点

颗粒剂是在汤剂、散剂、糖浆剂、药酒等剂型的基础上发展起来的新剂型。具有以下特点:①吸收快,显效迅速;②剂量小,口感好,可调色、香、味,尤其适合儿童用药;③生产设备简单易操作;④服用、携带、贮藏和运输都很方便。颗粒剂剂型克服了汤剂的煎煮不便、服用量大以及液体制剂易霉变等缺点。在制剂生产中,制粒还可以改善粉体的流动性,克服粉尘飞散和粉末吸湿、团聚结块的缺点。不足之处:①成本相对较高;②含有中药浸膏或以糖类为主要赋形剂的颗粒剂容易吸潮结块、潮解,从而发生微生物繁殖、药物降解等变化,故应注意选择密封防潮的包装材料和干燥条件贮存。

(二)颗粒剂的制备

颗粒剂制备过程包括中药提取、制软材、制粒、干燥、整粒等步骤,颗粒剂的制备工艺流程见图 13-3。

制软材是湿法制粒的关键工序,是将赋形剂置于适宜的设备内混合均匀,加入药物清膏(或干膏粉)搅拌混匀,加适量一定浓度的乙醇调整湿度,制成"手握成团,轻按即散"的软材的过程。软材黏性太强制得的颗粒坚硬,软材黏度太弱制得的颗粒松散,细粉多。制软材时,辅料的用量可根据清膏的相对密度、黏性强弱适当调整,一般清膏、糖粉、糊精的比例为 1:3:1,也可单用糖粉为辅料,辅料总用量一般不宜超过清膏量的 5 倍。若采用干膏细粉制粒,辅料的用量一般不超过其重量的 2 倍。软材的软硬度(或干湿度)与制粒操作的难易及颗粒的质量密切相关。若软材过软,制粒时易黏附在筛网中或压出来的颗粒呈条状物,可加入适当辅料调整湿度;若软材过黏则形成团块不易压过筛网,可适当调整药物浸膏与辅料的比例,或加入高浓度乙醇调整并迅速过筛;若软材太干,黏性不足,通过筛网后呈疏松的粉粒或细粉过多,可加入适当的黏合剂,如一定浓度的糖浆、聚维酮(PVP)-K30、聚维(PVP)-K90、HPMC 等。

制粒是指粉末状的药物原料中加入适宜的润湿剂和黏合剂,经加工制成具有一定形状和大小颗粒状物体的操作过程。制粒方法包括湿法制粒与干法制粒两大类。其中以湿法制粒在生产中常用,主要有挤出制粒法、快速搅拌制粒法、旋转制粒法、沸腾造粒法及喷雾制粒法等。一般小量制备可用手工制粒筛,通过更换筛网得到不同规格的颗粒(常用 10~14 目筛)。黏性较差的药料宜选用螺旋挤压式制粒机制粒。药料黏性较强用摇摆制粒机,该设备制粒时需注意筛网安装应松紧适中,加料量不宜过多,压力亦不宜太大。如使用高速搅拌制粒设备,颗粒较为松散时可考虑黏合剂的品种和用量,以及再通过挤压制粒机以获得满意粒度。

制粒得到的湿颗粒干燥后,可能会有部分结块、粘连现象,需要整粒。整粒方法是将颗粒干燥冷却后过一号筛除去粗大颗粒,再通过四号筛筛去细粉,使颗粒均匀。筛下的细粉与未过筛的粗粒可重新粉碎制粒,或并入下次同一批号药粉中混匀制粒。常用的筛分设备有旋转振动筛及振动过筛机等。

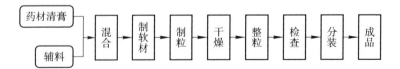

图 13-3　颗粒剂制备工艺流程示意图

(三) 举例

例 3 川芎茶调颗粒

【处方】

川芎	153.8 g	白芷	76.9 g
羌活	76.9 g	细辛	38.5 g
防风	57.7 g	荆芥	153.8 g
薄荷	307.7 g	甘草	76.9 g

【制法】 以上八味,薄荷、荆芥蒸馏提取挥发油,挥发油备用;蒸馏后的水溶液滤过,滤液备用;其余川芎等六味加水煎煮两次,第一次 1.5 h,第二次 1 h,煎液滤过,滤液合并;与上述水溶液合并,浓缩至适量,浓缩液喷雾干燥,制成浸膏粉,加入蔗糖、糊精适量,混匀,制颗粒,干燥,喷入薄荷和荆芥的挥发油,混匀,制成 1 000 g。

【注解】 本品疏风止痛。用于外感风邪所致的头痛,或有恶寒、发热、鼻塞。薄荷、荆芥采用水蒸气蒸馏法提取挥发性成分,避免了煎煮过程中挥发性成分的散失。

四、丸剂

丸剂(pill)系指原料药物与适宜的辅料制成的球形或类球形制剂。根据制备方法和辅料不同,分为蜜丸、水蜜丸、水丸、糊丸、蜡丸、浓缩丸、滴丸等多种类型,主要供内服。丸剂是应用最为广泛的中药传统剂型之一,该剂型最早记载于西汉时期的《五十二病方》。现代滴丸、微丸等新型丸剂技术的发展,以及先进制丸设备的应用都为丸剂的发展提供了新的动力。目前,丸剂仍然是中药最常用的剂型之一,《中国药典》2020 年版一部收载的丸剂品种 400 个,占制剂品种总数的 24.9%,其中以浓缩丸、蜜丸最为常用。

(一) 丸剂的特点

"丸者,缓也",传统丸剂药效作用迟缓,如蜜丸、浓缩丸、糊丸、蜡丸在胃肠道中溶散缓慢,发挥药效迟缓,但作用持久,故多用作治疗慢性病药、滋补药的剂型;有些新型丸剂可起速效作用,如速效救心丸、苏冰滴丸等以水溶性材料为基质的丸剂,溶化快,奏效迅速,可用于急救;可缓和某些药物的毒副作用,如妇科调经蜡丸等中有些毒性、刺激性药物,通过选用赋形剂,制成糊丸、蜡丸等,可延缓其吸收,减弱毒性和不良反应;可减缓药物成分挥发或掩盖异味,如用泛制法制备丸剂时,可将芳香性或有特殊不良气味的药物泛制在丸心层,减缓其挥散或掩盖其不良气味;除滴丸外,丸剂多以原粉入药,其缺点是服用剂量偏大,小儿服用困难,生产过程中控制不严时,易导致制剂微生物超标。

(二) 丸剂的分类

丸剂的类型可以有不同的分类方法,如根据赋形剂分类可分为:蜜丸、水蜜丸、水丸、浓缩丸、糊丸、蜡丸等;根据制法分类可分为:泛制丸、塑制丸、滴制丸等。

(三) 丸剂的制备方法

丸剂的制备方法主要有泛制法、塑制法和滴制法,近年来也发展了一些新的制丸方法。

1. **泛制法** 泛制法是指在泛丸机或糖衣机中,交替加入药粉与赋形剂,使药粉润湿、翻滚、黏结成粒、逐渐增大并压实的一种制丸方法。用于水丸、水蜜丸、糊丸、浓缩丸、微丸等的制备。

2. **塑制法** 塑制法是指药材细粉加适宜黏合剂混匀,制成软硬适宜、可塑性较强的丸块再依次制丸条、分粒、搓圆而成的一种制丸方法。用于蜜丸、水蜜丸、水丸、浓缩丸、糊丸、蜡丸、微丸的制备。

3. 滴制法　滴制法是指药材提取物或有效成分与基质加热熔融混匀,滴入与之不相混溶的冷凝介质中,冷凝成丸的一种制丸方法。用于滴丸剂的制备。

4. 其他方法　现代发展有离心造丸法、挤出－滚圆成丸法、流化床喷涂制丸法等制备微丸技术;与压片工艺相似的压制法制丸技术等。

(四) 浓缩丸

浓缩丸是指药材饮片或部分饮片提取浓缩后,与适宜的辅料或其余饮片细粉,以水、蜂蜜或蜂蜜水为黏合剂制成的丸剂。根据所用黏合剂的不同,分为浓缩水丸、浓缩蜜丸和浓缩水蜜丸。目前生产的浓缩丸以浓缩水丸为主。

浓缩丸又称药膏丸、浸膏丸。早在晋代葛洪所著的《肘后方》中就有记载。浓缩丸是目前丸剂中应用较多的一种剂型,其特点是药物全部或部分经过提取浓缩,体积缩小,便于服用和吸收,发挥药效好;同时利于贮存,不易霉变。如六味地黄丸,《中国药典》2020 年版规定,水蜜丸一次口服 6 g,小蜜丸一次口服 9 g,一日 2 次;而制成浓缩丸后,一次 8 g(重 1.44 g 相当于饮片 3 g),一日 3 次,服用量显著降低。但是,浓缩丸的中药在浸提过程中,特别是在浓缩过程中由于受热时间较长,有些成分可能会受到影响,使药效降低。

浓缩丸的制备方法主要有泛制法和塑制法,以塑制法较为常用。用于制备小丸(粒径 0.5 ~ 3.5 mm)的方法,目前发展有挤出－滚圆法、离心造丸法、流化床喷涂法等。浓缩丸的制备工艺流程见图 13-4。

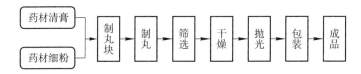

图 13-4　浓缩丸制备工艺流程示意图

(五) 蜜丸

蜜丸是指饮片细粉以蜂蜜为黏合剂制成的丸剂。其中每丸重量在 0.5 g 及以上的称为大蜜丸,每丸重量在 0.5 g 以下的称小蜜丸。

蜂蜜性味甘平,归肺、脾、大肠经,具有补中、润燥、止痛解毒的功效。蜂蜜既能益气补中,又可缓急止痛;既能滋润补虚,又能止咳润肠:还能起解毒、缓和药性、矫味矫臭等作用,是蜜丸剂的主要赋形剂。优质的蜂蜜可以使蜜丸柔软、光滑、滋润,且贮存期间不变质。蜂蜜在蜜丸中的应用体现了中药制剂“药辅合一”的思想。蜜丸在临床上多用于镇咳祛痰药、补中益气药等。

蜜丸主要采用塑制法制备。

(六) 举例

例 4　六味地黄丸

【处方】
熟地黄	160 g	酒萸肉	80 g
牡丹皮	60 g	山药	80 g
茯苓	60 g	泽泻	60 g

【制法】水丸:以上六味,粉碎成细粉,过筛,混匀。用乙醇泛丸,干燥,制成水丸。水蜜丸:每 100 g 粉末加炼蜜 35 ~ 50 g 与适量的水,制丸,干燥,制成水蜜丸。蜜丸:每 100 g 粉末加炼蜜 80 ~ 110 g 制成

小蜜丸或大蜜丸，即得。浓缩丸：以上六味，牡丹皮用水蒸气蒸馏法提取挥发性成分；药渣与酒萸肉27 g、熟地黄、茯苓、泽泻加水煎煮两次，每次 2 h，煎液滤过，滤液合并，浓缩成稠膏；山药与剩余酒萸肉粉碎成细粉，过筛，混匀，与上述稠膏和牡丹皮挥发性成分混匀，制丸，干燥，打光，即得。

【功能与主治】 滋阴补肾。用于肾阴亏损，头晕耳鸣，腰膝酸软，骨蒸潮热，盗汗遗精，消渴。

【用法与用量】 口服。水丸一次 5 g；水蜜丸一次 6 g；小蜜丸一次 9 g；大蜜丸一次 1 丸，一日 2 次；浓缩丸一次 8 丸，一日 3 次。

【注解】 浓缩丸制备过程中将药材饮片提取浓缩使服用体积显著减少。酒萸肉含有水溶性差成分，采取部分药材粉碎成细粉与其他药材提取物混匀制丸可以提高酒萸肉利用率。山药粉性强，粉碎成细粉应用在浓缩中还可起到赋形剂、稀释剂的作用，并体现出"药辅合一"的思想。蜂蜜在蜜丸及水蜜丸中具有滋润补虚的作用，也体现出"药辅合一"的思想。

五、胶囊剂

中药胶囊剂（traditional Chinese medicine capsule）是指饮片经适宜方法加工后，加入适宜辅料充填于空心胶囊或密封于软质囊材中制成的固体制剂。

（一）中药胶囊剂的分类

中药胶囊剂可分为硬胶囊、软胶囊（胶丸）和肠溶胶囊等，主要供口服用。

1. 硬胶囊 硬胶囊是指中药提取物、提取物加饮片细粉，或饮片细粉与适宜辅料填充于空胶囊中制成的固体制剂，主要用于口服。小剂量的中药材可粉碎成粉末或制成颗粒填充于空胶囊中，大剂量的中药材可经过提取或提取纯化后用适当方法制成颗粒填充于空胶囊中；中药材的液体成分如挥发油等可用适当的吸收剂吸收后填充于空胶囊中；含有浸膏的胶囊剂在生产或贮存过程中应注意防止吸湿使胶囊变形、内容物结块，应采取密封包装。硬胶囊剂的制备工艺流程如图 13-5 所示。

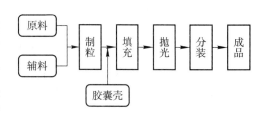

图 13-5 硬胶囊剂制备工艺流程示意图

2. 软胶囊 软胶囊是指填充中药液体药物、提取物或与适宜辅料混匀后用滴制法或压制法密封于软质囊材中的胶囊剂，又称胶丸剂。中药软胶囊剂的胶囊材料、质量要求和制备方法与一般软胶囊剂相同。中药软胶囊剂填充的药物多为中药材挥发油、油性提取物、能溶解或混悬于油的其他中药成分。

3. 肠溶胶囊 肠溶胶囊是指用肠溶材料包衣的颗粒或小丸填充于胶囊中而制成的硬胶囊，或用适宜的肠溶材料制备而得的硬胶囊或软胶囊。肠溶胶囊不溶于胃液，但能在肠液中崩解而释放活性成分。

（二）举例

例5 银翘解毒胶囊

【处方】
金银花	200 g	连翘	200 g
薄荷	120 g	荆芥	80 g
淡豆豉	100 g	牛蒡子（炒）	120 g
桔梗	120 g	淡竹叶	80 g

甘草	100 g

【制法】 硬胶囊：以上九味，金银花、桔梗分别粉碎成细粉；薄荷、荆芥提取挥发油，蒸馏后的水溶液另器收集；药渣与连翘、牛蒡子、淡竹叶、甘草加水煎煮 2 次，每次 2 h，合并煎液，滤过，滤液备用；淡豆豉加水煮沸后，于 80℃温浸 2 次，每次 2 h，合并浸出液，滤过，滤液与上述滤液及蒸馏后的水溶液合并，浓缩成稠膏，加入金银花、桔梗细粉，混匀，制成颗粒，干燥，放冷，喷加薄荷等挥发油，混匀，装入胶囊，制成 1 000 粒，即得。

软胶囊：以上九味，金银花加 80% 乙醇回流提取二次，每次 1 h，滤过，合并滤液，回收乙醇，浓缩至相对密度为 8.0～1.30(80℃) 的稠膏；淡豆豉加水煮沸后，于 80℃温浸二次，每次 2 h，滤过，合并滤液，备用；薄荷、荆芥、连翘提取挥发油，蒸馏后的水溶液另器收集；药渣与牛蒡子、淡竹叶、甘草、桔梗加水煎煮二次，每次 2 h，滤过，合并滤液；合并以上药液，浓缩至相对密度为 1.18～1.20(80℃) 的清膏，离心，上清液浓缩至相对密度为 1.28～1.30(80℃) 的稠膏，与金银花稠膏合并，减压干燥，粉碎成细粉，加入挥发油与适量大豆油及辅料适量，混匀，过筛，压制成软胶囊 1 000 粒，即得。

【用法与用量】 口服。硬胶囊一次 4 粒，一日 2～3 次；软胶囊一次 2 粒，一日 3 次。

【注解】 本品疏风解表，清热解毒。用于风热感冒，症见发热头痛、咳嗽口干、咽喉疼痛。处方中薄荷和荆芥含挥发油，采用双提法可保证挥发油和水溶性成分同时提出。

六、糖浆剂

糖浆剂（syrup）是指含有原料药物的浓蔗糖水溶液。除另有规定外，糖浆剂中含蔗糖量应不低于 45%（g/mL）。糖浆剂含有糖或芳香性矫味剂，可掩盖药物的苦味或其他不良气味而深受儿童患者欢迎。根据组成和用途不同，糖浆剂分为三类：单糖浆、芳香糖浆与药用糖浆。单糖浆是指蔗糖的近饱和水溶液，其中蔗糖浓度为 85.0%（g/mL）或 64.7%（g/g），除作为矫味外，还可用作助悬剂、黏合剂等。芳香糖浆系含芳香性物质的浓蔗糖水溶液，用于液体药剂的矫味，如橙皮糖浆等。药用糖浆为含药物的浓蔗糖水溶液，具有相应的治疗作用。

（一）糖浆剂的制备

中药糖浆剂的制备工艺是现将药材饮片浸提、精制、浓缩得到浓缩液，再在浓缩液中加入蔗糖、抑菌剂、pH 调节剂等配液，并用纯化水将药液体积调整至规定量，混匀滤过后及时灌装于已灭菌的洁净干燥容器中，密封，置阴凉处贮存。配液时药液中加入蔗糖的方法有以下三种：①热溶法，将蔗糖加入一定量煮沸的纯化水或中药浸提液中，继续加热使溶解，再加入其他可溶性药物并搅拌溶解，趁热滤过，自滤器上加纯化水至规定体积，即得。本法适用于单糖浆及对热稳定的药物糖浆的配制。②冷溶法，将糖加入纯化水或药物溶液中，在室温下充分搅拌，待完全溶解后滤过，即得。此法适用于对热不稳定或挥发性药物糖浆的制备。③混合法，在含药溶液中加入单糖浆，充分混匀后，加纯化水至规定量，静置，滤过，即得。中药糖浆剂多用混合法制备。

（二）举例

例6 川贝枇杷糖浆

【处方】

川贝母流浸膏	45 mL	桔梗	45 g
枇杷叶	300 g	薄荷脑	0.34 g

【制法】 以上四味，川贝母流浸膏是取川贝母 45 g，粉碎成粗粉，用 70% 乙醇作溶剂，浸渍 5 天后，缓缓渗漉，收集初渗液 38 mL，另器保存，继续渗漉，待可溶性成分完全滤出，续渗漉液浓缩至适

量,与初渗漉液混合,继续浓缩至 45 mL,滤过。桔梗和枇杷叶加水煎煮二次,第一次 2.5 h,第二次 2 h,合并煎液,滤过,滤液浓缩至适量,加入蔗糖 400 g 及抑菌剂适量,煮沸使溶解,滤过,滤液与川贝母流浸膏混合,放冷,加入薄荷脑和含适量杏仁香精的乙醇溶液,加水至 1 000 mL,搅匀,即得。

【注解】 本品为棕红色黏稠液体;气香,味甜、微苦,凉。清热宣肺,化痰止咳。用于风热犯肺、痰热内阻所致的咳嗽痰黄或咯痰不爽、咽喉肿痛、胸闷胀痛;感冒、支气管炎见上述证候者。处方中川贝母流浸膏采用渗漉法制得。

七、中药注射剂 🄮

八、中药贴膏剂 🄮

九、其他中药成方制剂 🄮

(遵义医科大学 何芋岐)

思考题

1. 中药制剂的特点是什么?
2. 中药制剂的开发流程主要包括哪些研究内容?
3. 青蒿素的发现过程中,浸提方法的改进起到了关键作用,试述青蒿素的提取方法,及影响药材中有效成分提取效率的因素。
4. 试述中药提取物干燥的原理及影响因素。
5. 丸剂历史悠久,但至今仍是临床常用中成药剂型之一,试分析其原因是什么。

数字课程学习……

▶ 章小结   ⬆ 教学 PPT   📖 推荐阅读   ✍ 自测题

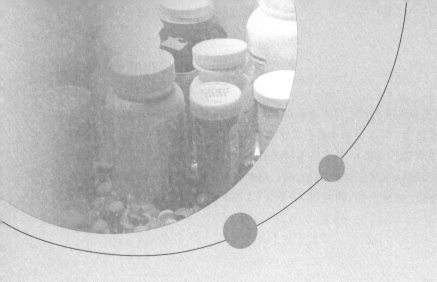

第十四章

药物剂型和制剂的设计

第一节　概　述

药物剂型和制剂的设计是根据疾病防治的临床需要和药物原料理化性质及生物学性质,确定药物的给药途径、剂型、处方组成、生产工艺路线、包装材料和规格等的过程。近年来,药物剂型和制剂的设计越来越受到人们的重视。

药品作为一种特殊商品,其基本要素为安全有效和质量可控。经过近几十年的发展,药品质量控制管理模式得到了很大程度的提高。按时间顺序,可分为四个时期,从最初的真伪辨别和纯度控制,逐渐发展到“质量源于检验”(quality by testing,QbT,或者称为 quality by inspection,QbI),再发展到 20 世纪 70 年代的“质量源于生产”(quality by production,QbP),并引入了 GMP 等质量保证概念。2006 年,美国 FDA 率先提出了“质量源于设计”(quality by design,QbD)的概念,指出药品的质量不是检验赋予,而是来源于设计,并利用药品研发过程中所获得的信息,在生产过程中进行质量风险管理。

基于 QbD 理念的药品研发内容包含以下几方面要素:

1. 基于药品临床需要原则,明确目标药物的质量概况(quality target product profile,QTPP)。包括临床给药特点、给药途径、剂型、生物利用度、规格、包装系统等方面的内容。

2. 应明确药物制剂的关键质量属性(critical quality attributes,CQA)。药品的质量属性范畴较广,包含物理、化学以及生物学属性,如 pH、溶解度、pK_a、颜色等。针对具体的制剂,需确定影响产品质量的关键属性。

3. 处方工艺设计阶段,应明确关键工艺参数及潜在的高风险变量。

4. 确定控制策略。

5. 将质量风险管理结合到处方工艺的研究中,确保产品的质量控制和促进生产工艺的改进。

与传统理念不同,QbD 管理模式要求在基于对产品质量概况(QTPP)以及关键质量属性(CQA)的充分了解后,对关键工艺参数以及潜在的高风险变量进行充分筛选,并建立设计空间,即影响产品质量的关键属性及其参数的范围组合,以此加强对制药过程的理解和控制。

QbD 这一理念在制药行业中得到了广泛的认同和发展。在此基础上,人用药品注册技术要求国际协调会(the International Council for Harmonisation of Technical Requirements for Pharmaceuticals for Human Use,ICH)为指导工业界开展药物研究和注册,制定了一系列质量、安全性、有效性以及与综合学科有关的技术指导原则,成为指导各国进行药物研发的重要指南。相应地,对于药物剂型和制剂的设计,我国国家药品监督管理局也发布了一系列相关的技术指导原则,如口服固体制剂溶出度试验技术指导原则等,为制剂研究提供基本的技术指导和帮助。包括化学药物制剂研究技术指导原则、化学药物制剂人体生物利用度和生物等效性研究技术指导原则。这些技术指导原则指出,药品质量控制应涵盖药品从研发、技术转移、商业化生产、药品使用的整个生命周期。该理念一方面要求从药物研发阶段开始,基于药物理化性质特点,在处方工艺设计、工艺参数选择、物料控制等方面通过深入研究,确定最佳的处方工艺,并保证在一定的设计空间内产品质量能符合要求;另一方面,也着眼于持续的工艺优化和改进,关注工艺的受控状态。从而在药品的整个生命周期内,认识和理解药品各个阶段的差异、联系及不同的目标,基于科学和风险的研究管理方法,促进创新和持续改进,达到保障药品质量,保护公众健康的目的。

一、药物剂型和制剂的重要性

剂型是药物适合临床应用的形式,适宜的药物剂型和制剂不仅可以最大限度地发挥出药效,而且可降低药物不良反应。药物剂型和制剂技术的重要性主要包括以下几个方面:

1. 由于临床需求存在差异,需要设计不同的药物剂型　例如,口服制剂,多为轻、中度疾病患者使用;注射制剂,多为中、重度疾病患者使用;干混悬剂、颗粒剂、糖浆剂等多用于儿童;对于需长期甚至终身服药疾病的治疗,如高血压,多设计为口服制剂;而需要迅速发挥药效,或者患者不宜服用时,则可制成注射液或口腔崩解片等制剂。

2. 不同给药途径可发挥不同的药效作用　多数药物采用不同给药途径所产生的药效作用不变,但有些药物不同给药途径所产生的药效作用不同。例如,口服硫酸镁可用做泻下药,但采用注射给药,有镇静、镇痉作用;1%依沙吖啶(即利凡诺)注射液用于中期引产,但0.1%~0.2%溶液局部涂抹有杀菌作用。

3. 不同剂型发挥药效的速率不同　注射剂、吸入气雾剂、速释制剂、舌下制剂等剂型起效快,常用于急救或需快速起效药物(如治疗哮喘、心绞痛等的药物);缓释制剂、植入剂、透皮制剂等由于释药速率缓慢、持久,常用于慢性疾病或需长期用药疾病的治疗(如降压药、避孕药等)。图14-1是不同给药途径、不同剂型的硝酸甘油制剂的药时曲线。可以看出,硝酸甘油作为血管舒张药被制备成舌下片,经口腔黏膜吸收迅速,适合于突发性心绞痛患者的快速缓解;硝酸甘油软膏或贴剂,发挥作用慢,但对心绞痛发作具有预防作用,适合长期用药。

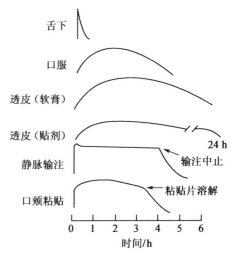

图14-1　不同剂型硝酸甘油制剂在用药后的血药浓度-时间曲线

4. 不同药物剂型、不同制备工艺可产生不同疗效　如药物的晶型、粒子的大小等理化参数的变化可影响药物释放,从而影响生物利用度;一些难溶性药物,采用固体分散体或纳米技术,可大幅提高药物的生物利用度,降低给药剂量;环孢素A自微乳胶囊,口服后生物利用度较口服溶液剂增加20%~30%,用药剂量可减少25%,且肾移植排斥反应发生率降低。

5. 不同剂型的不良反应不同　氨茶碱具有较好的哮喘治疗效果,但治疗窗较窄,可引起心律失常、心率增快等不良反应,将其制成栓剂则可消除这种不良反应;红霉素等大环内酯类抗生素对胃黏膜有刺激性,将其制成肠溶制剂可减轻黏膜刺激性。

6. 不同剂型的稳定性不同　固体剂型通常比液体剂型稳定性好;包衣和冷冻干燥等技术在剂型设计和生产工艺中的运用,可有效提高药物和制剂的稳定性。

7. 有的剂型可实现靶向递药作用　脂质体、纳米球、纳米乳等进入血液循环系统后,被巨噬细胞吞噬,药物浓集于肝、脾等器官,起到被动靶向作用,如将醋酸地塞米松制备成静脉注射用乳剂,增加药物在脾、肺、炎症组织内的分布,提高抗炎活性,降低不良反应;微乳制剂经肌肉或皮下注射后易浓集在淋巴系统,具有淋巴靶向性,同时可降低不良反应。

8. 适宜的剂型可改善患者的顺应性　如将一些对于老人、儿童及有吞咽困难的患者不宜吞服的口服片剂,制成咀嚼片、泡腾片或口腔崩解片,可提高患者的顺应性。

科学、合理的药物剂型和制剂,可极大地提高药物的有效性、稳定性、安全性、质量可控性和用药顺应性。

二、临床给药途径对剂型的要求

药物剂型和制剂的最终目的是满足疾病治疗和预防的需要。因此,应根据原料药理化性质、作用机制、疾病的种类和特点、临床需求及服用人群等因素,设计制造相应的剂型和制剂。剂型不同,药物的给药途径不尽相同;给药途径或给药部位的生理及解剖特点不同,药物的体内行为也不相同。例如,口服给药后,药物经胃肠道吸收,进入体内发挥药理作用;而药物直接血管内注射不需要经胃肠道吸收,其在血液及组织器官的分布决定其药效的发挥。将药物制成与给药途径相适宜的制剂可充分发挥药效,降低毒副反应,提高稳定性和顺应性。表 14-1 概括了常用的临床给药途径和相应的剂型,并列举了一些已经上市销售的药物制剂。

口服固体制剂一般需要经过崩解、溶出和吸收的过程,而口服溶液剂能加快作用速率。药物的吸收形式(主动转运、被动扩散)和吸收部位均会影响吸收效率和药物疗效;复杂的生理因素如 pH、酶等会影响药物口服后的疗效,而通过静脉注射、皮肤给药和黏膜给药则可避免药物在胃肠道被破坏。

表 14-1　临床常用给药途径及相应剂型

临床常用给药途径及给药部位	常用剂型	制剂举例
口服给药	片剂、胶囊剂、颗粒剂、丸剂、散剂	阿司匹林片、吲哚美辛胶囊、阿奇霉素颗粒剂、硫酸阿托品散、六神丸
	溶液剂、混悬剂、乳剂	磷酸可待因糖浆、氢氧化铝 – 三硅酸镁混悬剂、鱼肝油乳
注射给药	注射液	氯霉素注射液、盐酸肾上腺素注射液、普鲁卡因青霉素注射液
	注射用浓溶液	注射用唑来膦酸浓溶液、注射用多西紫杉醇浓溶液
	注射用无菌粉末	注射用紫杉醇脂质体、注射用利培酮微球、注射用人血白蛋白
	植入剂	顺铂植入剂、戈舍瑞林缓释植入剂
皮肤给药	软膏剂 / 乳膏剂	丁酸氢化可的松乳膏、阿昔洛韦乳膏、克霉素乳膏、红霉素软膏
	凝胶剂	克林霉素磷酸酯凝胶、双氯芬酸乙二醇胺乳胶
	贴膏剂	舒康贴膏、伤湿止痛膏
	溶液剂	双氧水溶液、碘溶液
	喷雾剂及气雾剂	利巴韦林喷雾剂
	贴剂	芬太尼透皮贴剂、妥洛特罗贴剂
黏膜及腔道给药	溶液剂	盐酸洛美沙星滴眼液、呋麻滴鼻液、磷酸钠盐灌肠溶液、氨基多糖季铵盐阴道灌洗液、硫酸沙丁胺醇雾化溶液
	软膏剂及凝胶剂	红霉素眼膏、雌二醇阴道用凝胶
	栓剂、片剂	克霉唑栓、吲哚美辛栓、制霉菌素栓剂、甲硝唑阴道泡腾片
	吸入粉雾剂及气雾剂	曲安奈德鼻喷雾剂、硫酸沙丁胺醇吸入气雾剂、丙酸倍氯米松吸入粉雾剂

三、临床给药途径对制剂的质量要求

(一)口服给药剂型及质量要求

口服给药是最简单方便、最符合生理活动规律、应用最为广泛的给药途径之一,适宜于轻中度或长期用药的疾病。常用口服剂型有片剂、胶囊剂、颗粒剂、丸剂、散剂等固体制剂以及溶液剂、糖浆剂、滴剂、混悬剂、乳剂等液体制剂。其中,片剂和胶囊剂具有质量稳定、剂量准确、使用方便、生产成本较低等优点,是使用最为广泛的口服给药剂型。但其体积较大,婴幼儿和昏迷患者不易吞服;且与液体制剂相比,胶囊剂和片剂的吸收及起效速度相对较慢。采用分散片、咀嚼片、泡腾片及口腔崩解片等剂型在一定程度上可以改进上述缺点。液体制剂中,药物以分子或微粒状态分散在介质中,分散度大,能较快发挥药效,特别适合婴幼儿及老年患者;但液体制剂体积较大,对色、香、味要求较高,且携带、运输、贮存都不方便。制成滴剂后,因减少液体体积,更适宜于婴幼儿等患者用药。

(二)注射给药剂型及质量要求

注射给药是指将无菌药液注入体内的给药方式。注射给药途径主要有静脉注射、肌内注射和皮下注射,其他还包括腹腔注射、关节内注射、眼内注射等组织及腔道内注射给药。给药后,药物被组织迅速吸收,经血液循环分布至各组织器官,特别适合于一些急性疾病或不能口服给药患者的短期治疗,也用于一些口服无效或生物利用度低的药物。

注射给药的剂型包括注射液、输液、注射用无菌粉末、注射用浓溶液、混悬型注射液、乳浊型注射液等。根据注射部位的不同,注射体积不等。可溶性的注射用无菌粉末应易于溶解,不溶性的无菌粉末应符合粒径及稳定混悬的要求。一般来说,混悬型注射液比溶液型注射液药物疗效作用持续时间长,脂质体注射剂、微球注射剂、胶束注射剂及药物纳米胶体注射剂等特殊的注射剂,具有靶向、长效、缓释作用。例如两性霉素 B 脂质体注射液可保持药物的抗霉菌活性,同时显著降低药物毒性;注射用亮丙瑞林缓释微球,每月注射一次治疗前列腺癌,相当于每天注射 1 mg 溶液剂;抗真菌药伊曲康唑纳米混悬剂静脉注射后,毒性显著较以环糊精为增溶剂的伊曲康唑制剂小,由于药物毒性降低,可增大剂量,从而提高疗效。

注射剂给药后直接入血或组织,安全隐患较高。因此,研发注射剂时应考虑安全性、稳定性、顺应性等问题。确定剂型时,应权衡考虑各种剂型的灭菌保证水平、杂质控制水平、工艺可行性、临床顺应性等因素,择优选择。

(三)皮肤给药剂型及质量要求

皮肤给药可用于皮肤浅表部位肌肉或关节等疾病的局部治疗;还可透入皮下组织,经毛细血管进入血液循环,从而发挥全身作用,对慢性疾病发挥缓释及长效作用。皮肤给药剂型包括洗剂、搽剂等液体制剂,软膏剂、凝胶剂等半固体制剂以及气雾剂、喷雾剂、贴剂、巴布剂等。不同的剂型适用于不同部位和用药目的。例如,搽剂、喷雾剂、凝胶剂具有易于涂布、透气性好和封闭性小等特点,适用于大面积皮肤;气雾剂含有抛射剂,使用时可在喷射部位带走大量热量,尤其适用于运动扭伤等急性疾病使用;贴剂适合经皮肤给药,进行全身治疗。

皮肤给药首先要求制剂与皮肤有较好的亲和性、铺展性和黏着性,在治疗期间内不因皮肤的伸缩、外界因素的影响及衣物的摩擦而脱落,同时无明显皮肤刺激性、不影响人体汗腺、皮脂腺的正常分泌及毛孔正常功能。

(四) 黏膜及腔道给药剂型及质量要求

黏膜及腔道给药系指将药物与适宜的载体材料制成供眼、鼻腔、口腔、耳道、阴道及直肠等黏膜部位或腔道给药,起局部作用或全身治疗作用。黏膜及腔道给药剂型有软膏剂、凝胶剂等半固体制剂,栓剂、片剂等固体制剂,其他如溶液剂、吸入性粉雾剂及气雾剂等。根据黏膜及腔道的生理特点,体积小、剂量低、刺激性小的液体制剂或半固体制剂适用于眼、鼻、耳等部位给药(滴眼剂、眼膏剂、滴鼻剂等)。气雾剂、粉雾剂、喷雾剂等主要用于小剂量药物的口腔或鼻腔吸入给药。直肠、阴道和口腔用药选用栓剂、片剂、胶囊剂和溶液剂较宜。

黏膜及腔道一般只能容纳较小体积的药物,所以不适宜于大体积、高剂量给药。腔道用原料药、辅料及制剂应能够迅速溶解或熔化,且与黏膜组织有较好的亲和性。长期经黏膜或腔道给药可能对黏膜纤毛产生不良作用,故该给药途径不适宜长期用药,更不适宜于刺激性药物或对给药部位正常生理功能具有损伤的药物及制剂。

第二节 药物制剂的处方前研究

药物制剂的处方前研究(preformulation)包括检索文献资料或通过实验研究获得所需科学情报资料,如药物的理化性质、药物与辅料的相互作用、药物的药理作用及治疗范围、毒副作用和刺激性、给药途径以及体内吸收、分布、代谢和排泄规律等。这些资料信息为处方设计和生产开发中剂型选择、工艺和质量控制提供依据。处方前研究关系到药物制剂的安全性、有效性、稳定性和可控性等方面。

处方前研究的主要任务是:①获取原料药物的相关理化性质参数;②测定其药代动力学特征和生物学性质;③测定与处方有关的理化性质;④测定原料药物与拟选辅料间的相互作用。处方前研究的目的在于全面准确地掌握原辅料的相关性质,找出制剂研发中应重点解决的难点,有目的地选择适宜的剂型、辅料、制剂技术或工艺。

一、药物的理化性质

药物的理化性质研究主要包括溶解度、解离常数、熔点、多晶型、分配系数、表面特性及吸湿性等。

(一) 溶解度和解离常数

溶解度是药物的基本物理性质之一,是指在规定温度和压力下溶质在一定体积溶剂中溶解的量。除极少数药物无需吸收入血(如蒙脱石散),绝大多数药物必须通过吸收进入血液循环才可发挥药效。药物必须处于溶解状态才能被吸收或释放,因此无论制成何种剂型,通过何种途径给药,都必须具有一定的溶解度。大多数药物是有机弱酸、弱碱或其盐,在不同 pH 介质中溶解度不同,药物溶解后存在的形式也不同(解离型或非解离型)。

《中国药典》2020 年版对药品的近似溶解度分别以下列名词表示:

极易溶解系指溶质 1 g(mL)能在溶剂不到 1 mL 中溶解;

易溶系指溶质 1 g(mL)能在溶剂 1 ~ 不到 10 mL 中溶解;

溶解系指溶质 1 g(mL)能在溶剂 10 ~ 不到 30 mL 中溶解;

略溶系指溶质 1 g(mL)能在溶剂 30 ~ 不到 100 mL 中溶解;

微溶系指溶质 1 g(mL)能在溶剂 100 ~ 不到 1 000 mL 中溶解;

极微溶解系指溶质 1 g(mL)能在溶剂 1 000 ~ 不到 10 000 mL 中溶解;

几乎不溶或不溶系指溶质 1 g(mL)在溶剂 10 000 mL 中不能完全溶解。

溶解度和解离常数的测定,对后续研究工作有重要的影响。因此处方前研究时,必须首先测定药物的溶解度和解离常数 pK_a 值。有机药物多数为弱酸或弱碱,在体液中部分解离。通常药物以非解离的形式较易透过生物膜;解离形式在体液中溶解更好,膜透过能力较弱。可根据药物的 pK_a 值,改变 pH 或将药物制成盐,进而改善原料药的溶解度、稳定性等。

通常在 pH 1 ~ 7 范围内(37℃),药物在水中的溶解度小于 1%(10 mg/mL)时,都可能出现吸收问题。另外溶出速率大于 1 mg·cm^{-2}·min^{-1},吸收不会受限;若小于 0.1 mg·cm^{-2}·min^{-1},吸收会受溶出速率限制。由于溶出时体系呈漏槽状态,溶出速率与溶解度成正相关。故若药物的溶解度低于 1 mg/mL,则可将其制成可溶性盐,提高溶解度,加快药物溶出速率。

Handerson-Hasselbach 公式可以说明药物的解离状态、pK_a 和 pH 的关系:

对弱酸性药物
$$pH = pK_a + \lg \frac{[A^-]}{[HA]} \tag{14-1}$$

对弱碱性药物
$$pH = pK_a + \lg \frac{[B]}{[BH^+]} \tag{14-2}$$

上述两式可用来解决如下问题:

(1) 根据不同 pH 值时所对应的药物溶解度测定 pK_a 值。

(2) 如果已知[HA]或[B]和 pK_a,则可预测相应 pH 条件的药物的溶解度(非解离型和解离型溶解度之和)。

(3) 有助于选择药物的合适盐。

(4) 预测盐的溶解度和 pH 的关系。

测定药物溶解度的常用溶剂包括水、0.9% NaCl 溶液、0.1 mol/L 盐酸和 pH 7.4 缓冲液。一般情况下,测定平衡溶解度时,可将过量药物置于溶剂内,恒温振荡 60 ~ 72 h 达到平衡后,测定平衡溶解度;测定药物的 pH-溶解度曲线时,可加过量药物(如 HA)于溶剂中溶解,测定低 pH 值时 HA 的溶解度和高 pH 时 A$^-$ 的溶解度。测定时注意同离子效应对溶解度的影响;对某一 pH 时,药物的溶解度 $S = S_{HA} + S_{A^-}$,S_{A^-} 可通过式(14-1)求得。

(二) 油/水分配系数

药物在体内要完成吸收、转运,不仅要求药物分子在体液中有一定的溶解度,还要求药物能够通过生物膜。生物膜相当于类脂屏障,这种屏障作用与被转运分子的亲脂性有关。油/水分配系数是描述分子亲脂特性的参数。其值越大,药物的亲脂性越强。药物的活性及其他性质(如溶液型制剂给药时是否析晶)均与油/水分配系数有关。因此,油/水分配系数是影响药物体内作用的重要物理参数。

分配系数(partition coefficient,P)代表药物在不相混溶的油相(c_O)和水相(c_W)(例如辛醇/水,氯仿/水)中分配平衡时浓度的比例。

$$P = \frac{c_O}{c_W} \tag{14-3}$$

药物的分配系数对研究开发涉及两相溶剂体系的制剂具有实际意义。通过分配系数的测定可以指导处方或工艺设计。例如药物的 O/W 型乳剂，为了增加或改变水中稳定性较差药物的吸收或体内分布时，可选择溶解能力强的油相，减少药物在水中的溶解。制备脂质体、微球等微粒制剂时，根据药物的油水分配系数，选择适宜的有机相和水相及其用量比，对提高载药量和包封率等具有重要意义。

分配系数的大小一定程度上反映了药物经生物膜转运的能力。通常分配系数较大的药物更容易穿透细胞膜转运和吸收。但分配系数过大的药物则不易进入水性体液。例如难溶性药物虽然具有较大分配系数，但由于不能在胃肠水性黏液层中充分溶解，而难以进入细胞膜转运。难溶性药物在水性体液中的溶解性是影响其转运的主要限速因素。通过制剂学手段提高难溶性药物水中溶解度，则可促进药物的吸收。相反，影响水溶性药物体内转运的限速过程主要是药物从体液向细胞膜分配的过程。油水分配系数适中的药物更容易被吸收利用。

对于弱碱性或弱酸性物质，解离状态下分配系数较小，非解离状态下分配系数较大。故通过调节 pH 可以改变解离型与非解离型药物的比例，进而改变药物的分配行为。例如透皮吸收药物制剂设计时，常选择分子型药物而不选择药物的盐，或调节 pH 以增加非解离型药物的比例，从而提高药物透过皮肤脂性角质层的效率。

分配系数的测定方法一般采用摇瓶法，即将药物加入到水相和有机相的两相溶液中，充分摇匀，达到分配平衡后，分别测定两相中药物的浓度。

如果药物在两相中都是以单体存在，则分配系数为药物在两相中的溶解度之比，只要测定两相中药物的溶解度即可求得分配系数。

多种有机溶剂可用于测定油 / 水分配系数。其中，$n-$ 辛醇因极性和生物膜相似，且已经有大量化合物的数据可以参考，运用最为广泛。测定方法或溶剂不同，P 值差别很大。所以在参考文献报道的分配系数时，应注意测定数据的来源和测定条件。

(三) 多晶型

不同晶型的药物溶解度不同，可能会影响药物的体内溶出、吸收，进而影响药物的临床疗效和安全性。尤其是一些难溶性药物的口服固体或半固体制剂，晶型的影响更大。

一般固体物质可以由晶态物质和非晶态物质组成。晶型 (crystal form) 是指晶态物质晶格内分子的排列形式。同一种物质具有不同晶格结构的现象称为多晶型 (polymorphism)，又称同质多晶现象。多晶型药物的化学成分相同，晶型结构不同。多晶型化合物中最稳定的晶型称为稳定型 (stable form)，其他不太稳定的晶型为亚稳定型 (metastable form) 或不稳定型。一定条件下，晶型之间可能会发生相互转化，亚稳定型最终都会转变成稳定型，这种转变可能需要几分钟到几年的时间。除了稳定性差异外，稳定型和亚稳定型在其他物理化学性质方面，如密度、熔点、溶解度、溶出速率等都存在或大或小的差异。亚稳定型是药物存在的一种高能状态，通常熔点低，溶解度大。另外，药物也能形成无结晶性的状态，即无定形粉末 (amorphous particle) 或简称无定形。无定形不是多晶型中的一种，而是分子或原子的无序结构。无定形与晶型的物理性质差异很大，一定条件下，可以发生转换。与亚稳定型相比，无定形的分子间力更弱，常有较低的熔点、密度和硬度，更高的溶解度和溶解速率。

药物的晶型往往决定其吸收速率和临床疗效，特别是难溶性药物，不同晶型溶解度及溶解速率的差异，容易导致其口服制剂在胃肠道吸收速率和吸收程度的差异。例如，棕榈氯霉素 (无味氯霉素)有 A 和 B 两种晶型,其中 A 型为稳定型,B 型为亚稳定型。B 型的溶解度是 A 型的 4 倍,在水中的溶解速率也比 A 型快得多,容易被酯酶水解并吸收,口服后血药浓度为 A 型的 7 倍。因为 A 型口服难吸收,属无效型,《中国药典》《美国药典》《英国药典》均规定应使用 B 型为棕榈氯霉素混悬液的原料,且制剂中 A 型的量不得超过 10%。各国药典中指定晶型的药物还有如甲苯咪唑(B 晶型)、头孢呋辛酯(无定形)等。

难溶性药物,如需制成固体口服制剂,应对原料药的晶型进行研究。一个新的化合物,首先应该研究其是否存在多晶型现象,研究不同晶型理化性质的差异,确定目标晶型,考察其晶型转变的快慢及转变后的物理性质,并通过药理毒理及临床试验,确定晶型。如棕榈氯霉素除 A、B 两种晶型外,还有溶解度更大的无定形,但无定形在室温条件下放置 315 h 就转变成 B 型;而 B 型在室温转变成 A 型需要 24415 h,完全满足制剂生产及贮存要求。如果对药物的多晶型研究不够,在制剂工作中可能引起的问题有:结晶析出,晶型转变,稳定性差,生物利用度低等。很多制剂的不稳定性是源于药物的多晶型,如注射用醋酸可的松混悬液,若用错了晶型,久置会发生结块现象。无定形的新霉素吸收很好,但是它在混悬液中会转变成吸收很差的晶型。

在制剂加工过程中,还应考虑外界环境、制备工艺、辅料等对晶型的影响。如①粉碎及压片过程由于机械作用产生热量导致温度升高,可使药物晶型发生转化。②固体制剂的制粒工艺中,常采用含水或醇的溶液作黏合剂,也可能导致药物晶型的转变。③干燥过程也可能对药物的晶型产生影响。有的药物在原料药精制过程中采用溶媒结晶法,所得到的晶型难以复溶,在制备制剂时可采用冻干法进行生产。制剂中药物晶型鉴别时通常受到辅料影响,一般采用模拟制剂工艺过程,可不加辅料或按一定比例逐渐增加原料药的量,制成辅料量固定但原料药含量不同的药物制剂样品,再采用适当的方法对晶型进行研究。

研究药物多晶型的方法有:熔点法、X 射线衍射法、红外分析法、差示扫描量热法和差示热分析法、溶出速率法、热台显微镜法。不同的晶型,其检查方法的专属性不同,如某些药物的不同晶型在熔点或红外光谱上并无差别。因此,在进行晶型研究时,应根据化合物的自身特点,选择适宜的、专属性强的晶型检查方法。对于晶型药物,在稳定性考察试验中也应设置晶型考察指标,以确定适宜的贮存条件,确保晶型稳定。

总之,对于多晶型药物,应充分研究在处方和工艺筛选过程中各种因素对晶型的可能影响,最大限度地减少低效、无效晶型的产生,确保药品的有效性和安全性。

(四) 粉体学性质

粉体是固体粒子集合体的总称,粒子是粉体运动的最小单元。通常,粒径小于 100 μm 时容易产生粒子间的相互作用而流动性较差;粒径大于 100 μm 时粒子的重力大于粒子间相互作用而流动性较好。在医药产品中固体制剂约占 70% ~ 80%,包括散剂、颗粒剂、胶囊剂、片剂、粉针、混悬剂等剂型,大多需要进行粒子加工以改善粉体性质来满足产品质量和粉体操作的需求。

药物的粉体学性质主要包括粒子形状、大小、粒度分布、粉体密度、附着性、流动性、润湿性和吸湿性等。无疑,它们对药物制剂的处方设计、制剂工艺和制剂产品有很大影响。如流动性、含量、均匀度、稳定性、颜色、味道、溶出速率和吸收速率等无不受药物粉体学性质的影响。固体制剂所用辅料(如填充剂、崩解剂、润滑剂等)的粉体性质也可改变或改善主药的粉体性质。选择得当,可以提高药物制剂的质量;如果选择不当,也可能降低制剂的质量。粉体的相关性质,参见第五章相关内容。

(五) 吸湿性

吸湿性(hygroscopicity)是指固体表面能从周围环境中吸附水分的现象。粉末的比表面积大，多具有不同程度的吸湿性。粉末的吸湿性导致流动性下降、固结、润湿、液化等，甚至促进化学反应而降低药物的稳定性。吸湿程度通常取决于药物的理化性质和周围空气中相对湿度(relative humidity，RH)。空气的 RH 越大，露置于空气中的物料越易吸湿。但溶解性不同的药物，有不同的吸湿规律。在 RH 较低的环境下水溶性药物几乎不吸湿，而当 RH 增大到一定值(临界点)时，吸湿量急剧增加；水不溶性药物随空气中 RH 的增加缓缓吸湿，一般临界点不明显。

粉末吸湿达到平衡时的相对湿度称为临界相对湿度(critical relative humidity，CRH)，此时粉末的吸湿速率最快，平衡曲线急剧上升。CRH 是水溶性药物粉末的特征参数，常用来评价粉末吸湿的难易程度。物料的 CRH 越小越易吸湿；反之则不易吸湿。

测定 CRH 有如下意义：① CRH 值可作为药物吸湿性指标，一般 CRH 愈大，愈不易吸湿；② 为生产、贮藏的环境提供参考，应将生产及贮藏环境的 RH 控制在药物的 CRH 值以下，以防止吸湿；③ 为选择辅料和内包装材料提供参考，一般应选择 CRH 值大的物料作辅料。

绝大多数药物在 RH 30%~45%(室温)时水分含量很低，在此条件下贮存的物质较稳定。因此，药物最好置于 RH 50%以下的条件。而有些制剂(泡腾剂)对水分十分敏感，所以对 RH 的要求更高，一般宜在 RH 低于 40%的条件下制备和储存。此外，采用合适的包装也可在一定程度上防止水分的影响。

测定吸湿性时可将药物置于已知 RH 的环境中(饱和盐溶液的密闭干燥器)进行吸湿性实验。一定的时间间隔称重，测定吸水量(增重)。

不同的药物、辅料、制剂的吸湿性是不同的。如淀粉、MCC、CMS-Na 等高分子辅料均具有一定的吸湿性，而乳糖、磷酸钙等基本不吸湿。但有些辅料在处方中的含量较小，对制剂质量的影响不大，故仍然可在制剂中应用。药物的吸湿性通常与其水溶性有关，但并不是绝对的，如苯佐卡因和盐酸普鲁卡因的溶解度相差上千倍，但两者均不吸湿。另外，由于胶囊壳具有较多水分，某些吸湿性较强的药物，制成胶囊剂后，可使明胶失水变性导致胶囊壳硬化或难以崩解。所以对于胶囊制剂，尤应充分考察吸湿性对制剂质量的影响。

(六) 化学稳定性

药物在光、热、水分及空气等外界因素作用下，化学结构发生改变，产生新的物质。伴随化学结构的改变，原来的药理作用可能发生变化，药效下降，毒副作用增加，或者发生外观、色泽等性状的变化。这些变化均严重影响药物的有效性及安全性。常见的药物化学不稳定性类型有：

1. 水解(hydrolysis) 在分子中具有酯类($O{=}\overset{|}{C}{-}O{-}R$)、酰胺类($O{=}\overset{|}{C}{-}\overset{|}{N}{-}$)及缩醛($R_1O{-}CHR_2{-}OR'$)、缩酮($R_1O{-}CR_2R_3{-}OR'$)等化学结构的药物可发生水解，如阿司匹林、青霉素、普鲁卡因、氯霉素、链霉素等具有上述结构的药物。水解反应受温度、溶剂、pH、缓冲离子种类或离子强度等因素的影响。针对药物的敏感因素，选择恰当的辅料和工艺可以减缓或阻止水解反应的发生。如阿司匹林的酯键水解断裂，可生成对胃肠道刺激性更大的水杨酸。该反应在碱性 pH 速率加快，酸性 pH 被抑制。故阿司匹林片中加入柠檬酸等有机酸有利于提高药物的稳定性。

2. 氧化(oxidation) 分子结构中具有不饱和烃、酚羟基、过氧基团等结构的药物容易被氧化降解，且微量金属离子可加速反应的进行。维生素 C 经氧化降解形成 2,3- 二酮基古罗酸，葡萄糖在高温及偏碱性条件下氧化成5-羟甲基糠醛,磷脂氧化后可能产生丙烯醛及溶血磷脂等。这些降解产物不仅影响制剂的外观,而且可能带来一些毒副反应,在制剂中需要限制其含量。

3. 光化反应(photochemical reaction) 是指药物在光的作用下,发生降解或外观、色泽改变。如硝苯地平等吡啶类药物、诺氟沙星等喹诺酮类药物在光照下由白色变为黄色。另外,光化反应常与药物的氧化反应相关联。例如在强光照射下,维生素C、氢醌、苯酚等的氧化均加速进行,色泽发生显著的改变或加深。这些光敏感药物在制备、贮存和应用中都需要注意避免强光的直接照射。

4. 聚合(polymerization) 一些药物在放置过程中通过加聚或缩聚反应而生成缔合分子,这些缔合分子还可进一步形成多聚物。如高浓度的氨苄青霉素在水溶液中可发生β-内酰胺环的开环反应,开环的一个氨苄青霉素分子上的羧基与另一分子上的氨基结合形成二聚物,该开环聚合过程继续发生,可形成更多个分子组成的聚合物,该聚合物的产生可导致机体发生过敏反应。

另外,药物的不稳定性还包括光异构化(photoisomerization)、几何异构化(geometrical isomerization)及脱羧(decarboxylation)等反应。如维生素A是全反式结构,长时间放置后有部分发生异构化,生成两种顺式异构体。四环素在pH 2~6的水溶液中,容易在4-碳原子出现差向异构,在pH 4时异构化速率最快。抗结核药对氨基水杨酸钠可脱羧形成间氨基酚,并进一步生成有色氧化产物。这些变化都会使药物的活性下降、毒性增加。

一些结构复杂、含有较多官能团的药物还可能同时存在多种降解反应,不同条件下反应程度不一样。如利血平在水溶液中发生三种不同的降解反应,即氧化、差向异构和水解。碱性条件下主要是水解;在pH 3的酸性溶液中,主要是氧化反应生成3-脱氢利血平,水解反应速率很小,也可发生轻微的差向异构反应,生成无药理活性的3-异利血平;pH 3以下,则氧化变色加快。故控制pH为3.0~3.4,可提高利血平药物和制剂的稳定性。

二、药物的生物学性质

药物制剂以不同途径给药,进入血液后,通过血液循环分布到全身各组织器官。药物分布到作用部位,并在一定时间内维持一定浓度,才能有效地发挥治疗作用。了解药物在体内的吸收、分布、代谢、排泄等生物药剂学特性,有利于指导设计合理的给药途径、剂型、给药频次以及剂量等。

通过人体实验测定药物的生物学性质,得到的参数最为准确,但人体实验费时费力。因此,数据多来源于动物实验,包括整体动物实验和各种在体或离体的组织器官实验如翻转肠囊法、肠襻法、离体肝脏灌流法、在体肠灌注法、在体肝脏灌流法等。近年来,随着体外细胞培养技术的普及,体外细胞模型,如人克隆结肠腺癌细胞(Caco-2)模型、人肺腺癌细胞(Calu-3)模型、脑毛细血管内皮细胞与星型胶质细胞共培养模型、犬肾上皮连续细胞(MDCK)模型等被广泛应用到药物的吸收和代谢研究当中。与整体动物实验相比,细胞实验操作简单,所需药量小,实验条件可精确控制,重复性好。

(一)药物的吸收和生物药剂学分类

通常机体用药后,首先面临的是吸收过程,药物必须穿透生物膜,才能吸收进入血液循环系统。生物膜是一种类脂性半透膜,脂溶性药物较容易透过。研究发现,大多数药物是通过被动扩散透过生物膜的,基本上符合表观一级速率过程,即吸收速率与吸收部位药物的浓度成正比。药物的理化性质(包括酸碱性、脂溶性、溶解性、粒度、晶型等)对药物的吸收有很大影响。药物的剂型不同,给药部位不同,其体内过程都可能不同。简单地说,注射给药比口服给药起效快。其中,血管内注射无吸收过程,作用最快。口服给药剂型中,溶液剂的作用最快,其次是混悬剂、散剂、胶囊剂、片剂,特别是包衣片作用最慢,其吸收的影响因素也最复杂。1995年,美国密西根大学Gordon Amidon教授提出了口服药物的生物制药分类系统(biopharmaceutics classification system, BCS),在2000年被美国FDA采纳。该分类系统根据药物的水溶解性和肠渗透性的高低,将口服药物分为四类,见表14-2。

表 14-2　生物制药分类系统

类型	溶解度	渗透性	药物
I	高	高	对乙酰氨基酚、美托洛尔、丙戊酸
II	低	高	卡马西平、环孢素、地高辛
III	高	低	西咪替丁、雷尼替丁、阿替洛尔
IV	低	低	氯噻嗪、呋塞米、氨甲蝶呤

其中,高溶解度药物是指药物的最大剂量在250 mL的生理介质(pH 1.0～7.5)中能完全溶解,反之则为低溶解度。渗透性的高低则是通过人体或动物在体小肠灌流试验、动物离体小肠渗透试验以及细胞模型的摄取或渗透试验等来判断。当药物口服吸收程度达到90%以上时,定义为高渗透性药物,反之则为低渗透性。

BCS分类在药物制剂的设计中具有重要意义。I类药物迅速溶解且易于吸收,不存在生物利用度问题,选择不影响药物的溶解及渗透的辅料即可;II类药物易于吸收,生物利用度受到溶解度和溶出速率的限制,制剂设计时要改善崩解及药物的溶出;III类药物的吸收差,生物利用度受胃肠道渗透性的限制,制剂设计时要改善药物的渗透;IV类药物的生物利用度受溶解和渗透的双重限制,制剂设计时要改善溶出和渗透。根据BCS分类,有目的地提出拟解决的关键问题,有利于选择适宜的剂型,优化处方和工艺,获得安全、有效的药品。

(二) 药物的分布与消除

药物吸收后,经血液循环分布到全身各器官、组织,通过代谢和排泄从体内消除。药物的分布速率取决于血液流经各器官组织的速率、药物对毛细血管的透过性、药物与各组织的亲和性、药物与血液中或组织中一些大分子物质的结合性等因素。肝是药物代谢的主要部位,但其他组织也具有代谢酶,对某些药物亦具有生物转化作用。肾在药物排泄和代谢中起重要作用。药物分布与消除速率决定了血液和作用部位药物的浓度,可指导给药频率的设计。

(三) 药物的生物利用度与药代动力学参数

药物动力学与生物利用度是药物制剂质量评价的一个重要方面。生物利用度主要指制剂中药物吸收的速率和程度。药物制剂的剂型因素可影响药物的吸收,从而影响生物利用度。即使是同一药物、同一剂量、同一剂型的药品,其生物利用度也不一定完全一样。因此,在药物新剂型、新制剂的设计过程中,都必须进行生物利用度和体内动力学研究,以保证用药的安全性和有效性。

作为处方前工作,主要涉及药物本身的体内动力学性质和参数的测定,以便针对药物体内分布、消除特性,结合其物理化学性质,设计合适的给药途径和剂型。如果药物的半衰期很长,一般不考虑制成缓释制剂。具有首过效应的药物,可选择非胃肠道给药或采用纳米给药系统口服给药以避免或降低首过效应对药物吸收的影响。

三、药物的毒理药理学性质

根据药物制剂的设计原则,一个成功的制剂应能保证药物安全、有效、稳定、质量可控及良好的顺应性,且成本低廉,适于大批量生产。在制剂的设计过程中,必须全面了解药物的药理、药效、毒理等特性,以供制剂处方设计时参考,确保应用于临床后尽可能地发挥疗效,降低毒性。如一些细胞毒类抗癌药,对癌细胞和正常细胞都具有杀伤力,在临床使用时受其对正常细胞的毒性影响,患者顺应性较低。若将该类药物制成靶向作用于肿瘤组织、细胞的剂型或制剂,则可极大地降低其对正常细胞的损伤,提高药物的疗效,同时降低用药剂量。

(一) 毒理学特性

药物的不良反应也是处方前研究应考虑的重要因素。对于单纯改变剂型的新制剂,由于原料药已应用于临床,毒副反应明确,剂型设计时考虑的因素比较明确。如果可检索到原料药的毒理学资料,可免做部分实验。对于改变给药途径的新制剂应进行毒理学研究,包括急性、慢性毒性,有时还要进行致畸、致突变等实验。局部用药的制剂必须进行刺激性试验。全身用药的大输液,除进行刺激性试验外,还要进行过敏试验、溶血试验及热原检查。对于创新药物,应通过全面的毒理学研究,探寻药物可能发生的毒副反应。

剂型设计时首先要考虑给药途径。如具有胃肠道不良反应的药物,不宜选择口服给药剂型,或选用避开其不良反应发生部位的释药剂型;如果药物只是对胃具有刺激性,则可设计成肠道释药的剂型。具有皮肤刺激性的药物,应尽量避免皮肤给药或采用适当的设计优化,以减少皮肤的刺激性。毒性较大的药物也可选择可显著降低不良反应的一些缓控释剂型。

(二) 药理和药效性质

在药物剂型和制剂的设计过程中,还必须了解原料药的药理和药效性质,用以指导剂型和制剂设计。另外,新制剂研制出来后,根据新制剂的适应证进行相应的药效学评价也是必要的,以证明原药的药效是否得以保持。例如,根据药动学与药效学(PK/PD)理论,喹诺酮类抗菌药物属于浓度依赖型抗菌药物,杀菌效果与血药浓度有关,因此宜单次加大用量,一次给予 1 天的药物剂量。传统上,左氧氟沙星制剂的用法用量为:成人每日 0.4 g,分 2 次静脉滴注,重度感染及病原菌对本品的敏感性较差(如绿脓杆菌)的患者,每日最大剂量可增至 0.6 g,分 2 次静滴。目前,国内外均已将左氧氟沙星口服给药和注射给药调整为单次全天剂量给药(每次 250 mg 或 500 mg 或 750 mg),即尽量提高其血药峰浓度。

四、药物与辅料的配伍研究

药用辅料是构成药物制剂的基本成分,对于各类药物制剂成型与稳定性,保证药品质量,开发新剂型和新品种,满足医疗使用要求等起着积极的作用。

辅料通常应为"惰性物质",性质稳定,不与主药发生反应,无生理活性,不影响主药的含量测定,对药物的释放、溶出和吸收没有不良影响。部分具有生物活性的辅料,作为辅料使用时,其用量应低于产生活性的量。功能性辅料是可以赋予制剂特定的释放和体内配置特性的辅料,常在缓释、控释、靶向制剂中应用。辅料与药物配伍不恰当时可能产生负面作用,严重影响药物的稳定性、有效性和安全性。

辅料与药物的作用可以是物理的或化学的。物理作用包括辅料对药物的静电吸附、氢键结合,以及引起药物的晶型转化等。如在制备抗菌药西吡氯铵片时使用硬脂酸镁作为润滑剂,由于西吡铵阳离子被硬脂酸阴离子吸附后难以解吸附,药物释放困难,导致生物利用度降低。一些剂量较小的生物碱与吸附性较强的物质如活性炭、白陶土、碳酸钙等配伍,有可能被吸附而释放不完全。辅料与药物的化学作用最典型的是一种还原糖与胺类基团(伯胺、仲胺)的 Maillard 反应,见图 14-2 和图 14-3。已有报道发生 Maillard 反应的药物包括蛋白多肽类药物、阿昔洛韦、盐酸氟西汀等。常见还原糖有乳糖、葡萄糖、麦芽糖等。进一步的研究发现,含氨基的药物还可与淀粉、纤维素等反应。因此,含氨基药物(伯胺和仲胺药物)在选择辅料时,应避免使用还原糖及可能分解成还原糖的辅料。其他化学作用还包括辅料改变了制剂的酸碱度,降低药物的稳定性;药物与辅料的沉淀反应;辅料中的水分引起药物的水解反应;辅料使药物分子发生异构化、聚合等。

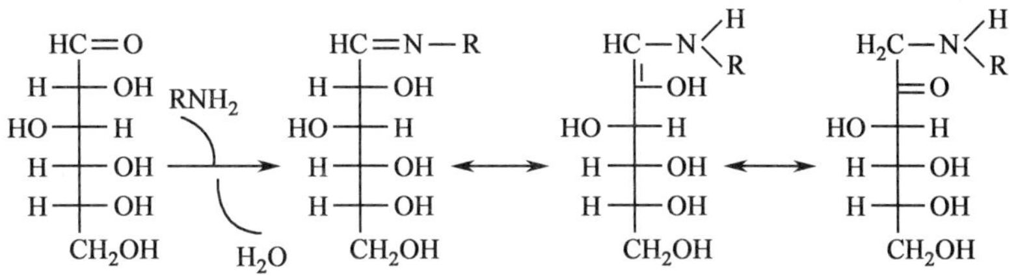

图 14-2　葡萄糖与含伯氨基药物的 Maillard 反应

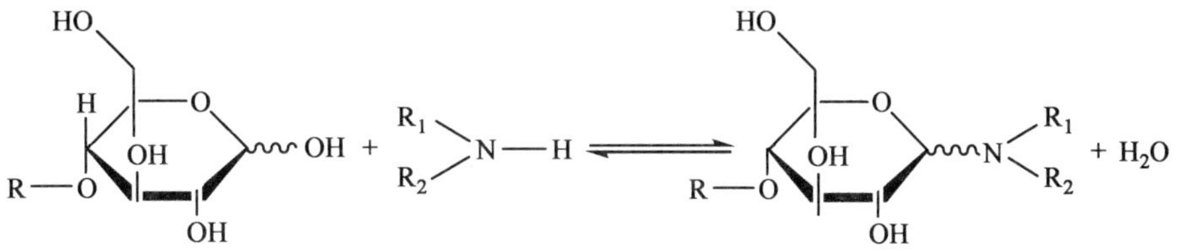

图 14-3　乳糖与含仲胺基药物的 Maillard 反应

药物与辅料相互作用的配伍研究有助于处方设计时选择合适的辅料,确保辅料不对药物的稳定性、含量测定及药效的发挥产生不良影响。

考察药物与辅料之间的相互作用。一方面,可以通过前期文献调研,了解已经明确存在的辅料间、辅料与药物间相互作用情况,以避免处方设计时选择存在不良相互作用的辅料。另一方面,对于缺乏相关研究数据的,则应考虑进行原辅料相容性实验研究。

许多分析技术可用于研究药物与辅料间的相互作用,其中热分析法因简便、快速而最为常用。如果药物与辅料之间发生相互作用,从热分析图谱可观察到这种相互作用引起的热分析曲线的变化。此外,高效液相色谱法、傅里叶变换红外光谱法、X 射线粉末衍射法和漫反射光谱法等也经常使用。热台显微镜法、扫描电子显微镜法等被认为是研究药物与辅料相容性的补充手段;核磁共振、液质联用技术等也可用于研究药物辅料相互作用机制,鉴定作用产物。

(一)固体制剂中药物与辅料的配伍研究

可供固体制剂选择的辅料种类很多,如稀释剂、崩解剂、润滑剂、助流剂、黏合剂等。不同规格的辅料,具有各自的化学及物理特性。选择适宜的辅料与药物配伍,对于保障制剂成型、有效性、安全性及外观等具有重要意义。

固体制剂中辅料主要影响药物的溶解性和稳定性。绝大部分固体制剂都是口服给药,经胃肠道吸收或在胃肠道发挥药效。无论发挥全身或局部作用,都要求制剂释放出药物。水溶性强的药物,辅料对其溶出影响较小;一些难溶性药物,理想的辅料可促进药物的溶解和吸收,例如采用亲水性赋形剂、性能良好的崩解剂、必要的增溶剂等,减少疏水性成分的应用。一些稳定性差的药物,与不适宜的辅料配伍时,能发生固-固相互作用或者加速药物降解。如阿司匹林片处方中常用润滑剂为滑石粉而不是硬脂酸镁。因为碱性硬脂酸盐的催化可加速阿司匹林的降解。当处方中加入酒石酸、苹果酸及马来酸等有机酸时,可以阻止或延缓阿司匹林降解反应的发生。

国家药品监督管理局发布的《化学药物制剂研究基本技术指导原则》中建议,考察口服固体制剂中药物与辅料相容性时,如辅料用量较大的(如填充剂等),可用主药:辅料=1:5的比例混合,若用量较小的(如润滑剂等),则用主药:辅料=20:1的比例混合。取一定量,按照药物稳定性指导原则中影响因素的试验方法,分别在强光(4 500 lx ± 500 lx)、高温(60℃)、高湿(RH 90% ±5%)的条件下放置10天,用HPLC或其他适宜的方法检查含量及有关物质放置前后的变化,同时观察外观、色泽等物理性状的变化。必要时,可用原料药和辅料分别做平行对照实验,以判别是原料药本身的变化还是辅料的影响。

(二)液体制剂中药物与辅料的配伍研究

溶液和混悬型药物制剂,应研究酸性、碱性、高氧、高氮环境及加入附加剂(如抗氧剂和稳定剂)时,在不同温度条件下的稳定性。

注射剂的配伍,一般是将药物置于含有附加剂的溶液中进行研究,通常是含重金属(同时含有或不含有螯合剂)或抗氧剂(在含氧或氮的环境中)的条件下研究,目的是了解氧化、光照和重金属对药物和辅料的稳定性影响,为注射剂处方设计提供依据。口服液体制剂,一般研究药物与乙醇、甘油、糖浆、抑菌剂和缓冲液的配伍。通过这些研究可测定溶液中主药降解反应活化能,绘制出药物降解反应的阿伦尼乌斯图,了解辅料对药物制剂稳定性的影响。

(三)药物与药物的配伍研究

为了治疗某些疾病的并发症,提高疗效或降低毒副作用,常将两种以上药物制备成复方制剂供临床应用。复方制剂的药物首先需经过严格的药效学和毒理学研究,来选择药物种类及剂量配比,以产生协同或加和作用。但是不可避免地,多种药物间会存在物理、化学性质相互影响,产生配伍变化。所以在研制复方制剂时,应考察各药物的理化性质及配伍变化,研究其产生的原因和寻找适当的解决办法。如果药物之间具有不良相互作用,又不能通过制剂学方法予以克服,则不宜将其制备成复方制剂。

复方制剂中的药物混合时可能出现润湿、液化、硬结、团聚等物理性质的改变。其中,有些变化可以运用在制剂过程中,如利用樟脑与薄荷脑混合共研产生共熔液化的现象,在乳膏剂的制备过程中可以提高药物分散的均一性。但有些物理变化则需避免,如临床上治疗幽门螺杆菌引起的胃溃疡和十二指肠溃疡,联用抗生素、抗厌氧菌药物和黏膜保护剂等有很好效果。但在研制其复方制剂中,则发现药物之间可因电荷性相互作用而发生团聚,影响胶囊填充时粉末的流动性和均一性,需要采用分别制粒或包衣的方法予以克服。药物配伍时还须注意溶解度改变的问题。一些酸性和碱性药物相互作用可形成不溶性复合物而在液体制剂中析出沉淀,影响剂量的准确性;口服固体制剂后因溶解度降低则可能影响药物的生物利用度。

药物配伍还可能引起药物的氧化、还原、聚合、分解等化学变化。例如,阿司匹林与对乙酰氨基酚均为解热镇痛药,两者会发生相互作用,产生乙酰基转移反应,促使阿司匹林降解为水杨酸,其乙酰基转移到对乙酰氨基酚的酚羟基上。通过对制剂中水分限量控制则可阻止或延缓这一相互作用。

第三节　药物剂型选择和制剂设计的基本原则

一、药物剂型选择的基本原则

(一) 根据临床用药目的确定给药途径和剂型

研究开发药物剂型和制剂的主要目的是满足临床治疗和预防疾病的需要。临床疾病种类繁多,有的要求全身用药或局部用药(避免全身吸收),有的要求快速吸收或缓慢吸收。鉴于不同给药部位的生理及解剖特点不同,给药后药物的体内行为存在较大差异,故不同的给药途径对制剂的要求也不尽相同。因此,选择适宜的给药途径、药物剂型和制剂,对发挥药效、降低不良反应、提高顺应性具有重要意义。

1. 口服给药　口服给药系指药物通过口腔摄入,主要在胃肠道内吸收、转运至体循环,起全身治疗或胃肠道局部治疗(如制酸药、泻药等)的给药方式。口服给药是最易为疾病患者所接受的给药途径之一,广泛用于临床常见疾病和人群,尤其适合于需长期治疗的慢性疾病患者。口服给药虽然方便、安全,但药物疗效易受胃肠道生理因素的影响,临床疗效波动较大。

口服剂型设计时一般要求:①药物在胃肠道内吸收良好;②制剂具有良好的释药、吸收性能;③避免或降低药物对胃肠道的刺激作用;④克服或降低药物的胃肠道和肝首过效应;⑤具有良好的外部特征,方便使用,如芳香的气味、可口的味感、适宜的大小及给药方法等。现已上市的口腔崩解片因其在口腔内接触唾液后快速崩解,不仅受到吞咽困难患者的欢迎,而且适合于无水情况下服药。

2. 注射给药　注射给药系指将无菌或灭菌制剂注入机体内的给药方式。注射给药是应用最广泛的剂型之一,其突出特点是起效快、作用可靠,尤其适用于急救、快速给药或无法采用其他方式给药的情况。注射给药的缺点是患者的顺应性较差,在多数情况下有疼痛不适感,且需医护人员的帮助。另外注射给药后,瞬间产生的血药浓度高峰,有可能超过其治疗窗,造成不良反应。

设计注射剂型时,根据药物的性质与临床要求可选用溶液剂、混悬剂、乳剂和注射用无菌粉末,并要求无菌、无热原,刺激性小等。需长期注射给药时,可采用缓释注射剂,如油针、混悬型、缓释微球注射剂等;对于在溶液中不稳定的药物,可考虑制成冻干制剂或无菌粉末,临用时配成溶液或混悬液(如头孢类抗生素、胰岛素等生物技术药物)。

3. 皮肤或黏膜部位给药　不同剂型适合于不同用药部位及用药目的,如多皱褶皮肤不适宜贴剂、硬膏剂的用药;关节等运动部位可以选择拉伸性好的巴布剂。皮肤给药可用于局部和全身治疗,在处方设计时有着本质的区别。起局部治疗作用时应避免皮肤过度吸收,而起全身作用时则要求药物能有效地穿透皮肤,进入血液循环系统。

眼、鼻腔、呼吸道、口腔、耳道、直肠等黏膜或腔道部位用药也可起局部或全身治疗作用。其中眼、耳道部位给药主要用于局部治疗。适合于腔道给药的剂型有固体(栓剂)、液体(滴眼剂)、气体(气雾剂)和半固体(软膏剂)制剂,一般要求体积小、剂量小、刺激性小。

(二) 根据药物的理化性质选择给药途径和剂型

药物的理化性质是药物剂型和制剂设计中的基本要素之一。全面地把握药物的理化性质,找出该药物在制剂研发中重点、难点,选择适宜的剂型、辅料、制剂技术或工艺是成功研发高质量制剂的关键。而药物的某些理化性质可能限制其给药途径和剂型的选择。因此在进行药物的制剂设计时,应充分考虑理化性质的影响,其中最重要的是溶解度和稳定性。

1. 溶解度 溶解度对于药物剂型和制剂设计有着重要作用。易溶于水的药物,可以制成各种固体或液体剂型,适合于各种给药途径;难溶性药物,药物的溶解或溶出是吸收的限速过程,需加入适量增溶剂、助溶剂或潜溶剂等提高药物溶解度。

特性溶解度是指不含任何杂质的药物在溶剂中不发生解离也不发生相互作用时的溶解度,对于新化合物研究具有重要意义。新药在剂型及制剂设计之前,应首先测定其特性溶解度,可以对后续剂型、处方、工艺、药物晶型、粒子大小等提供参考。如果难溶性药物出现口服吸收问题,则极有可能与其溶出速率有关。因此,当药物特性溶解度小于 1 mg/mL,应选择溶解度更好的盐;若不能成盐,可采用药剂学的方法改善药物的溶出以提高生物利用度。另外,特性溶解度还有助于溶出介质、溶剂和包衣溶剂的选择。有时,在药理实验之前,特性溶解度数据也有助于动物注射途径的确定。

现有药物中,75%以上是弱酸性药物,10%以上是弱碱性药物,非解离性药物不足5%。特性溶解度很难准确测定,所以一般测定平衡溶解度(或称表观溶解度)。

2. 稳定性 药物稳定性一般包括药物制剂制备、储存过程等体外物理化学稳定性和体内吸收入血前的生物学稳定性。药物由于受到外界因素如空气、光、热、氧化、金属离子等的作用,常常发生分解等化学变化,使药物疗效降低,甚至产生毒性物质。因此进行剂型设计时,必须将稳定性作为主要考察的内容之一。如对稳定性较差的药物,可以选择比较稳定的固体剂型或微球、微囊等剂型,也可选择加隔离衣(包衣片剂)。

多肽、蛋白质等生物技术药物常常由于易受胃肠道 pH、酶等的影响,而难以口服给药,故一般选择注射给药。若希望采用非注射给药,则必须有效地解决该类药物在吸收入血前的稳定性问题,如采用干粉肺吸入、结肠定位释药等方法。

二、药物制剂设计的基本原则

药物制剂是药物应用于人体前的最终形式,其质量直接关系到药物在人体内疗效的发挥。剂型或制剂可影响到药物的安全性、有效性、可控性、稳定性和顺应性等方面。良好的制剂设计应提高或不影响药物的药理活性,减少药物的不适反应或不良反应。一般在给药途径及剂型确定后,根据药物的基本性质及制剂的基本要求,选择适宜辅料和制备工艺,将其制成质量可靠、使用方便、成本低廉的药物制剂。药物制剂设计的基本原则主要包括以下 5 个方面:

(一) 安全性 (safety)

药物制剂的设计应能提高药物治疗的安全性,降低不良反应。药物的毒副反应主要来源于药物和药物制剂。例如,抗癌药物紫杉醇在水溶液中溶解度小,在制备紫杉醇注射液时加入聚氧乙烯蓖麻油作为增溶剂。该增溶剂具有很强的刺激性,导致较严重的临床过敏反应等毒副作用。通过制剂设计开发了紫杉醇的脂质体制剂和白蛋白结合型紫杉醇,提高了紫杉醇用药的安全性。

一般来讲,吸收迅速的药物,在体内的药理作用强,不良反应也较为严重。对于治疗指数低的药物,宜设计成缓控释制剂,以减小峰谷波动,维持较稳定的血药浓度,降低不良反应。对机体本身具有较强刺激性的药物,可通过药剂学技术降低刺激性,如双氯芬酸钠滴眼剂处方中加入适量的透明质酸,则可有效降低其对眼的刺激性。

(二) 有效性 (effectiveness)

有效性是药品的前提,尽管原料药物被认为是药品发挥疗效的最主要因素,但其作用往往受到剂型因素的限制。如果制剂设计不当,药理活性很高的药物可能在体内无效。药物的有效性不仅跟给药途径有关,也与剂型及剂量等有关。如治疗心绞痛的药物硝酸甘油通过舌下、透皮、口服等多种形式给药,起效快慢与作用强度有很大的区别。

药物制剂的设计应增强药物治疗的有效性,至少不能减弱药物的疗效。增强药物的治疗作用可从药物本身特点或治疗目的出发,采用制剂的手段克服其弱点,充分发挥其作用。如制备口服制剂时,为促进难溶性药物吸收,提高其生物利用度,处方中可加入增/助溶剂,制成固体分散体、微粉化、制成乳剂或微乳剂等方法增加其溶解度和溶解速率。

(三) 可控性 (controllability)

药品的质量是决定其有效性与安全性的重要保证,因此制剂设计必须做到质量可控,这也是药物制剂在审批过程中的基本要求之一。可控性主要体现在制剂质量的可预知性与重现性。按已建立的工艺技术制备的合格制剂,应完全符合质量标准的要求。重现性指的是质量的稳定性,即不同批次生产的制剂均应达到质量标准的要求,不应有大的差异。质量可控要求我们在制剂设计时应选择较成熟的剂型、给药途径与制备工艺,以确保制剂质量符合标准。

(四) 稳定性 (stability)

稳定性也是有效性和安全性的保证。药物制剂的稳定性包括物理、化学和生物学稳定性。药物制剂的设计应使药物具有足够的稳定性。在处方设计时应注意是否存在处方配伍禁忌、制备工艺是否影响药物和辅料的稳定性等。对新制剂的制备工艺研究过程中应进行稳定性试验考察,用以筛选处方与制备工艺,考察在贮藏和使用期间的稳定性。药物的不稳定性可能导致药物含量降低,产生有不良反应的物质,液体制剂沉淀、分层等,固体制剂发生形变、破裂等,有时发生霉变、染菌等。可采用调整处方,优化制备工艺,或改变包装等方法来解决上述问题。

(五) 顺应性 (compliance)

顺应性指患者或医护人员对所用药物的接受程度。例如,双氯芬酸钠注射剂,注射时有强烈疼痛感,长期应用是患者难以接受的;又如,体积较大的口服固体制剂不利于老人、儿童及有吞咽困难的患者。患者难以接受的给药方式或剂型,也不利于治疗。顺应性的范畴包括制剂的使用方法、外观、大小、形状、色泽、嗅味等多个方面。

此外,制剂设计时还应考虑降低制剂处方成本,简化制备工艺。

第四节　药物制剂研究的主要内容和方法

药物制剂的设计是贯穿制剂研发的整个过程。通过处方前研究工作,全面认识原料药物的理化性质、药理学性质、药动学性质等,综合临床治疗需要等各方面因素,确定最佳给药途径,选择合适的剂型,拟出药物和制剂待解决的关键问题,选择适宜辅料和用量,考察制备工艺及参数,确定包装,将其制备成适合于生产和临床应用的药物制剂,并进行质量研究和稳定性考察。

处方设计和制剂工艺研究是制剂研发过程中的关键环节。处方设计应根据药物的理化性质、稳定性试验结果和药物吸收特点等因素,结合所选剂型,确定适当的评价指标,选择适宜的辅料,通过制剂相关质量考查,采用实验设计优选并初步确定处方。制剂工艺研究应根据剂型特点、拟用原辅料的理化性质和稳定性等因素,结合生产条件和设备,进行工艺研究,初步确定实验室样品的制备工艺,并建立相应的过程控制指标。为保证制剂工业化生产,必须进行工艺放大研究,必要时对处方、工艺、设备等进行调整。质量研究和稳定性考察是处方筛选和工艺优化的重要基础。

药品包装材料(容器)的选择主要侧重于药品内包装材料(容器)的考察。可通过文献调研,制剂与包装材料相容性研究等实验,初步选择内包装材料(容器),并通过加速试验和长期留样试验进行考察。

我国药品监督管理局对新药的质量研究和稳定性研究分别制定了相应的指导原则,涉及此部分工作可参照有关指导原则进行。同时,处方及工艺研究中获取的信息可为药品质量控制(中控指标和质量标准)中项目的设定和建立提供参考依据。

制剂研究的各项工作之间有着密切联系。剂型选择是以对药物的理化性质、生物学特性及临床应用需求等综合分析为基础,而这些方面也正是处方及工艺研究中的重要依据。

一、处方筛选和制备工艺选择及优化

(一) 药用辅料的分类及选择

1. 药用辅料的分类　　药用辅料是指药物制剂中经过合理的安全性评价的不包括有效成分或前体化合物的组分。根据加入目的的不同,一般分为赋形剂(excipient)和附加剂(additive)两大类。赋形剂主要是作为药物载体,赋予制剂以一定形态和结构的辅料,如片剂的填充剂、栓剂的基质等;附加剂主要是指用以保持药物和制剂质量稳定性的辅料,如抗氧剂、抑菌剂等。

按辅料本身性质分类,药用辅料主要有溶剂、药用高分子材料、表面活性剂、赋形剂、抑菌剂、抗氧剂、矫味剂和着色剂、pH 和等渗调节剂等;按给药途径分类,主要分为注射用辅料、口服辅料和外用辅料。

(1) 注射用药用辅料　　注射剂可直接注入血液或直接接触黏膜和创面,超越了人体本身的防御屏障,所以对于注射用辅料有很高的要求。注射剂所有的组分都应当符合注射用要求(参见《中国药典》和相关标准),同时应严格控制微生物污染和保证安全性(如无菌和细菌内毒素等)。注射用辅料主要有:①注射用溶剂,是注射剂最主要的赋形剂。注射用溶剂主要包括注射用水、注射用油和其他注射用非水溶剂。②其他注射用辅料,包括增溶剂、pH 和等渗调节剂、局麻剂、抑菌剂、抗氧剂等,注射用冻干制品处方中还包括填充剂、稳定剂、保护剂等。详细内容参见第四章。

(2) 口服药用辅料　　由于口服给药较注射给药的要求低,所以可用于口服给药的辅料也更广泛。口服剂型包括片剂、颗粒剂、胶囊等固体剂型,溶液剂、乳剂、混悬剂等液体剂型。根据辅料在制剂中的作用,可分为溶剂、润湿剂、填充剂、黏合剂、崩解剂、润滑剂等。

近年来,为进一步提高药用辅料的性能,将两种或多种辅料通过制剂工艺,如共同喷雾干燥、共同结晶等预混过程,使辅料在亚颗粒状态混合成型,得到预混辅料。预混辅料各成分间产生功能协同作用,同时掩盖单个辅料的不足之处。与辅料的简单物理混合物相比,预混辅料颗粒具有物理机械性能(流动性、可压性)更佳,稀释能力增强,装量差异减小,对润滑剂的敏感性降低等特点。预混辅料还可减少辅料种类,改善口感,尤其适合于粉末直接压片。

此外,为提高药物制剂的稳定性,遮盖药物的不良气味,改变药物释放的位置及速率,抑或为了美观,还可以在固体制剂的表面包衣,主要有糖衣和薄膜衣两种基本类型。糖衣以蔗糖为主要包衣材料,薄膜衣一般是高分子聚合物为成膜材料,还包括增塑剂、释放速率调节剂、遮光剂等。

(3) 外用辅料 外用辅料的选择范围较广,多为药用高分子材料。例如甘油明胶、纤维素衍生物、海藻酸钠、聚乙二醇、卡波普等亲水性的高分子材料可作为软膏剂的水溶性基质,聚乙烯醇、醋酸纤维素、乙烯-醋酸乙烯共聚物等可作为膜剂的膜材,亦可作为透皮吸收制剂的骨架材料和控释膜材料。

2. 药用辅料的理化性质及用量 不同生产厂家或不同生产工艺制备的辅料,其理化性质(相对分子质量及其分布、取代度、黏度、粒度及分布、流动性、水分、pH 等)不同,可能影响制剂的质量。例如,缓控释制剂中用于控制药物释放的高分子材料,其相对分子质量及其分布、黏度变化等可能影响药物释放,需要注意制定或完善相应的质控标准,选择适宜的供货来源,保证辅料和制剂质量的稳定性。

了解辅料的合理用量范围也非常重要。这些信息可以为处方设计提供科学的依据,保证制剂的安全性。通常可以通过检索国外相关数据库(如 FDA)及国内有关信息资源,了解辅料的合理使用情况。对某些不常用的辅料,辅料用量过大(超出常规用量且无文献支持的)或改变给药途径的辅料需进行必要的药理毒理试验,以充分验证辅料的安全性。

3. 辅料对疗效、稳定性等制剂质量的影响

(1) 辅料对药物制剂稳定性的影响 稳定性是反映药物制剂质量的重要因素之一。为保障患者用药安全有效,制剂在一定贮存期内应能保证质量稳定,药效恒定。正确选用辅料对于提高制剂的稳定性十分重要。

辅料影响药物制剂稳定性的因素,可以归纳为化学、物理和生物学三方面。这些因素的存在及其变化,往往会产生下列影响:①产生有毒物质,降低用药安全性,必须禁止使用;②影响疗效,产生副作用,妨碍使用,这类情况较多;③无明显分解,含量、疗效、毒性等方面也都无显著改变,但有如色泽或澄明度变化,致使药物制剂不合格,也不能使用;④影响使用,如混悬剂中药物结块,难以重新摇匀,使每次剂量不易准确。

1) 化学变化 药物的化学降解以水解、氧化最常见。有时可能会出现两种或多种降解反应,例如盐酸普鲁卡因的水解反应与氧化反应可同时进行,但各种降解反应有顺序和程度上的差异。

制剂中药物降解反应的速率取决于反应物的浓度、pH、氧、水分、光线和催化剂等条件。通常,辅料(溶剂、润滑剂、基质等)可对药物降解反应速率产生一定的影响,如药物维生素 C 溶液剂易氧化,添加适量的抗氧剂和金属离子络合剂,可提高制剂的稳定性。

2) 物理变化 从药学和治疗学的观点来看,制剂在贮存过程中发生的物理变化具有同样甚至更严重的后果。这些变化包括结晶长大、晶型变化、崩解时限或溶出速率改变、潮解、挥发、颜色变深或消退,溶液发生沉淀或浑浊、乳剂分层、絮凝、破乳、混悬液发生凝聚、结块等,都可导致吸收速率的改变,并可能失去治疗作用。此外对于软膏剂或乳膏剂,结晶的生长不但影响吸收,

甚至可对皮肤产生刺激性。

片剂经过长期贮存后,如崩解时间增加或药物溶出速率减慢,会影响其治疗效果,甚至产生不良反应。尤其是缓控释制剂,若长期贮存后,缓释基质或骨架发生变化,可能导致药物释放过快或过慢。前者可能超过安全浓度,后者可能达不到治疗浓度。苯巴比妥、非那西汀等用明胶或聚乙二醇制粒压成的片剂,贮存期间变化极少,稳定性较好;而采用甲基纤维素制成的片剂,其溶出速率显著减慢。

乳剂是一种热力学和动力学均不稳定的非均相体系,其稳定剂包括表面活性剂和亲水胶体等。表面活性剂(吐温、司盘等)可吸附在液体表面上,降低油水二相的界面张力和液滴表面自由能,使体系处于稳定状态。此外,表面活性剂在油水界面上形成一层单分子吸附膜,分子定向排列成为极性基团向水、非极性基团向油的栅状层,它具有一定的机械强度,能阻止液滴集结。另外,乳剂中加入某些亲水胶体(甲基纤维素、西黄蓍胶、海藻酸钠等),能增加分散介质的黏度,减少分散相液滴的碰撞次数和强度,减少集结、合并的机会,增加乳剂的稳定性。

3) 微生物污染引起的变化 药物制剂尤其是液体制剂、半固体制剂等以水为溶剂的制剂(如糖浆剂、注射剂、混悬剂、软膏剂等),容易被微生物污染。固体制剂如片剂、丸剂等,亦有微生物污染和繁殖的可能。制剂(如乳剂、混悬剂等)中含有营养性成分如糖类、蛋白质时,更易滋长繁殖微生物。单糖浆含蔗糖 85% (g/mL),由于其高渗作用,微生物不能繁殖。但含蔗糖浓度较低的药物糖浆和以蔗糖或葡萄糖为矫味剂的液体制剂等常有细菌、酵母菌、霉菌滋长。粉针、输液可因瓶塞松动或多次抽取药液,滴眼剂因反复启塞使用,而易致污染。眼用软膏剂常因生产上消毒除菌不严,也易受微生物污染。制剂中适当添加抑菌剂,就可以防止微生物的生长繁殖。

(2) 辅料对药物吸收的影响 药物在消化道、皮肤、肌肉、肺、眼、鼻等不同部位被机体摄取的过程称为吸收。也可以说,吸收就是药物从用药部位向循环系统转运的过程。药物口服给药后从消化道吸收进入循环系统。受胃肠道破坏或肝的"首过效应"以及其他因素的影响,药物的生物利用度降低。皮下注射、肌内注射给药后,药物从给药部位吸收后向循环系统转运。静脉注射为血管内直接给药,不存在吸收问题,注射速率适当时,药物的生物利用度可看作为 100%。具有严重肝首过效应的药物、胃肠道易分解的药物或刺激性很大的药物常需静脉注射给药。对于治疗指数很小或半衰期很短的药物,须采用静脉滴注给药。

影响药物吸收的因素很多,起决定作用的因素主要是药物的性质、制剂的性质和生理因素。制剂的性质决定于剂型、辅料和工艺。研究工作已证实,辅料与制剂中药物的吸收速率和吸收程度有密切关系。受各种因素影响(如络合物的形成、分子间的作用等),辅料可能改变药物的物理性质。因而在制剂处方设计选择辅料时,应考虑辅料对工艺性质和物理外观的影响,以及辅料对药物生物利用度的影响。

1) 溶剂 溶液型制剂中的药物需达到分子分散状态,才能发挥理想的效果。而且经服用或注射后药物在吸收部位也必须保持其分子分散状态。药物的溶解度及其在体内的状态与溶剂的性质有关,如改变某些条件(如 pH、温度、浓度、溶剂种类及极性等),可能导致药物分子集结而沉淀析出,从而降低药物的吸收率,影响其效果。

2) 固体制剂辅料 固体制剂辅料除赋予各种剂型特有的形态,保持规定的质量与物理稳定性外,还可能对药物吸收产生影响。固体制剂口服后,药物大多需要经过崩解、释放,才能被吸收而发挥治疗作用。对于一些难溶性药物的制剂,影响药物溶出的因素也会影响吸收速率,从而影响疗效的开始时间、持续时间和作用强度。如片剂,崩解是药物溶出的前提,崩解速率会影响药物的溶出或释放速率。所以崩解剂是片剂的重要辅料。但也有例外,有些片剂虽可迅速崩解,其溶出却很慢。所以许多国家的药典都规定对难溶性药物片剂需进行药物溶出度测定,并将溶出度列为评价片剂质量的重要指标。

3) 基质　根据治疗要求和药物透皮程度的不同,皮肤用药物制剂大体有三类:某些保护皮肤损伤的制剂,如氧化锌或炉甘石软石蜡油膏,主要在皮肤表面起作用,不需任何透皮吸收;皮肤病治疗制剂(常用),如治疗感染的杀菌、抗真菌软膏,治疗皮癣、皮炎的激素软膏,则必须使药物释放,透过表皮,然后在皮肤内发挥作用;还有一类是经皮给药制剂,药物释放后透过皮肤结构及细胞间质被吸收进入血液循环,产生全身作用,如硝酸甘油油膏对左心室功能失调的患者,确有疗效,作用时间可持续 1 h,最长达 5 h,比舌下含片作用时间长。

影响药物透皮吸收的因素很多,如生理因素、药物的理化性质和软膏基质的类型及其组成。虽然药物本身固有的活性是决定其治疗用途的关键因素,但是药物的释放与透皮吸收在很大程度上受到基质的影响。如一般乳剂型基质中药物的释放速率比油脂性基质中药物的释放速率快,药物的吸收也更好。

对于栓剂,药物必须首先从基质中释放,再分散或溶解到分泌液中,才能被黏膜吸收,产生局部或全身作用。药物从基质中释放快,产生作用较快;释放慢则可得到缓慢而持久的作用。栓剂基质的熔点、溶解度、熔化后的黏度特性及亲脂性或亲水性,都是影响药物释放和吸收的重要因素。不同栓剂基质对药物吸收的影响也不同。可可豆脂等油脂性基质在直肠内受体温熔化,通常油中的药物首先分布到黏膜表面,若主药的水溶性良好,油 / 水分配系数较小,可大量地从油相转移到水相(分泌液)中,出现很快的局部作用或吸收作用;若为脂溶性药物,则从油相转入分泌液水相中的过程与药物的油/水分配系数及其浓度有关。药物在油脂中溶解度大,且浓度低时,就不易进入水相,从而妨碍药物的释放和吸收,起效就缓慢而持久。

4) 固体分散体载体材料　难溶性药物不仅溶解度低,溶解速率也极小,后者是阻碍药物快速吸收和起效的主要原因。过去人们多用微粉化的方法改善其溶出,但有时收效不大。因为欲将药物粒度减小到极细,往往需消耗很多能量,不仅效率低,而且粒度减小后其表面积大幅度增大,表面能也随之增大,在制剂加工中小微粒易于再聚集变大。

药物固体分散体系采用亲水性辅料作载体,通过熔融法或共沉淀法将难溶性药物制成以微粒、微晶或分子状态分散在固体载体中的高度分散体系。它通过减小药物粒径、增大溶出表面积和改变药物晶型等来增加药物的溶解与溶出,从而提高药物的生物利用度。外观上它是固体,可以将其碾磨成粗粒或细粉,加工成片剂或胶囊剂,也可将熔融而尚未固化的液体制成滴丸。常选用的辅料有聚乙二醇类(PEG)、聚乙烯吡咯烷酮(PVP)等高分子聚合物,或脲、葡萄糖、甘露醇、木糖醇、胆酸等。

近年来也应用一些水不溶性材料作为药物的载体,阻滞药物的释放,达到缓释或控释的目的。

5) 延缓释药的高分子辅料　应用辅料对药物的吸附、络合、复合、阻滞、增黏、骨架连结等作用或膜的扩散屏障作用,减小药物的溶解度、溶解速率、扩散速率、分配系数等,可使药物的吸收变慢,作用延长,并可能降低不良反应。许多缓释制剂即利用这些原理,将药物与某些高分子物质配伍,以延缓药物释放,达到长效的目的。

早在我国古代药剂中就利用高分子物质减慢和削弱药物的生物效应。如面糊和蜡类用于毒性药物制丸,可以缓和药物的毒性,称为"迟化"作用。"迟化"即崩散和溶解缓慢的意思。现代缓释制剂,除常用的天然油脂类、蜡类、蛋白质类(如明胶)、海藻酸钠、糊精、人工合成的甘油酯类以外,更多应用的是两类高分子聚合物:一类是人体不能降解的高分子物质,如聚乙烯衍生物、纤维素衍生物、丙烯酸树脂类;另一类是生物可降解的高分子聚合物,如聚乳酸类。

6) 表面活性剂　　表面活性剂具有增溶、乳化、分散稳定、润湿、崩解以及促进吸收等作用,广泛应用于各种制剂。研究发现,表面活性剂可促进药物的吸收,亦可延缓或降低药物的吸收。这取决于多种因素的影响,如表面活性剂的浓度、药物在胶束中的扩散、生物膜通透性的改变、对胃排空的影响、与药物可能发生的相互作用及潜在的药理作用等。故对药物吸收的影响程度决定于这些影响因素的综合反应。

某些阴离子型和非离子型表面活性剂可以在低浓度下促进片剂、软膏剂、栓剂中药物的吸收。其原理主要有两方面:一方面表面活性剂可影响生物膜,改变胃肠屏障的性质,使药物易于透过,如十二烷基硫酸钠可促进四环素、氨基苯磺酸等药物的吸收;另一方面表面活性剂可降低表面张力,故其溶液能有效地润湿药物粒子的表面,降低液体与固体表面的接触角,排除固体表面上的气相,改变药物的润湿性,使药物粒子与液体有更密切的接触。这种作用可以使药物的有效面积增大,从而使溶出和吸收速率增加。另外,一些非离子型表面活性剂还可以抑制肠壁细胞的 P 糖蛋白等外排蛋白的功能,增加药物的吸收。

表面活性剂对药物溶出与吸收速率的影响与其浓度有关。当表面活性剂的用量超过其临界胶团浓度时,若药物被增溶在胶束内,且能顺利从胶束中扩散出来或胶束本身可与胃肠道黏膜融合,则会增加药物吸收,反之则抑制药物吸收。

(3) 辅料对药物体内分布的影响　　药物进入血液循环后向各个脏器和组织转运的过程,称作分布。分布是药物吸收后进入应发挥作用的靶器官的过程,因此药物分布与疗效、药物在组织中蓄积及副作用等有关,这对药品安全性研究有着重要意义。

虽然药物分布过程通常是很快在血液和各器官组织之间迅速地建立起扩散平衡的过程。但是研究表明药物分布到作用部位,仍需要一定时间。如果药物缓慢分布与吸收、排除同时发生,则扩散平衡难以达到。在这种情况下,血液中药物的浓度与作用部位的药物浓度无相关性。为了使作用部位达到有效的药物浓度,需要按比例提高血药浓度水平。但从毒理学观点来看,应尽可能避免血药浓度水平过高,特别是当药物的毒性作用部位与药理效应部位不同,而且毒性作用部位对药物分布过程没有屏障时,更应控制血药浓度的峰值,避免产生不良反应。肿瘤摄取药物的多少是药物抗肿瘤活性高低的一个主要的决定因素。但由于肿瘤组织的血管供应系统相当有限,化学治疗剂通过血管供给在肿瘤部位达到的治疗浓度有限,导致化疗失败。

近现代药剂学技术可以通过制剂手段控制药物在体内的分布,实现靶向给药。可将药物嵌入一种载体形成药物－载体复合物,给药后选择性地浓集于作用部位,载体破坏后,释放药物发挥疗效。作为载体的先决条件是特异性,能识别靶器官、靶组织或靶细胞。目前应用的靶向载体主要是微粒给药系统以及一些新型高分子材料,如脂质体、乳剂、蛋白质、生物可降解高分子物质、内源性物质等。如一家美国公司开发的抗肿瘤药物阿霉素隐形脂质体,脂质体表面被聚乙二醇修饰,不易被网状内皮系统吞噬,可使其在体内循环数日,提高了阿霉素的抗肿瘤活性,同时减少药物在心脏的蓄积,大大降低其心脏毒性。

(二) 处方筛选及优化

通过处方前研究了解药物和辅料的物理、化学和生物学性质,确定了剂型,接下来的工作是处方筛选和工艺设计。优化技术是基于对处方和工艺因素的深入了解,确定其最佳范围。一般,先通过适当的预试验选择辅料和制备工艺,然后采用优化技术对处方和工艺进行优化设计。

优化过程包括:①选择可靠的优化设计方案以适应线性或非线性模型拟合;②建立效应与因素之间的数学关系式,并通过统计学检验确保模型的可信度;③优选最佳化处方和工艺条件并验证。

药剂学上常用的优化法主要有:

1. 正交设计　正交设计(orthogonal design)是一种利用正交表安排多因素多水平的试验,并对结果进行分析的试验设计方法。正交设计所安排的试验代表性强,因而,不仅试验次数少,而且便于分析推断出最佳试验方案,具有"分散均匀、整齐可比"的特性。但由于试验次数为水平数的平方,仅适用于水平数不多的试验设计。目前大多数的正交设计都采用 3 水平,只有个别采用 5 水平或者其他水平。

2. 均匀设计　均匀设计(uniform design)是一种从均匀性出发,只考虑试验点在试验范围内的均匀分散,而忽略整齐可比的多因素试验设计方法。它具有比正交设计试验次数更少的优点。所有试验设计方法,本质上都是在试验范围内给出挑选代表点的方法,如果只考虑试验点在试验范围内充分"均匀分散",而不考虑"整齐可比",那么试验次数会少得多,又能达到预期的目的。

根据均匀设计表安排的试验次数为因素所取得的水平数。由于试验次数较正交试验设计少得多,因此可以适当增加因素的水平数,不必担心由此导致试验次数呈水平数的平方增加。目前已有均匀设计程序,用程序进行试验设计和计算,更快捷和方便。

近年来,一些新的优化方法如星点设计、析因设计、单纯形优化法、效应面优化法、拉氏优化法等方法在药剂学处方和工艺设计上的应用也逐渐增多,具体操作方法可参见相关文献,也可以通过一些专业软件来完成。

(三) 制备工艺的选择与优化

在进行制剂处方设计的同时,就应该考虑其相应的制备工艺。剂型和制剂不同,采用的制备工艺和生产设备不同。制备工艺研究包括工艺设计、工艺研究和工艺放大三部分。

1. 工艺设计　根据剂型的特点,结合药物和辅料理化性质和生物学性质,初步拟定制备工艺。例如,按制备工艺可将片剂的制备方法分为两类:制粒压片法和直接压片法。前者又包括湿法制粒压片法和干法制粒压片法。湿法制粒的颗粒具有外形美观、流动性好、耐磨性较强、压缩成形性好等优点。在我国湿法制粒压片法是应用最广泛的片剂制备方法。但是对于遇湿、热不稳定的原料药,则多采用干法制粒压片或粉末直接压片法。又如药物存在多晶型现象,且晶型对其稳定性和/或生物利用度有较大影响的,工艺设计时就需要注意研究粉碎、制粒等过程对药物晶型的影响,避免药物晶型在制备工艺过程发生改变。再如注射剂的制备工艺有浓配法和稀配法等。如果原料药的质量较好,可采用稀配法,而当原料药的质量较差、杂质较多时,则应该采用浓配法。

工艺设计还需充分考虑实验室研究与工业化生产的衔接性,主要是制备工艺、操作、生产设备在工业化生产中的可行性,尽量避免制剂研发与生产过程的严重脱节。

2. 工艺研究　初步设计出药物制剂的工艺路线之后,需要进行详细的工艺研究。制备工艺通常由多个单元步骤组成,每一步均可能对制剂生产造成影响。工艺研究的目的是保证生产过程中药品质量的稳定,研究的重点是要确定影响制剂生产的关键环节和因素,并建立相应的中控指标和工艺参数。

工艺研究首先应考察工艺各主要环节对产品质量的影响,可根据剂型及药物特点选择有代表性的检查项目作为考察指标,研究各环节中工艺条件、操作参数、设备型号等改变对制剂质量的影响。根据研究结果,确定工艺中影响制剂质量的关键因素。然后对制备过程中关键因素建立控制指标。指标的制定宜根据剂型特点及设计的生产工艺进行,如搅拌速率是乳剂制备工艺需要重点控制的指标,而对溶液剂则不是主要考虑内容。

工艺研究数据主要包括以下方面:①原辅料信息(如供货来源、规格、质量标准等);②操作步骤及工艺参数;③控制指标及范围;④生产设备的种类和型号;⑤生产规模;⑥成品检验报告等。

工艺研究时,需要对制剂生产过程中出现的过量现象进行研究。无论过量是不是出现在最终制剂中,都应当从产品的安全性和有效性方面对其进行合理性说明。应提供如下信息:①过量的量;②过量的原因(如补偿生产过程中出现的损失);③超出量的合理性说明。例如,过筛或者过滤时,由于筛网或滤器吸附药物,需要适当增加药物的投料量。

确定制备工艺后,一般至少需要对连续三批样品的制备过程进行考察,详细记录生产过程的数据,考察制备工艺的稳定性,为制备工艺放大和工业化生产提供参考。

3. 工艺放大　制备工艺放大是工艺研究的重要内容和必要阶段,为实验室研究和工业化生产搭建了桥梁和纽带,是药品工业化生产的重要基础。

药物制剂的生产最终是在工业化流水线上完成,而制备工艺的研究通常都是在实验室中进行。由于实验室制剂研制设备、操作条件等与工业化生产可能无法一致,故实验室建立的制备工艺不一定完全适合工业化生产。以片剂为例,实验室通常采用单冲压片机进行处方筛选和工艺研究,而工业化生产一般使用的都是旋转式压片机。两者的饲粉、压制过程都有很大的区别,不能直接套用工艺参数。因此,需要对制备工艺进行逐步放大实验,不断地进行调整、完善和优化。

工艺放大的研究重点主要有两方面:一是考察生产过程的关键环节,进一步优化工艺条件;二是确定适合工业化生产的设备和生产方法,保证工艺放大后产品质量稳定。

放大的生产工艺应按照相关规定进行各步骤的验证。尤其是注射剂的灭菌工艺,是保证制剂质量和用药安全的重要步骤。注射剂生产过程中,除应选择恰当的灭菌工艺外,还应对灭菌前产品中污染的微生物严加监控,并采用各种措施降低微生物污染,确保终产品达到无菌要求。此外,为判断灭菌工艺对产品质量的影响,应进行灭菌前后的质量对比研究,考察项目需全面,相关方法需验证。

二、制剂质量控制及质量标准的制定

(一)溶出度和释放度测定

1. 溶出度测定　溶出度(dissolution)系指在规定溶出介质中,药物从固体制剂溶出的速率和程度。溶出度是近十几年发展起来的控制药物制剂质量的一种体外检测方法,是评价主药的晶型、粒度、处方组成、辅料品种和性质、生产工艺对制剂质量影响的指标之一。按照各国药典规定,药物的溶出度检查是指药物在一定时间内从制剂溶入介质的累计百分率。一般认为下列药物需进行溶出度检查:①难溶或难吸收药物;②治疗量与中毒量接近的药物;③治疗严重疾病的药物;④急救、抢救用的药物。

药物体外溶出度测定是一种模拟制剂在胃肠中溶出过程的体外试验法。尽管体内溶出行为和体外试验结果不会完全一致,但具有一定相关性。同时,溶出度的体外检验较体内检验简单易行,是一种经济有效的质量检测、控制的手段。

2. 释放度测定　释放度(release rate)系指在规定释放介质中,药物从缓释制剂、控释制剂、肠溶制剂及透皮贴剂等释放的速率和程度。凡检查释放度的制剂,不再进行崩解时限的检查。

《中国药典》收载的溶出度和释放度的测定方法主要有转篮法、桨法、小杯法、桨碟法和转筒法等五种。其中,第一法和第二法主要用于普通制剂、肠溶制剂、缓释制剂或控释制剂,第三法主要用于小剂量的普通制剂、肠溶制剂、缓释制剂或控释制剂,第四法和第五法主要用于透皮贴剂。详见《中国药典》2020年版四部。

(二) 有关物质的检查

任何影响药物纯度的物质统称为杂质。药品产生的不良反应除了与药品本身的药理活性有关外,有时还与药品中存在的杂质有关。因此杂质检查是控制药品质量的一项重要内容。杂质研究的总体原则是基于药物的合成工艺及可能的降解途径来分析杂质谱,结合具体工艺及产品特点分析产品中可能产生的杂质。通过杂质谱的分析,全面了解产品中杂质的来源及结构信息。在此基础上,建立有效控制方法,并综合药学、药理、毒理及临床研究结果确定杂质限度,从而保证药品的有效性及安全性。

现代色谱法是杂质检查的首选方法。可根据杂质的性质选用专属性好、灵敏度高的薄层色谱法(TLC)、高效液相色谱法(HPLC)、气相色谱法(GC)等,有时也可采用显色反应等方法。TLC设备简单,操作方便。GC可用于检查挥发性的杂质、非挥发性物质(将其制成挥发性的衍生物)。HPLC灵敏度高、专属性好,可用于多数药品杂质的检查。毛细管电泳分离性能好、操作时间短,故亦可采用该法测定杂质。若单用色谱法检查杂质不够充分时,在新药研究开发阶段还可使用联机技术,如HPLC/二极管阵列检测器(DAD),HPLC/质谱(MS)或GC/MS方法对待测定的杂质进行定性和定量分析。

原料药通常采用粗品、起始原料、中间体和破坏试验降解产物对杂质的检查方法进行优化,确定适宜的试验条件。制剂中的杂质检查方法基本同原料药,但要研究并排除制剂中辅料对杂质检查的干扰。

(三) 含量测定

1. 原料药的含量测定　原料药对纯度和限度要求较高,常用的含量测定方法如下:

(1) 容量分析法　如果杂质可严格控制,则含量测定方法可侧重于方法的准确性,一般首选此法。对于能用生物效价法测定含量,若改用理化测定,需对比两种测定方法。

(2) 紫外分光光度法　此法专属性低、准确性不及容量法,一般不用于原料药的含量测定。若需采用此法进行含量测定,可引入平行对照组,以减少不同仪器的测定误差。

(3) 色谱法　常用HPLC法和GC法。GC一般用于具有一定挥发性的原料药。HPLC具有良好的分离效果,主要用于多组分抗生素、甾体激素类和其他测定方法受杂质干扰的原料药的含量测定。色谱定量方法有外标法和内标法(GC 一般采用内标法)。外标法所用的对照品必须符合纯度高、易于制备和性质稳定等要求。内标物质应选易得的,不干扰测定,且保留时间与待测物质接近的化学物质。所用的色谱柱填料一般首选十八烷基硅烷键合硅胶。流动相首选甲醇 – 水或乙腈 – 水体系。如果药物对流动相的 pH 敏感,则应对流动相的 pH 作出明确的规定。

2. 制剂的含量测定 药物制剂的含量测定,要求采用专属性和准确性良好的方法。由于制剂的含量限度一般较宽,故可选用的方法较多:

(1) 与原料药含量测定相同的方法 当原料药的含量测定方法不受制剂辅料的干扰时,可采用其作为制剂的含量测定方法。

(2) 紫外分光光度法 此法操作简便,适用性广,可用于多种制剂的含量测定,并可用于含量均匀度和溶出度的测定。紫外分光光度法测定宜采用对照品法,以减少不同仪器间的误差。若用吸收系数法,其值宜在 100 以上,同时还应充分考虑辅料、共存物质和降解产物等对测定结果的干扰。测定中应避免使用有毒的及价格昂贵的有机溶剂,宜采用水、缓冲液、稀酸、稀碱溶液作溶剂。

(3) 比色法或荧光分光光度法 当制剂中主药含量很低、无较强吸收及杂质影响紫外分光光度法测定时,可考虑选择显色灵敏、专属性和稳定性较好的比色法或荧光分光光度法。

三、制剂稳定性研究

(一) 稳定性研究的意义及基本内容

药物制剂的稳定性系指药物在体外的稳定性。药物若分解变质,不仅使药效降低,而且可产生不良反应。故药物制剂稳定性对保证制剂安全有效非常重要。另外,药物制剂经机械化规模生产,若产品不稳定,则可造成巨大的经济损失。我国规定新药申请必须呈报有关稳定性资料。因此,为了合理地进行处方设计,提高制剂质量,保证有效安全地用药,提高经济效益,必须重视和研究药物制剂的稳定性。一个制剂产品,从原料合成、剂型设计到制剂生产,稳定性研究是基本内容。

药物制剂稳定性研究一般包括化学、物理学和生物学三个方面。化学稳定性研究主要目的是根据原料药的化学性质,考察辅料及其质量对原料药水解、氧化等化学降解的影响,寻找减少或避免这些反应的方法。

物理学稳定性研究主要考察制剂的物理性能发生变化的现象及其机制。如混悬剂中药物颗粒结块、结晶生长,乳剂的分层、破裂,胶体制剂的老化,片剂崩解度、溶出速率的改变,药物晶型的变化,药物的沉淀或结晶等。

生物学稳定性研究主要考察药物制剂滋生微生物的情况。如细菌或霉菌等微生物使产品变质、腐败,甚至分解而引起的稳定性变化,以及中药汤剂变质、水丸霉变等。广义的生物学稳定性还包括药物的药效学与毒理学变化、微生物污染等。

(二) 制剂稳定性研究方案的设计

1. 影响制剂稳定性的主要因素及稳定措施

(1) 处方因素 处方的组成对制剂稳定性影响很大,处方设计时,pH、广义的酸碱催化、溶剂、离子强度、表面活性剂等因素,均可影响药物的稳定性。某些赋形剂或附加剂,有时对主药的稳定性也有影响,都应加以考虑。

1）pH　许多酯类、酰胺类药物常受 H^+ 或 OH^- 催化水解,这种催化作用也叫专属酸碱催化（specific acid-base catalysis）或特殊酸碱催化。此类药物的水解速率,主要由 pH 决定。pH 对速率常数 k 的影响可用下式表示:

$$k = k_0 + k_{H^+}[H^+] + k_{OH^-}[OH]^-　\tag{14-4}$$

式中,k_0 表示参与反应的水分子的催化速率常数;k_H^+ 和 k_{OH}^- 分别表示 H^+ 和 OH^- 离子的催化速率常数。在 pH 很低时主要是酸催化,则上式可表示为:

$$\lg k = \lg k_{H}^+ - pH　\tag{14-5}$$

以 $\lg k$ 对 pH 作图得一直线,斜率为 –1。设 k_w 为水的离子积,即 $k_w=[H^+][OH^-]$,在 pH 较高时主要是碱催化,则:

$$\lg k = \lg k_{OH}^- + \lg k_w + pH　\tag{14-6}$$

以 $\lg k$ 对 pH 作图得一直线,斜率为 1,在此范围内主要由 OH^- 催化。这样,根据上述动力学方程可以得到反应速率常数与 pH 关系的图形,即 pH– 速率图（如图 14-4）。在 pH– 速率曲线图最低点对应的横坐标,即为最稳定 pH,以 pH_m 表示。

pH– 速率图有各种形状,一种是 V 形图,如图 14-4。药物水解的典型 V 形图是不多见的。青霉素 G、硫酸阿托品在一定 pH 范围内的 pH– 速率图与 V 形图相似。因 k_H^+ 与 k_{OH}^- 相差不多,青霉素 G pH_m 为 6.5。硫酸阿托品水溶液最稳定 pH 为 3.7,因其 k_{OH}^- 比 k_H^+ 大,故 pH_m 出现在酸性一侧。pH 6.54 的 0.05% 硫酸阿托品水溶液 120℃、30 min 分解 3.4%,而在 pH 7.3 磷酸缓冲液、120℃、同样时间则分解达 51.8%。《中国药典》2020 年版规定硫酸阿托品注射液的 pH 为 3.5 ~ 5.5,实际生产控制在 4.0 ~ 4.5。

某些药物的 pH– 速率图呈 S 形,如乙酰水杨酸、盐酸普鲁卡因 pH– 速率图部分呈 S 形（图 14-5）。这是因为 pH 不同,普鲁卡因以不同的形式（即质子型和游离碱型）存在。在 pH 2.5 以下主要为质子型普鲁卡因的专属酸催化;pH 5.5 ~ 8.5 时,是质子型的碱催化;曲线 S 形部分是由普鲁卡因去质子作用而形成游离碱的结果;pH 12 以上是游离碱的专属碱催化。如果在 pH 4,可按一级反应处理。在其他 pH 范围,若用缓冲液控制其 pH,也符合一级反应（伪一级反应）。

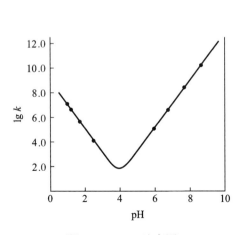

图 14-4　pH– 速率图

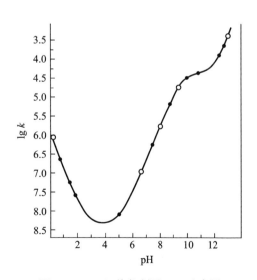

图 14-5　37℃普鲁卡因 pH– 速率图

确定 pH_m 是溶液型制剂的处方设计中首先要解决的问题。pH_m 可以通过下式计算:

$$pH_m = \frac{1}{2}pK_W - \frac{1}{2}\lg\frac{k_{OH^-}}{k_{H^+}} \tag{14-7}$$

一般是通过实验求得,方法如下:保持处方中其他成分不变,配制一系列不同 pH 的溶液,在较高温度(恒温,例如 60℃)下进行加速实验。求出各 pH 溶液的速率常数(k),然后以 $\lg k$ 对 pH 作图,就可求出 pH_m。在较高恒温下所得到的 pH_m 一般可适用于室温,不致产生很大误差。三磷酸腺苷注射液应用此法测得 pH_m 为 9。

除此之外,一般的氧化作用也受 H^+ 或 OH^- 的催化。这一作用可以通过标准氧化 - 还原电势看出。其中以弱酸性药物最为典型,如吗啡在 pH 4 以下较为稳定,在 pH 5.5 ~ 7.0 氧化反应速率迅速增加。

pH 调节要同时考虑稳定性、溶解度和药效三个方面。如大部分生物碱在偏酸性溶液中比较稳定,故注射剂常调节在偏酸范围。但将它们制成滴眼剂时,就应调节在偏中性范围,以减少刺激性,提高疗效。一些药物 pH_m 见表 14-3。

表 14-3 一些药物的 pH_m 值

药物	pH_m	药物	pH_m
盐酸丁卡因	3.8	苯氧乙基青霉素	6
盐酸可卡因	3.5 ~ 4.0	毛果芸香碱	5.12
溴本辛	3.38	氯氮卓	2.0 ~ 3.5
溴化内胺太林	3.3	氯洁霉素	4.0
三磷酸腺苷	3.3	地西泮	5.0
羟苯甲酯	9.0	氢氯噻嗪	2.5
羟苯乙酯	4.0	维生素 B_1	2.0
羟苯丙酯	4.0 ~ 5.0	吗啡	4.0
乙酰水杨酸	4.0 ~ 5.0	维生素 C	6.0 ~ 6.5
头孢噻吩钠	2.5	对乙酰氨基酚	5.0 ~ 7.0
甲氧苯青霉素	3.0 ~ 8.0		

除了液体制剂以外,药物对 pH 敏感的固体剂型和半固体剂型,也应考虑处方中所含组分的酸碱性对药物稳定性的影响。

2)广义酸碱催化 按照 Brønsted-Lowry 酸碱理论,给出质子的物质叫广义的酸,接受质子的物质叫广义的碱。有些药物也可被广义的酸碱催化水解,这种催化作用叫广义的酸碱催化(general acid-base catalysis)或一般酸碱催化。许多药物处方中,往往需要加入缓冲剂。常用的缓冲剂如醋酸盐、磷酸盐、枸橼酸盐、硼酸盐均为广义的酸碱。HPO_4^{2-} 对青霉素 G 钾盐、苯氧乙基青霉素也有催化水解作用。

为了观察缓冲液对药物的催化水解作用,可增加缓冲剂的浓度,但保持盐与酸的比例不变

（pH 恒定）的方法,配制一系列浓度的缓冲溶液,然后观察药物的分解情况。如果分解速率随缓冲剂浓度的增加而增加,则可确定该缓冲剂对药物有广义的酸碱催化作用。为了减少这种催化作用的影响,在实际生产处方中,缓冲剂应选用尽可能低的浓度或没有催化水解作用的缓冲体系。

3) 溶剂　对于易水解的药物,有时可采用非水溶剂(乙醇、丙二醇、甘油等)而使其稳定,如苯巴比妥注射液、地西泮注射液等。根据下述方程可以说明非水溶剂对易水解药物的稳定化作用。

$$\lg k = \lg k_{\infty} - \frac{k' z_A z_B}{\varepsilon} \tag{14-8}$$

式中,k—速率常数;ε—介电常数;k_{∞}—溶剂 ε 趋向 ∞ 时的速率常数;$Z_A Z_B$—离子或药物所带的电荷。此式表示溶剂介电常数对药物稳定性的影响,适用于离子与带电荷药物之间的反应。对于一个给定体系在固定温度下 k' 是常数。因此,以 $\lg k$ 对 $1/\varepsilon$ 作图得一直线。如果药物离子与攻击离子的电荷相同,如 OH^- 催化水解苯巴比妥阴离子,则 $\lg k$ 对 $1/\varepsilon$ 作图所得直线的斜率为负。在处方中采用介电常数低的溶剂将降低药物分解的速率。故苯巴比妥钠注射液用介电常数低的溶剂例如丙二醇(60%),可使注射液稳定性提高。25℃时的 $t_{0.9}$ 可达 1 年左右。相反,若药物离子与进攻离子的电荷相反,如专属碱对带正电荷的药物催化,采取介电常数低的溶剂,就不能达到稳定药物制剂的目的。

4) 离子强度　在制剂处方中,往往加入电解质调节等渗,或加入盐(如抗氧剂)防止氧化,加入缓冲剂调节 pH。因而存在离子强度对降解速率的影响,这种影响可用下式说明:

$$\lg k = \lg k_0 + 1.02 Z_A Z_B \sqrt{\mu} \tag{14-9}$$

式中,k—降解速率常数;k_0—为溶液无限稀释($\mu=0$)时的速率常数;μ—离子强度;$Z_A Z_B$—溶液中药物所带的电荷。以 $\lg k$ 对 $\sqrt{\mu}$ 作图可得一直线,其斜率为 $1.02 Z_A Z_B$,外推到 $\mu=0$ 可求得 k_0,见图 14-6。

根据上述方程,相同电荷离子之间的反应,如药物离子带负电,并受 OH^- 催化,加入盐使溶液离子强度增加,则分解反应速率增加;如果药物离子带负电,并受 H^+ 催化,则溶液离子强度增加,则分解反应速率降低;如果药物是中性分子,分解反应速率不受离子强度影响。

5) 表面活性剂　一些易水解的药物,加入表面活性剂可使稳定性增加。如苯佐卡因易受碱催化水解,在 5% 的十二烷基硫酸钠溶液中,30℃时的 $t_{1/2}$ 增加到 1 150 min,不加十二烷基硫酸钠时则为 64 min。这是因为苯佐卡因增溶在表面活性剂所形成的胶束内部,形成一层"屏障",阻碍 OH^- 进入胶束,减少其对酯键的攻击,

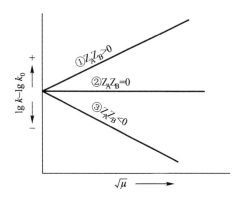

图 14-6　离子强度对反应速率的影响

因而增加苯佐卡因的稳定性。但有时表面活性剂反而使药物分解速率加快,如聚山梨酯 80 使维生素 D 稳定性下降。故需通过实验,正确选用表面活性剂。

6) 处方中基质或赋形剂　半固体制剂(软膏剂、霜剂等)中药物的稳定性与制剂处方的基质有关。试验考察一系列商品基质对氢化可的松稳定性的影响,结果显示 PEG 能促进药物的分

解,有效期只有 6 个月。PEG 作为栓剂的基质也可使乙酰水杨酸分解,产生水杨酸和乙酰聚乙二醇。糖粉和淀粉为赋形剂用于制备维生素 U 片,则产品变色;应用磷酸氢钙,再辅以其他措施,产品质量则有所提高。一些润滑剂对乙酰水杨酸片剂的稳定性有一定影响。硬脂酸钙、硬脂酸镁可与乙酰水杨酸反应形成乙酰水杨酸钙及乙酰水杨酸镁,提高了乙酰水杨酸的溶解度和体系的 pH,导致分解速率加快。因此生产乙酰水杨酸片时不应使用这类润滑剂,而须用影响较小的滑石粉或硬脂酸。

(2) 外界因素　外界因素包括温度、光线、空气(氧)、金属离子、湿度和水分、包装材料等。这些因素对于制订产品的生产工艺条件和包装设计十分重要。其中温度对各种降解途径(水解、氧化等)均有较大影响,而光线、空气(氧)、金属离子对易氧化药物影响较大,湿度、水分主要影响固体药物的稳定性,包装材料是各种产品都必须考虑的问题。

1) 温度　在制剂的生产、制备中,采取加热的操作很多,如加热溶解、灭菌、烘干等。所以研究温度对制剂的降解过程的影响,是制剂稳定性的重要内容。

一般来说,反应速率随温度的升高而增加。根据 Van't Hoff 规则,温度每升高 10℃,反应速率约增加 2~4 倍。然而不同反应增加的倍数可能不同,故上述规则只是一个粗略的估计。而 Arrhenius 指数定律定量地说明了温度与反应速率常数之间的关系,是预测药物稳定性的主要理论依据,方程如下:

$$k=Ae^{-Ea/RT} \tag{14-10}$$

式中,k—速率常数;A—频率因子;Ea—活化能;R—摩尔气体常数;T—热力学温度。

在制备药物制剂过程中,应考虑温度对药物稳定性的影响,制定合理的制备工艺和贮存条件。有些产品在保证完全灭菌的前提下,可降低灭菌温度,缩短灭菌时间;对热特别敏感的药物(抗生素、生物制品等),根据药物性质,设计合适的剂型(如固体剂型),生产中采取特殊的工艺(冷冻干燥,无菌操作等),同时产品低温贮存,以保证产品质量。

2) 光线　光是一种辐射能,辐射能量的单位是光子。光子的能量与波长成反比,光线波长越短,能量越大,故紫外线更易激发化学反应。如光能激发氧化反应,加速药物的分解。有些药物分子受辐射(光线)作用,分子活化进而分解,此种反应为光降解(photodegradation),其速率与系统的温度无关。这种易被光降解的物质为光敏感物质。硝普钠是一种强效、速效降压药,临床效果明确。本品对热稳定,但对光极不稳定。0.05% 硝普钠静脉滴注溶液(葡萄糖液新配制),在阳光下照射 10 min 就分解 13.5%,颜色也开始变化,同时 pH 下降。室内光线条件下,本品半衰期为 4 h。

药物结构与光敏感性有一定的关系。酚类和分子中有双键的药物,一般对光敏感,如氯丙嗪、异丙嗪、核黄素、氢化可的松、强的松、叶酸、维生素 A、维生素 B、辅酶 Q_{10}、硝苯地平等。

光敏感的药物制剂,在制备过程中要避光操作,选择包装也甚为重要。对抗组胺药物用透明玻璃容器加速实验,8 周含量下降 36%,而用棕色瓶包装几乎没有变化。因此,这类药物制剂宜采用棕色玻璃瓶包装或容器内衬垫黑纸,避光贮存。另外,对于固体制剂可采用含避光剂的包衣液进行包衣,也是避光的良好措施。

3) 空气(氧)　大气中的氧是引起药物制剂氧化的主要因素。氧进入制剂的主要途径有:①氧在水中有一定的溶解度。平衡时,0℃为 10.19 mL/L,25℃为 5.75 mL/L,50℃为 3.85 mL/L,100℃水中几乎没有氧;②在药物容器空间的空气中也存在一定量的氧。各种药物制剂几乎都有与氧接触的机会。因此对于易氧化的品种,除去氧气是防止氧化的根本措施。生产上一般在溶液中和容器空间通入惰性气体(二氧化碳或氮气),置换其中的空气。在水中通 CO_2 至饱和时,残存氧气仅为 0.05 mL/L,通 N_2 至饱和时约为 0.36 mL/L。若通气不够充分,对成品质量影响很大。有时同一批号注射液,其色泽深浅不同,可能是通入气体量不同的缘故。对于固体药物,可采取真空包装等。

复方氨基酸类制剂的生产全过程,需要对氧进行严格控制,包括溶液中的氧、溶液液面至胶塞空间内的氧、灭菌过程中接触的氧等。

丙二醇、甘油、乙醇等溶媒中溶解氧量较小,采用这些溶媒可延缓药物的氧化。对于易氧化药物,制成油溶液或乳剂,通常氧化速率会增快,故对于这类制剂应特别注意抗氧措施。

在制剂中加入抗氧剂(antioxidant)也是控制氧化反应有效措施之一。一些抗氧剂(如亚硫酸盐类)本身为强还原剂,遇氧后首先被氧化,而对易氧化药物起保护作用,在此过程中抗氧剂逐渐被消耗。另有一些抗氧剂是链反应的阻化剂,能与游离基结合,中断链反应的进行,在此过程中其本身不被消耗。抗氧剂可分为水溶性抗氧剂与油溶性抗氧剂两大类,其中油溶性抗氧剂具有阻化剂的作用。此外还有一些药物能显著增强抗氧剂的效果,通常称为协同剂(synergist)或增效剂,如枸橼酸、酒石酸、磷酸、抗坏血酸等。一般酚类抗氧剂,可使用其用量 25% ~ 50% 的枸橼酸等有机酸作为增效剂。焦亚硫酸钠和亚硫酸氢钠常用于弱酸性药液;亚硫酸钠常用于偏碱性药液,硫代硫酸钠在偏酸性药液中可析出硫的细粒,故只能用于碱性药液中,如磺胺类注射液。近年来,氨基酸抗氧剂受到关注,半胱氨酸配合焦亚硫酸钠使 25% 的维生素 C 注射液贮存期得以延长。此类抗氧剂的优点是毒性小,本身不易变色,但价格稍贵。

油溶性抗氧剂如叔丁基羟基茴香醚、二丁甲苯酚等,用于油溶性维生素类(如维生素 A、D)制剂有较好效果。另外维生素 E、卵磷脂为油脂的天然抗氧剂,精制时若将其除去,就不易保存。

使用抗氧剂时,还应注意主药是否与其发生相互作用。报道显示亚硫酸氢盐可以与邻、对 - 羟基苯甲醇衍生物发生反应。如肾上腺素与亚硫酸氢钠在水溶液中可形成无光学与生理活性的磺酸盐化合物。另外,还应注意辅料如甘露醇、酚类、醛类等物质可降低一些抗氧剂的活性。

4) 金属离子 微量金属离子对自动氧化反应有显著的催化作用,如 0.2 mmol/L 的铜能使维生素 C 氧化速率增大 1 万倍。铜、铁、钴、镍等离子都有促进氧化的作用。它们主要是缩短氧化作用的诱导期,增加游离基生成的速率。

制剂中微量金属离子主要来自原辅料、溶剂、容器,以及操作过程中使用的工具等。要避免金属离子的影响,应选用纯度较高的原辅料,操作过程中尽量避免使用金属器具。同时还可加入螯合剂,如依地酸盐、枸橼酸、酒石酸等。有时螯合剂与亚硫酸盐类抗氧剂联合应用,效果更佳。不过需要注意依地酸二钠对玻璃容器存在腐蚀作用。

5) 湿度和水分 空气中湿度与物料中的水分对固体药物制剂的稳定性有着重要影响。对于一些化学稳定性较差的固体药物,吸附了水分后,在表面形成一层液膜,提供化学反应的媒介,使药物发生降解。如乙酰水杨酸、青霉素 G 钠盐、氨苄青霉素钠等。一般固体药物受水分影响的降解反应速率与 RH 成正比。氨苄青霉素极易吸湿,经测定其 CRH 仅为 47%,如果在 RH 75% 的条件下,放置 24 h,可吸收水分约 20%,同时粉末溶解。一般原料药物的含水量在 1% 左右比较稳定,含水量越高分解越快。

研究显示,对氨基水杨酸钠的稳定性也受湿度和水分的影响。实验测定其 CRH 较高(约

89%),但添加微量的水(约0.53%),其变色速率就显著增加。若在70℃进行加速实验,当水蒸气压力为6.9 kPa(52.3 mmHg)时,速率常数为0.118mol/h,而在19.2 kPa(144 mmHg)时,速率常数则为0.305mol/h,分解速率明显加快。

另外,对于易水解的药物的液体剂型,可选择部分或全部有机溶剂代替水为介质,以减小药物的水解速率;对于固体剂型需控制制剂中水分的含量。为提高固体制剂的稳定性,还应考虑包装材料,以便控制贮存过程中的水分。

(3) 药物制剂稳定化的其他方法 前面章节结合影响因素对药物制剂稳定化进行了阐述,在此进一步探讨提高药物制剂稳定性的方法。

1) 改进药物制剂或生产工艺 通过改进药物制剂的工艺,也能达到提高药物制剂稳定性的目的。

制成固体制剂:在水溶液中不稳定的药物,一般可制成固体制剂,如青霉素等抗生素类药物大多是固体剂型。供口服的固体制剂如片剂、胶囊剂、颗粒剂等;供注射用的如注射用无菌粉末,均可提高药物制剂的稳定性。

制成微囊或包合物:某些药物制成微囊可增加稳定性。如维生素 A 制成微囊稳定性有很大提高,也可将维生素 C、硫酸亚铁制成微囊,防止氧化。有些药物可制成环糊精包合物,提高稳定性。

采用包衣工艺:包衣是解决片剂稳定性的常规方法,如氯丙嗪、异丙嗪、对氨基水杨酸钠等,均制成包衣片。个别对光、热、水很敏感的药物,如酒石酸麦角胺采用联合式压制包衣机制成包衣片,稳定性良好。

2) 制成难溶性盐 混悬液的降解取决于药物在溶液中的浓度,而不是产品的总浓度。所以将容易水解的药物制成难溶性盐或难溶性酯类衍生物,可增加其稳定性,水溶性越低,稳定性越好。例如青霉素 G 钾盐,可制成溶解度小的普鲁卡因青霉素 G(水中溶解度为 1∶250),稳定性显著提高。还可将其制成苄星青霉素 G(长效西林),其溶解度进一步减小(1∶6 000),稳定性更佳,可以口服。

2. 稳定性研究方案的设计 稳定性研究的目的是考察原料药或药物制剂在温度、湿度、光线的影响下随时间变化的规律,为药品生产、包装、贮存、运输条件的选择提供科学依据,同时确定药品的有效期,以确保临床用药的安全性和疗效。

稳定性研究的设计应根据不同的研究目的,结合原料药的理化性质、剂型的特点和具体的处方及工艺条件进行。

(1) 样品的批次和规模 药典规定稳定性试验包括影响因素试验、加速试验与长期试验。影响因素试验一般采用一批供试品进行。加速试验与长期试验一般采用三批供试品进行。

稳定性研究应采用一定规模生产的样品,以能够代表规模生产条件下的产品质量。原料药的合成工艺路线、方法、步骤和药物制剂的处方、制备工艺应与生产规模一致。如片剂、胶囊应为10 000 个制剂单位左右。大体积包装的制剂(如静脉输液等)每批中试规模的数量至少应为各项试验所需总量的 10 倍。特殊品种、特殊剂型的要求,视具体情况而定。

(2) 包装及放置条件 原料药和药物制剂在加速试验和长期试验所用包装材料和封装条件应与大包装(拟上市包装)一致。样品放置条件应充分考虑到药品在贮存、运输及使用过程中可能遇到的环境因素。如以安瓿为容器的注射剂不需考察高湿试验。

（3）考察时间点　应基于对药品的理化性质的认识、稳定性趋势评价的要求设置时间点。如长期试验中,总体考察时间应涵盖所预期的有效期,中间取样点要考虑药品的稳定性特点和剂型特点。对某些环境因素敏感的药品,应适当增加考察时间点。

（4）考察项目　选择在药品保存期间易于变化,并可能会影响到药品的质量、安全性和有效性的项目进行稳定性试验研究,以便客观、全面地反映药品的稳定性。根据药品特点和质量控制的要求,尽量选取能灵敏反映药品稳定性的指标。

（5）分析方法和质量标准　研究药物的稳定性,要采用专属性强、准确、精密、灵敏的药物分析方法与有关物质检查方法,并对方法进行验证,以保证稳定性结果的可靠性。在稳定性试验中,应重视降解产物的检查。同时供试品的质量标准应与各项基础研究及临床验证所使用的供试品质量标准一致。

（6）显著变化　稳定性研究中如发现样品发生了显著变化,则试验应终止。一般来说,"显著变化"的项目主要有性状、含量和有关物质等,对于原料药还应注意结晶水的变化,而对于药物制剂还应注意 pH、制剂溶出度或释放度等是否超出标准的规定。

实际研究中,还可考虑采用经典恒温法、线性变温法、活化能估算法等预测药物制剂的稳定性。尤其经典恒温法,对于水溶液的药物制剂,预测结果具有一定的参考价值。

（三）稳定性研究的主要方法与重点考察项目

1. 影响因素试验　亦称强化试验（stress testing）,是在比加速试验更激烈的条件下进行的。其目的是探讨药物的固有稳定性,了解影响其稳定性的因素及可能的降解途径与分解产物,为制剂生产工艺、包装、贮存条件的选择提供科学依据,为加速试验和长期试验应采用的温度和湿度等条件提供依据,还可为分析方法的选择提供依据。

影响因素试验包括高温、高湿度、强光照射试验。一般将原料药供试品置适宜的开口容器中（如称量瓶或培养皿）,摊成≤5 mm 厚的薄层,疏松原料药摊成≤10 mm 厚的薄层进行试验。对于制剂产品,一般采用除去内包装的最小制剂单位,分散为单层置适宜的条件下进行。如试验结果不明确,应加试两个批号的样品。

对于某些制剂（软膏、注射液）,应提供低温条件下的试验数据（如注射剂的冻融试验）,以确保低温条件下的稳定性。对于需要溶解或者稀释后使用的药品,如注射用粉针剂、溶液片剂等,还应考察临床使用条件下的稳定性。

（1）高温试验　供试品开口置适宜的密封洁净容器,60℃温度下放置 10 天,于第五、十天取样,按稳定性重点考察项目进行检测。同时准确称量试验后供试品的重量,以考察供试品风化失重的情况。若供试品有明显变化（如含量下降 5%）则在 40℃条件下同法进行试验。若 60℃无明显变化,不再进行 40℃试验。

（2）高湿度试验　供试品开口置恒湿密闭容器中,在 25℃分别于 RH 75% ±5% 及 90%±5%条件下放置 10 天,于第五、第十天取样,按稳定性重点考察项目要求检测,同时准确称量试验前后供试品的重量,以考察供试品的吸湿潮解性能。恒湿条件可在密闭容器（如干燥器）下部放置饱和盐溶液,根据湿度的要求,可以选择氯化钠饱和溶液（RH 75% ±1%、15.5～60℃）,硝酸钾饱和溶液（RH 92.5%,25℃）。

（3）强光照射试验　供试品开口放置在光橱或其他适宜的光照仪器内,于照度为 4 500±500 lx 的条件下放置 10 天（总照度量为 120 lx·h）,于第五、第十天取样,按稳定性重点考察项目进行检测。特别要注意供试品的外观变化,有条件时还应采用紫外光照射(200 W·h·m⁻²)。

在药物制剂的处方筛选与工艺设计过程中,首先应查阅原料药稳定性的有关资料,了解温度、湿度、光线对原料药稳定性的影响,根据药物的性质进行必要的影响因素试验。

2. 加速试验(accelerated testing) 是在超常的条件下进行。其目的是通过加速药物的化学或物理变化,预测药物的稳定性,为新药申报临床研究与申报生产提供必要的资料。原料药与药物制剂均需进行此项试验,供试品要求三批,按市售包装,在温度(40±2)℃,RH 75%±5%的条件下放置六个月。所用设备应能控制温度±2℃,RH±5%,并能对真实温度与湿度进行监测。在试验期间每一个月取样一次,按稳定性重点考查项目检测。三个月资料可用于新药申报临床试验,六个月资料可用于申报生产。在上述条件下,如六个月内供试品经检测不符合制定的质量标准,则应在中间条件即在温度(30±2)℃,RH 60%±5%的情况下。可用 NaNO₂饱和溶液(25~40℃,相对湿度64%~61.5%)进行加速试验,时间仍为六个月。

对温度特别敏感,预计只能在冰箱(4~8℃)内保存使用的药物制剂,其加速试验可在温度(25±2)℃,RH 60%±5%的条件下进行,时间为六个月。

乳剂、混悬剂、软膏剂、眼膏剂、栓剂、气雾剂,泡腾片及泡腾颗粒宜直接采用温度(30±2)℃、RH 60%±5%的条件进行加速试验。

对采用不可透过性包装的含有水性介质的制剂,如溶液剂、混悬剂、乳剂、注射液等的稳定性研究可不要求相对湿度。对采用半通透性的容器包装的药物制剂,如多层共挤 PVC 软袋装注射液、塑料瓶装滴眼液、滴鼻液等,加速试验应在(40±2)℃、RH 20%±5%(CH₃COOK·1.5H₂O 饱和溶液,25℃,RH 22.5%)的条件下进行。

3. 长期试验(long-term testing) 是在上市药品规定的贮存条件下进行,目的是考察药品在运输、保存、使用过程中的稳定性,更直接地反映药品稳定性特征,是确定有效期和贮存条件的最终依据。取三批样品在(25±2)℃、RH 60%±10%条件进行试验,取样时间点第一年一般为每3个月末一次,第二年每6个月末一次,以后每年末一次。温度敏感药物的长期试验可在(6±2)℃条件下进行,取样时间同上。一般6个月的数据可用于新药申报临床研究,12个月的数据用于申报生产。

4. 稳定性重点考察项目 稳定性重点考察项目见表14-4。

表14-4 原料药及药物制剂稳定性重点考察项目表

剂型	稳定性重点考察项目
原料药	性状、熔点、含量、有关物质、吸湿性,以及根据品种性质选定的考察项目
片剂	性状、如为包衣片应同时考察片芯、含量、有关物质、溶解时限或溶出度
胶囊	性状、内容物色泽、含量、降解产物、溶出度、水分,软胶囊需要检查内容物有无沉淀
注射液	外观色泽、含量、pH、澄明度、有关物质、无菌检查,输液还应检查热原、不溶性微粒,塑料瓶容器还应检查可抽提物
栓剂	性状、含量、软化、融变时限、有关物质
软膏	性状、含量、均匀性、粒度、有关物质,如乳膏还应检查有无分层现象
眼膏	性状、含量、均匀性、粒度、有关物质

续表

剂型	稳定性重点考察项目
滴眼剂	如为澄清液,应考察:性状、澄明度、含量、pH、有关物质、无菌检查、致病菌 如为混悬液,不检查澄明度,检查再悬浮性、粒度
丸剂	性状、含量、色泽、有关物质、溶散时限
糖浆剂	性状、含量、澄清度、相对密度、有关物质、卫生学检查、pH
口服溶液剂	性状、含量、色泽、澄清度、有关物质
乳剂	性状、含量、分层速率、有关物质
混悬剂	性状、含量、再悬性、粒度、有关物质
酊剂	性状、含量、有关物质、含醇量
散剂	性状、含量、粒度、外观均匀度、有关物质
计量吸入气雾剂	容器严密性、含量、有关物质、每揿动一次的释放剂量、有效部位药物沉积量
膜剂	性状、含量、溶化时限、有关物质、眼用膜剂应作无菌检查
颗粒剂	性状、含量、粒度、溶化性
透皮贴片	性状、含量、有关物质、释放度
搽剂	性状、含量、有关物质

注:有关物质(含其他变化所生成的产物)应说明其生成产物的数目及量的变化,如有可能说明,应说明有关物质中哪个为原料中间体,哪个为降解产物,稳定性试验中重点考察降解产物。

第五节 仿制药的剂型和制剂设计 *e*

（四川大学 龚 涛）

思考题

1. 药物剂型和制剂设计的基本原则有哪些?
2. 药物制剂的处方前研究包括哪些主要内容?
3. 处方设计时从哪些方面考虑辅料对制剂质量的影响?
4. 简述影响制剂稳定性的主要因素及其稳定性措施
5. 药物制剂稳定性实验中的影响因素试验包括哪些主要项目?
6. 仿制药一致性评价的研究内容主要有哪些?

数字课程学习……

▶▶ 章小结　　📤 教学 PPT　　◆ 推荐阅读　　🖊 自测题

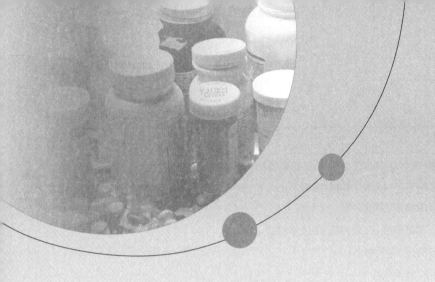

第十五章

药 品 包 装

第一节 概 述

一、药品包装的概念与重要性

药品质量是其有效、安全的基础,然而自然界中的空气、光照、水分以及微生物等因素都可能造成药品理化性质的变化,影响药品的稳定性。为了保证药品在流通、贮存、运输、销售,直至患者用药的全过程中保持质量稳定,就必须通过合适的药品包装(pharmaceutical packaging)对药品进行保护。药品包装是指应用适当的材料或容器,利用包装技术对药物制剂的半成品或成品进行分(灌)、封、装、贴签等操作,以保证药品的质量稳定并标识药品商标与说明。药品包装分为内包装和外包装,内包装通常指直接接触药品的包装材料或容器(药包材),其伴随着药品的生产、流通到使用的全过程,对保证内在药物的稳定性、安全性和有效性起着关键的作用;外包装指不直接接触药品,便于药品识别、宣传、运输的材料或容器。药品的外包装通常标识有药品名称、商标及说明,对于药品的美观、销售及防伪有重要意义。

药品包装作为药品不可分割的一部分,伴随着药品从生产、流通到使用的全过程,在保证药品质量,发挥药物制剂的预期疗效,避免在贮存期间可能出现的氧化、水解、光解、潮解、微生物污染等稳定性变化方面至关重要。合适的药品包装不仅对保证药品在运输、贮存过程中的质量、保障患者用药安全具有重要作用,同时,一些药物剂型本身就是依附包装而存在的,如气雾剂、胶囊剂、注射液等。随着药剂学的发展和新型包装材料的不断开发和应用,药品包装已不再是单纯地作为药品的容器和辅助工序,而是已经成为方便和辅助药品使用的重要形式,如已经出现的单剂量包装、疗程包装、按给药途径要求的一次性使用的包装,以及为提高药物疗效、降低毒副作用而设计的一些特殊剂型的包装。

药品包装现已发展成为一个多学科、多专业的行业,是医药工业不可缺少的组成部分。随着对药品包装材料研究的不断深入,以及信息学、心理学、美学等多学科在包装材料领域的应用,医药包装材料行业将向着更加安全、环保、智能以及人性化的方向发展,从而更好地为医药健康服务。

药品包装材料是药品包装的物质基础。广义的药品包装材料(药包材)是指用于制造药品包装容器和构成产品包装的材料的总称。而根据《中国药典》2020 年版“药包材通用要求指导原则”,药包材是指直接与药品接触的包装材料和容器,系指药品生产企业生产的药品和医疗机构配制的制剂所使用的直接与药品接触的包装材料和容器。所以,本章主要介绍药品的内包装,即与药品直接接触的药包材。

二、药品包装的功能与要求

(一) 药品包装的功能

药品包装是药品生产的最后一道工序,只有进行包装后,药品生产才算完成。药品包装在药品生产、贮存、运输和使用整个过程中扮演重要角色。其发挥的功能主要有四个方面:

1. 保护 保护功能是药品包装最重要、最基本的功能。药品的包装材料具有阻隔作用,可以将药物与外界隔离,避免其受到自然环境(空气、水分、光、热、微生物等)的破坏,从而保证药品质量的稳定。此外,药品包装还具有缓冲作用,可以减轻药品在运输、装卸、贮存过程中各种外力的振动、冲击和挤压作用,从而避免药品受到破坏。另外,药品包装还应保护与药品接触的人,特别是避免儿童误服或偷食。

2. **标示** 药品包装除了保护功能,还具备标示作用,以方便患者使用药品的功能,帮助医师或患者科学合理的用药,具体如下:

标签、说明书及包装标志标签可以向人们科学准确地介绍药品的基本内容(如功能主治、用法用量、规格等)。标签分为内标签和外标签,两者内容不得超过国家药品监督管理局批准的药品说明书所限定的内容,文字表达应与说明书保持一致。标识在内包装上的即为内标签,应尽可能地包含药品名称、适应证或功能主治、用法用量、不良反应、禁忌证、规格、贮藏、生产日期及批号等内容。标识在中包装的外标签应与内标签内容基本一致。大包装标签则应注明药品名称、规格、贮藏、生产日期、生产批号、有效期、批准文号、生产企业及使用说明书规定以外的必要内容,包括包装数量、运输注意事项等。

药品说明书也是药品包装的重要组成,应详细告知有关药品安全性、有效性等科学信息。药品说明书应列有以下内容:药品名称(通用名、英文名、汉语拼音)、化学名称、分子式、相对分子质量、结构式(复方、生物制剂应注明成分)、性状、药理毒理、药代动力学、适应证、用法用量、不良反应、禁忌证、注意事项(孕妇及哺乳期妇女用药、儿童用药、药物相互作用和其他类型的相互作用如食物、酒等)、药物过量(包括症状、急救措施、解毒药等)、有效期、贮藏、批准文号、生产企业等内容。如某一项尚不明确,应注明"尚不明确"字样;如明确无影响,应注明"无"。标签、说明书中的文字应当清晰,生产日期、有效期等事项应当显著标注,容易辨识。包装标志是为了快速识别药物而设计的特殊标志。如非处方药物(over the counter drug,OTC drug)必须在使用说明书、内包装、外包装上印有 OTC 标识。而麻醉药品、精神药品、医疗用毒性药品、放射性药品等特殊管理的药品在其中包装、大包装和标签、说明书上都需印有符合规范的特定标志。

3. **便于使用** 合适的包装可以方便药品的贮存和使用。药品包装后可以按照一定的数量、形状和尺寸规格进行运输和贮存。药品包装还可以使患者在开启、使用、分剂量、保管药品时感到方便,应便于患者开启和取出药品,同时便于再封闭而不易破裂。

随着药品包装技术的发展,一些智能化的结构设计使药品包装呈现了多种人性化的功能。如为了防止幼儿偷食药物而设计的"别插型"儿童安全泡罩药品包装(图 15-1):可以将有塑料泡罩的一面 1 叠放到有铝箔的一面 3 上,弯折泡罩板后可以将两侧的插片 2 插入对方的插孔 4,两

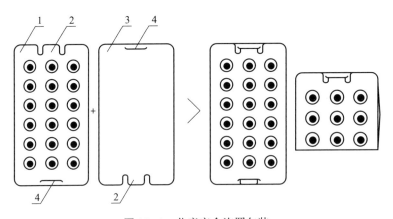

图 15-1 儿童安全泡罩包装

个泡罩便会紧密地别插在一起,这样就可以避免儿童捏破铝箔面而误食药物。此外,还有为盲人设计的盲人专用药瓶、剂量化包装、旅行保健药盒、冠心病急救药盒等。如今,智慧结构设计已经成为药品包装发展的趋势,随着科学技术发展和多学科的交叉,药品包装将更好地为人们合理用药服务。

4. 美化与商品宣传 药品包装是消费者识别药品最直接的媒介。精巧的造型、醒目的商标、明快的色彩等,有助于树立产品形象,加深消费者印象,并可以给人以信任感和安全感,有助于营销宣传。随着心理学、色彩学、设计学等多学科在药品包装的应用,药品包装对于药品宣传及提高辨识度的作用越来越明显。

(二) 药品包装的要求

由于药品是特殊的商品,其质量疗效关系到广大人民的生命健康。因此药品包装作为药品的一部分,必须满足以下要求:

1. 为了确保药包材可用于包封药品,应对其质量进行监控,药品包装材料应具备以下特性:①保护药品在贮藏、使用过程中不受环境的影响,保持药品原有属性;②药包材与药品不能有交叉反应;③药包材自身在贮藏、使用过程中应有良好的稳定性;④药包材在包封药品时不能污染药品生产环境;⑤药包材不得带有在使用过程中无法消除的对药物有影响的杂质。综上,药包材应具有一定的机械性能、阻隔性能、稳定性能和安全性能,此外还应适合加工生产、经济性能良好,具体见表 15-1。

表 15-1 药包材应具备的性能

性能	作用	具体研究项目
机械性能	缓冲防震	弹性、强度、塑性、韧性、脆性等
阻隔性能	保护药品、防止药品变质	防潮、耐水、耐腐蚀、耐热、耐寒、气密性强、防止紫外线穿透等
稳定性能	防止包材与药物发生作用、自身变质	不与药物反应,耐老化、锈蚀等
安全性能	防止毒害作用	无毒、无放射性等
经济性能	便于生产	无污染、易回收、成本低等

2. 合格的药品包装还应具备轻便美观、规格合适,包装标识规范、合理清晰等特点。

三、药品包装的分类

根据不同的分类方法,药品包装可分为不同的类别。

(一) 按药品包装的用途分类

分内包装和外包装。内包装指直接与药品接触的包装(如安瓿、铝箔、泡罩等)。内包装材料在选择时,应考察其与药品的相容性。外包装指内包装以外的包装,按由里到外可分为中包装和大包装。外包装应根据内包装的形式、材料等选择不易破损的包装,以保证药品在运输、贮存、使用过程中的质量。

(二) 按包装材料的材质分类

可分为塑料类、金属类、玻璃类、陶瓷类、橡胶类和其他类(如纸、干燥剂)等,也可以由两种或两种以上的材料复合或组合而成(如复合膜、铝塑组合盖等)。常用的塑料类药包材如药用低密度聚乙烯滴眼剂瓶、口服固体药用高密度聚乙烯瓶、聚丙烯输液瓶等;常用的玻璃类药包材有钠钙玻璃输液瓶、低硼硅玻璃安瓿、中硼硅管制注射剂瓶等;常用的橡胶类药包材有注射液用氯化丁基橡胶塞、药用合成聚异戊二烯垫片、口服液体药用硅橡胶垫片等;常用的金属类药包材如药用铝箔、铁制的清凉油盒。

(三) 按用途和形制分类

可分为输液瓶(袋、膜及配件)、安瓿、药用(注射剂、口服或者外用剂型)瓶(管、盖)、药用胶塞、药用预灌封注射器、药用滴眼(鼻、耳)剂瓶、药用硬片(膜)、药用铝箔、药用软膏管(盒)、药用喷(气)雾剂泵(阀门、罐、筒)、药用干燥剂等。

(四) 按剂量分类

可分为单剂量包装与多剂量包装,分别指对药品按照用途和给药方法进行单次给药剂量和多次给药剂量的包装。前者如注射剂的玻璃安瓿包装,后者如口服制剂的塑料或玻璃瓶包装。

四、药品包装材料的监督管理

我国从建国初期的几十家医药包装企业,发展到 2020 年约有 1 600 家医药包装企业,医药包装行业得到了飞速的发展,其市场规模已超过 1 000 亿元。随着行业的发展及人们对药包材质量的重视,自 20 世纪 90 年代末起,为统一药包材的产品技术标准、提高药包材质量,国家颁布多项药包材管理规定,并制定了多项国家标准和行业标准。2000 年国家食品药品监督管理局颁布了《药品包装用材料、容器管理办法》(暂行),将药包材分为 Ⅰ、Ⅱ、Ⅲ 类管理,并明确了药包材厂家需经注册并取得"药包材注册证书"后方可生产。至此,我国药包材注册审批制度正式实施。2004 年 6 月,国家食品药品监督管理局又颁布了 13 号令《直接接触药品的包装材料和容器管理办法》,管理办法中明确规定"生产、进口和使用药包材,必须符合药包材国家标准。药包材国家标准由国家食品药品监督管理局制定和颁布"。这项文件明确了药包材的标准制定和监督管理部门,并强化和规范了药包材的注册管理细节,极大地促进了我国药包材质量的提高。

目前我国现行的药包材标准为《国家食品药品监督管理局直接接触药品的包装材料和容器标准汇编》(简称 YBB,共六辑),其中规定了 139 个国家药包材标准。从 2009 年开始,由中国食品药品检定研究院牵头,组织全国药包材检验检测机构对现行的 139 个国家药包材标准进行了整理、勘误和汇编,结合《中国药典》2015 年版通则,于 2016 年出版了《国家药包材标准》(2015 年版)。该书包含 130 个现行有效的药包材标准,共 1 册,分为七个部分:第一部分为玻璃类药包材标准、第二部分为金属类药包材标准、第三部分为塑料类药包材标准、第四部分为橡胶类药包材标准、第五部分为预灌封类药包材标准、第六部分为其他类药包材标准、第七部分为方法类药包材标准。

2019 年颁布的《中华人民共和国药品管理法》第四章药品生产中的第四十六、四十八和四十九条分别规定"直接接触药品的包装材料和容器,应当符合药用要求,符合保障人体健康、安全的标准""药品包装应当适合药品质量的要求,方便储存、运输和医疗使用""药品包装应当按照规定印有或者贴有标签并附有说明书"。

第二节 药用包装材料 🄴

第三节 药用包装材料的选择

药品包装材料对保证药品的稳定性起着重要的作用,因而药品包装材料将直接影响用药的安全性。直接接触药品的包装材料和容器是药品的一部分,它伴随药品生产、流通、贮存及使用的全过程。尤其是药物制剂中,一些剂型本身就是依附包装而存在的(如气雾剂)。由于药品包装材料、容器组成配方、所选择的原辅料及生产工艺的不同,有的组分可能被所接触的药品溶出、向药品迁移、释放有毒或有害物质;或与药品相互作用、吸附药品中的活性成分、降低有效成分含量而影响药物的疗效;或被药品长期浸泡腐蚀脱片而直接影响药品质量;有些物质甚至还会导致药品加速降解,产生严重的副作用。因此在选择药品包装材料之前,必须评价其对药物稳定性的影响,评定其在长期的贮存过程中,在不同环境条件下(如温度、湿度、光线等),在运输使用过程中(如与药物接触反应,对药物的吸附等),容器(材料)对药物的保护效果和本身物理惰性、化学惰性、生物惰性。所以选择药品包装材料时,首先应符合国家颁布的药包材标准,并在使用之前进行与药物的相容性研究。

一、药用包装材料的质量标准

药包材的质量直接关系到药品的安全、有效和质量稳定。为了确保药包材可以用于包装药物,必须对药包材的质量进行监控,质量检查的依据可参考《国家药包材标准》。药包材标准是为保证所包装药品的质量而制定的技术要求。药包材质量标准分为方法标准和产品标准,药包材的质量标准应建立在经主管部门确认的生产条件、生产工艺以及原材料牌号、来源等基础上,按照所用材料的性质、产品结构特性、所包装药物的要求和临床使用要求制定试验方法和设置技术指标。上述因素如发生变化,均应重新制定药包材质量标准,并确认药包材质量标准的适用性,以确保药包材质量的可控性;制定药包材标准应满足对药品的安全性、适应性、稳定性、功能性、保护性和便利性的要求。不同给药途径的药包材,其规格和质量标准要求亦不相同,应根据实际情况在制剂规格范围内确定药包材的规格,并根据制剂要求、使用方式制定相应的质量控制项目。在制定药包材质量标准时既要考虑药包材自身的安全性,也要考虑药包材的配合性和影响药物的贮藏、运输、质量、安全性和有效性的要求。药包材产品应遵循国家颁布的YBB标准,如需制定产品注册标准的,其项目设定和技术要求不得低于同类产品的YBB标准。药包材产品标准的内容主要包括三部分:①物理性能:主要考察影响产品使用的物理参数、机械性能及功能性指标,如:橡胶类制品的穿刺力、穿刺落屑,塑料及复合膜类制品的密封性、阻隔性能等,物理性能的检测项目应根据标准的检验规则确定抽样方案,并对检测结果进行判断。②化学性能:考察影响产品性能、质量和使用的化学指标,如溶出物试验、溶剂残留量等。③生物性能:考察项目应根据所包装药物制剂的要求制定,如注射剂类药包材的检验项目包括细胞毒性、急性全身毒性试验和溶血试验等;滴眼剂瓶应考察异常毒性、眼刺激试验等。

药包材的包装上应注明包装使用范围、规格及贮藏要求,并应注明使用期限。

二、药用包装材料与药物的相容性研究

药包材与药物的相容性研究是选择药包材的基础,药物制剂在选择药包材时必须进行药包

材与药物的相容性研究。包装材料与药物相容性研究是指考察包装系统与药物之间是否发生迁移或吸附等,进而影响药物质量和安全性而进行的试验。是否需要进行相容性研究,以及进行何种相容性研究,应基于对制剂与包装材料发生相互作用的可能性及评估由此可能产生安全性风险的结果(表15-2)。与口服制剂相比,吸入气雾剂或喷雾剂、注射剂或注射用混悬液、眼用溶液等制剂,由于给药后将直接接触人体组织或进入血液系统,被认为是风险程度较高的品种;另外,大多数液体制剂在处方中除活性成分外,还含有一些功能性辅料(助溶剂、抑菌剂、抗氧剂等),这些功能性辅料的存在,可促进包装材料中成分的溶出,因此与包装材料发生相互作用的可能性较大;按照药品给药途径的风险程度及其与包装材料发生相互作用的可能性分级,这些制剂被列为与包装材料发生相互作用可能性较高的高风险制剂。对风险分级较高的制剂必须进行药品与包装材料的相容性研究。

(一) 相容性研究的基本思路

对药品来说,包装应适用于其预期的临床用途,并应具备如下特性:保护作用、相容性、安全性与功能性。相容性是药品包装必须具备的特性之一,相容性研究是证明包装材料与药品之间没有发生严重的相互作用,并导致药品有效性和稳定性发生改变,或者产生安全性风险的过程。研究内容应包括包装材料对药品的影响及药品对包装材料的影响。药品与包装材料的相容性研究,应在药品研发初期或是包装材料选择时就开始进行,并贯穿于药品研发的整个过程。首先,应对包装组件所用材料及添加剂等进行分析,然后通过初步的稳定性试验、加速试验和长期稳定性试验考察包装材料对药品稳定性的影响,并通过药物与包装材料的相容性研究考察包装材料中成分迁移进入药品的程度、包装材料对制剂中活性成分与功能性辅料的吸附程度,确认包装材料可以保证药品质量稳定,并与药品相容性良好。上市后,如需变更包装,则应评估该变更对药品质量可能产生的影响,并根据影响程度设计相关的试验进行研究,特别是应进行变更后包装材料与药品的相容性研究,证明这种变更不足以对药品质量及包装材料功能性产生不可接受的变化,即不会导致安全性风险。

药包材与药物的相容性试验应考虑剂型的风险水平和药物与药包材相互作用的可能性(表15-2),一般应包括以下几部分内容:①药包材对药物质量影响的研究,包括药包材(如印刷物、黏合物、添加剂、残留单体、小分子化合物,以及加工和使用过程中产生的分解物等)的提取、迁移研究及提取、迁移研究结果的毒理学评估,药物与药包材之间发生反应的可能性,药物活性成分或功能性辅料被药包材吸附或吸收的情况和内容物的逸出以及外来物的渗透等;②药物对药包材影响的研究,考察经包装药物后药包材完整性、功能性及质量的变化情况,如玻璃容器的脱片、胶塞变形等;③包装制剂后药物的质量变化(药物稳定性),包括加速试验和长期试验药品质量的变化情况。

表 15-2　药包材风险程度分类

不同用途药包材的风险程度	制剂与药包材发生相互作用的可能性		
	高	中	低
最高	1. 吸入气雾剂及喷雾剂 2. 注射液、冲洗剂	1. 注射用无菌粉末 2. 吸入粉雾剂 3. 植入剂	

续表

不同用途药包材的	制剂与药包材发生相互作用的可能性		
风险程度	高	中	低
高	1. 眼用液体制剂		
	2. 鼻吸入气雾剂及喷雾剂		
	3. 软膏剂、乳膏剂、糊剂、凝		
	胶剂及贴膏剂、膜剂		
低	1. 外用液体制剂	散剂、颗粒剂、丸剂	口服片剂、胶囊剂
	2. 外用及舌下给药用气雾剂		
	3. 栓剂		
	4. 口服液体制剂		

(二) 相容性研究过程

相容性研究过程主要分为如下六个步骤:①确定直接接触药品的包装组件;②了解或分析包装组件材料的组成、包装组件与药品的接触方式与接触条件、生产工艺过程;③分别对包装组件所采用的不同包装材料进行提取试验,对可提取物进行初步的风险评估并预测潜在的浸出物;④进行制剂与包装容器系统的相互作用研究,包括迁移试验和吸附试验,获得包装容器系统对主辅料的吸附及在制剂中出现的浸出物信息;⑤对制剂中的浸出物水平进行安全性评估;⑥对药品与所用包装材料的相容性进行总结,得出包装系统是否适用于药品的结论。

化学药品采用塑料包装材料相容性研究的决策树如图 15-2 所示。

1. 相容性试验内容 药品与包装材料相容性研究的内容主要包括三个方面:提取试验、相互作用研究(包括迁移试验和吸附试验)和安全性研究。相容性研究的试验材料可能是塑料材料,或者塑料组件,也可能是塑料包装容器。

(1) 提取试验 是指采用适宜的溶剂,在较剧烈的条件下,对包装组件材料进行的提取试验研究。其目的是通过提取试验,对可提取物(包装材料中溶出的添加物、单体及其降解物等)进行初步的风险评估并明确潜在的目标浸出物,并依据提取试验研究中获得的可提取物种类和水平信息,建立灵敏的、专属的分析方法,以指导后续的浸出物研究(迁移试验)。

提取溶剂通常应具有与制剂相同或相似的理化性质,重点考虑 pH、极性及离子强度等。提取条件一般应参考制剂的工艺条件,特别是灭菌工艺条件,通过适当提高加热温度和延长加热时间的方式,尽量多地提取包装材料中的可提取物;但应注意提取条件不能太过剧烈,以避免可提取物不能反映浸出物的情况的发生;同时还应注意提取材料的制备及与提取溶剂适宜的计量配比(根据临床用法用量设计),即材料的表面积(或重量)与溶剂的体积比。

分析测试方法通常采用气相色谱 - 质谱法(GC-MS)、液相色谱 - 质谱法(LC-MS)、离子色谱法(IC)、电感耦合等离子体 - 发射光谱法(ICP)、原子吸收光谱法(AAS)等。一般根据包装的安全性要求计算出分析评价阈值(analytical evaluation threshold, AET),选择可灵敏检出的分析方法;并进行方法灵敏度、专属性等方法学验证。

(2) 相互作用研究 包括迁移试验和吸附试验。迁移试验用于考察从包装材料中迁移并进入制剂中的物质;吸附试验则用于考察由于包材吸附可能引发的活性成分或功能性辅料含量的下降。

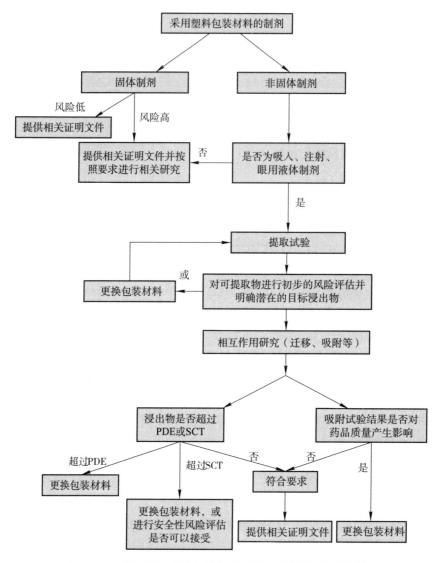

图 15-2 化学药品采用塑料包装材料相容性研究的决策树

有些相互作用可在包装适用性研究阶段发现,有些相互作用则在稳定性研究中方可显现。如在稳定性研究中发现药品与包装材料发生相互作用并对药品的质量或安全性产生影响时,则应查找原因并采取相应的措施,如变更包装,或变更贮藏条件等。

通过加速和/或长期稳定性试验(注意药品应与包装材料充分接触)增加相应潜在目标浸出物的检测指标,获得药品中含有的浸出物信息及包装材料对药物的吸附数据。

迁移试验有必要在研发阶段进行,并证明所用包装材料在拟定的接触方式及接触条件下,浸出物(包括种类和含量)不会改变制剂的有效性和稳定性,且不至于产生安全性方面的风险。

通常,提取试验中采用的提取溶剂只是在极性、pH 及离子强度等方面与拟包装的药品相近,并不一定是制剂的实际处方,由于制剂中的活性成分或者某些辅料的影响,使得提取溶剂、真实制剂与包装材料发生的相互作用可能不同,即提取试验获得的可提取物与真实制剂迁移试验获得的浸出物可能不一致。提取试验的目的是尽可能多地了解包装组件材料中可能的添加物质，并从提取试验中获得的可提取物种类和水平信息，预测潜在的浸出物。同时根据包装的安全性要求计算出的分析评价阈值，选择可达到其能灵敏检出的分析方法。而迁移试验的目的是采用建立的灵敏、专属、可行的方法，检测制剂在有效期内真实的浸出物情况，并据此进行安全性评估。另应注意的是，塑料包装材料中某些组分虽然可在提取试验中获得，而在迁移试验中该组分并不会迁移至制剂中（是可提取物而不是浸出物）；但是，该物质有可能在放置过程中发生降解或与其他成分发生反应，而这些降解产物或反应产物可以迁移至制剂中。因此，在进行提取试验的基础上，仍应采用真实制剂进行迁移试验。

迁移试验所用的分析方法通常会采用提取试验研究过程中选择确定的分析测试方法，但在进行浸出物测定时，因浸出物的浓度往往远低于可提取物，且浸出物的测定结果是进行安全性评估的数据依据，故应对浸出物的测定方法进行全面的方法学验证，包括准确度、精密度（重复性、中间精密度和重现性）、专属性、检测限、定量限、线性及范围和耐用性等，以证实其方法能灵敏、准确、稳定地检出制剂中的浸出物。如果浸出物与可提取物的种类不一致，即浸出物超出了可提取物的范畴，且可提取物的检测方法不适用时，则应针对浸出物的实际情况建立新的分析测试方法，并对新建方法进行充分的方法学验证，以确保所建方法可灵敏、准确、稳定地检出制剂中相关的浸出物。

如果包装材料由不同的材料分层组成，则不仅需要评估最内层成分迁移至药品中的可能性，还应考虑中层、外层成分迁移至药品中的可能性；同时还必须要证明在外层的油墨或黏合剂不会迁移入药品中（多层共挤膜外层的油墨或黏合剂因直接附着在外层膜上，且塑料膜属半透性材料，油墨或黏合剂有可能渗透至制剂中，故油墨或黏合剂是否会渗透至制剂中，应一并在迁移试验中进行研究）。

吸附试验是对活性成分或辅料是否会被吸附或浸入包装材料，进而导致的制剂质量改变所进行的研究。

通常，吸附试验可通过在制剂的稳定性试验中增加相应的检测指标进行。例如，活性成分、抑菌剂、抗氧剂含量等。吸附试验中应注意扣除降解的含量降低部分，以及抗氧剂、抑菌剂的常规消耗量。

（3）安全性研究　根据提取试验获得的可提取物信息及迁移试验获得的浸出物信息，分析汇总可提取物及浸出物的种类及含量，进行必要的化合物归属或结构鉴定，并根据结构类型归属其安全性风险级别。

通过文献及毒性数据库查询相关的毒性资料，换算成人每日允许最大暴露量（permitted daily exposure，PDE），评估浸出物是否存在安全性风险，即根据测定的浸出物水平计算实际的每日暴露量与毒理学评估中得到的 PDE 进行比较，做出包装系统是否与药品具有相容性的结论。

如果文献及毒性数据库无相关浸出物的毒性资料，则可对相应的浸出物进行安全性研究，得到相应的毒性数据，换算成人每日允许最大暴露量（PDE），评估浸出物是否存在安全性风险，做出包装系统是否与药品具有相容性的结论。

如果文献及毒性数据库无相关浸出物的毒性资料，也未采用相应的浸出物进行安全性研究，则可依据安全性阈值（safety concern threshold，SCT），评估浸出物是否存在安全性风险，做出包装系统是否与药品具有相容性的结论。

2. 试验结果分析与安全性评价 根据提取试验及迁移试验获得的可提取物、浸出物信息,分析汇总浸出物和可提取物的种类及含量,进行结构鉴定,通过安全性研究分析其安全性风险程度,结合吸附试验结果,分析判断包装系统是否与药品具有相容性。

(1) 塑料包装材料的安全性评价 如果包装容器各组件所用塑料材料中的添加剂为常用添加剂,且在包装材料中的含量符合要求,可以认为包装材料中所含添加剂的量符合要求。如果采用的添加剂未列入常用添加剂范围,则应提供该添加剂在包装材料中使用和用量的依据。

(2) 确定分析评价阈值(AET) 根据文献或试验获得各浸出物或可提取物的人每日允许最大暴露量(PDE)。如果不能获得 PDE 数据,研究者可参考目前可获得的已知化合物安全性数据库相关信息,并结合所研究药品的给药途径、用药周期、浸出物或可提取物化学结构等实际情况,确定合适的安全性阈值(SCT)。目前欧洲药品管理局(European Medicines Agency,EMA)推荐的遗传毒性致癌物的安全性阈值(SCT)为 1.5 μg/ 日,国际药用气雾剂联盟(International Pharmaceutical Aerosol Consortium,IPAC)推荐的吸入制剂的安全性阈值(SCT)为 0.15 μg/ 日。

根据浸出物或可提取物的 PDE 或 SCT 数值、每日最大用药剂量以及制剂包装情况(提取试验中使用容器的数量,与提取溶剂直接接触的表面积,制剂生产、运输、贮藏和使用过程中与药液直接接触部分的表面积等)计算每单个包装容器中,各浸出物或可提取物的最大允许的实际浓度。并在此基础上经计算得到分析评价限度(AET),分析测试方法应满足该 AET 值的测定要求。在提交注册资料时,应提供浸出物或可提取物的 PDE、SCT、AET 等数值及其计算过程。

(3) 可提取物的安全性评价 如果包装材料注册的提取试验以及对药物制剂进行的提取试验结果均显示,提取溶液中某可提取物的含量低于其 PDE 或 SCT,则一般认为由该可提取物导致的安全性风险小,在后续的迁移试验可省略对该成分的研究,但仍应该在后续的迁移试验中对该成分可能产生的降解产物或者相关产物等进行考察。如果提取溶液中可提取物的含量高于 PDE 或 SCT 时,可以选择进行后续的相互作用研究并对浸出物进行相关的安全性评估,也可以选择更换包装材料重新进行提取试验。如果认为无需对某提取物进行后续的迁移试验,需提供相应的支持性数据以及分析报告。

(4) 浸出物的安全性评价 如果浸出物含量低于 PDE 或 SCT,可认为浸出物的量不会改变药品的有效性及安全性,对患者的安全性风险小,包装材料与药品具有相容性。如果浸出物的含量高于 SCT,建议选择更换包装材料。在不更换包装材料时,应进行相关的安全性评估,评估浸出物的安全性风险。如果浸出物的含量高于 PDE,则认为包装材料与药品不具有相容性,建议更换包装材料。

(5) 吸附试验结果分析 如果吸附试验结果显示包装材料对药品或辅料存在较强吸附,并对药品质量产生了显著影响,建议更换包装材料。

(三) 相容性试验的重点考察项目

除了上述相容性试验的内容,对不同的药包材及药物应采取不同的重点考察项目。首先对于药包材,应测试药包材或容器中是否有药物溶入、添加剂释放及包装材料是否变形、失去光泽等。

玻璃容器与药物的相容性研究应主要关注玻璃成分中金属离子向药液中的迁移,玻璃容器中有害物质的浸出量不得超过安全值,各种离子的浸出量不得影响药品的质量,如碱金属离子的浸出应不导致药液的 pH 变化;药物对玻璃包装的作用应考察玻璃表面的侵蚀程度,以及药液中玻璃屑和玻璃脱片等,评估玻璃脱片及非肉眼可见和肉眼可见玻璃颗粒可能产生的危险程度,玻璃容器应能承受所包装药物的作用,药品贮藏的过程中玻璃容器的内表面结构不被破坏。

影响玻璃容器内表面耐受性的因素有很多,包括玻璃化学组成、管制瓶成型加工的温度和加工速度、玻璃容器内表面处理的方式(如硫化处理)、贮藏的温度和湿度、终端灭菌条件等;此外药物原料及配方中的缓冲液(如醋酸盐缓冲液、柠檬酸盐缓冲液、磷酸盐缓冲液等)、有机酸盐(如葡萄糖酸盐、苹果酸盐、琥珀酸盐、酒石酸盐等)、高离子强度的碱金属盐、络合剂乙二胺四乙酸二钠等也会对玻璃容器内表面的耐受性产生不良影响。因此在相容性研究中应综合考察上述因素对玻璃容器内表面耐受性造成的影响。

塑料应重点考察水蒸气的透过、氧气的渗入;水分、挥发性药物的透出;脂溶性药物、抑菌剂向塑料的转移;塑料对药物的吸附;溶剂与塑料的相互作用;塑料中添加剂、加工时分解产物对药物的影响及微粒、密封性等问题。

金属应重点考察药物对金属的腐蚀;金属离子对药物稳定性的影响;金属涂层在试验前后的完整性等。

橡胶应重点考察其中各种添加物的溶出对药物的作用;橡胶对药物的吸附以及填充材料在溶液中的脱落。在进行注射剂、口服液制剂等试验时,应倒置、侧放,使药物能充分与橡胶塞接触。

此外,对不同的药物也应考察药物的相容性,重点考察项目见表15-3。

表15-3　原料药及药物制剂相容性重点考察项目

剂型	相容性重点考察项目
原料药	性状、熔点、含量、有关物质、水分
片剂	性状、含量、有关物质、崩解时限或溶出度、脆碎度、水分、颜色
胶囊剂	外观、内容物色泽、含量、有关物质、崩解时限或溶出度、水分(含囊材)、粘连情况
注射剂	外观色泽、含量、pH、澄明度、有关物质、不溶性微粒、紫外吸收、胶塞的外观
栓剂	性状、含量、融变时限、有关物质、包装物内表面性状
软膏剂	性状、结皮、失重、水分、均匀性、含量、有关物质(乳膏还应检查有无分层现象)
眼膏剂	性状、结皮、均匀性、含量、粒度、有关物质、膏体易氧化值、碘值、酸败、包装物内表面性状
滴眼剂	性状、澄明度、含量、pH、有关物质、失重、紫外吸收、渗透压
丸剂	性状、含量、色泽、有关物质、溶散时限、水分
口服溶液剂、糖浆剂	性状、含量、澄明度、相对密度、有关物质、失重、pH、紫外吸收、包装物内表面性状
口服乳剂	性状、含量、色泽、有关物质
散剂	性状、含量、粒度、有关物质、外观均匀度、水分、包装物吸附量
吸入气(粉、喷)雾剂	容器严密性、含量、有关物质、每揿(吸)主药含量、有效部位药物沉积量、包装物内表面性状
颗粒剂	性状、含量、粒度、有关物质、溶化性、水分、包装物吸附量
贴剂	性状、含量、释放度、黏着性、包装物内表面颜色及吸附量
搽剂、洗剂	性状、含量、有关物质、包装物内表面颜色

三、药用包装材料的选择策略与要求

药品包装材料对于保证药品质量具有重要意义,其选用是否合适,应考虑是否具备保护药品功能、是否与药品反应、是否有毒、包装成本、加工适应性等多方面要素。选择药品包装材料时,可以参考以下六个原则进行比较:

1. 对等性原则 在选择药品包装时,除了必须考虑保证药品质量外,还应考虑药品的品性或相应的价值。对于贵重药品或附加值高的药品,应选用性价比较高的药品包装材料;对于价格适中的常用药品,除考虑美观外,还要多考虑经济性,其所用的药品包装材料应与之对等;对于价格较低的普通药品,在确保其安全性、保护功能的同时,应注重实惠性,选用价格较低的药品包装材料。

2. 适应性原则 药品包装材料的适应性原则是指药品包装需适应药品流通的环境和条件。包装材料是用来包装药品的,药品必须通过流通领域才能到达患者手中,而各种药品的流通条件并不相同,所以药品包装材料的选用应与流通条件相适应。流通条件包括气候、运输方式、流通对象与流通周期等。气候条件是指温度、湿度、温差等,对于气候条件恶劣的环境,药品包装材料的选择更需加倍注意。运输方式包括汽车、船舶、飞机等,它们对药品包装材料的性能要求各不相同,如震动程度不同,对药品包装材料具有抗震性、防跌落等的要求亦不同。流通对象是指药品的接受者,由于国家、地区、民族存在个体差异,对药品包装材料的规格、包装形式会有不同的要求,必须与之相适应。流通周期是指药品到达患者手中的预定周期,药品有一个有效期问题,所选用的药品包装材料应能满足药品在有效期内确保药品质量的稳定。

3. 协调性原则 药品包装材料应与该包装所承担的功能相协调。药品包装对保护药品的稳定性关系极大,因此,要根据药品的性能来选择不同材料制作的包装容器。例如,液体和半固体药品宜选用不渗漏的材料制作包装容器,又如芳香型药品宜选用阻隔性好的材料制作包装容器。选用的材料要有足够的强度,以保证容器在贮运和销售过程中不致损坏。选择材料时,除注意材料的种类外,还应注意同种材料的不同规格。材料的选择要注意成本核算。在不影响药品包装质量的前提下,应选用价格便宜的材料;在满足强度要求的前提下,选用质量轻的材料,并注意节省材料和节约代用等。药品包装容器和密封件应该不与被包装药品反应,不吸附药品,不能有包装材料进入药品,而且不致改变药品的性能,如安全性、均一性、药效、质量或纯度。药品包装容器和密封件应该对在贮存或使用时能损坏或污染药品的可预见的外界因素,具有足够的保护作用。

为合理选择药品包装材料、容器,必须充分了解药物制剂的物理特性、化学性质、生物特性的变化规律,研究有无气体、水分的渗入和细菌、微生物的侵入污染,以及包装材料与容器有无潜伏污染、潜在危险等。生产企业在药物制剂开发的各阶段,就需要用预定的包装材料、容器在室温下进行长期的稳定性试验,以确认最终的制剂与包装材料、容器的稳定性,开发药物制剂在某一时刻需用更高级、更完善的包装,以实现其保护药物的功能。

要根据药品的剂型选择包装材料、容器。不同剂型药品的防潮、阻氧、防热、避光等要求是不同的,所以其包装材料的选择也不尽相同。常见包装形式如下:

(1)固体制剂包装 目前国际市场上广泛对颗粒和粉末状药品包装大多数采用纸、铝箔、塑料薄膜、塑料瓶、玻璃瓶、复合材料来进行包装。片剂、胶囊剂除了使用传统的玻璃瓶进行包装

外,大多数已使用铝塑泡罩、双铝包装、冷冲压成型包装、复合材料、薄膜袋、塑料瓶进行包装。一般来说,用量大的散剂固体药品可以采用玻璃瓶、罐、塑料容器、金属罐、组合罐、复合膜等进行包装。有的根据需要加聚乙烯薄膜衬垫,以提高包装的防潮性能。另外,固体制剂也大量采用单剂量包装、条式包装等。

(2)液体制剂包装　液体制剂包装必须考虑包装材料的成分、药品的特性及使用方式。最初的液体制剂包装主要是玻璃瓶。由于塑料瓶体轻、不易碎裂等特点,近年来塑料瓶的使用越来越多。另外还有喷雾罐、塑料铝箔复合袋等。输液包装由原来单一的玻璃瓶,发展为聚丙烯瓶或聚乙烯瓶或 PVC 软袋共存。此外,近年来还开发了一些复合材料的共挤输液袋,逐渐展现其在输液剂包装方面独特的优势,具有广阔的应用前景。

(3)软膏剂的包装　这类药品与固体、液体药品不同,所采用的包装材料一般是玻璃、金属、塑料容器等。由于软膏剂中常用苯酚作为抑菌剂,因此应避免光的辐射。若在玻璃瓶中封装乳剂时,应注意对螺旋盖内衬密封材料的选用,否则容易霉变。近年来,随着复合软管的出现,已逐渐取代了原来传统的铝管包装。

总体来说,药品包装材料、容器种类繁多,对这些材料的一般要求是防潮、阻氧、防热和避光,用于无菌或灭菌制剂还要适用于各种条件的灭菌处理。

4. 相容性原则　药品包装材料与药物的相容性,广义上是指药品包装材料与药物间的相互影响或迁移,它包括物理相容、化学相容和生物相容。选用对药物无影响、对人体无伤害的药品包装材料,必须建立在大量的实验基础之上。

从材料方面来说,药物与塑料的相容关系体现在五个方面:①渗透,气体、水蒸气或液体对塑料包装的渗透可以对药品的贮存期产生不良影响;②溶出,添加成分自塑料容器溶出或进入药品造成药品污染;③吸附,药物中成分向包装材料转移,严重影响药品质量;④化学反应,塑料中某些组分与药物制剂中的成分起化学反应而影响药效;⑤变形,各种原因使塑料发生物理或化学改变而影响包装功效。

药物与玻璃的相容关系主要体现在玻璃容器因发生水解作用而溶出新的碱性物质和不溶性薄片脱落于药物中两个方面,这是影响玻璃制品质量的重要因素。

药物与橡胶的相容关系体现在吸附(药物先被吸附于橡胶瓶塞表面,进而在瓶塞基体内扩散)、浸出物(橡胶瓶塞中的材料缓缓渗出而污染或破坏被包装药物)等方面。因此,合理选择适当的药用包装材料及包装形式来包装药物具有十分重要的意义。事实上,美国 FDA 在评价一个药物时,必须确信该药物所使用的包装材料能在整个使用期内保持药品的疗效、纯度、一致性、浓度和质量。

5. 无污染原则　在当今广泛使用的药品包装材料中,虽然总体上都能达到保护药物疗效的功能,但是也存在着某些材料一经使用后期处理困难的问题。如 PVC 塑料,考虑到其具有毒性,欧盟建议实施替代政策,如用聚合绿色纸替代 PVC 塑料;呼吁通过立法禁止在 PVC 中添加铅和镉等成分;PVC 垃圾应与一般垃圾的焚烧分开,因为燃烧 PVC 会产生二噁英等有毒气体和有毒灰烬。所以,在选用包装材料时,不仅要求其具有优良的物理机械性能、化学惰性,且无生物意义上的毒性,还应考虑其在使用后的处理与回收利用问题,限制使用类似 PVC 材料,以免包装材料对环境产生污染和影响。

6. 美学原则　药品包装是否符合美学要求也在很大程度上左右一个药品的命运。选择药品包装材料时,应考虑其种类、颜色、透明度、硬挺度等。材料种类不同,其美感差异甚大;材料透明度好,使人心情舒畅,一目了然;挺度好,给人以美观大方之感;包装材料还要易于印字包装,液体制剂便于控制外观质量等。所以,在选用药品包装材料时,也要考虑美学原则,充分发挥药品包装的作用。

(复旦大学　王建新)

思考题

1. 药品包装的功能和作用有哪些?
2. 请简述药用包装材料的分类和适用性。
3. 对于药品包装材料有哪些要求?
4. 简述塑料药包材的特点与应用。
5. 简述玻璃药包材按化学成分的分类和适用范围。
6. 复合包装材料有哪些种类与应用?
7. 如何评价药品与包装材料的相容性?
8. 如何进行药品包装材料的选择?
9. 药品与药包材发生相互作用的可能性有哪些情况?
10. 如何控制和评价药包材的质量?

数字课程学习……

▶️ 章小结　　⬇️ 教学 PPT　　📖 推荐阅读　　📝 自测题

参考文献

［1］张志荣.药剂学.2版.北京:高等教育出版社,2014.

［2］国家药典委员会.中华人民共和国药典.2020年版.北京:化学工业出版社,2020.

［3］方亮.药剂学.8版.北京:人民卫生出版社,2016.

［4］平其能,屠锡德,张钧寿,等.药剂学.4版.北京:人民卫生出版社,2013.

［5］侯岩龙,李鹤然,高亚男,等.常用亲水凝胶辅料的流变学性质研究.药学学报,2014(8):1181-1187.

［6］国家卫生部.药品生产质量管理规范(2010年修订).2011年版.北京:人民卫生出版社,2011.

［7］Patrick J.Sinko原著,刘艳主译.Martin物理药剂学与药学.6版.北京:人民卫生出版社,2012.

［8］Schittny A,Huwyler J,Puchkov M. Mechanisms of increased bioavailability through amorphous solid dispersions:a review. Drug Deli,2020,27(1):110-127.

［9］姚静.药用辅料应用材料.北京:中国医药科技出版社,2011.

［10］Persaud S,Eid S,Swiderski N,et al. Preparations of Rectal Suppositories Containing Artesunate. Pharmaceutics,2020,12(3):222.

［11］Deb PK,Abed SN,Maher H,et al. Aerosols in pharmaceutical product development. Drug Deli Syst,2020,521-577.

［12］张奇志,蒋新国.新型药物递释系统的工程化策略及实践.北京:人民卫生出版社,2019.

［13］Ye Y,Yu,Wen D,et al. Polymeric microneedles for transdermal protein delivery. Adv Drug Deliv Rev,2018,127:106-118.

［14］Moffatt K,Wang Y,Raj Singh T R,et al. Microneedles for enhanced transdermal and intraocular drug delivery. Curr Opin Pharmacol,2017,36:14-21.

［15］王坚成,张强主译.纳米粒药物输送系统.北京:北京大学医学出版社,2010.

［16］王凤山,邹全明.生物技术制药.北京:人民卫生出版社,2016.

［17］杨明.中药药剂学.4版.北京:中国中医药出版社,2016.

［18］平其能.中药成分的胃肠道转运与剂型设计.北京:化学工业出版社,2010.

［19］马玉楠,蔡弘,骆红宇.药品与包装相容性理论与实践.北京:化学工业出版社,2019.

读者意见反馈

为收集对教材的意见建议，进一步完善教材编写并做好服务工作，读者可将对本教材的意见建议通过如下渠道反馈至我社。

咨询电话　400-810-0598

反馈邮箱　gjdzfwb@pub.hep.cn

通信地址　北京市朝阳区惠新东街 4 号富盛大厦 1 座

　　　　　高等教育出版社总编辑办公室

邮政编码　100029

防伪查询说明

用户购书后刮开封底防伪涂层，使用手机微信等软件扫描二维码，会跳转至防伪查询网页，获得所购图书详细信息。

防伪客服电话　（010）58582300